HEIM-SCHUMACHER-FROST

RADIOAKTIVE ISOTOPE IN DER CHIRURGIE

RADIOAKTIVE ISOTOPE
IN DER CHIRURGIE

von

Dr. med. WILHELM HEIM

Professor an der Freien Universität Berlin,
Ärztlicher Direktor und Chefarzt der Chirurgischen Abteilung
des Städtischen Rudolf-Virchow-Krankenhauses Berlin-West

Dr. med. WERNER SCHUMACHER

Chefarzt der Abteilung
für Strahlentherapie und Nuklearmedizin
des Städtischen Rudolf-Virchow-Krankenhauses Berlin-West

Dr.-Ing. DIETRICH FROST

Leiter der Abteilung für Strahlungsphysik
des Städtischen Rudolf-Virchow-Krankenhauses Berlin-West

Mit 180 Abbildungen

WALTER DE GRUYTER & CO.

vormals G. J. Göschen'sche Verlagshandlung · J. Guttentag, Verlagsbuchhandlung
Georg Reimer · Karl J. Trübner · Veit & Comp.

BERLIN 1961

Satz und Druck: Walter de Gruyter & Co., Berlin W 30

Vorwort

Es ist erst ein halbes Jahrhundert her, seitdem die Entdeckungen des großen Physikers W.C. Röntgen der medizinischen Wissenschaft neue und wichtige Erkenntnisse vermittelt haben. Damals ergaben sich für die Medizin unmittelbar mannigfache Nutzanwendungen dieser „neuen Art von Strahlen".

In kurzer Folge kamen dann die Entdeckungen von H. Becquerel und dem Ehepaar P. und M. Curie, die eine ähnliche Strahlung im natürlichen Uran nachweisen konnten. Alle diese Entdeckungen schufen die Voraussetzung für die Kernreaktoren, die mit der Atomexplosion in Hiroshima das Atomzeitalter einleiteten.

Diese neue Waffe gegen den Menschen brachte auch friedfertige Vorteile. So ermöglichte sie die Technik der Reaktoren und schuf Verfahren, Elemente durch eine so kurzlebige Strahlung zu kennzeichnen, daß sie auch in der Medizin anwendbar wurden.

Diese künstlichen radioaktiven Isotope erwiesen sich inzwischen ebenso segensreich im Dienste der Medizin, wie es die Röntgenstrahlen sind. Das Gebiet der Kernphysik hat neben der Bedeutung auf allen Zweigen der Wissenschaft und der Wirtschaft auch für die Medizin eine weittragende Bedeutung erhalten.

Durch die Verwendung von radioaktiven Isotopen ist erstmalig die Möglichkeit gegeben, einen Einblick in die Funktionsabläufe im Organismus durch Messungen außerhalb des Körpers zu erhalten.

Nach Verabreichung spezifischer radioaktiver Isotope können der Stoffwechsel in den verschiedenen Organen, der Kreislauf, die Regeneration der Gewebe sowie viele andere physiologische Vorgänge im zeitlichen Ablauf von außen mittels geeigneter Apparate nahezu mathematisch exakt kennengelernt und festgestellt werden. Ohne die Hilfe der künstlichen radioaktiven Isotope wären viele Erkenntnisse auf dem Gebiet der Medizin nicht möglich gewesen.

Damit ist es auch für den Arzt und insbesondere für jeden operativ tätigen Kliniker notwendig, die grundlegenden Kenntnisse physikalischer Art, soweit sie für ihn eine praktische Bedeutung haben, zu beherrschen. Aus der zunehmenden Anzahl der wissenschaftlichen Veröffentlichungen, aus den physikalischen Lehrbüchern und selbst aus den Handbüchern über künstliche radioaktive Isotope ist es für den Kliniker jedoch unmöglich, in Kürze die sichere klinisch brauchbare Routinemethode herauszufinden, die ihm für die Diagnostik und Therapie im Bereich der Chirurgie von Bedeutung ist. Das Gebiet ist bereits zu umfangreich geworden. Die Besonderheit der Nuklearmedizin verlangt daher eine kurze Beschreibung der üblichen klinisch brauchbaren Untersuchungs- und Behandlungsmethoden.

In gemeinsamer Arbeit haben der Physiker, der Strahlentherapeut und der chirurgisch tätige Kliniker ihre in jahrelangen gemeinsamen Arbeiten gewonnenen Erkenntnisse niedergelegt. Da für den Kliniker eine Beschreibung der verschiedenen Variationen der Untersuchungsmethoden weniger wichtig ist, wurde hier besonders Wert darauf gelegt, nur klinisch bewährte Methoden zu beschreiben. Aus der eigenen Erfahrung auf diesem Gebiet wurde besonders das Verfahren ausgewählt, das bei der üblichen Technik die genauesten Ergebnisse lieferte.

Im *allgemeinen* Teil wurde eine Grundlage für das physikalische und technische Rüstzeug geschaffen. Die verschiedenen physikalischen Daten der Strahlung und Energie leiten über zu den Eigenschaften der radioaktiven Isotope. Die notwendigen Begriffe sowohl der Dosierung wie auch der gebräuchlichen Namen werden, soweit es für die chirurgischen Belange notwendig ist, im einzelnen abgehandelt. Sodann werden die für den klinischen Betrieb bewährten Meßgeräte eingehend geschildert. Statistische Daten und Beispiele aus der Praxis sollen dem Kliniker ein Fundament geben und ihm die Untersuchungs- und Behandlungsmethoden ohne eine besondere Schulung auf diesem Gebiet ermöglichen. Die Literaturhinweise vermitteln demjenigen, der für bestimmte Untersuchungen eine tiefer gehende Information benötigt, die entsprechenden Arbeiten zu finden. Auf die im Fluß befindliche wissenschaftliche Forschung wird nur kurz hingewiesen. Für die bewährten Routinemethoden wurden nur solche Geräte beschrieben, die bei uns in den letzten Jahren verwendet oder entwickelt wurden und die sich als nützlich erwiesen haben.

Der Umgang mit radioaktiven Stoffen erfordert darüber hinaus spezielle Kenntnisse auf dem Gebiet des Strahlenschutzes, die, soweit sie für den Arzt, das Pflegepersonal und den Patienten wichtig sind, hier wiedergegeben wurden.

Im *klinischen* Teil wird das weite Anwendungsgebiet der radioaktiven Isotope zunächst unter Berücksichtigung neuer Erfahrungen auf dem Gebiete der Physik, der Physiologie und der Pathologie veranschaulicht. Innerhalb der Therapie sind hinsichtlich der Methodik ebenfalls wie im Kapitel Diagnostik nur die Verfahren angeführt worden, die für den Patienten entweder in Kombination mit operativen Verfahren oder für sich allein nützlicher als andere konservative Methoden erwiesen haben.

Neben eigenen Methoden wurden auch die Ergebnisse ausländischer Kliniker herangezogen, vornehmlich in den Kapiteln, in denen unsere eigenen Erfahrungen nicht umfangreich genug erschienen.

In jedem Kapitel wird in der Diskussion und der Auswertung eigener Ergebnisse kritisch auf die immer noch bestehende Problematik hingewiesen. Gegenüber anderen Autoren sind wir der Ansicht, daß die Verwendung radioaktiver Isotope einen unbestrittenen Wert auch für die Durchführung von Operationen besitzt.

Besonders auf dem Gebiet der Schilddrüsenerkrankung hat die Anwendung von radioaktivem Jod eine besondere Bedeutung erlangt.

Der Begriff der funktionskritischen Operation wurde erst durch die Anwendung der neuen radioaktiven Isotope geschaffen.

Wir stehen zwar erst am Anfang einer Entwicklung, die bereits für die gesamte Medizin wesentliche Fortschritte gebracht hat. Die Erfolge berechtigen uns zu der Hoffnung, daß weitere grundlegende Erkenntnisse besonders auf dem Gebiet der Chirurgie in Diagnostik und Therapie möglich sind.

Berlin, im Januar 1961 *Wilhelm Heim*

Inhaltsverzeichnis

Teil I: Physikalischer Teil

von Dietrich Frost

Teil II: Klinischer Teil

von Wilhelm Heim und Werner Schumacher

Teil I: Physikalischer Teil

Die klinische Anwendung von radioaktiven Isotopen stellt den Arzt vor die Notwendigkeit, sich mit rein physikalischen Gedankengängen sowie mit der kernphysikalischen Meßtechnik vertraut zu machen. Durch die stürmische Entwicklung auf dem Gebiete der Kernphysik ist heute bereits ein außerordentlich umfangreiches Schrifttum entstanden, das es dem Mediziner schwer macht, das für seine Untersuchungen Notwendige herauszuschälen.

Für die Abfassung des physikalischen Teils eines medizinischen Lehrbuches stehen zwei grundsätzliche Wege offen. Der erste und eigentlich am häufigsten beschrittene Weg ist die qualitative und relativ oberflächliche Schilderung der einzelnen Prinzipien. Die in diesem knapp bemessenen Kapitel vermittelten Grundlagen reichen in den seltensten Fällen aus, um die in den nachstehenden Kapiteln beschriebenenen Untersuchungen selbst auszuführen. In der letzten Zeit sind nun in Deutschland eine Reihe von guten Einführungen in die kernphysikalische Meßtechnik erschienen. Diese sind am Schluß dieses Kapitels genannt und seien zum Studium empfohlen.

Für das vorliegende Buch wurde der zweite Weg zur Abfassung des physikalischen Teils gewählt, nämlich in knapper Form durch Tabellen und Diagramme Arbeitsunterlagen zu erstellen. Nach Erlernung der grundlegenden Meßmethodik mit Hilfe eines der genannten Einführungswerke steht dem Leser in diesem Teil des Buches eine Reihe von Arbeitsunterlagen zur Verfügung, die eine Beschaffung von weiterer Speziallitteratur entbehrlich macht. Dem Titel des Buches entsprechend werden diejenigen Meßmethoden bevorzugt dargestellt, die für den Chirurgen von besonderem Interesse sind.

A. Grundbegriffe zum Verständnis der Radioaktivität

1. Natürliche und künstliche radioaktive Elemente

Ein Atomkern läßt sich symbolisch durch die Massenzahl *A* und die Ordnungszahl *Z* kennzeichnen. Dabei wird *A* als oberer Index an das Chemische Symbol des Elements und die Ordnungszahl *Z* als unterer Index angeschrieben. Die Kernladungs- oder Ordnungszahl sei als bekannt vorausgesetzt, so daß auf ihre Angabe häufig verzichtet werden kann. Nach dieser Bezeichnung gilt z. B. für

einen	Sauerstoffkern	die Schreibweise $_8O^{16}$	oder	O^{16}
einen	Wasserstoffkern	die Schreibweise $_1H^1$	oder	H^1
ein	Proton	die Schreibweise $_1p^1$	oder	p^1
ein	Neutron	die Schreibweise $_0n^1$	oder	n^1

Als Isotope bezeichnet man allgemein Stoffe, die sich bei gleicher Ordnungszahl durch verschiedene Neutronenzahlen unterscheiden.

Die schwersten Elemente des natürlichen periodischen Systems der Elemente erleiden einen dauernden Umwandlungsprozeß. Diese spontanen Zerfallsvorgänge wandeln eine Atomart in eine andere um. Die Zahl dieser Umwandlungen kann eine ganze Reihe von Elementen durchlaufen, bis sie mit einem stabilen Isotop ihr Ende findet. Bei jeder der genannten Atomumwandlungen wird ein gewisser Energiebetrag frei. Diese Energie wird in Form von korpuskularer Strahlung, z. T. begleitet durch Quantenstrahlung, abgestrahlt.

Wir kennen vier radioaktive Zerfallsreihen:

Die Thorium-Reihe
Die Neptunium-Reihe
Die Uran-Radium-Reihe
Die Uran-Aktinium-Reihe

Im Gegensatz zu den lange bekannten, natürlich radioaktiven Kernen kennen wir heute rund 1000 verschiedene, in der Natur nicht vorhandene instabile Atomarten. Sie können durch äußere Einwirkung mit Hilfe von Kernreaktionen erzeugt werden. Bei diesen künstlich radioaktiven Kernen oder Radioisotopen handelt es sich um strahlende Kernarten von Elementen, die in der Natur meist nur stabile Isotope besitzen. Der Zerfall von künstlich radioaktiven Isotopen erfolgt hauptsächlich unter Emission von Elektronen (β^-), seltener von Positronen (β^+), nicht so häufig auch durch Elektroneneinfang (K-Strahlung). Nur in seltensten Fällen läßt sich bei Radioisotopen eine α-Emission beobachten.

2. Die verschiedenen Zerfallsarten

a) Alphastrahlung

Als Alphastrahlung werden die beim Zerfallsakt emittierten Helium-Atomkerne ${}_2\mathrm{He}^4$ bezeichnet. Bei der Emission eines Alpha-Teilchens wird der Kern um 4 Masseneinheiten und 2 Ladungseinheiten verringert. Nach dem Verschiebungssatz von Fajans rückt daher der Kern um 2 Stellen nach links in periodischem System.

Charakteristisch für den Alpha-Zerfall ist die Gleichung:

$${}_{\mathrm{Z}}\mathrm{E}^{\mathrm{A}} \rightarrow {}_{\mathrm{Z-2}}\mathrm{A}^{\mathrm{A-4}} + {}_2\mathrm{He}^4$$

Die Alpha-Teilchen eines bestimmten radioaktiven Isotops haben alle die gleiche Reichweite. Bezüglich der medizinischen Anwendung haben Alpha-Strahler heute nur noch eine untergeordnete Bedeutung.

b) Betastrahlung

Die ~~Emission von Kernelek~~tronen ~~wird~~ als Betastrahlung bezeichnet. Symbolisch können wir schreiben:

$${}_{\mathrm{Z}}\mathrm{E}^{\mathrm{A}} \rightarrow {}_{\mathrm{Z+1}}\mathrm{E}^{\mathrm{A}} + \beta^-$$

Der entstehende Kern rückt im periodischen System um eine Stelle nach rechts. Im Gegensatz zum Alpha-Zerfall ergibt der Beta-Prozeß ein kontinuierliches Energiespektrum. Der Übergang eines Atomkerns in einen Folgekern unter β^--Emission ist aus Gründen der Energiebilanz häufig von einer Gamma-Strahlung begleitet. Die

Energie dieser quantenhaften Gamma-Strahlung entspricht dabei dem Betrag der überschüssigen Anregungsenergie des Folgekernes.

c) Positronenstrahlung

Eine Anzahl künstlich radioaktiver Isotope sendet eine Strahlung aus, die von derjenigen der natürlichen Strahler verschieden ist. Die bei diesem sog. β^+-Zerfall entstehende Positronenstrahlung besteht aus positiven Elektronen, die in Gegenwart von Materie nur kurzzeitig frei existieren können. Bei der Vereinigung eines Positrons mit einem negativen Elektron wird das „Elektronenpaar" vernichtet und wandelt sich nach der Äquivalenzgleichung in zwei Gammaquanten um. Dieser Umkehrungsprozeß zur Paarbildung läuft nur bei Überschußenergien von mehr als 1 MeV ab.

d) K-Strahlung

Bei Kernen, deren Instabilität auf einer zu großen Protonenzahl beruht, besteht die Möglichkeit, daß der Kern nicht unter Positronenemission zerfällt, sondern umgekehrt ein Elektron einfängt. Dieses Elektron wird vorzugsweise der kernnächsten, der K-Schale entnommen. Beim Übergang eines kernferneren Elektrons in die Elektronenlücke der K-Schale wird dann die jeweilige Röntgen-K-Strahlung emittiert. Durch Bahnelektroneneinfang wandeln sich fast alle schweren, instabilen Kerne mit einem Protonenüberschuß in stabile Isotope um.

3. Eigenschaften radioaktiver Isotope

a) Zerfallskonstante und Halbwertszeit

Als Aktivität A eines radioaktiven Strahlers bezeichnet man die pro Zeiteinheit in ihm ablaufenden Zerfallsvorgänge. Sie ist der jeweiligen Zahl N der Atome direkt proportional:

$$A = -\frac{dN}{dt} = \lambda N \tag{1}$$

Darin ist λ die Zerfallskonstante.
Die Anzahl der Atome des Ausgangsstoffes zur Zeit $t = 0$ sei N_0, dann ist die Anzahl zur Zeit t:

$$N = N_0 \cdot e^{-\lambda t} \tag{2}$$

Für eine Abklingung von N auf $\frac{N_0}{2}$ ergibt sich die sog. Halbwertszeit zu

$$T = \frac{1}{\lambda} \cdot \ln 2 = \frac{0.6931}{\lambda} \tag{3}$$

Dann kann Gleichung (2) auch geschrieben werden:

$$N = N_0 \cdot e^{-\frac{\ln 2}{T} t} \tag{4}$$

$e^{-\lambda t}$ als Funktion von t/T ist in **Tabelle 1** dargestellt.

Tab. 1. Zerfallsfunktion [1]

t/T	$e^{-\lambda t}$	t/T	$e^{-\lambda t}$	t/T	$e^{-\lambda t}$	t/T	$e^{-\lambda t}$
0	1,000	0,52	0,6974	1,54	0,3439	3,80	0,0718
0,01	0,9931	0,54	0,6878	1,56	0,3391	3,85	0,0693
0,02	0,9862	0,56	0,6783	1,58	0,3345	3,90	0,0670
0,03	0,9794	0,58	0,6690	1,60	0,3299	3,95	0,0647
0,04	0,9726	0,60	0,6597	1,62	0,3253	4,00	0,0625
0,05	0,9659	0,62	0,6507	1,64	0,3209	4,10	0,0583
0,06	0,9593	0,64	0,6417	1,66	0,3164	4,20	0,0544
0,07	0,9526	0,66	0,6329	1,68	0,3121	4,30	0,0508
0,08	0,9461	0,68	0,6242	1,70	0,3078	4,40	0,0474
0,09	0,9395	0,70	0,6156	1,75	0,2973	4,50	0,0442
0,10	0,9330	0,72	0,6071	1,80	0,2872	4,60	0,0412
0,11	0,9266	0,74	0,5987	1,85	0,2774	4,70	0,0385
0,12	0,9202	0,76	0,5905	1,90	0,2679	4,80	0,0359
0,13	0,9138	0,78	0,5825	1,95	0,2588	4,90	0,0335
0,14	0,9075	0,80	0,5744	2,00	0,2500	5,00	0,0312
0,15	0,9013	0,82	0,5664	2,05	0,2415	5,10	0,0292
0,16	0,8950	0,84	0,5586	2,10	0,2333	5,20	0,0272
0,17	0,8888	0,86	0,5509	2,15	0,2253	5,30	0,0254
0,18	0,8827	0,88	0,5434	2,20	0,2176	5,40	0,0237
0,19	0,8766	0,90	0,5359	2,25	0,2102	5,50	0,0221
0,20	0,8705	0,92	0,5285	2,30	0,2031	5,60	0,0206
0,21	0,8645	0,94	0,5212	2,35	0,1961	5,70	0,0192
0,22	0,8586	0,96	0,5141	2,40	0,1895	5,80	0,0179
0,23	0,8526	0,98	0,5070	2,45	0,1830	5,90	0,0167
0,24	0,8467	1,00	0,5000	2,50	0,1768	6,00	0,0156
0,25	0,8409	1,02	0,4931	2,55	0,1708	6,20	0,0136
0,26	0,8351	1,04	0,4863	2,60	0,1649	6,40	0,0118
0,27	0,8293	1,06	0,4796	2,65	0,1593	6,60	0,0103
0,28	0,8236	1,08	0,4730	2,70	0,1539	6,80	0,0090
0,29	0,8179	1,10	0,4665	2,75	0,1487	7,00	0,0078
0,30	0,8122	1,12	0,4601	2,80	0,1436	7,20	0,0068
0,31	0,8066	1,14	0,4538	2,85	0,1387	7,40	0,0059
0,32	0,8011	1,16	0,4475	2,90	0,1340	7,60	0,0052
0,33	0,7955	1,18	0,4413	2,95	0,1294	7,80	0,0045
0,34	0,7900	1,20	0,4353	3,00	0,1250	8,00	0,0039
0,35	0,7846	1,22	0,4293	3,05	0,1207	8,20	0,0034
0,36	0,7792	1,24	0,4234	3,10	0,1166	8,40	0,0030
0,37	0,7738	1,26	0,4175	3,15	0,1127	8,60	0,0026
0,38	0,7684	1,28	0,4118	3,20	0,1088	8,80	0,0022
0,39	0,7631	1,30	0,4061	3,25	0,1051	9,00	0,0020
0,40	0,7579	1,32	0,4005	3,30	0,1015	9,20	0,0017
0,41	0,7526	1,34	0,3950	3,35	0,0981	9,40	0,0015
0,42	0,7474	1,36	0,3896	3,40	0,0948	9,60	0,0013
0,43	0,7423	1,38	0,3842	3,45	0,0915	9,80	0,0011
0,44	0,7371	1,40	0,3789	3,50	0,0884	10,00	0,0010
0,45	0,7320	1,42	0,3737	3,55	0,0854	10,50	0,0007
0,46	0,7270	1,44	0,3685	3,60	0,0825	11,00	0,0005
0,47	0,7220	1,46	0,3635	3,65	0,0797	11,50	0,0004
0,48	0,7170	1,48	0,3585	3,70	0,0770	12,00	0,0002
0,49	0,7120	1,50	0,3536	3,75	0,0743	13,00	0,0001
0,50	0,7071	1,52	0,3487				

4. Radioaktive Mengeneinheit

Nach der Definition der Internationalen Radium-Standard-Kommission aus dem Jahre 1930 ist 1 *Curie* (C) diejenige Menge einer Substanz der Uran-Radium-Reihe, die mit 1 g Radium im Gleichgewicht steht. Im Jahre 1950 wurde die Definition verallgemeinert: Das Curie ist diejenige Menge irgendeiner radioaktiven Kernart, deren Aktivität $3{,}7 \cdot 10^{10}$ Zerfälle/sec beträgt. Also:

1 *Curie*	(C)	$= 3{,}7 \cdot 10^{10}$ Zerfälle/sec
1 *Millicurie*	(mC)	$= 3{,}7 \cdot 10^{7}$ Zerfälle/sec
1 *Mikrocurie*	(μC)	$= 3{,}7 \cdot 10^{4}$ Zerfälle/sec

Als spezifische Aktivität wird die im Gramm einer strahlenden Substanz enthaltene Aktivität bezeichnet (C/g, mC/g oder μC/g). Die spezifische Aktivität ist für alle biologischen Untersuchungen eine sehr wichtige Größe.

5. Dosisbegriffe

Die wohl eindeutigsten Dosisdefinitionen dürften im DIN-Blatt 6809 (Entwurf) enthalten sein. Sie sollen hier unverändert übernommen werden [2].

a) Ionendosis

Die Ionendosis J einer ionisierenden Strahlung ist der Grenzwert des Quotienten aus der elektrischen Ladung ΔQ eines Vorzeichens der Ionenpaare, die in einem Luftelement von der Masse $\Delta \mathrm{m} = \varrho_L \cdot \Delta v$ (Δv Volumen; ϱ_L Dichte der Luft) durch die Strahlung unmittelbar oder mittelbar erzeugt werden, und der Masse Δm:

$$J = \frac{dQ}{dm} = \frac{1}{\varrho_L}\frac{dQ}{dv} \tag{5}$$

Die Standard-Ionendosis J_{st} ist die Ionendosis einer Röntgen- oder Gammastrahlung bei Elektronengleichgewicht:

$$J_{st} = \left(\frac{dQ}{dm}\right)_{st} = \frac{1}{\varrho_L}\left(\frac{dQ}{dv}\right)_{st} \tag{6}$$

Elektronengleichgewicht in einem Material bedeutet, daß die in dem Volumenelement Δv von allen es durchsetzenden Sekundärelektronen abgegebene Energie gleich derjenigen Energie ist, welche die in Δv durch die Röntgen- oder Gammastrahlung gebildeten Sekundärelektronen auf ihrem gesamten Wege in dem Material abgeben.

Die Einheit der Ionendosis ist das „Röntgen" (r)

$$\begin{aligned} 1\, r &= 2{,}58 \cdot 10^{-4}\,\frac{\text{Coulomb (C)}}{\text{Kilogramm (kg)}} \\ &= \frac{1}{1{,}293}\,\frac{\text{elektrostatische Ladungseinheiten (esE)}}{\text{Milligramm (mg)}} \end{aligned} \tag{7}$$

b) Ionendosisleistung

Die Ionendosisleistung j ist der Differentialquotient der Ionendosis nach der Zeit

$$j = \frac{dJ}{dt} \tag{8}$$

Die Standard-Ionendosisleistung $\dot{j}_{st}$ ist die Ionendosisleistung einer Röntgen- oder Gammastrahlung bei Elektronengleichgewicht:

$$\dot{j}_{st} = \frac{dJ_{st}}{dt} \tag{9}$$

Die Einheit der Ionendosisleistung ist das Röntgen/Sekunde (r/s)

$$1\ r/s = 2{,}58 \cdot 10^{-4} \frac{\text{Ampere}}{\text{Kilogramm}} \frac{(\text{A})}{(\text{kg})} \tag{10}$$

Tab. 2. Beziehungen zwischen gebräuchlichen Vielfachen der Einheit der Ionendosisleistung [2]

Dosisleistung	mr/h	μr/s	r/h	r/min	r/s
1 mr/h	1	0,28	0,001	0,000017	0,00000028
1 μr/s	3,6	1	0,0036	0,00006	0,000001
1 r/h	1000	280	1	0,017	0,00028
1 r/min	60000	17000	60	1	0,017
1 r/s	3600000	1000000	3600	60	1

c) Energiedosis

Die Energiedosis K einer ionisierenden Strahlung ist der Grenzwert des Quotienten aus der Energie ΔW, die einem Körperelement von der Masse $\Delta m = \varrho\, \Delta v$ (Δv Volumen; ϱ Dichte des Mediums) durch die Strahlung unmittelbar oder mittelbar zugeführt wird, und der Masse Δm:

$$K = \frac{dW}{dm} = \frac{1}{\varrho} \frac{dW}{dv} \tag{11}$$

Die Einheit der Energiedosis ist das „Rad" (rad)

$$1\ \text{rad} = 100 \frac{\text{erg}}{\text{Gramm}} \frac{(\text{erg})}{\text{g}} = 10^{-2} \frac{\text{Joule}}{\text{Kilogramm}} \left(\frac{\text{J}}{\text{kg}}\right) \tag{12}$$

d) Energiedosisleistung

Die Energiedosisleistung k ist der Differentialquotient der Energiedosis nach der Zeit

$$k = \frac{dK}{dt} \tag{13}$$

Die Einheit der Energiedosisleistung ist das Rad/Sekunde $\left(\frac{\text{rad}}{\text{s}}\right)$

$$1 \frac{\text{rad}}{\text{s}} = 100 \frac{\text{Gramm} \cdot \text{Sekunde}}{\text{erg}} \left(\frac{\text{erg}}{\text{g} \cdot \text{s}}\right) = 10^{-2} \frac{\text{Watt}}{\text{Kilogramm}} \left(\frac{\text{W}}{\text{kg}}\right) \tag{14}$$

Für die Beziehungen zwischen gebräuchlichen Vielfachen der Einheit der Energiedosisleistung gelten dieselben Zahlenwerte wie in Tabelle 2.

e) Dosiskonstante von Gammastrahlern

Die Dosiskonstante $I\gamma$ eines Gammastrahlers ist das Produkt aus der Standard-Ionendosisleistung $\dot{j}_{st}$, welche die Strahlung ohne Berücksichtigung der Schwächung in Luft in einem gegen die linearen Abmessungen des Strahlers großen Abstande b vom Strahler bewirkt, und dem Quadrat des Abstandes b, dividiert durch die Aktivität $A\gamma$ des Strahlers:

$$I\gamma = \frac{j_{st} b^2}{A\gamma} \tag{15}$$

Die Dosiskonstante wird für ungefilterte Strahlung angegeben, mit Ausnahme des Radiums, dessen Dosiskonstante für 0,5 mm Platinfilter gilt.

Die Einheit der Dosiskonstanten ist das

$$\frac{\text{Röntgen}}{\text{Stunde}} : \frac{\text{Quadratmeter}}{\text{Curie}} \left(\frac{r\,m^2}{h\,C}\right).$$

$$1 \frac{r\,m^2}{h\,C} = 1{,}94 \cdot 10^{-18} \frac{\text{Ampere} \cdot \text{Quadratmeter} \cdot \text{Sekunde}}{\text{Kilogramm}} \left(\frac{A \cdot m^2 \cdot s}{\text{kg}}\right)$$

$$= 1{,}94 \cdot 10^{-18} \frac{\text{Coulomb} \cdot \text{Quadratmeter}}{\text{Kilogramm}} \left(\frac{C \cdot m^2}{\text{kg}}\right) \tag{16}$$

Tab. 3. Dosiskonstanten verschiedener Radioisotope [3]

Isotop	$I\gamma \left(\frac{r \cdot m^2}{h \cdot C}\right)$	Isotop	$I\gamma \left(\frac{r \cdot m^2}{h \cdot C}\right)$
Na^{22}	1,32	Zn^{65}	0,3
Na^{24}	1,91	As^{76}	0,22
K^{42}	0,195	Br^{82}	1,51
Sc^{46}	1,14	Sb^{124}	0,79
V^{48}	1,63	I^{131}	0,265
Mn^{52}	1,95	Cs^{137}	0,29
Mn^{54}	0,49	Au^{198}	0,24
Fe^{59}	0,655	Ra in 0,25 mm Pt	0,88
Co^{58}	0,57	Ra in 0,5 mm Pt	0,84
Co^{60}	1,35	Ra in 2,5 mm Pt	0,63
Cu^{64}	0,12	Ra in 5,0 mm Pt	0,46

f) Gewebsdosis

Wenn in einem Organ der Masse M der Anteil p einer Aktivitätsmenge A gespeichert wird, so enthält das Organ

$$U = p \cdot A \tag{17}$$

Aktivitätseinheiten. Diese werden je nach Art des Isotops mit einer gewissen Geschwindigkeit aus dem Organ verschwinden. Ein Maß für die Geschwindigkeit ist die „Effektive Halbwertzeit"

$$T_e = \frac{\text{Biologische Halbwertzeit} \times \text{Physikalische Halbwertzeit}}{\text{Biologische Halbwertzeit} + \text{Physikalische Halbwertzeit}} \tag{18}$$

Die integrale Gewebsdosis ist dann [4]

$$D_g = 1{,}60 \cdot 10^4 \frac{U \cdot T_e}{M} \quad [\text{rad}] \tag{19}$$

Gleichung (19) gilt vorzugsweise für Beta-Strahler. Bei komplexen Emissionsspektren muß die Gamma-Komponente prozentual berücksichtigt werden.

g) Erläuterung zur Standard-Ionendosis

Die Standard-Ionendosis stellt einen Sonderfall der allgemein gültigen Ionendosis dar, da sie auf Röntgen- und Gammastrahlen praktisch bis zu einer maximalen Energie von etwa 3 MeV beschränkt ist und die Bedingungen des Elektronengleichgewichts erfüllen muß. Sie gibt den Anschluß an die auf der bisherigen Definition des Röntgen beruhenden Messungen und bildet die Grundlage der Dosimetrie im konventionellen Bereich der Röntgenstrahlen, für den sich bezüglich der Meßverfahren und der Anzeige der Meßinstrumente hierdurch also nichts ändert. Elektronengleichgewicht besteht z. B. innerhalb des Meßvolumens einer Ionisationskammer, wenn dieses Volumen allseitig von einer Luftschicht umgeben ist, deren Dicke größer als die maximale Reichweite R_{el} der Sekundärelektronen und wenn gleichzeitig $R_{el} \ll \frac{1}{\mu}$ ist (μ Schwächungskoeffizient der Wellenstrahlung) oder wenn das Meßvolumen von einer Schicht anderen Materials umgeben ist, für das diese beiden Bedingungen und die Voraussetzungen erfüllt sind, daß der Massenabsorptionskoeffizient der Wellenstrahlung und das Massenbremsvermögen der Elektronen in diesem Material annähernd gleich denen in Luft sind. Ein solches „luftäquivalentes" Material kann in der Dichte erheblich von Luft abweichen, dagegen nur wenig in der atomaren Zusammensetzung.

Bei ultraharten Röntgenstrahlen oberhalb 3 MeV ist die Bedingung $R_{el} \ll \frac{1}{\mu}$ nicht mehr erfüllt, außerdem geht mit steigender Quantenenergie die Richtungsisotropie der Sekundärstrahlung mehr und mehr verloren.

6. Praktische Daten

Tab. 4. Haupt-Gammalinien des Radiumzerfalls [5]

Übergang	Gammaenergie MeV	Relativer Anteil
Radium ⟶ Radon	0,18	1,2
Radium B ⟶ Radium C	0,241	11,5
	0,294	25,8
	0,350	45,0
Radium C ⟶ Radium C′	0,607	65,8
	0,766	6,5
	0,933	6,7
	1,120	20,6
	1,238	6,3
	1,379	6,4
	1,761	25,8
	2,198	7,4
		229,0

Tab. 5. Energieabsorption in erg pro Gramm pro r für verschiedene biologische Gewebe als Funktion der Gammaenergie [6]

Photonenergie MeV	Knochen	Muskelgewebe	Fett
0,01	480	87	47
0,02	475	87	47
0,05	395	88	57
0,1	170	92	86
0,2	95	93	97
0,5	84	93	98
1,0	84	93	98
2,0	84	92	98
5,0	88	91	94
10	93	90	90
20	99	89	83
50	108	87	77
100	108	85	73

Tab. 6. Absorbierte Strahlungsenergie in erg pro Gramm pro r [7]

Quantenenergie [keV]	Üblicherweise als mittlere Härte emittiert von	Absorbierte Energie pro Gramm pro r [erg pro g pro r]		
		Muskelgewebe	Fettgewebe	Knochen
10	50 kV Röntgenröhre	87	46	490
50	140 kV Röntgenröhre	90	58	400
100	200 kV Röntgenröhre	93	85	170
200	500 kV Röntgenröhre	93	95	93
1000	Kobalt-60	93	95	85
10000	Betatron oder Linearbeschleuniger	90	90	90

Anmerkung: Die angegebenen Zahlen sind nur in den sich im „Elektronengleichgewicht" befindenden Gewebegebieten gültig.

Tab. 7. Relative biologische Wirksamkeit von verschiedenen Strahlungsarten [8]

Strahlungsart	R. B. W.
Röntgen- und Gammastrahlung der Energie 0,1—3 MeV	1
Betastrahlen und schnelle Elektronen	1
Protonen	10
Schnelle Neutronen der Energie < 20 MeV	10
Alpha-Teilchen	20

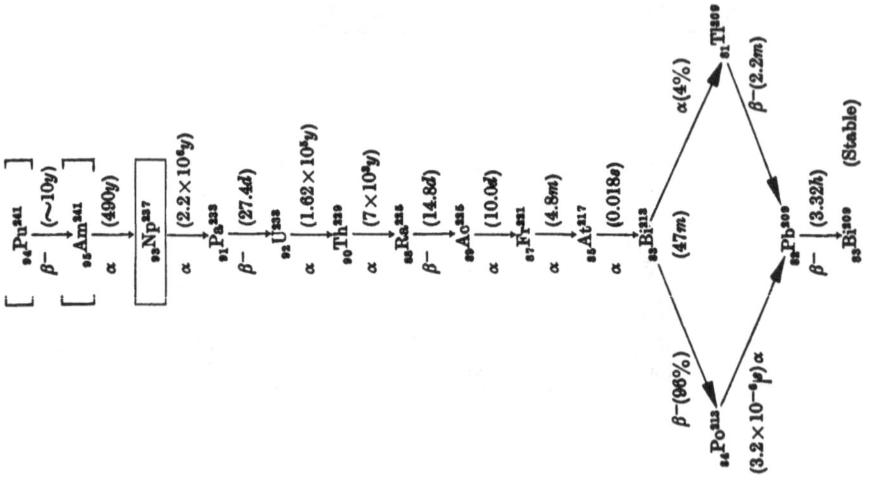

Abb. 2. Zerfallsschema der Neptuniumreihe

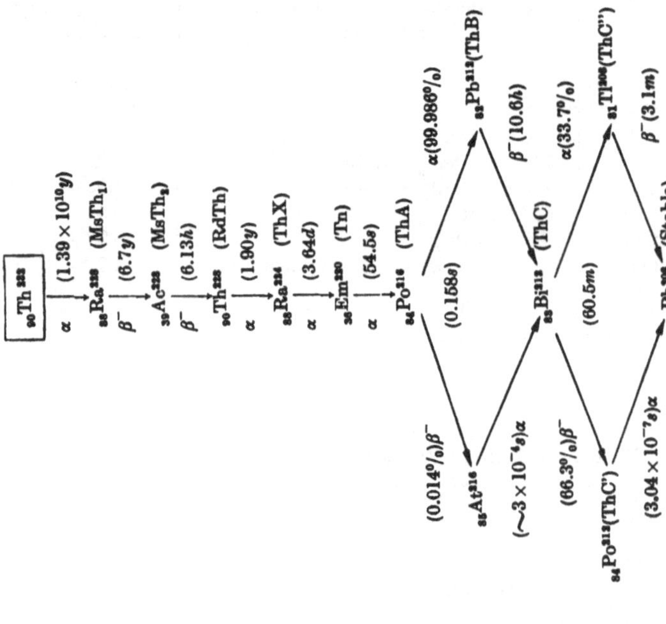

Abb. 1. Zerfallsschema der Thoriumreihe

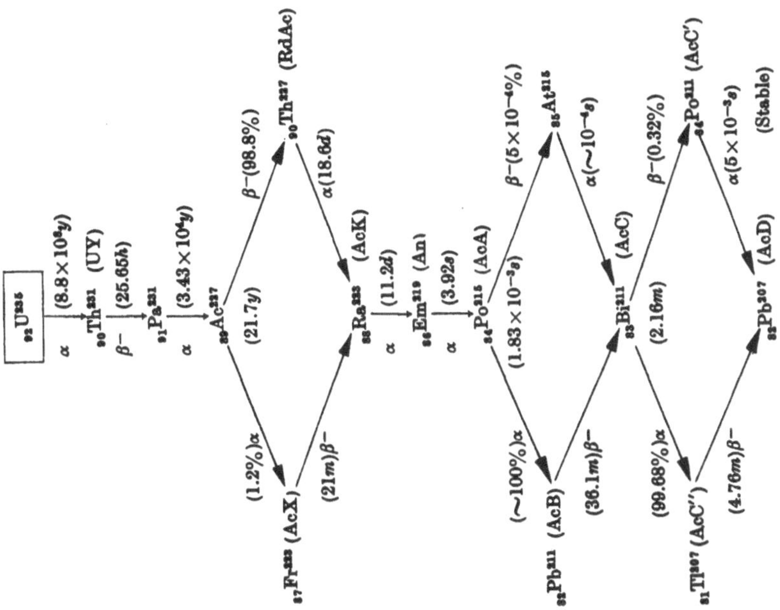

Abb. 4. Zerfallsschema der Uran-Aktiniumreihe

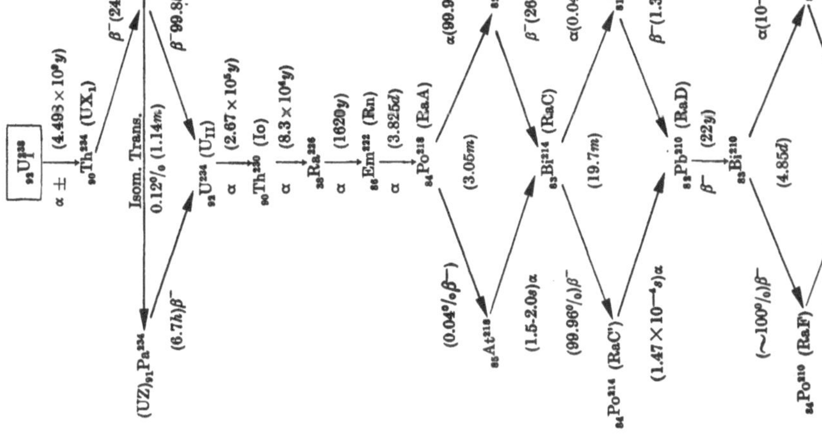

Abb. 3. Zerfallsschema der Uran-Radiumreihe

Tab. 8. Radioaktive Isotope, die aus Harwell bezogen werden können [9]

Art des chemischen Elements	Symbol des rad. Isotops	Halbwerts-zeit T	Strahlen-art	β-Energie in MeV		γ-Energie in MeV
				E_{max}	$E_{mit.}$	
Antimon	$_{51}Sb^{122}$	2,8 d	β^-, γ	1,94; 1,36	—	0,568;
	$_{51}Sb^{124}$	60 d	β^-, γ	2,37 (21); 1,62 (8); 100 (9); 0,65 (44); 0,48 (18);	—	1,708; 0,732; 0,654; 0,608; 2,04 (schwach);
	$_{51}Sb^{125}$	2,7 y	β^-, γ	0,616 (18); 0,299 (49); 0,128 (33)	—	0,646 usw. 7 γ' s
Arsen	$_{33}As^{76}$	26,8 h	β^-, γ	3.04 (60); 2,49 (25); 1,29 (15);	1,18	1,75; 1,2; 0,55
	$_{33}As^{77}$	40 h	β^-	0,8	0,24	—
Barium	$_{56}Ba^{131}$	12 d	$\varkappa$, γ		—	1,2 (schwach); 0,5; 0,26;
Brom	$_{35}Br^{82}$	35,8 h	β^-, γ	0,447; 0,323; 0,181;	—	1,321; 1,036 0,769; 0,652; 0,61; 0,55
Cadmium	$_{48}Cd^{115}$	53 h	β^-, γ	1,13; 0,6;	—	0,54; 0,5;
Caesium	$_{55}Cs^{131}$	9,6 d	$\varkappa$	—	—	(0,145);
	$_{55}Cs^{134}$	1,7 y	β^-, γ	0,658 (75); 0,99 (25)	0,16	1,35 (schwach); 0,794; 0,602; 0,568
	$_{55}Cs^{137}$	30 y	β^-, γ, $\varkappa$	0,52 (92) 1,17 (8)		0,662
Calcium	$_{20}Ca^{45}$	152 d	β^-	0,254	0,09	—
Cer	$_{58}Ce^{141}$	30 d	β^-, γ	0,66	—	0,21;
Chrom	$_{24}Cr^{51}$	26,5 d	$\varkappa$, γ	—	0,0054	0,323; 0,237;
Eisen	$_{26}Fe^{55}$	5,0 y	$\varkappa$		0,0064	
	$_{26}Fe^{59}$	45,1 d	β^-, γ	0,46 (50); 0,26 (50);	0,12	1,3; 1,1;

Tab. 8. Radioaktive Isotope, die aus Harwell bezogen werden können (Fortsetzung) [9]

Art des chemischen Elements	Symbol des rad. Isotops	Halbwertszeit T	Strahlenart	β-Energie in MeV		γ-Energie in MeV
				E_{max}	$E_{mit.}$	
Europium	$_{63}Eu^{152}$	13 y	β^-, γ	(1,575); 0,751 1,88	—	1,23 usw. 0,725; 0,163; 0,123;
	$_{63}Eu^{154}$	16 y	β^-, γ	(1,6)	—	1,4 usw.
Gallium	$_{31}Ga^{72}$	14,1 h	β^-, γ	3,17 (8); 2,57 (8); 1,74 (3); 15,4 (7); 1,0 (26); 0,74 (23); 0,56 (25)	0,46	2,5; 2,18; 1,81; 0,835; 0,691; 0,631; (1,05; 1,3; 1,47; 1,57)
Germanium	$_{32}Ge^{71}$	11,4 d	$\varkappa$, γ	—	—	0,32
Gold	$_{79}Au^{198}$	2,69 d	β^-, γ	0,96	0,34	0,411
Hafnium	$_{72}Hf^{181}$	46 d	β^-, γ	0,405	0,2	0,471; 0,337; 0,134; 0,13
Holmium	$_{67}Ho^{166}$	27 h	β^-, γ	1,64	—	0,92; 0,081
Indium	$_{49}In^{114}$	48 d	γ	—	—	0,192; 0,552; 0,722; 1,27
Jod	$_{53}J^{131}$	8,1 d	β^-, γ	0,605 (86); 0,25 (14)	0,17	0,637; 0,363; 0,282; 0,08
Iridium	$_{77}Ir^{192}$	70 d	β^-, γ	0,59	—	0,19 bis 0,615; 12 γ' s
Kalium	$_{19}K^{42}$	12,4 h	β^-, γ	3,58 (75); 2,07 (25)	1,40	1,51
Kobalt	$_{27}Co^{60}$	5,3 y	β^-, γ	0,308	0,099	1,17; 1,33;
Kohlenstoff	$_{6}C^{14}$	~ 6000 y	β^-	0,05	0,155	—
Kupfer	$_{29}Cu^{64}$	12,8 h	β^-, $^+$n $\varkappa$	β^-: 0,571; β: 0,657	0,12	1,2 (schwach)

Tab. 8. Radioaktive Isotope, die aus Harwell bezogen werden können (Fortsetzung) [9]

Art des chemischen Elements	Symbol des rad. Isotops	Halbwertszeit T	Strahlenart	β-Energie in MeV		γ-Energie in MeV
				E_{max}	$E_{mit.}$	
Lanthan	$_{57}La^{140}$	40 h	β^-, β	2,26 (10); 1,67 (20); 1,32 (70)	—	2,5 (sehr schwach); 1,62;0,82 0,49; 0,34; 0,093
Mangan	$_{25}Mn^{56}$	2,6 h	β^-, γ	2,81 (50); 1,04 (30); 0,75 (20)	0,77	2,06 1,18; 0,822
Molybdän	$_{42}Mo^{99}$	68 h	β^-, γ	1,3	—	0,75; 0,24
Natrium	$_{11}Na^{24}$	15,1 h	β^-, γ	1,39	0,54	2,76; 1,38
Osmium	$_{76}Os^{191}$ $_{76}Os^{193}$	32 h 17 d	β^-, γ β^-, γ	1,15 0,15	— —	1,58 0,13
Palladium	$_{46}Pd^{109}$	13 h	β^-	1,1	0,35	—
Phosphor	$_{15}P^{32}$ $_{15}P^{32}$	14,3 d	β^- trägerfrei	1,69	0,685 —	—
Platin	$_{78}Pt^{197}$	18 h	β^-	0,65	—	—
Polonium	$_{84}Po^{210}$	138 d	α, γ	α: 5,298	—	0,8 (schwach)
Praseodym	$_{59}Pr^{142}$ $_{59}Pr^{143}$	19,3 h 13,8 d	β^-, γ β^-	2,52; 0,35 0,93	0,82 —	1,53; ~0,7 —
Quecksilber	$_{80}Hg^{203}$	43,5 d	β^-, γ	0,208	0,11	0,279
Rhenium	$_{75}Re^{186}$ $_{75}Re^{188}$	91 h 18 h	β^-, γ β^-, γ	1,073 2,15; 0,97	0,38 —	0,212; 0,138 0,16—1,43
Rhodium	$_{25}Rh^{105}$	36 h	β^-, γ	0,78	0,26	0,33
Rubidium	$_{37}Rb^{86}$	19,5 d	β^-, γ	1,822 (80); 0,716 (20)	0,63	1,081
Ruthenium	$_{44}Ru^{97}$ $_{44}Ru^{103}$ $_{44}Ru^{105}$	2,8 d 42 d 4 h	$\varkappa$, γ β^-, γ β^-, γ	— 0,68 (8); 0,15 (92) 1,5	— — 0,09	0,22; 0,18 0,52 0,76
Samarium	$_{62}Sm^{153}$	50 h	β^-, γ	1,23	—	0,102
Scandium	$_{21}Sc^{46}$	85 d	β^-, γ	1,49 (2); 0,36 (98)	0,13	0,89; 1,12

Tab. 8. Radioaktive Isotope, die aus Harwell bezogen werden können (Fortsetzung) [9]

Art des chemischen Elements	Symbol des rad. Isotops	Halbwerts-zeit T	Strahlen-art	β-Energie in MeV		γ-Energie in MeV
				E_{max}	$E_{mit.}$	
Schwefel	$_{16}S^{35}$ $_{16}S^{35}$	87,1 d	β^- trägerfrei	0,168	0,053	—
Selen	$_{34}Se^{75}$	125 d	$\varkappa$, γ	—	—	0,076—0,405
Silber	$_{47}Ag^{110}$	225 d	β^-, γ	2,97 (5); 0,57; 0,19; 0,99	0,23	1,48; 0,9 0,66 usw.
	$_{47}Ag^{111}$	7,6 d	β^-	1,0; 0,24	0,26	—
Silicium	$_{14}Si^{31}$	2,85 h	β^-	1,65; 0,67	0,72	—
Strontium	$_{38}Sr^{89}$ $_{38}Sr^{90}$	53 h 28 y	β^- β^-	1,46 0,61	0,58	— —
Tantal	$_{73}Ta^{182}$	120 d	β^-, γ	0,5	—	1,13; 1,22 (Komplex)
Technetium	Tc^{97}	93 d	$\varkappa$, γ	—	—	0,097
Tellur	$_{52}Te^{127}$	115 d 9,3 h	e^-, β, γ	e^-: 0,7	0,42	0,0855; —
Thallium	$_{81}Tl^{204}$	2,7 y	β^-	0,775	0,28	—
Wismut	$_{83}Bi^{210}$ (RaE)	5 d	α, β^-	α: 4,77; β^-: 1,17	—	—
Wolfram	$_{74}W^{183}$ $_{74}W^{187}$	76 d 24,1 h	β^-, γ β^-, γ	0,69; 0,48 1,33 (30); 0,63 (70)	0,13 —	0,1337 0,696; 0,618; 0,48; 0,078
Yttrium	$_{39}Y^{90}$	61 h	β^-	2,2	0,97	—
Zink	$_{30}Zn^{65}$	250 d	β^-, π, γ	$\varkappa$, e^- (99) β: 0,32 (1)	0,01	1,118 (46)
	$_{30}Zn^{69}$	13,8 h 59 m	e^-, γ, β	e^- 1,0	0,31	0,44; —
Zinn	$_{50}Sn^{113}$	105 d	$\varkappa$, e^-, γ	$\varkappa$, e^-	—	0,085
Zirkonium	$_{40}Zr^{95}$	65 d	β^-, γ	1,4 (2); 0,39 (98)	—	0,91; 0,7

Tab. 9. Daten von betastrahlenden-Isotopen in Medizin und Biologie [10]

Isotop	Mittlere Beta-Energie MeV	Dosis in r pro μC im Gramm Gewebe	Isotopenkonzentration zur Abgabe von 0,1 rep/Tag in μC/kg	Max. Beta-Reichweite im Wasser, in mm	Gewicht p o $\mu C \times 10^{-9}$ in g
$_6C^{14}$	0,05	$8{,}8 \times 10^6$	32	0,24	$1{,}8 \times 10^5$
$_{11}Na^{22}$	0,225	$1{,}8 \times 10^4$	7,1	2,1	197
$_{11}Na^{24}$	0,540	29	5,2	6,4	0,113
$_{15}P^{32}$	0,695	870	2,4	8,0	3,6
$_{16}S^{35}$	0,055	420	30	0,2	24
$_{19}K^{42}$	1,395	63	2,1	19	0,167
$_{20}Ca^{45}$	0,10	1340	17	0,8	62
$_{21}Sc^{46}$	1,117	870	14,3	1,0	30
$_{23}V^{48}$	0,175	245	9,7	2,8	5,9
$_{25}Mn^{52}$	0,085	45	20	2,2	2,6
$_{25}Mn^{54}$	0,0054	147	340	...	128
$_{26}Fe^{55}$	0,0059	610	280	...	633
$_{26}Fe^{59}$	0,120	477	13,9	1,5	21,3
$_{27}Co^{58}$	0,035	22	480	1,5	29
$_{27}Co^{60}$	0,099	$1{,}7 \times 10^4$	16,5	0,8	893
$_{29}Cu^{64}$	0,120	5,6	24,4	2,6	0,26
$_{30}Zn^{65}$	0,01	180	185	1,2	124
$_{33}As^{76}$	1,170	115	1,9	15,7	0,655
$_{35}Br^{82}$	0,150	20	13,5	1,6	0,95
$_{38}Sr^{89}$	0,57	2700	2,9	7	38
$_{38}Sr^{90}$	0,22	$1{,}4 \times 10^4$	7	2,2	6200
$_{39}Y^{90}$	0,90	200	2	11	18
$_{51}Sb^{124}$	0,66	3500	2,4	12,3	57
$_{53}I^{131}$	0,205	145	8,3	2,2	8,1
$_{79}Au^{198}$	0,32	76	5,7	3,8	4,1

Tab. 10. Abfallcharakteristik für Natrium-24 [11]

Halbwertszeit = 15,1 Std.

min	0	20	40	60	80	100
Std						
0	...	0,985	0,969	0,954	0,940	0,925
2	0,911	0,897	0,884	0,870	0,856	0,843
4	0,830	0,818	0,805	0,792	0,780	0,768
6	0,756	0,744	0,733	0,722	0,711	0,700
8	0,689	0,678	0,668	0,658	0,648	0,638
10	0,628	0,619	0,609	0,600	0,590	0,581
12	0,572	0,563	0,555	0,546	0,538	0,529
14	0,521	0,513	0,505	0,497	0,490	0,482
16	0,475	0,468	0,461	0,454	0,447	0,440
18	0,433	0,427	0,420	0,414	0,407	0,401
20	0,395	0,389	0,383	0,377	0,371	0,366
22	0,360	0,355	0,349	0,344	0,339	0,333
24	0,328	0,323	0,318	0,313	0,308	0,303
26	0,299	0,295	0,290	0,286	0,281	0,276
28	0,272	0,268	0,264	0,260	0,254	0,252
30	0,248	0,244	0,240	0,237	0,233	0,229
32	0,225	0,222	0,218	0,215	0,212	0,208
34	0,205	0,202	0,199	0,196	0,193	0,190
36	0,188	0,185	0,182	0,179	0,176	0,173
38	0,171	0,168	0,166	0,164	0,162	0,159
40	0,157	0,155	0,152	0,149	0,147	0,144
42	0,142	0,140	0,138	0,135	0,133	0,131
44	0,129	0,127	0,125	0,123	0,121	0,120
46	0,118	0,116	0,114	0,113	0,111	0,109
48	0,107	0,105	0,103	0,102	0,100	0,099

Tab. 11. Abfallcharakteristik für Phosphor-32 [11]

Halbwertszeit = 14,3 Tage

Std.	0	6	12	18
Tage				
0	...	0,988	0,976	0,964
1	0,952	0,941	0,929	0,918
2	0,907	0,896	0,885	0,875
3	0,864	0,854	0,843	0,833
4	0,823	0,813	0,804	0,794
5	0,784	0,775	0,765	0,756
6	0,747	0,738	0,729	0,720
7	0,712	0,703	0,695	0,686
8	0,678	0,670	0,662	0,654
9	0,646	0,638	0,630	0,623
10	0,615	0,608	0,601	0,593
11	0,586	0,579	0,572	0,565
12	0,558	0,552	0,545	0,539
13	0,532	0,526	0,519	0,513
14	0,507	0,501	0,495	0,489
15	0,483	0,477	0,471	0,466
16	0,460	0,454	0,449	0,444
17	0,438	0,433	0,428	0,423
18	0,417	0,412	0,407	0,402
19	0,398	0,393	0,388	0,383
20	0,379	0,374	0,370	0,365
21	0,361	0,356	0,352	0,348
22	0,344	0,340	0,335	0,331
23	0,327	0,323	0,320	0,316
24	0,312	0,308	0,304	0,301
25	0,297	0,294	0,290	0,287
26	0,283	0,280	0,276	0,273
27	0,270	0,266	0,263	0,260
28	0,257	0,254	0,251	0,248
29	0,245	0,242	0,239	0,236
30	0,233		0,227	
31	0,222		0,217	
32	0,212		0,206	
33	0,201		0,197	
34	0,192		0,187	
35	0,183		0,178	
36	0,174		0,170	
37	0,166		0,162	
38	0,158		0,154	
39	0,151		0,147	
40	0,143		0,140	
41	0,137		0,133	
42	0,130		0,127	
43	0,124		0,121	
44	0,118		0,115	

Tab. 12. Abfallcharakteristik für Schwefel-35 [11]

Halbwertszeit = 87,1 Tage

Tage	0,0	1,0	2,0	3,0	4,0
0	...	0,992	0,984	0,976	0,968
5	0,961	0,953	0,945	0,938	0,930
10	0,923	0,916	0,908	0,901	0,894
15	0,887	0,880	0,873	0,866	0,859
20	0,852	0,846	0,839	0,832	0,826
25	0,819	0,812	0,806	0,800	0,793
30	0,787	0,781	0,775	0,768	0,762
35	0,756	0,750	0,744	0,738	0,733
40	0,727	0,721	0,715	0,710	0,704
45	0,698	0,693	0,688	0,682	0,676
50	0,671	0,666	0,660	0,655	0,650
55	0,645	0,640	0,635	0,630	0,625
60	0,620	0,615	0,610	0,605	0,600
65	0,595	0,591	0,586	0,581	0,577
70	0,572	0,568	0,563	0,559	0,554
75	0,550	0,545	0,541	0,537	0,533
80	0,528	0,524	0,520	0,516	0,512
85	0,508	0,504	0,500	0,496	0,492
90	0,488	0,484	0,480	0,476	0,472
95	0,469	0,465	0,461	0,458	0,454
100	0,450	0,447	0,443	0,440	0,436
105	0,433	0,429	0,426	0,423	0,419
110	0,416	0,413	0,409	0,406	0,403
115	0,400	0,396	0,393	0,390	0,387
120	0,384	0,381	0,378	0,375	0,372
125	0,369	0,366	0,363	0,360	0,357
130	0,355	0,352	0,349	0,346	0,343
135	0,341	0,338	0,335	0,333	0,330
140	0,327	0,325	0,322	0,320	0,317
145	0,315	0,312	0,310	0,307	0,305
150	0,302	0,300	0,297	0.295	0,293
155	0,290	0,288	0,286	0,284	0,281
160	0,279	0,277	0,275	0,273	0,270
165	0,268	0,266	0,264	0,262	0,260
170	0,258	0,256	0,254	0,252	0,250
175	0,248	0,246	0,244	0,242	0,240
180	0,238	0,236	0,234	0,232	0,230
185	0,229	0,227	0,225	0,223	0,221
190	0,220	0,218	0,216	0,214	0,213
195	0,211	0,209	0,208	0,206	0,204
200	0,203	0,201	0,200	0,198	0,196
205	0,195	0,193	0,192	0,190	0,189
210	0,187	0,186	0,184	0,183	0,181
215	0,180	0,178	0,177	0,176	0,174
220	0,173	0,172	0,170	0,169	0,167

Tab. 13. Abfallcharakteristik für Kalium-42 [11]

Halbwertszeit = 12,4 Std.

min	0	20	40	60	80	100
Std.						
0	...	0,981	0,963	0,945	0,928	0,911
2	0,894	0,877	0,861	0,845	0,829	0,814
4	0,799	0,784	0,770	0,756	0,742	0,728
6	0,715	0,701	0,688	0,676	0,663	0,651
8	0,639	0,627	0,615	0,604	0,593	0,582
10	0,571	0,561	0,550	0,540	0,530	0,520
12	0,511	0,501	0,492	0,483	0,474	0,465
14	0,457	0,448	0,440	0,432	0,424	0,416
16	0,408	0,401	0,393	0,386	0,379	0,372
18	0,365	0,358	0,352	0,345	0,339	0,333
20	0,326	0,320	0,314	0,309	0,303	0,297
22	0,292	0,286	0,281	0,276	0,271	0,266
24	0,261	0,256	0,251	0,247	0,242	0,238
26	0,233	0,229	0,225	0,220	0,216	0,212
28	0,208	0,205	0,201	0,197	0,193	0,190
30	0,186	0,183	0,180	0,176	0,173	0,170
32	0,167	0,164	0,160	0,158	0,155	0,152
34	0,149	0,146	0,143	0,141	0,138	0,136
36	0,133	0,131	0,128	0,126	0,124	0,121
38	0,119	0,117	0,115	0,112	0,110	0,108
40	0,106	0,104	0,102	0,101	0,099	0,097

Tab. 14. Abfallcharakteristik für Calcium-45 [11]

Halbwertszeit = 152 Tage

Tage	0	2	4	6	8
0	...	0,991	0,982	0,973	0,964
10	0,955	0,946	0,937	0,928	0,920
20	0,912	0,904	0,896	0,888	0,879
30	0,871	0,863	0,855	0,847	0,839
40	0,832	0,824	0,816	0,809	0,802
50	0,794	0,787	0,779	0,772	0,765
60	0,758	0,751	0,744	0,737	0,731
70	0,724	0,717	0,711	0,704	0,697
80	0,691	0,685	0,679	0,672	0,666
90	0,660	0,654	0,648	0,642	0,636
100	0,630	0,624	0,619	0,613	0,608
110	0,602	0,597	0,591	0,586	0,580
120	0,575	0,570	0,565	0,559	0,554
130	0,549	0,544	0,539	0,534	0,530
140	0,525	0,521	0,516	0,512	0,507
150	0,502	0,498	0,493	0,488	0,483
160	0,478	0,474	0,469	0,465	0,460
170	0,456	0,452	0,448	0,444	0,440
180	0,436	0,432	0,428	0,424	0,420
190	0,417	0,413	0,409	0,405	0,401
200	0,398	0,394	0,390	0,387	0,384
210	0,380	0,376	0,373	0,369	0,366
220	0,363	0,360	0,356	0,353	0,349
230	0,346	0,343	0,340	0,336	0,333
240	0,330	0,327	0,324	0,321	0,318
250	0,316	0,313	0,310	0,308	0,305
260	0,302	0,300	0,297	0,294	0,291
270	0,288	0,285	0,283	0,280	0,278
280	0,275	0,273	0,271	0,268	0,265
290	0,262	0,259	0,257	0,254	0,252
300	0,250	0,248	0,245	0,243	0,241
310	0,239	0,237	0,234	0,232	0,230
320	0,228	0,226	0,224	0,222	0,220
330	0,218	0,216	0,214	0,212	0,210
340	0,208	0,206	0,205	0,203	0,201
350	0,199	0,197	0,196	0,194	0,192
360	0,190	0,188	0,187	0,185	0,183
370	0,182	0,180	0,178	0,177	0,175
380	0,173	0,171	0,170	0,168	0,167
390	0,165	0,163	0,162	0,160	0,159
400	0,158	0,157	0,155	0,153	0,152
410	0,151	0,150	0,149	0,147	0,146
420	0,144	0,142	0,140	0,139	0,138
430	0,137	0,135	0,134	0,133	0,132
440	0,131	0,130	0,129	0,128	0,127

Tab. 15. Abfallcharakteristik für Caesium-137 [11]

Halbwertszeit = 33 Jahre

Jahre	0	1	2	3	4
0	...	0,979	0,959	0,939	0,919
5	0,900	0,881	0,863	0,845	0,827
10	0,810	0,793	0,777	0,761	0,745
15	0,730	0,715	0,700	0,685	0,671
20	0,657	0,644	0,631	0,618	0,605
25	0,592	0,580	0,568	0,556	0,544
30	0,532	0,521	0,510	0,500	0,489
35	0,479	0,469	0,460	0,450	0,441
40	0,432	0,423	0,414	0,405	0,397
45	0,389	0,381	0,373	0,365	0,357
50	0,350	0,343	0,336	0,329	0,322
55	0,315	0,308	0,302	0,296	0,290
60	0,284	0,278	0,273	0,268	0,262
65	0,256	0,250	0,245	0,240	0,235
70	0,230	0,225	0,221	0,216	0,211
75	0,207	0,202	0,198	0,192	0,188
80	0,186	0,182	0,179	0,175	0,171
85	0,168	0,164	0,161	0,158	0,154
90	0,151	0,148	0,145	0,142	0,139
95	0,136	0,133	0,131	0,128	0,126
100	0,123	0,120	0,117	0,115	0,112
105	0,110	0,108	0,106	0,104	0,102

Tab. 16. Abfallcharakteristik für Eisen-59 [11]

Halbwertszeit = 45,1 Tage

Std. Tage	0	24 1	48 2	72 3	96 4
0	...	0,985	0,970	0,955	0,940
5	0,926	0,912	0,898	0,884	0,871
10	0,858	0,845	0,832	0,819	0,806
15	0,794	0,782	0,770	0,758	0,746
20	0,734	0,723	0,712	0,702	0,691
25	0,680	0,670	0,660	0,650	0,640
30	0,630	0,621	0,612	0,602	0,593
35	0,584	0,575	0,566	0,557	0,549
40	0,540	0,532	0,524	0,516	0,508
45	0,501	0,493	0,486	0,479	0,471
50	0,464	0,457	0,450	0,443	0,436
55	0,430	0,424	0,417	0,411	0,404
60	0,398	0,392	0,386	0,380	0,375
65	0,369	0,364	0,358	0,353	0,347
70	0,342	0,336	0,331	0,325	0,320
75	0,315	0,310	0,305	0,301	0,296
80	0,292	0,287	0,283	0,279	0,275
85	0,271	0,267	0,263	0,259	0,255
90	0,251	0,247	0,243	0,239	0,236
95	0,232	0,229	0,225	0,222	0,218
100	0,215	0,211	0,208	0,205	0,202
105	0,199	0,196	0,193	0,190	0,187
110	0,184	0,181	0,179	0,176	0,173
115	0,170	0,168	0,165	0,163	0,160
120	0,158	0,155	0,153	0,151	0,149
125	0,146	0,144	0,142	0,140	0,138
130	0,136	0,134	0,132	0,130	0,128
135	0,126	0,124	0,122	0,120	0,118
140	0,117	0,115	0,113	0,111	0,110
145	0,108	0,106	0,104	0,103	0,101

Tab. 17. Abfallcharakteristik für Kobalt-60 [11]

Halbwertszeit = 5,3 Jahre

Tage	0	40	80	120	160
0	...	0,985	0,971	0,957	0,944
200	0,930	0,917	0,904	0,891	0,879
400	0,866	0,854	0,842	0,830	0,818
600	0,806	0,795	0,783	0,772	0,761
800	0,750	0,740	0,729	0,719	0,708
1000	0,698	0,688	0,679	0,669	0,659
1200	0,650	0,641	0,632	0,623	0,614
1400	0,605	0,596	0,588	0,580	0,571
1600	0,563	0,555	0,547	0,539	0,532
1800	0,524	0,517	0,509	0,502	0,495
2000	0,488	0,481	0,474	0,467	0,461
2200	0,454	0,448	0,441	0,435	0,429
2400	0,423	0,417	0,411	0,405	0,399
2600	0,393	0,388	0,382	0,377	0,372
2800	0,366	0,361	0,356	0,351	0,346
3000	0,341	0,336	0,331	0,327	0,322
3200	0,317	0,313	0,308	0,304	0,300
3400	0,295	0,291	0,287	0,283	0,279
3600	0,275	0,271	0,267	0,263	0,259
3800	0,256	0,252	0,249	0,245	0,242
4000	0,238	0,235	0,231	0,228	0,225
4200	0,222	0,218	0,215	0,212	0,209
4400	0,206	0,203	0,200	0,198	0,195
4600	0,192	0,189	0,187	0,184	0,181
4800	0,179	0,176	0,174	0,171	0,169.
5000	0,166	0,164	0,162	0,159	0,157
5200	0,155	0,153	0,150	0,148	0,146
5400	0,144	0,142	0,140	0,138	0,136
5600	0,134	0,132	0,130	0,128	0,127
5800	0,125	0,123	0,121	0,119	0,118
6000	0,116	0,114	0,113	0,111	0,110
6200	0,108	0,106	0,105	0,103	0,102
6400	0,100	0,099	0,097	0,096	0,094

Tab. 18. Abfallcharakteristik für Kupfer-64 [11]

Halbwertszeit = 12,8 Std.

min.	0	15	30	45
Std.				
0	...	0,986	0,973	0,960
1	0,947	0,934	0,922	0,909
2	0,897	0,885	0,873	0,861
3	0,850	0,838	0,827	0,816
4	0,805	0,794	0,783	0,773
5	0,762	0,752	0,742	0,732
6	0,722	0,712	0,703	0,693
7	0,684	0,675	0,666	0,657
8	0,648	0,639	0,631	0,622
9	0,614	0,605	0,597	0,589
10	0,581	0,574	0,566	0,558
11	0,551	0,543	0,536	0,529
12	0,522	0,515	0,508	0,501
13	0,494	0,487	0,481	0,474
14	0,468	0,462	0,456	0,449
15	0,443	0,437	0,431	0,426
16	0,420	0,414	0,409	0,403
17	0,398	0,392	0,387	0,382
18	0,377	0,372	0,367	0,362
19	0,357	0,352	0,347	0,343
20	0,338	0,334	0,329	0,325
21	0,320	0,316	0,312	0,307
22	0,303	0,299	0,295	0,291
23	0,287	0,283	0,280	0,276
24	0,272	0,268	0,265	0,261
25	0,258	0,254	0,251	0,247
26	0,244	0,241	0,238	0,234
27	0,231	0,228	0,225	0,222
28	0,219	0,216	0,213	0,210
29	0,207	0,205	0,202	0,199
30	0,197	0,194	0,191	0,189
31	0,186	0,184	0,181	0,179
32	0,176	0,174	0,172	0,169
33	0,167	0,165	0,162	0,160
34	0,158	0,156	0,154	0,152
35	0,150	0,148	0,146	0,144
36	0,142	0,140	0,138	0,136
37	0,134	0,133	0,131	0,129
38	0,127	0,126	0,124	0,122
39	0,121	0,119	0,117	0,116
40	0,114	0,113	0,111	0,110
41	0,108	0,107	0,105	0,104
42	0,102	0,101	0,100	0,098

Tab. 19. Abfallcharakteristik für Zink-65 [11]

Halbwertszeit = 250 Tage

Tage	0	4	8	12	16
0	...	0,989	0,978	0,967	0,956
20	0,946	0,935	0,925	0,915	0,905
40	0,895	0,885	0,875	0,865	0,856
60	0,846	0,837	0,828	0,819	0,810
80	0,801	0,792	0,783	0,774	0,766
100	0,757	0,749	0,741	0,733	0,725
120	0,717	0,709	0,701	0,693	0,685
140	0,678	0,670	0,663	0,656	0,648
160	0,641	0,634	0,627	0,620	0,613
180	0,607	0,600	0,593	0,587	0,580
200	0,574	0,568	0,561	0,555	0,549
220	0,543	0,537	0,531	0,525	0,519
240	0,514	0,508	0,502	0,497	0,491
260	0,486	0,481	0,475	0,470	0,465
280	0,460	0,455	0,450	0,445	0,440
300	0,435	0,430	0,425	0,421	0,416
320	0,411	0,407	0,402	0,398	0,393
340	0,389	0,385	0,381	0,376	0,372
360	0,368	0,364	0,360	0,356	0,352
380	0,348	0,344	0,341	0,337	0,333
400	0,329	0,326	0,322	0,319	0,315
420	0,312	0,308	0,305	0,301	0,298
440	0,295	0,292	0,288	0,285	0,282
460	0,279	0,276	0,273	0,270	0,267
480	0,264	0,261	0,258	0,255	0,252
500	0,250	0,247	0,244	0,241	0,239
520	0,236	0,233	0,231	0,228	0,226
540	0,223	0,221	0,218	0,216	0,214
560	0,211	0,209	0,207	0,204	0,202
580	0,200	0,198	0,195	0,193	0,191
600	0,189	0,187	0,185	0,183	0,181
620	0,179	0,177	0,175	0,173	0,171
640	0,169	0,167	0,165	0,164	0,162
660	0,160	0,158	0,156	0,155	0,153
680	0,151	0,150	0,148	0,146	0,145
700	0,143	0,142	0,140	0,138	0,137
720	0,135	0,134	0,132	0,131	0,130
740	0,128	0,127	0,125	0,124	0,122
760	0,121	0,120	0,118	0,117	0,116
780	0,115	0,113	0,112	0,111	0,110
800	0,108	0,107	0,106	0,105	0,104
820	0,103	0,101	0,100	0,099	0,098

Tab. 20. Abfallcharakteristik für Silber-111 [11]

Halbwertszeit = 7,6 Tage

Std.	0	2	4	6	8	10
Tage						
0,0	...	0,993	0,985	0,978	0,970	0,963
0,5	0,955	0,948	0,941	0,934	0,927	0,920
1,0	0,913	0,906	0,899	0,892	0,885	0,878
1,5	0,872	0,865	0,859	0,852	0,846	0,839
2,0	0,833	0,826	0,820	0,814	0,808	0,802
2,5	0,796	0,790	0,784	0,778	0,772	0,766
3,0	0,760	0,754	0,749	0,743	0,738	0,732
3,5	0,726	0,720	0,715	0,709	0,704	0,699
4,0	0,694	0,688	0,683	0,678	0,673	0,668
4,5	0,663	0,658	0,653	0,648	0,643	0,638
5,0	0,633	0,628	0,623	0,618	0,613	0,608
5,5	0,604	0,599	0,595	0,590	0,586	0,582
6,0	0,578	0,573	0,569	0,565	0,560	0,556
6,5	0,552	0,548	0,544	0,540	0,536	0,532
7,0	0,528	0,524	0,510,	0,516	0,512	0,508
7,5	0,505	0,501	0,497	0,493	0,489	0,485
8,0	0,482	0,478	0,475	0,471	0,467	0,463
8,5	0,460	0,457	0,453	0,449	0,446	0,443
9,0	0,440	0,437	0,433	0,429	0,426	0,423
9,5	0,420	0,417	0,414	0,411	0,407	0,404
10,0	0,401	0,398	0,395	0,392	0,389	0,386
10,5	0,383	0,380	0,377	0,374	0,371	0,368
11,0	0,366	0,363	0,360	0,358	0,355	0,352
11,5	0,350	0,347	0,345	0,343	0,340	0,337
12,0	0,335	0,332	0,330	0,327	0,325	0,323
12,5	0,320	0,317	0,315	0,313	0,310	0,307
13,0	0,305	0,302	0,300	0,297	0,295	0,293
13,5	0,291	0,288	0,286	0,284	0,282	0,280
14,0	0,278	0,276	0,274	0,272	0,270	0,268
14,5	0,266	0,264	0,262	0,260	0,258	0,256
15,0	0,254	0,252	0,250	0,248	0,246	0,244
15,5	0,243	0,241	0,239	0,238	0,236	0,234
16,0	0,232	0,230	0,229	0,227	0,226	0,224
16,5	0,222	0,220	0,219	0,217	0,216	0,214
17,0	0,212	0,210	0,209	0,207	0,206	0,204
17,5	0,203	0,201	0,200	0,198	0,197	0,195
18,0	0,194	0,192	0,191	0,189	0,188	0,186
18,5	0,185	0,183	0,182	0,181	0,179	0,178
19,0	0,177	0,175	0,174	0,173	0,171	0,170
19,5	0,169	0,167	0,166	0,165	0,163	0,162
20,0	0,161	0,160	0,158	0,157	0,156	0,155
20,5	0,154	0,153	0,152	0,151	0,150	0,149
21,0	0,148	0,147	0,145	0,144	0,143	0,142
21,5	0,141	0,140	0,139	0,138	0,137	0,136
22,0	0,135	0,134	0,133	0,132	0,131	0,130

Tab. 21. Abfallcharakteristik für Jod-131 [11]

Halbwertszeit = 8,1 Tage

Std.	0	4	8	12	16	20
Tage						
0	...	0,986	0,972	0,958	0,944	0,931
1	0,918	0,905	0,892	0,879	0,866	0,854
2	0,842	0,830	0,818	0,807	0,796	0,785
3	0,774	0,763	0,752	0,741	0,730	0,720
4	0,710	0,700	0,690	0,680	0,670	0,660
5	0,650	0,641	0,632	0,623	0,614	0,606
6	0,598	0,589	0,581	0,573	0,565	0,557
7	0,549	0,541	0,533	0,526	0,519	0,512
8	0,505	0,498	0,491	0,484	0,477	0,470
9	0,463	0,456	0,449	0,443	0,437	0,431
10	0,425	0,419	0,413	0,407	0,401	0,395
11	0,390	0,384	0,378	0,373	0,368	0,363
12	0,358	0,353	0,349	0,344	0,339	0,334
13	0,330	0,325	0,321	0,316	0,312	0,307
14	0,302	0,297	0,293	0,289	0,284	0,280
15	0,276	0,272	0,268	0,265	0,261	0,257
16	0,254	0,251	0,247	0,244	0,241	0,237
17	0,234	0,230	0,227	0,224	0,220	0,217
18	0,214	0,211	0,208	0,205	0,202	0,199
19	0,196	0,193	0,191	0,188	0,186	0,183
20	0,180	0,177	0,175	0,173	0,170	0,167
21	0,165	0,163	0,161	0,159	0,157	0,154
22	0,152	0,150	0,148	0,146	0,144	0,142
23	0,140	0,138	0,136	0,134	0,132	0,130
24	0,128	0,126	0,124	0,122	0,120	0,118
25	0,117	0,115	0,114	0,112	0,110	0,108
26	0,107	0,105	0,104	0,102	0,100	0,098

Tab. 22. Abfallcharakteristik für Brom-82 [11]

Halbwertszeit = 35,9 Std.

min.	0	40	80	120	160	200
Std.						
0	...	0,987	0,974	0,962	0,950	0,938
4	0,926	0,914	0,903	0,891	0,880	0,868
8	0,857	0,846	0,836	0,825	0,814	0,804
12	0,794	0,784	0,774	0,764	0,754	0,744
16	0,735	0,725	0,716	0,707	0,698	0,689
20	0,680	0,671	0,662	0,654	0,646	0,638
24	0,630	0,622	0,614	0,606	0,598	0,590
28	0,583	0,575	0,568	0,561	0,554	0,547
32	0,540	0,533	0,526	0,519	0,512	0,506
36	0,499	0,493	0,487	0,481	0,475	0,469
40	0,463	0,457	0,451	0,445	0,439	0,433
44	0,428	0,423	0,417	0,412	0,406	0,401
48	0,396	0,391	0,386	0,381	0,376	0,371
52	0,367	0,362	0,358	0,353	0,349	0,344
56	0,340	0,335	0,331	0,327	0,323	0,319
60	0,315	0,311	0,307	0,303	0,299	0,295
64	0,292	0,288	0,285	0,281	0,277	0,274
68	0,270	0,266	0,263	0,259	0,256	0,253
72	0,250	0,247	0,244	0,241	0,238	0,235
76	0,232	0,229	0,226	0,223	0,220	0,217
80	0,215	0,212	0,209	0,206	0,203	0,200
84	0,198	0,195	0,193	0,190	0,187	0,185
88	0,183	0,180	0,178	0,176	0,174	0,172
92	0,170	0,167	0,165	0,163	0,161	0,159
96	0,157	0,155	0,153	0,151	0,149	0,147
100	0,145	0,143	0,141	0,139	0,137	0,135
104	0,134	0,132	0,131	0,129	0,128	0,126
108	0,124	0,122	0,121	0,119	0,117	0,116
112	0,115	0,114	0,112	0,111	0,109	0,108
116	0,107	0,106	0,105	0,104	0,103	0,102

Tab. 23. Abfallcharakteristik für Yttrium-90 [11]

Halbwertszeit = 61 Std.

Std.	0,0	1,0	2,0	3,0	4,0
0	...	0,989	0,978	0,967	0,956
5	0,945	0,934	0,924	0,913	0,903
10	0,893	0,883	0,873	0,863	0,853
15	0,844	0,834	0,824	0,815	0,806
20	0,797	0,788	0,779	0,770	0,762
25	0,754	0,746	0,737	0,729	0,720
30	0,712	0,704	0,696	0,688	0,680
35	0,672	0,664	0,657	0,649	0,642
40	0,635	0,628	0,621	0,614	0,607
45	0,600	0,593	0,586	0,579	0,573
50	0,567	0,560	0,554	0,548	0,542
55	0,536	0,530	0,524	0,518	0,512
60	0,506	0,500	0,495	0,489	0,484
65	0,478	0,472	0,467	0,462	0,457
70	0,452	0,447	0,442	0,437	0,432
75	0,427	0,422	0,417	0,412	0,407
80	0,403	0,398	0,394	0,390	0,386
85	0,381	0,376	0,372	0,368	0,364
90	0,360	0,356	0,352	0,348	0,344
95	0,340	0,336	0,332	0,328	0,324
100	0,320	0,316	0,313	0,309	0,306
105	0,303	0,299	0,296	0,293	0,290
110	0,287	0,284	0,281	0,278	0,275
115	0,272	0,269	0,266	0,263	0,260
120	0,256	0,253	0,250	0,247	0,243
125	0,242	0,239	0,236	0,234	0,231
130	0,229	0,226	0,223	0,221	0,219
135	0,216	0,214	0,211	0,209	0,206
140	0,204	0,201	0,199	0,197	0,195
145	0,193	0,191	0,189	0,187	0,185
150	0,183	0,181	0,179	0,177	0,175
155	0,173	0,171	0,169	0,167	0,165
160	0,163	0,161	0,159	0,157	0,155
165	0,154	0,152	0,150	0,148	0,146
170	0,145	0,143	0,142	0,140	0,138
175	0,137	0,135	0,134	0,132	0,130
180	0,129	0,128	0,126	0,125	0,123
185	0,122	0,120	0,119	0,118	0,117
190	0,116	0,114	0,113	0,112	0,111
195	0,110	0,108	0,107	0,106	0,105

Tab. 24. Abfallcharakteristik für Gold-198 [11]

Halbwertszeit = 64,6 Std.

Std.	0	1,0	2,0	3,0	4,0
0	...	0,989	0,978	0,968	0,957
5	0,947	0,937	0,927	0,917	0,907
10	0,898	0,888	0,879	0,869	0,860
15	0,851	0,842	0,833	0,824	0,815
20	0,806	0,798	0,789	0,781	0,772
25	0,764	0,756	0,748	0,740	0,732
30	0,724	0,716	0,709	0,701	0,694
35	0,686	0,679	0,672	0,664	0,657
40	0,650	0,643	0,636	0,630	0,623
45	0,616	0,610	0,603	0,597	0,590
50	0,584	0,578	0,572	0,566	0,559
55	0,553	0,548	0,542	0,536	0,530
60	0,525	0,519	0,513	0,508	0,502
65	0,497	0,492	0,487	0,481	0,476
70	0,471	0,466	0,461	0,456	0,451
75	0,446	0,442	0,437	0,432	0,428
80	0,423	0,419	0,414	0,410	0,405
85	0,401	0,397	0,392	0,388	0,384
90	0,380	0,376	0,372	0,368	0,364
95	0,360	0,356	0,352	0,349	0,345
100	0,341	0,338	0,334	0,330	0,327
105	0,323	0,320	0,316	0,313	0,310
110	0,306	0,303	0,300	0,297	0,293
115	0,290	0,287	0,284	0,281	0,278
120	0,275	0,272	0,269	0,266	0,264
125	0,261	0,258	0,255	0,252	0,250
130	0,247	0,244	0,242	0,239	0,237
135	0,234	0,232	0,229	0,227	0,224
140	0,222	0,220	0,217	0,215	0,213
145	0,210	0,208	0,206	0,204	0,201
150	0,199	0,197	0,195	0,193	0,191
155	0,189	0,187	0,185	0,183	0,181
160	0,179	0,177	0,175	0,173	0,171
165	0,170	0,168	0,166	0,164	0,162
170	0,161	0,159	0,157	0,156	0,154
175	0,152	0,151	0,149	0,147	0,146
180	0,144	0,143	0,141	0,140	0,138
185	0,137	0,135	0,134	0,132	0,131
190	0,130	0,128	0,127	0,125	0,124
195	0,123	0,121	0,120	0,119	0,118
200	0,116	0,115	0,114	0,113	0,111
205	0,110	0,109	0,108	0,107	0,106
210	0,104	0,103	0,102	0,101	0,100

Die klinisch verwendeten Strahlungsmeßgeräte

Die Methoden der Messung von Kernstrahlungen gehören zu den empfindlichsten in der Physik. Diese hohe Meßempfindlichkeit stellt letzten Endes die Ursache dar, die zu der außerordentlichen Verbreitung der medizinischen Isotopentechnik geführt hat.

Aus der großen Zahl der heute gebräuchlichen Meßmethoden sollen nur diejenigen angeführt werden, die für den klinischen Gebrauch von allgemeinem Interesse sind. In großen Forschungslaboratorien werden selbstverständlich neben üblichen Zählgeräten spezielle, auf einen bestimmten Verwendungszweck gerichtete Apparate benötigt. Auf diese kann jedoch im vorliegenden Rahmen nicht ausführlich eingegangen werden. Allgemein ist die Messung der Kernstrahlen dadurch ausgezeichnet, daß von der Ionisation der Materie infolge der Strahlung Gebrauch gemacht wird.

1. Ionisationskammer und Zählrohr

Das Meßprinzip beruht darauf, daß man bestimmt, wie oft ein Meßvolumen von Teilchen oder Quanten durchsetzt wird. Ein derartiges Meßvolumen stellt ein abgeschlossener Raum dar, der zwei Elektroden enthält, zwischen denen ein elektrisches Feld liegt. Je nach Höhe des elektrischen Feldes und des Gasdruckes im Inneren des Raumes lassen sich unterschiedliche Arbeitsbedingungen herstellen. **Abbildung 5** zeigt diese Verhältnisse in Abhängigkeit von der Betriebsspannung in schematischer Darstellung unabhängig vom Gasdruck.

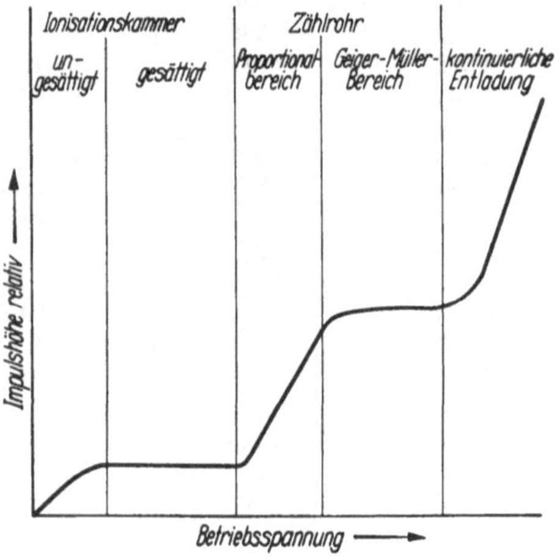

Abb. 5. Impulshöhe als Funktion der Betriebsspannung, schematisch dargestellt

Die in das Meßvolumen eintretenden Gamma-Quanten lösen durch Photo-, Compton und evtl. Paarbildungseffekt aus der Wand des Meßvolumens Sekundärelektronen aus. Diese werden durch die angelegte Betriebsspannung beschleunigt und ionisieren auf ihrem Wege die Gasmoleküle des Meßvolumens. Diese Grunderscheinung läßt sich nun wie folgt unterteilen:

a) Ionisationskammer-Bereich ungesättigt. Die elektrische Feldstärke reicht nicht aus, um die gebildeten Ionen abzusaugen. Sie rekombinieren innerhalb des Kammerbereiches.

b) Ionisationskammer-Bereich gesättigt. Alle gebildeten Ladungsträger erreichen die Elektroden. Eine Rekombination innerhalb des Meßvolumens tritt nicht mehr auf. Dies ist der Arbeitsbereich der gebräuchlichen Ionisationskammern. Je nach der Art der Meßaufgabe kann die Ionisationskammer für integrale Strahlungsmessungen verwendet werden oder in Verbindung mit einem Impulsverstärker für die Einzelzählung von Teilchen bzw. Quanten. Im Falle der integralen Messung läßt sich der Ionisationsstrom im Sättigungsgebiet angeben.

$$i = L \cdot 0{,}925 \cdot 10^{-13} \cdot V_k \cdot \eta_k \,[\mathrm{A}] \qquad (20)$$

Darin ist

L = Dosisleistung am Messort [r/h]
V_k = Kammervolumen [cm³]
η_k = Wirkungsgrad der Umwandlung von Quantenenergie in Elektronenenergie

Für den Fall des Elektronengleichgewichtes gilt

$$1\ \mathrm{r/h} = 0{,}925 \cdot 10^{-13}\ \mathrm{A/cm^3} \qquad (21)$$

Im Fall der Einzelzählung von Teilchen oder Quanten wird die Sammelelektrode der sog. Impulsionsationskammer mit dem Eingang eines Verstärkers verbunden. Ein Teilchen, das in die Kammer einfällt, erzeugt dort eine Ionenspur, wodurch ein Spannungsimpuls am Ausgang des Verstärkers abgenommen werden kann. Der zeitliche Verlauf eines Ionisationskammerimpulses entspricht der Darstellung in **Abbildung 6.** Die Abbildung zeigt, daß der Anstieg aus zwei Teilen zusammengesetzt ist. Der steile Anstieg entsteht durch die Elektronenkomponente, während der flache Teil der Kurve der Ionenkomponente zugeschrieben werden kann. Die Ausnutzung der Ionenkomponente hat zwar den Vorteil der größeren Impulshöhe, jedoch den Nachteil des geringen zeitlichen Auflösungsvermögens. Da $t^- \approx 10^{-6}$ sec beträgt, t^+ dagegen etwa 10^{-3} sec, ist das zeitliche Auflösungsvermögen der Elektronenimpulskammer etwa tausendfach besser.

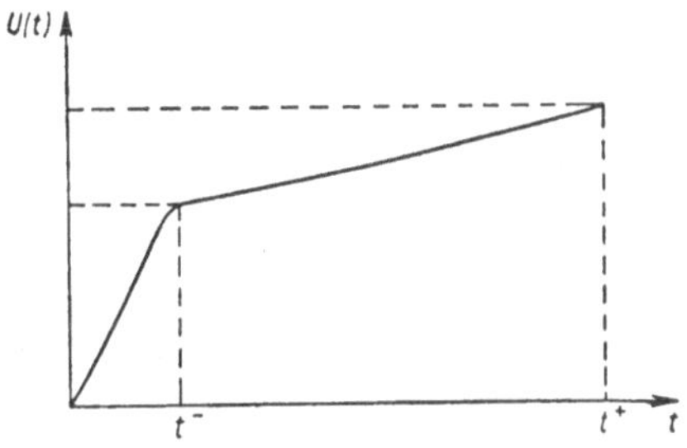

Abb. 6. Zeitlicher Verlauf des Impulses in der Impulsionisationskammer

c) Proportional-Bereich. Zwischen dem Bereich der Ionisationskammer und dem Geiger-Müller-Bereich liegt der sog. Proportional-Bereich, in dem bereits eine Gasmultiplikation oder Gasverstärkung auftritt. Das Proportionalzählrohr hat in den meisten Fällen die Form eines koaxialen Zylinderkondensators. Die positive Innenelektrode (Anode) stellt ein dünner Draht dar. Jedes in das Zählrohr einfallende Elektron wird in der Nähe des Zähldrahtes so stark beschleunigt, daß es durch unelastische Stöße Anregungen und Ionisierungsprozesse erzeugt. Für jedes primär gebildete Elektron erreichen im Mittel n Elektronen den Zähldraht, d. h. es wird eine Lawine aus positiven Ionen, Elektronen und mehr oder minder angeregten Atomen und Molekülen erzeugt. Wenn jedes Elektron in der Lawine durch Photoeffekt ein weiteres Elektron erzeugt, und zwar mit der Wahrscheinlichkeit w, so entstehen insgesamt $w \cdot n$ Photoelektronen. Insgesamt können schließlich

$$G = \frac{n}{1 - wn} \qquad (22)$$

Elektronen am Zähldraht gesammelt werden. G ist der sog. Gasmultiplikationsfaktor oder die Gasverstärkung. Die Werte für G hängen weitgehend von der Art des Füllgases und von der Dichte der Primärionisation ab. Man kann im Mittel für G den Wert von 10^2 bis 10^4 annehmen.

Bei ein- bis zweiatomigen Füllgasen steigt G außerordentlich steil mit der Spannung an. Dieser Vorgang läßt sich durch die große Zahl der Lichtquanten erklären, die im Rahmen der Anregungsvorgänge des Füllgases entstehen. Diese Lichtquanten lösen ihrerseits Photoelektronen aus der Kathode aus. Dadurch steigt die Gefahr der Dauerentladung, weil $w\,n = 1$ wird. Nach einem Vorschlag von Trost setzt man daher dem Füllgas einen Lichtquantenabsorber zu. Dieser findet sich in mehratomigen, meist organischen Gasen oder Dämpfen. Diese werden unter dem Einfall der Lichtquanten prädissoziiert und verhindern dabei den obengenannten Photoeffekt.

Wegen der geringen Gasverstärkung lassen sich mit dem Proportionalzählrohr besonders gut stark ionisierende Teilchen, wie Protonen, Alpha- und Beta-Teilchen, nachweisen. Der Nachweis von Gammaquanten erfolgt dagegen mit einer außerordentlich geringen Nachweiswahrscheinlichkeit, die in den meisten Fällen unter 1 ‰ liegt. Dadurch lassen sich mit dem Proportionalrohr besonders gut Korpuskularstrahlungen in Gegenwart von störenden Gammaquanten messen.

Unter geeigneten elektronischen Voraussetzungen läßt sich mit Proportionalzählrohren ein zeitliches Auflösungsvermögen von 10^{-6} sec erreichen.

d) Geiger-Müller-Bereich. In diesem Bereich ist die Höhe des Impulses nicht mehr von der Stärke der Primärionisation abhängig. Es genügt bereits ein Elektron zur Auslösung des vollen Impulses. Die durch sekundäre Effekte erzeugte Ladungslawine ist wesentlich größer als im Proportional-Bereich. Durch Photoeffekt breitet sich die Entladung innerhalb des Rohres schnell über das gesamte Volumen aus. Dadurch kann mit einer mittleren Gasverstärkung von 10^6 bis 10^8 gerechnet werden. In Sonderfällen lassen sich auch Gasverstärkungen von 10^{10} erzeugen. Die entstehenden Impulse sind so hoch, daß sie nur eine geringe Nachverstärkung benötigen. Während der Entladung umgibt sich der Zähldraht mit einem sog. Ionenschlauch, der aus positiven Ladungsträgern besteht. Durch ihn wird die Feldstärke in Drahtnähe so weit herabgesetzt, daß die Entladung erlischt. Es hängt nun von der Art des Zählgases ab, ob ein neues ionisierendes Ereignis die Entladung wieder einleitet oder ob das Rohr bis zum Eintreffen eines neuen Teilchens gelöscht bleibt.

Eine Löschung durch größere elektronische Schaltmittel wird heute nur noch in seltenen Fällen angewandt. Der Zusatz von organischen Dämpfen oder Gasen als Löschmittel findet sich heute in nahezu allen Geiger-Müller-Rohren.

Das zeitliche Auflösungsvermögen ist auf einige 10^{-4} sec begrenzt, d. h. die Messungen mit Geiger-Müller-Rohren sind vorzugsweise auf kleine bis mittlere Impulsfrequenzen beschränkt.

e) Entladungs-Bereich. Nach Überschreitung des Geiger-Müller-Bereiches setzt der Bereich der kontinuierlichen Entladung ein, der technisch ohne Interesse ist und mit üblichen Zählrohren nie erreicht werden darf, weil er zur Zerstörung der Röhre führt.

a) Zählrohrcharakteristik

Die niedrigste Zählspannung, bei der die Impulshöhe unabhängig von der Primärionisation wird, wird Einsatzspannung genannt. Mit steigender Zählspannung bleibt nun die Zahl der Impulse über einen größeren Spannungsbereich nahezu konstant. Die Länge dieses Plateaus hängt von den Abmessungen des Zählrohres und der Gasfüllung ab. Sie kann einige Hundert Volt betragen. Der Arbeitspunkt des Zählrohres wird am günstigsten in das erste Drittel des Plateaus verlegt.

b) Auflösungsvermögen

Das Auflösungsvermögen wird durch den Ablauf der Entladung bestimmt. Sofern sich die Ionenwolke in unmittelbarer Nähe des Zähldrahtes befindet, ist die Feldstärke zu gering für die Entwicklung weiterer Entladungsvorgänge. Erst wenn die Raumladungswolke nach außen in Richtung der Kathode gewandert ist, erreicht die Feldstärke Werte, die zur Auslösung einer erneuten Entladung ausreichen. Für die Dauer des Zeitintervalls, das dieser Ladungstransport in Anspruch nimmt, ist das Zählrohr völlig unempfindlich. Man bezeichnet sie als Totzeit. Die der angelegten Zählspannung entsprechende Feldstärke wird erst dann wieder voll erreicht, wenn alle Ionen die Kathode erreicht haben. Alle Impulse, die in dieser Zeit auftreten, sind daher verkleinert. Die Zeit zwischen Ende der Totzeit und Ende der Ionenansammlung an der Kathode heißt Erholungszeit des Zählrohres. Totzeit und Erholungszeit sind die Ursache für das zeitlich begrenzte Auflösungsvermögen der Zählrohre.

Zur Berechnung der Zählverluste muß man zwischen zwei Fällen unterscheiden.

a) Teilchen, die innerhalb der Totzeit einfallen, werden nicht gezählt und beeinflussen den Ablauf der Totzeit nicht. Die tatsächliche Impulshäufigkeit n ergibt sich dann aus der gemessenen Impulshäufigkeit n':

$$n = n' \frac{1}{1 - n'\tau} \tag{23}$$

b) Teilchen, die innerhalb der Totzeit einfallen, bewirken aber einen erneuten Ablauf der Totzeit, so daß nur Ereignisse gezählt werden, deren zeitlicher Abstand größer als eine Totzeit ist. Dann ist

$$n = n' e^{n\tau} \tag{24}$$

In beiden Fällen ist τ die Totzeit der gesamten Meßapparatur. Zur Bestimmung der Totzeit seien zwei Verfahren genannt. Das erste besteht darin, daß man zwei radioaktive Präparate in einem definierten Abstand vom Zählrohr anbringt und die Impulsfrequenzen bei Anwesenheit des einen (n_1), dann des anderen (n_2) und schließlich beider Präparate gemeinsam (n_{12}) ermittelt. Dann ist

$$\tau = \frac{n_1 + n_2 - n_{12}}{2\, n_1 n_2} \tag{25}$$

Das zweite Verfahren gilt für die Fälle, denen Gleichung (24) zugrundeliegt. Es besteht in der Feststellung der maximalen Impulsfrequenz $n'_{\max}$ bei schrittweiser Annäherung eines Präparates. Es ist dann

$$\tau = \frac{1}{e n'_{\max}} \tag{26}$$

c) Gamma- und Betazählrohre

Bei Gammazählrohren wird die Kathode zweckmäßig mit einem Material hoher Kernladungszahl, z. B. Gold, Wismut usw., überzogen. Dadurch wird die Ansprechwahrscheinlichkeit infolge der hohen Massenabsorption wesentlich gesteigert.

Zur Messung der Korpuskularstrahlung ist es dagegen notwendig, in die Zählrohre ein dünnwandiges Fenster einzusetzen, um der Korpuskularstrahlung einen verlustarmen Strahleintritt zu ermöglichen. Meist werden Glimmerfenster bis zu minimal 1 mg/cm² Stärke verwendet. Bei Glimmer entspricht dies einer Dicke von etwa 3,5 μ. In **Abbildung 7** ist die zum Nachweis verschiedener Betastrahlen notwendige Fensterstärke angegeben. Aus **Abbildung 8** läßt sich die maximale Reichweite einer Anzahl von Betastrahlern entnehmen.

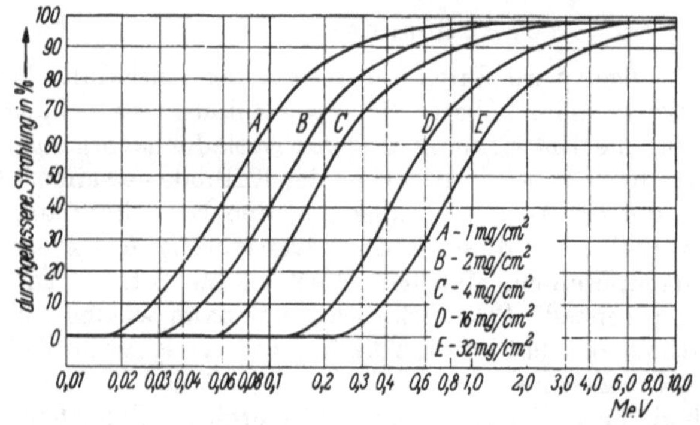

Abb. 7. Strahlungsdurchlaß in Abhängigkeit von der Strahlungsenergie für Beta-Teilchen

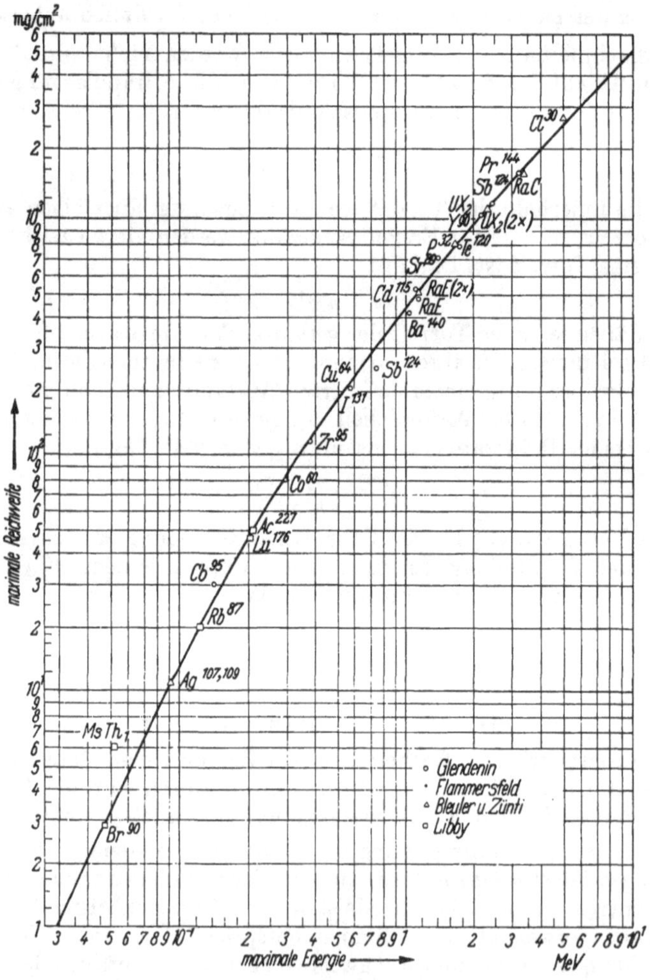

Abb. 8. Max. Reichweite in mg/cm² in einer Anzahl von Betastrahlern in Abhängigkeit von der max. Energie (Nach *Paul* und *Steinwedel* [12])

Die Lebensdauer von Zählrohren ist begrenzt. Durch die Einstrahlung der Teilchen oder Quanten und die dadurch ausgelösten Gasentladungen werden die organischen Dampfzusätze verändert, wodurch sich die Löscheigenschaften der Rohre verschlechtern. Dies zeigt sich in einer vergrößerten Steilheit des Plateaus. Man kann durchschnittlich, je nach Zählertype, mit einer Lebensdauer von insgesamt 10^{10} bis 10^{12} Impulsen rechnen. Nur Halogenzählrohre haben eine noch höhere Lebensdauer.

2. Der Szintillationszähler

Auf dem klinischen Gebiet wird der Szintillationszähler in der Mehrzahl der Fälle als Indikator für Gammastrahlen eingesetzt. Es ist daher notwendig, den Absorptionsvorgang von Gammaquanten in der Materie zu erwähnen. Ist I_0 die Intensität der auftreffenden Strahlung, μ der Absorptionskoeffizient der Materie und x die Schichtdicke, so wird die durchgelassene Intensität

$$I = I_0 e^{-\mu x} \tag{27}$$

Die Schwächung von Gammastrahlung in der Materie beruht auf drei Wechselwirkungsvorgängen.

1. Photoeffekt
   Die gesamte Energie des Gammaquants wird auf ein Elektron eines Atoms übertragen. Die Ablösungsenergie des Elektrons aus dem Atomverband ist meist zu vernachlässigen.
2. Compton-Effekt
   Das eingestrahlte Gammaquant überträgt nur einen Bruchteil auf ein Atomelektron, das hierdurch aus dem Atomverband gelöst wird. Die restliche Energie wird in Form eines sekundären Gammaquants abgestrahlt, das um den Teilbetrag der kinetischen Energie des Elektrons geringer ist.
3. Paarbildung
   Diese tritt bei Gammaenergien oberhalb 1,02 MeV auf. Das eingestrahlte Gammaquant wird unter Bildung eines Elektron-Positron-Paares absorbiert.

Diese drei Effekte ergeben den totalen Schwächungskoeffizienten

$$\mu = \mu_{ph} + \mu_c + \mu_p. \tag{28}$$

a) Wirkungsweise — Aufbau

Die Wirkungsweise eines Szintillationszählers läßt sich am besten an Hand der **Abbildung** 9 schildern. Der Szintillationszähler besteht aus einem Szintillator, der die eingestrahlte Quantenenergie in Lichtenergie umsetzt, und einem Photoelektronenvervielfacher. Ein einfallendes Quant gibt im Szintillator seine Energie an die Bausteine der Szintillatormaterie ab. Die dadurch entstehenden Ionisations- und Anregungsprozesse führen zur Emission von Lichtquanten, die aus der Photokathode des Photoelektronenvervielfachers Elektronen auslösen. Diese Elektronen erfahren bei ihrem Aufprall auf die Dynoden durch Sekundärelektronenemission eine Verstärkung, die je nach Type des Vervielfachers eine Verstärkung von 10^6 bis 10^{10} ergeben. Da es sich hier um einen rein elektronischen Vorgang handelt, ist das Auflösungsvermögen weitaus größer als dasjenige der Zählrohre. Unter geeigneten Voraussetzungen läßt sich ein Auflösungsvermögen von 10^{-8} sec erreichen. Der Szintillationszähler ist nicht nur ein Gerät zum Nachweisen der Strahlung, sondern ermöglicht es in Verbindung mit entsprechenden elektronischen Einrichtungen, die Strahlung bezüglich ihrer spektralen Energieverteilung zu untersuchen.

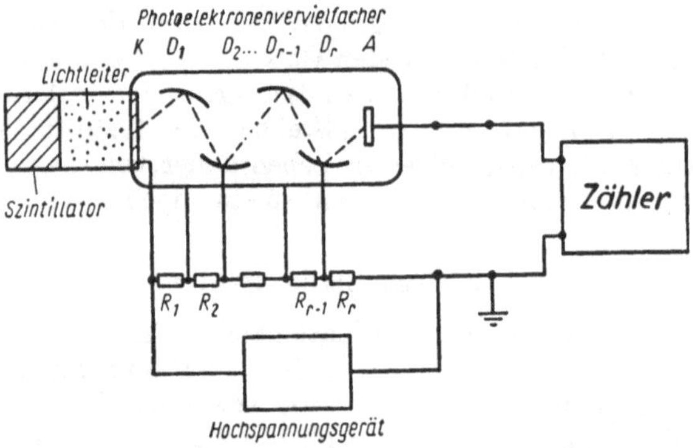

Abb. 9. Schematische Darstellung eines Szintillationszählers (Nach [13])
K Photokathode *D* Dynoden *A* Anode *R* Spannungsteiler

b) Die verschiedenen Szintillatoren

Die Art des Szintillators muß der Meßaufgabe angepaßt werden. Für die Messung von Gammastrahlung werden vorzugsweise anorganische Lumineszenz-Kristalle eingesetzt. Infolge ihrer hohen Dichte und damit ihres großen Absorptionsvermögens bieten sie den Vorteil einer hohen Ansprechwahrscheinlichkeit. Der gegenwärtig günstigste Szintillator dürfte der Einkristall aus NaJ (Tl) sein. Seine Ansprechwahrscheinlichkeit in Abhängigkeit von der Kristalldicke wird in **Abbildung 10** dar-

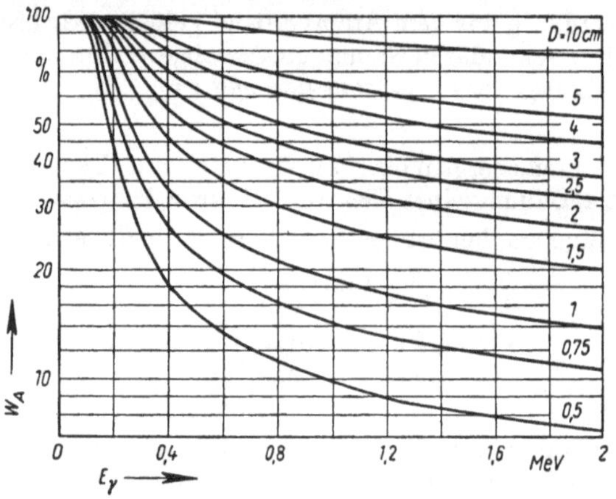

Abb. 10. Totale Ansprechwahrscheinlichkeit W_A eines NaJ-Szintillators für verschiedene Schichtdicken D bei verschiedenen Gamma-Energien $E\gamma$. (Nach *Maeder, D* u. a. [14])

gestellt. Für den Nachweis von Betateilchen werden zweckmäßig organische Kristalle verwendet, die infolge ihrer geringeren Dichte eine gleichzeitig anfallende Gammastrahlung mit einem geringen Ausbeutefaktor anzeigen. Ihr Vorteil ist ferner eine geringe Halbwertszeit des Lichtabfalls und damit ein hohes zeitliches Auflösungsvermögen. Für die Messung strahlender Flüssigkeiten wird der Nachweis in flüssigen Szintillatoren verwendet. Es ergibt sich in diesem Falle der Vorteil einer nahezu vollständigen 4π-Geometrie. In Tabelle 25 sind die Daten einiger gebräuchlicher Szintillatoren zusammengestellt.

Tab. 25. Übersicht über die Eigenschaften einiger Szintillatoren [15]

Gruppe	Stoff	Dichte g/cm³	Wellenlänge d. Maximums d. Energieverteilung Å	Relative Impulshöhe für Betateilchen gg. Anthrazen	Halbwertszeit des Lichtabfalls ns
Organische Kristalle	Anthrazen $C_{14}H_{10}$	1,25	4400	100	22,4
	Transstilben $C_{14}H_{12}$	1,16	4100	60	4,5
	p-Terphenyl $C_{18}H_{14}$	1,23	4000	40	3,5
Anorganische Kristalle	NaJ (Tl)	3,67	4100	110	175
	LiJ (Sn)	4,06	5300	12	490
	CsJ (Tl)	4,51	—	55	770
	CsJ (bei 77°K)	4,51		abs.Ausbeute 35% für α	350
	ZnS (Ag)	4,09	4500	100	7000
	$CaWO_4$	6,1	4300	36	4200
	CaJ_2 (Tl)	3,96	4000	230	770
Organische Lösungen	5 g/l p-Terphenyl in Toluol		3550	35	1,5
	3 g/l 2,5-Diphenyloxazol in Toluol		3820	40	~2,1
Kunststoffe	36 g/l p-Terphenyl in Polystyrol		3550	28	~2,1
	16 g/l 1,1,4,4-Tetraphenyl-1,3-Butadien in Polyvinyltoluol		4500	37	~3,2

Die spektrale Empfindlichkeit der Photokathode eines PSEV muß der spektralen Emission des Szintillators weitgehend angeglichen sein. Es kommen daher nur Photokathoden mit einem Empfindlichkeitsmaximum bei 4000 Å in Betracht.

Tab. 26. Daten handelsüblicher Photosekundärelektronenvervielfacher (PSEV) [16]

Hersteller	Bezeichnung	Maximum d. Empfindlichkeit liegt bei Å	Stromverstärkungsfaktor	Stufenzahl	Gesamtspannung in Volt	Größe des PSEV in mm
Fernseh-GmbH. Darmstadt	FS 9—A	4200	$10^5 \ldots 10^6$	9	1150	120×35
Allen B. Du Mont Laboratories, New York	6292	4400	$2 \cdot 10^6$	10	1800	120×51
	6363	4400	$2 \cdot 10^6$	10	1800	115×76
	6364	4400	$2 \cdot 10^6$	10	1800	189×132
Radio Corporation of America, New York	5819	4000	$6 \cdot 10^5$	10	1250	142×57
	6342	4000	$1{,}25 \cdot 10^5$	10	1500	142×57

c) Gammaspektroskopie

Ein in den Szintillator einfallendes Gammaquant muß durch Photoeffekt, Comptoneffekt oder Paarbildung in Ladungsträger umgewandelt werden, um nachgewiesen zu werden. Der Szintillator wird dabei sowohl als Absorber als auch zum Nachweis seiner in ihm entstehenden Umwandlungsprodukte ausgenutzt. Das Szintillatormaterial muß daher ein hohes Absorptionsvermögen bei hoher Transparenz für sein eigenes Fluoreszenzlicht aufweisen. Diese Bedingungen erfüllt NaJ (Tl) in idealer Weise.

Bei einer Absorption eines Gammaquants laufen folgende Einzelprozesse im Szintillator ab:

Infolge des Photoeffektes befreit das Quant aus der K-Schale eines Atoms ein Hüllenelektron. Dieses Elektron wird im Szintillator absorbiert und emittiert dabei Szintillationslicht. Nach einer Verzögerungszeit von etwa 10^{-14} bis 10^{-15} sec kehrt das durch Photoeffekt ionisierte Atom in seinen Grundzustand zurück und emittiert dabei seine charakteristische Röntgenstrahlung. Diese Röntgenquanten werden wiederum im Szintillator absorbiert und lösen dabei ihrerseits Photoelektronen und damit Szintillationslicht aus. Es wird also praktisch die gesamte absorbierte Gammaenergie in Licht umgesetzt. Das Spektrum der Ausgangsimpulse des PSEV zeigt in diesem Falle eine nur durch die statistischen Schwankungen verbreiterte Linie.

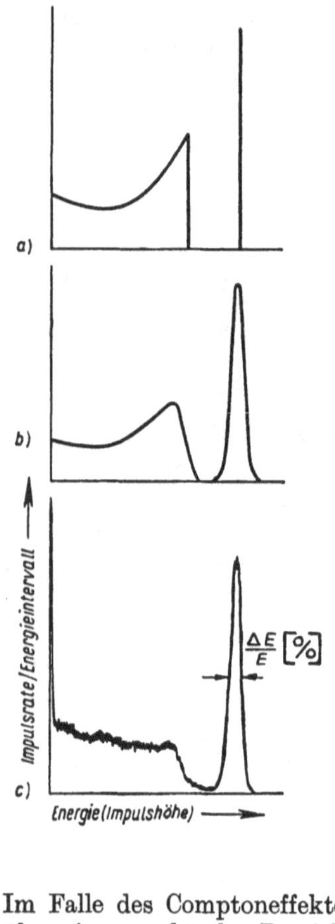

Abb. 11.

Impulsverteilung beim Nachweis einer monoenergetischen Gamma-Strahlung ($E_\gamma = 661$ keV)

a) Im Idealfall zu erwartende Impulsverteilung (*Compton*-Kontinuum und Photoanteil)

b) Impulsverteilung unter Berücksichtigung des statistischen Charakters des Szintillationsprozesses und der Prozesse im Photoelektronenvervielfacher; die Fläche unter dem *Compton*-Kontinuum und die Fläche unter dem Photoanteil stehen im Verhältnis der Wirkungsquerschnitte σ_{comp} und σ_{ph}

c) Gemessene Impulsverteilung. Registrierkurve nach *Z. I. Borkowski* und *R. L. Clark* [28]

Im Falle des Comptoneffektes wird ein Teil der Elektronenenergie kontinuierlich über einen spektralen Bereich verteilt. Es tritt dadurch im Anschluß an den Photopeak ein Kontinuum auf.

Bei hohen Quantenenergien von 1,02 MeV ab tritt noch der sog. Paarbildungspeak hinzu.

Das energetische Auflösungsvermögen eines Spektrometer-Szintillationszählers läßt sich nach *Seitz* und *Mueller* [17] bzw. *Sauter* [18] angeben. Da der Photopeak keine scharfe Linie, sondern eine Glockenkurve ist, die durch statistische Fehler verbreitert wird, ist die Halbwertsbreite dieser Kurve ein Maß für das Auflösungsvermögen des Spektrometers. Man gibt es allgemein in Prozent an und versteht darunter die sog. Halbwertsbreite $\Delta E/E$. Meist nimmt man die Halbwertsbreite dividiert durch die Abzisse des Maximums der Glockenkurve für eine Energie von 0,661 MeV, nämlich die Gammaenergie des Cs^{137}. Der theoretische Wert beträgt etwa $\Delta E/E = 5{,}4\,\%$. Dieser theoretische Wert wird in der Praxis kaum zu erreichen sein, da er nur auf Grund statistischer Rechnungen ermittelt wurde und alle apparativen Fehler außer acht läßt.

In der klinischen Meßtechnik hat die Anwendung von Gammaspektrometern den Vorteil, daß die durch Höhenstrahlung oder andere Strahler bedingte Untergrundimpulsrate nahezu auszuschalten ist. Damit ergibt sich die Möglichkeit, auch sehr kleine Impulsraten mit Sicherheit nachzuweisen.

d) Nulleffekt und Abschirmung

Die Untergrund- oder Nulleffektstrahlung spielt bei Messungen mit Tracermengen eine außerordentlich störende Rolle. Der Szintillationszähler bietet den Vorteil einer guten Abschirmungsmöglichkeit, wobei das Strahleneintrittsfenster der Meßaufgabe angepaßt werden kann. In jedem Fall muß der Szintillator gegen seitlichen Strahleneinfall durch Bleiabschirmung geschützt werden. Die Frontfläche des Kristalls kann durch verschiedene Blendenanordnungen oder „Kollimatoren" eine Richtungsempfindlichkeit erhalten. Die gebräuchlichsten Kollimatoren sind der

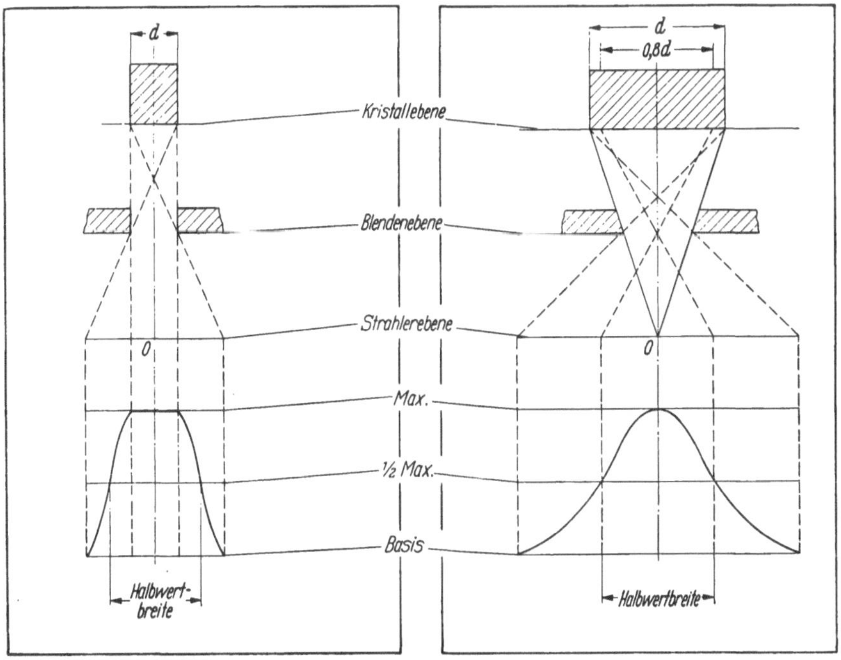

Abb. 12. Zylindrischer Kollimator **Abb. 13.** Konischer Kollimator

zylindrische und der konische Kollimator. Ihre Funktion und Richtungscharakteristik geht aus den **Abbildungen 12** und **13** hervor.

Besonders für Spektrometerszintillationszähler ist eine einwandfreie Strahlungsausblendung notwendig, da schräg einfallende Quanten infolge ihres längeren Absorptionsweges zu Streuungen der Impulshöhe Anlaß geben.

3. Impulsverstärker und Anzeigegeräte

Die vom Strahlungsindikator, d. h. einem Zählrohr oder Szintillationszähler, gelieferten Ausgangsimpulse müssen je nach Art des Indikators mehr oder weniger linear verstärkt werden. Ferner bedarf jeder Strahlungsindikator einer bestimmten Hochspannung als Betriebsspannung. Verstärker und Hochspannungseinheit sind daher in jeder Meßapparatur zu finden. Während beim Betrieb eines Zählrohres wegen der Plateaubildung im Auslösebereich an die Stabilität der Hochspannung keine besonderen Anforderungen zu stellen sind, muß bei Verwendung von Szintillationszählern eine Spannungskonstanz von besser als 10^{-4} erreicht werden. Für spektrometrische Zwecke ist eine noch höhere Spannungskonstanz erforderlich. Ähnlich unterschiedlich sind die Anforderungen an den Linearverstärker des Strahlungsindikators. Die großen und relativ langen Impulse des Zählrohrs benötigen nur eine relativ geringe Nachverstärkung, während die kleinen Impulse hoher Frequenz im Falle des Szintillationszählers außerordentlich hochwertige Verstärkereinheiten erfordern. Nachfolgend ist eine Anzahl von Blockschaltbildern der gebräuchlichsten elektronischen Einheiten zusammengestellt.

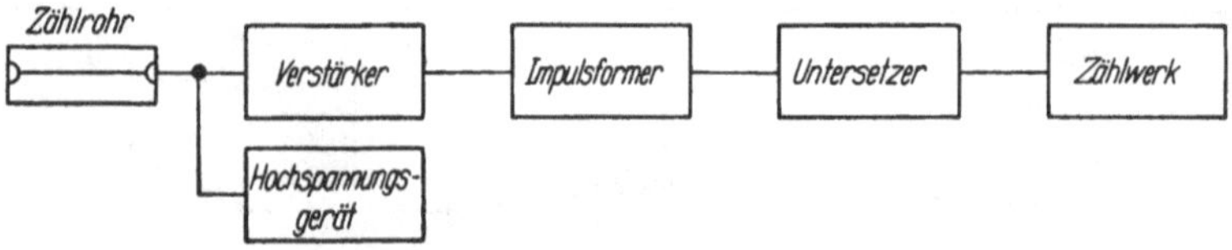

Abb. 14. Kleines Strahlungsmeßgerät mit Zählrohr

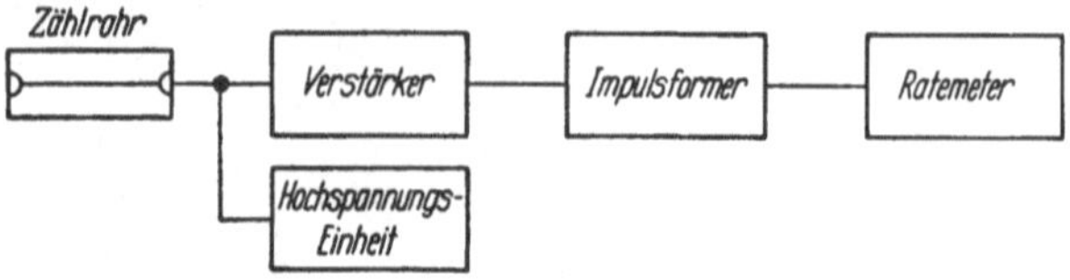

Abb. 15. Kleines Strahlungsmeßgerät mit Ratemeter

Grundsätzlich muß unterschieden werden zwischen zählenden Geräten, deren Angabe in Impulsen erfolgt, wobei wahlweise zu erreichende Impulszahlen oder vorgegebene Zeitintervalle eingestellt werden können, und Geräten, die den Mittelwert der Impulsfrequenz anzeigen, sog. Ratemetern.

Besondere Anforderungen müssen an Geräte gestellt werden, die für Zwecke der Impulsspektrometrie eingesetzt werden. Die Wirkungsweise des Impulsspektrometers wird durch **Abbildung 17** verdeutlicht.

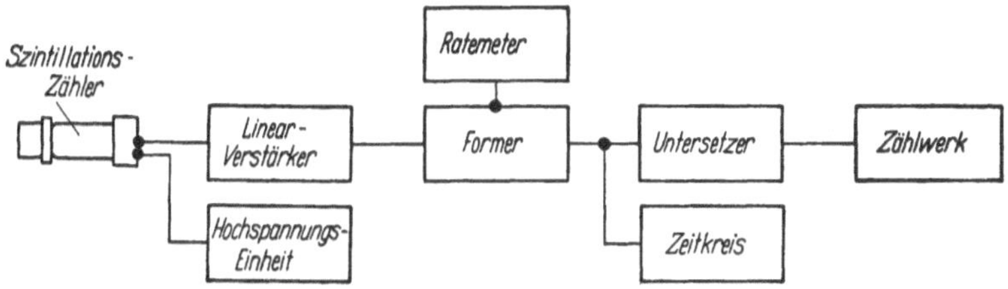

Abb. 16. Großes Strahlungsmeßgerät mit Szintillationszähler, Ratemeter und Vorwahlkreis

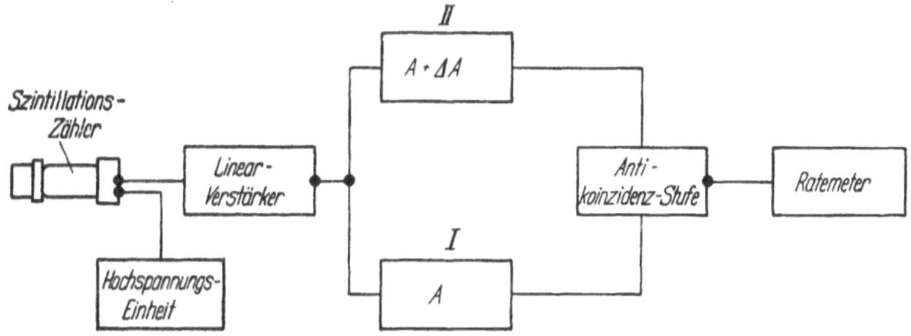

Abb. 17. Zur Wirkungsweise eines 1-Kanal-Impulshöhenanalysators

Der Szintillationszähler eines Gammaspektrometers oder Impulshöhenanalysators erzeugt ein bestimmtes Impulsspektrum, d. h. eine zeitlich statistisch variierende Folge von unterschiedlichen Impulshöhen. Die Impulsrate ist für die einzelnen Impulshöhen verschieden. Ihre Verteilung in Abhängigkeit von der Strahlungsenergie ergibt einen für das jeweilige Isotop charakteristischen Verlauf. Prinzipiell gibt es nun zwei Möglichkeiten, um eine Impulssortierung und damit Impulsanalyse vorzunehmen. Die erste Möglichkeit besteht darin, daß man das gesamte Impulshöhenintervall in eine Folge paralleler Abschnitte aufteilt, die jeweils einer elektronischen Meßanordnung zugeordnet sind. Dieser sog. Mehrkanalanalysator ist in medizinischen Betrieben von untergeordneter Bedeutung. Die zweite Möglichkeit beruht darauf, daß man einen einzelnen Kanal gemäß **Abbildung 18a** kontinuierlich über das ganze Amplitudenintervall hinwegschiebt und die jeweils im Kanal auftretende Impulsrate in Abhängigkeit von der Zeit registriert. **Abbildung 18b** zeigt die prinzipielle Wirkungsweise. Aus dem dargestellten Gemisch von Impulsen fallen nur die schwarzen

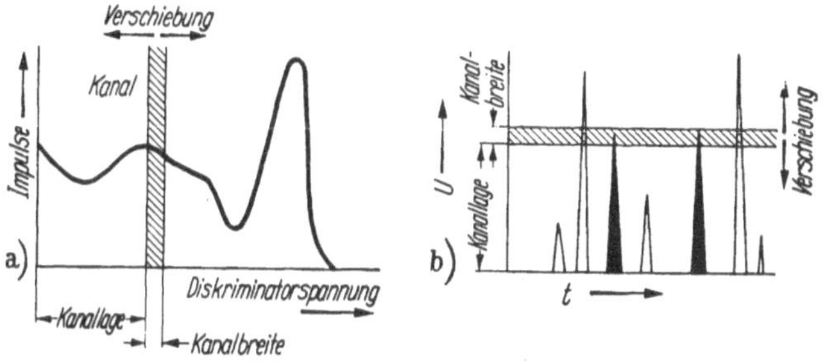

Abb. 18. Zur Funktion des 1-Kanal-Impulshöhenanalysators

Impulse in den Kanal, während alle darüber und darunter liegenden Impulse nicht registriert werden. Zur Messung des Energiespektrums werden also die der Quantenenergie proportionalen Impulse bezüglich ihrer Amplitude so analysiert, daß nur Impulse einer bestimmten vorgewählten Höhe zur Zählung gelangen. Die Breite des Kanals läßt sich stetig oder schrittweise verschieben, so daß im Falle der Spektrometrie ein möglichst enger Kanal das Impulsspektrum abtastet. Im klinischen Sektor wird der Kanal dagegen meist so weit geöffnet, daß der gesamte Photopeak erfaßt werden kann. Nur dadurch ist eine verlustfreie Messung möglich. Die Verschiebung des Kanals über das Spektrum erfolgt mit Hilfe des sog. Energiereglers. Dieser muß auf das jeweils verwendete Isotop eingestellt werden. Die Funktion eines 1-Kanal-Impulshöhenanalysators (auch Differential-Diskriminator genannt) geht aus **Abbildung 17** hervor.

Die vom Szintillationszähler kommenden Impulse werden im Linearverstärker proportional verstärkt und gelangen auf die Diskriminatoren I und II. Diskriminator I läßt alle Impulse mit Amplituden $> A$ durch. Diskriminator II läßt alle Impulse mit Amplituden $> A + \Delta A$ durch. Liegt nun ein Impuls im Bereich ΔA, so entsteht nur im Diskriminator I ein Impuls, der die Antikoiznidenzstufe durchläuft und registriert wird. Liegen die Eingangsimpulse über $A + \Delta A$, so liefert auch Diskriminator II einen Impuls. Dieser kompensiert in der Antikoinzidenzstufe den Impuls I und bringt diesen zum Verschwinden, d. h. also, alle Impulse unterhalb A und oberhalb $A + \Delta A$ werden nicht registriert. Eine systematische Verschiebung von A führt also zur Auswahl des Energiebereiches, während ΔA, der Abstand der Diskriminatorschwellen, die Kanalbreite bestimmt.

4. Szinti-Scanner

Die interne Anwendung gammastrahlender Radioisotope erlaubt es in vielen Fällen, außerhalb des Organismus Informationen über den Verbleib des Isotops zu erhalten. So gehört die Messung des Strahlungsfeldes flächenhaft verteilter Radioisotope heute zu den häufigsten Untersuchungen in klinischen Isotopenlaboratorien. Die für diesen Zweck gebräuchlichen Meßgeräte werden Szinti-Scanner oder kurz Scanner genannt. Sie arbeiten nach folgendem Prinzip: Über dem Meßobjekt, z. B. einem mit Radioisotopen vorbehandelten Patienten, wird ein Szintillationszähler mit Kollimator zeilenförmig durch Motorantrieb bewegt. Er tastet das Meßobjekt kontinuierlich ab und liefert am Ausgang eine der jeweiligen Meßstelle zugeordnete Zahl von Impulsen.

Hier müssen nun zwei Meßmethoden unterschieden werden. Bei der älteren Ausführung liegt im Ausgang eines Zählgerätes ein Magnetschreibwerk, das mit dem Szintillationszähler starr gekoppelt ist. Dieses Schreibwerk wird also ebenfalls zeilenförmig über ein Papierblatt geführt. Je nach Ablaufgeschwindigkeit und Aktivitätskonzentration kann jeder, jeder 10., jeder 100., jeder 1000. usw. Impuls das Schreibwerk steuern, das dann an der betreffenden Stelle des Registrierpapiers einen kurzen senkrechten Strich druckt. Die Dichte der Szintigrammstriche stellt ein relatives Maß für die Aktivitätskonzentration des zugehörigen Meßfeldes dar. **Abbildung 19** zeigt das Szintigramm einer mit Radiojod-131 vorbehandelten Schilddrüse. Der Nachteil dieses Verfahrens ist das geringe optische Auflösungsvermögen. Werden z. B. 100 Impulse als Schreibrate vorgewählt, so vermitteln die stark speichernden inneren Organbezirke einen guten Bildeindruck, während an den Organberandungen die Schreibrate zu groß gewählt ist, um eine hinreichende Strichdichte für deren

Erkennbarkeit zu liefern. Bei Wahl einer kleineren Impulsrate werden zwar die Ränder des Organs sauber wiedergegeben, dagegen ist die Impulshäufigkeit in der Organmitte so hoch, daß eine Differenzierung von Speicherstellen nicht mehr möglich ist. Ferner bietet das Verfahren keine Möglichkeit, das Organ abgegrenzt zu seiner Umgebung darzustellen.

Abb. 19. Szintigramm einer mit Radiojod-131 vorbehandelten Schilddrüse

Das neueste Verfahren arbeitet photographisch. Das Bild des Organs wird als Lichtspur zeilenförmig auf einen Röntgenfilm aufgezeichnet. Dieser Röntgenfilm trägt bereits die unentwickelte Röntgenaufnahme des entsprechenden Organbezirks des Patienten. Bei Entwicklung der Aufnahme stellt sich also der speichernde Bezirk als Schwärzungsverteilung innerhab der Röntgenaufnahme dar. **Abbildung 20** zeigt das Photogammagramm einer Schilddrüse, aufgenommen mit einem derartigen Gerät (Szintophot SP 30 der Firma Dr. H. Stamm K.G., Berlin-Schöneberg). Die Ansicht des Gerätes wird in **Abbildung 21** dargestellt.

Am deutlichsten wird das Meßprinzip bei Vergleich der **Abbildungen 22 und 23,** die den Strichscanner und den Photoscanner symbolisch darstellen.

Das photographische Scannersystem hat den weiteren Vorteil, daß eine kontinuierlich verlaufende Aktivitätsverteilung auch durch ein kontinuierliches Schwärzungsrelief wiedergegeben wird. Die Schwärzung nimmt dabei mit der Impulsfrequenz linear zu bzw. ab. Ferner kann bei diesem Geräteprinzip die Szintillationssonde um 90° ge-

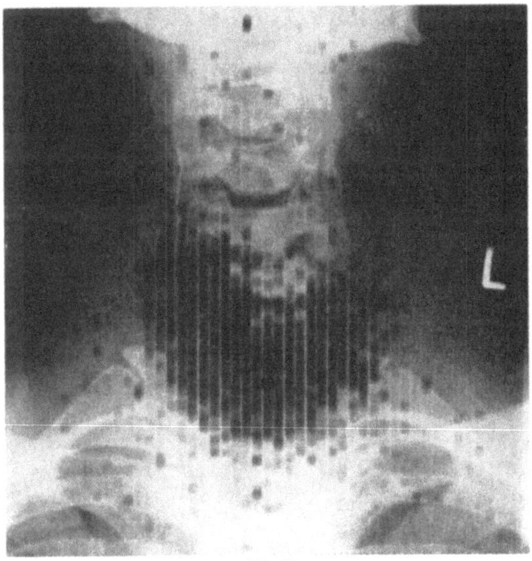

Abb. 20

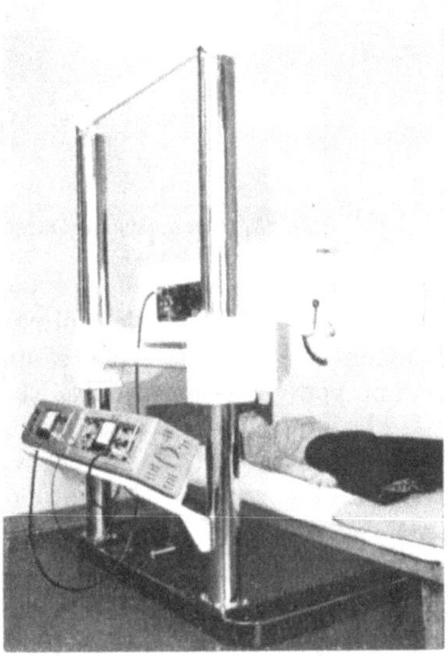

Abb. 21

Abb. 20. Photogammagramm einer mit Radiojod-131 vorbehandelten Schilddrüse

Abb. 21. Szintophot SP 30 Bauart Dr. H. Stamm K.G.

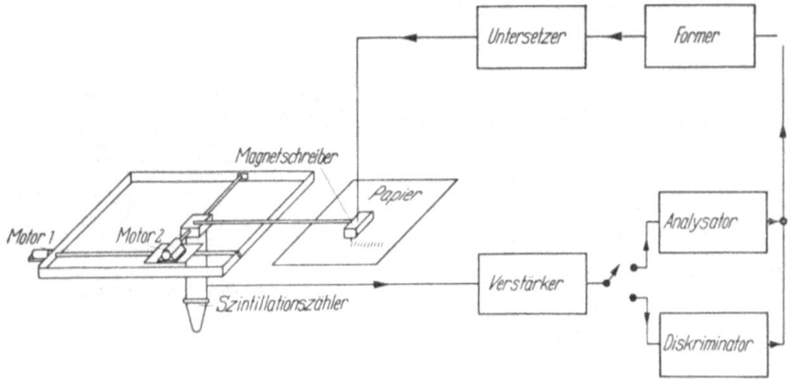

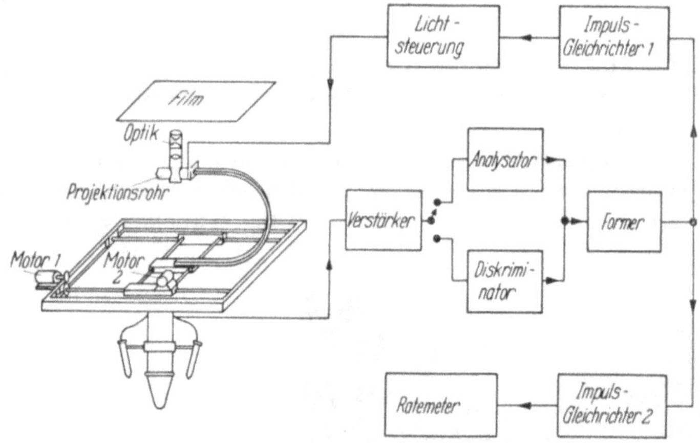

Abb. 23. Schematische Darstellung der Arbeitsweise des Szintophot-Scanners

schwenkt werden, so daß ohne Lageänderung des Patienten Aufnahmen in zwei Ebenen angefertigt werden können. Die Frage der notwendigen Testdosis zur Aufnahme von Gammagrammen ist in erster Linie abhängig vom technischen Aufwand. Als absolute Grenze dürfte eine Aktivität von 0,27 μC/cm^3 Gewebe anzusehen sein. Dieser rein theoretische Wert wird allerdings nur bei sehr hohem technischen Aufwand annähernd erreicht werden können [19].

5. Statistischer Meßfehler

Der statistische Meßfehler, der sich aus der statistisch verteilten Abstrahlung von Teilchen oder Quanten eines radioaktiven Strahlers ergibt, muß in einer Messung berücksichtigt werden. Bei Annahme der Gültigkeit des *Gauß*schen Fehlergesetzes wird die Genauigkeit einer Aktivitätsmessung durch den mittleren statistischen Fehler

$$f = \pm \sqrt{n} \tag{29}$$

charakterisiert. Dabei bedeutet n die insgesamt registrierte Impulszahl. Statt des mittleren statistischen Fehlers f gibt man häufig auch den prozentualen statistischen Fehler

$$F = \frac{100}{\sqrt{n}} \ [\%] \tag{30}$$

an. Die Gleichung (30) läßt sich auch anders ausdrücken. Es sei N die Zahl der Impulse pro Minute und t die Meßdauer, dann wird

$$F = \frac{100}{\sqrt{N t}} \ [\%] \tag{31}$$

Die benötigte Meßzeit, um Nt Impulse mit einem prozentualen mittleren statistischen Fehler f zu messen, ergibt sich dann zu

$$t_{\min} = \frac{100^2}{N F^2} \tag{32}$$

Der prozentuale Fehler des Verhältnisses von Meßeffekt zu Nulleffekt läßt sich zweckmäßig aus **Abbildung 24** entnehmen. Die günstigste Verteilung der Gesamtmeßdauer in Abhängigkeit von Nulleffekt und Meßeffekt läßt sich bequem aus **Abbildung 25** entnehmen.

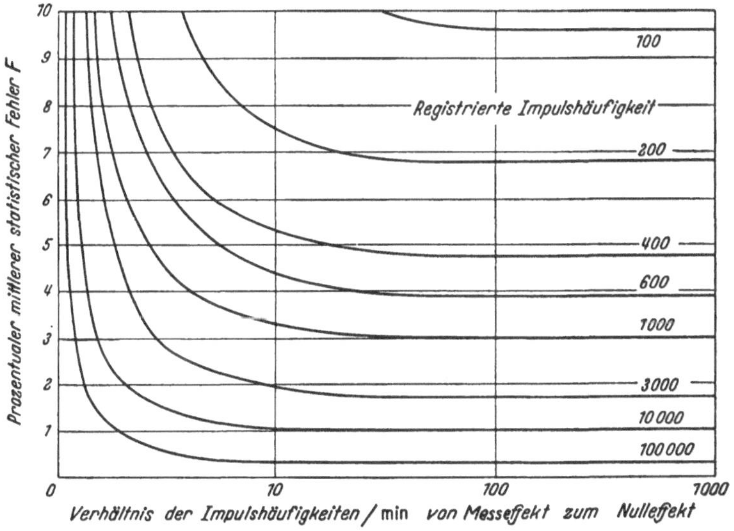

Abb. 24. Prozentualer mittlerer statistischer Fehler in Abhängigkeit vom Verhältnis des Messeffektes zum Nulleffekt (Aus *Schmeiser*, Radioaktive Isotope [20])

Der statistische Fehler bei Verwendung eines Ratemeters oder einer über einen Gleichstromverstärker gemessenen Ionisationskammer ergibt sich nach *Kip*, *Bousquet*, *Evans* und *Tuttle* [22]

$$f_r = 0{,}71 \sqrt{\frac{N}{RC}} \tag{33}$$

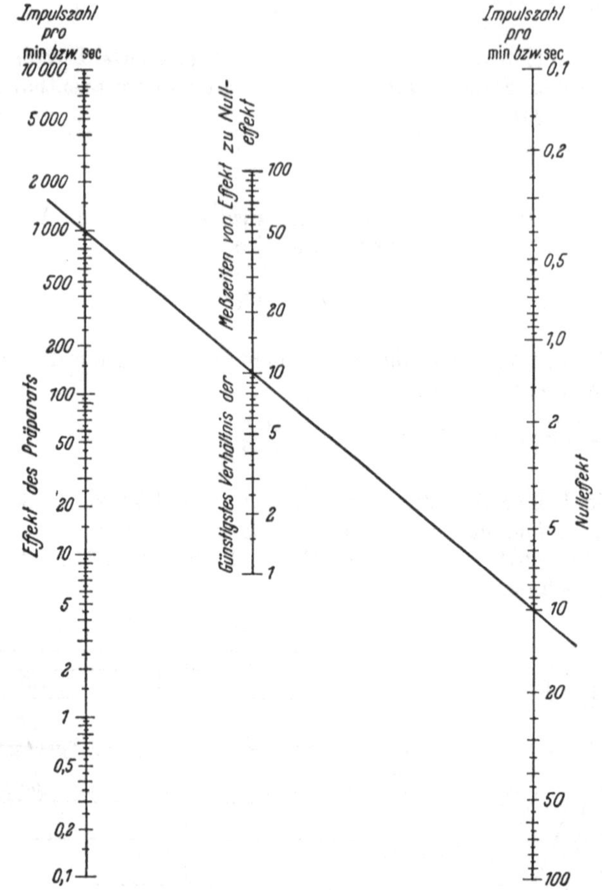

Abb. 25. Günstige Verteilung der Gesamtmeßdauer auf die Messung von Präparat und Nulleffekt (Nach *A. A. Jarett* [21])

Darin ist N die Zahl der Impulse pro Minute und RC die Zeitkonstante des Meßsystems. Sie läßt sich dadurch bestimmen, daß man den Zeigerausschlag des Instruments abstoppt. Danach ist $\tau = RC$ diejenige Zeit, nach welcher der Zeigerausschlag bei Entfernung des Präparates auf den e-ten Teil, d. h. auf etwa 37% des Anfangswertes zurückgegangen ist.

6. Praktische Tabellen zum Strahlenschutz

Mit der Anwendung radioaktiver Isotope in der Medizin ist das Problem des Strahlenschutzes eng verknüpft.

Während der „äußere" Strahlenschutz meist aus der bekannten Anwendung von Röntgenstrahlen berücksichtigt wird, stellt die Verarbeitung von offenen Strahlern den Arzt vor die Probleme des „inneren" Strahlenschutzes. Unter „innerem" Strahlenschutz sei dabei der Schutz vor einer oralen Aufnahme von radioaktivem Material verstanden.

Es soll an dieser Stelle daher ausdrücklich darauf aufmerksam gemacht werden, daß alle Arbeiten mit offenen radioaktiven Isotopen mit der gleichen peinlichen Sorgfalt durchgeführt werden müssen, wie sie beispielsweise aus dem Arbeitsgebiet der quantitativen chemischen Analyse bekannt sind.

Darüber hinaus sind gewisse bauliche Voraussetzungen, die einer vollständigen Reinigungsmöglichkeit dienen, zu beachten.

Die nachfolgenden Tabellen geben über beide Arten von Strahlenschutzproblemen Auskunft.

Tab. 27. Halbwertdicke von verschiedenen Absorbermaterialien bei verschiedener γ-Energie [23]

E (MeV)	Halbwertdicke (cm)			
	Wasser	Beton	Eisen	Blei
0,2	5,1	2,1	0,66	0,138
0,5	7,8	3,0	1,11	0,42
1,0	10,2	4,5	1,56	0,9
1,5	12,0	5,1	1,74	1,2
2,0	14,4	5,9	2,10	1,35
2,5	16,5	6,9	2,12	1,47
3,0	18,3	7,8	2,31	1,47
4,0	21,0	8,4	2,55	1,47
5,0	23,1	9,9	2,88	1,47

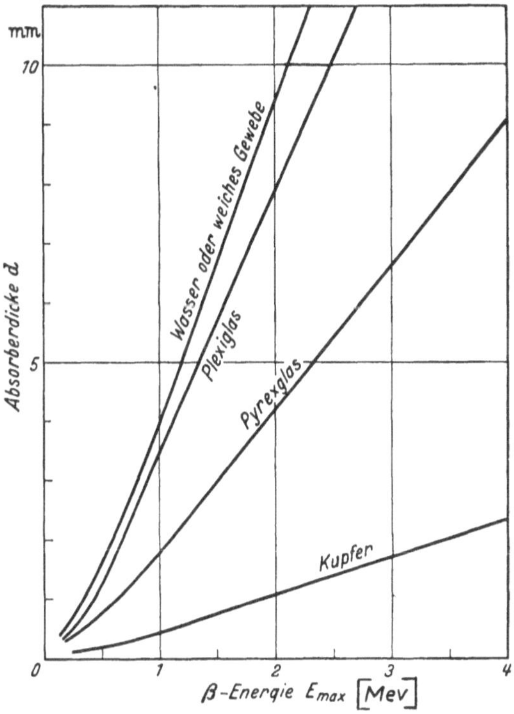

Abb. 26. Absorberdicke zur vollständigen Absorption von β-Strahlung verschiedener Energie bei verschiedenen Absorbermaterialien [26]

Tabb. 28. Maximal erlaubte Dosis und ausgeschiedene Aktivitätswerte bei

Radio-isotop	Kritisches Organ	Aktivität in μC/cm^3 bezogen auf das kritische Organ bei einmaliger Verabreichung					
		Dosis			Inhalierte Dosis		
		0,043 rem/Tag	0,3 rem/Woche	15,7 rem/Jahr	0,043 rem/Tag	0,3 rem/Woche	15,7 rem/Jahr
$_1H^3$	Gesamtkörper	5	5	60	$7 \cdot 10^{-4}$	$7 \cdot 10^{-4}$	$9 \cdot 10^{-3}$
	Lunge				$6 \cdot 10^{-5}$	$6 \cdot 10^{-5}$	10^{-4}
	Magen-Darm	5	5	60	$7 \cdot 10^{-4}$	$7 \cdot 10^{-4}$	$9 \cdot 10^{-3}$
$_4Be^7$	Knochen	90	90	$4 \cdot 10^2$	$4 \cdot 10^{-4}$	$4 \cdot 10^{-4}$	$2 \cdot 10^{-3}$
	Lunge				$9 \cdot 10^{-6}$	10^{-5}	$6 \cdot 10^{-5}$
	Magen-Darm	$2 \cdot 10^{-2}$	0,1	6	$3 \cdot 10^{-6}$	$2 \cdot 10^{-5}$	10^{-3}
$_6C^{14}$	Fett	0,1	0,2	1	$2 \cdot 10^{-5}$	$2 \cdot 10^{-5}$	$2 \cdot 10^{-4}$
(CO_2)	Knochen	1	1	2	$2 \cdot 10^{-4}$	$2 \cdot 10^{-4}$	$3 \cdot 10^{-4}$
	Lunge				$6 \cdot 10^{-6}$	$6 \cdot 10^{-6}$	$2 \cdot 10^{-5}$
	Magen-Darm	$6 \cdot 10^{-2}$	0,4	20	10^{-5}	$7 \cdot 10^{-5}$	$4 \cdot 10^{-3}$
$_9F^{18}$	Knochen	1	7	$4 \cdot 10^2$	10^{-4}	10^{-3}	$5 \cdot 10^{-2}$
	Lunge				10^{-5}	$9 \cdot 10^{-5}$	$5 \cdot 10^{-3}$
	Magen-Darm	> 1	> 7	$> 4 \cdot 10^2$	$> 10^{-4}$	$> 10^{-3}$	$> 5 \cdot 10^{-2}$
$_{11}Na^{24}$	Gesamtkörper	$2 \cdot 10^{-2}$	$8 \cdot 10^{-2}$	4	$2 \cdot 10^{-6}$	10^{-5}	$6 \cdot 10^{-4}$
	Lunge				$2 \cdot 10^{-7}$	10^{-6}	$5 \cdot 10^{-5}$
	Magen-Darm	$8 \cdot 10^{-3}$	$6 \cdot 10^{-2}$	3	10^{-6}	10^{-5}	$5 \cdot 10^{-4}$
$_{15}P^{32}$	Knochen	$2 \cdot 10^{-2}$	$2 \cdot 10^{-2}$	0,4	$2 \cdot 10^{-6}$	$3 \cdot 10^{-6}$	$4 \cdot 10^{-5}$
	Lunge				$5 \cdot 10^{-7}$	$6 \cdot 10^{-7}$	10^{-5}
	Magen-Darm	$8 \cdot 10^{-4}$	$6 \cdot 10^{-3}$	0,3	10^{-7}	10^{-6}	$5 \cdot 10^{-5}$
$_{16}S^{35}$	Haut	0,2	0,2	2	$2 \cdot 10^{-5}$	$2 \cdot 10^{-5}$	$3 \cdot 10^{-4}$
	Lunge				$6 \cdot 10^{-6}$	$6 \cdot 10^{-6}$	$3 \cdot 10^{-5}$
	Magen-Darm	$6 \cdot 10^{-3}$	$4 \cdot 10^{-2}$	2	10^{-6}	$8 \cdot 10^{-6}$	$4 \cdot 10^{-4}$
$_{17}Cl^{36}$	Gesamtkörper	0,1	0,1	0,9	$2 \cdot 10^{-5}$	$2 \cdot 10^{-5}$	10^{-4}
	Lunge				10^{-6}	10^{-6}	$3 \cdot 10^{-6}$
	Magen-Darm	10^{-2}	$8 \cdot 10^{-2}$	4	$2 \cdot 10^{-6}$	10^{-5}	$8 \cdot 10^{-4}$
$_{19}K^{42}$	Muskeln	$2 \cdot 10^{-2}$	0,1	5	$3 \cdot 10^{-6}$	10^{-5}	$7 \cdot 10^{-4}$
	Lunge				$4 \cdot 10^{-7}$	$2 \cdot 10^{-6}$	10^{-4}
	Magen-Darm	$3 \cdot 10^{-3}$	$2 \cdot 10^{-2}$	1	$6 \cdot 10^{-7}$	$4 \cdot 10^{-6}$	$2 \cdot 10^{-4}$
$_{20}Ca^{45}$	Knochen	0,1	0,1	0,3	$8 \cdot 10^{-6}$	$9 \cdot 10^{-6}$	$2 \cdot 10^{-5}$
	Lunge				$4 \cdot 10^{-6}$	$4 \cdot 10^{-6}$	$2 \cdot 10^{-5}$
	Magen-Darm	$2 \cdot 10^{-2}$	0,1	7	$3 \cdot 10^{-6}$	$2 \cdot 10^{-5}$	10^{-3}

einmaliger Verabreichung und Dauerbestrahlung (nach *Morgan* und *Ford*) [24]

Maximal erlaubte Ausscheidung		Halbwertszeit			Kritisches Organ	Radio-isotop
in den ersten Tagen nach Verabreichung (μC)	bei Dauerbestrahlung μC)/Tag	physikalische	biologische (bezogen auf das kritische Organ)	effektive (in Tagen)		
	$4 \cdot 10^2$	12,6 a	19	19	Gesamtkörper	$_1H^3$
Spuren					Lunge	
Spuren					Magen-Darm	
	4	54,5 d	400	48	Knochen	$_4Be^7$
10^2					Lunge	
$3 \cdot 10^2$					Magen-Darm	
	0,7	5760 a	35	35	Fett	$_6C^{14}$
—	—	—	—	—	Knochen	(CO_2)
4					Lunge	
$3 \cdot 10^2$					Magen-Darm	
	2	112 m	140	0,078	Knochen	$_9F^{18}$
Spuren					Lungen	
Spuren					Magen-Darm	
	0,8	15 h	29	0,61	Gesamtkörper	$_{11}Na^{24}$
0,6					Lunge	
6					Magen-Darm	
	0,5	14,3 d	1200	14	Knochen	$_{15}P^{32}$
2					Lunge	
40					Magen-Darm	
	0,6	88 d	22	18	Haut	$_{16}S^{35}$
40					Lunge	
40					Magen-Darm	
	5	$4{,}4 \cdot 10^5$a	29	29	Gesamtkörper	$_{17}Cl^{36}$
8					Lunge	
9					Magen-Darm	
	0,2	12,4 h	33	0,51	Muskeln	$_{19}K^{42}$
2					Lunge	
5					Magen-Darm	
	$3 \cdot 10^{-3}$	152 d	18000	151	Knochen	$_{20}Ca^{45}$
5					Lunge	
30					Magen-Darm	

Tab. 28. Fortsetzung

Radio-isotop	Kritisches Organ	Aktivität in μC/cm³ bezogen auf das kritische Organ bei einmaliger Verabreichung					
		Dosis			Inhalierte Dosis		
		0,043 rem/Tag	0,3 rem/Woche	15,7 rem/Jahr	0,043 rem/Tag	0,3 rem/Woche	15,7 rem/Jahr
$_{21}Sc^{46}$	Leber	6	6	10^{2}	10^{-6}	10^{-6}	$2 \cdot 10^{-5}$
	Milz	8	9	10^{2}	$2 \cdot 10^{-6}$	$2 \cdot 10^{-6}$	$3 \cdot 10^{-5}$
	Lunge				$3 \cdot 10^{-7}$	$3 \cdot 10^{-7}$	10^{-6}
	Magen-Darm	$4 \cdot 10^{-4}$	$3 \cdot 10^{-3}$	0,1	$7 \cdot 10^{-8}$	$5 \cdot 10^{-7}$	$2 \cdot 10^{-5}$
$_{21}Sc^{47}$	Leber	10	30	10^{3}	$3 \cdot 10^{-6}$	$6 \cdot 10^{-6}$	$3 \cdot 10^{-4}$
	Milz	20	40	$2 \cdot 10^{3}$	$5 \cdot 10^{-6}$	$8 \cdot 10^{-6}$	$4 \cdot 10^{-4}$
	Lunge				$2 \cdot 10^{-6}$	$3 \cdot 10^{-6}$	10^{-4}
	Magen-Darm	$9 \cdot 10^{-4}$	$6 \cdot 10^{-3}$	0,3	$2 \cdot 10^{-7}$	10^{-6}	$6 \cdot 10^{-5}$
$_{21}Sc^{48}$	Leber	4	10	$5 \cdot 10^{2}$	$9 \cdot 10^{-7}$	$2 \cdot 10^{-6}$	10^{-4}
	Milz	7	20	$9 \cdot 10^{2}$	$2 \cdot 10^{-6}$	$4 \cdot 10^{-6}$	$2 \cdot 10^{-4}$
	Lunge				$3 \cdot 10^{-7}$	$6 \cdot 10^{-7}$	$3 \cdot 10^{-5}$
	Magen-Darm	$4 \cdot 10^{-4}$	$3 \cdot 10^{-3}$	0,1	$7 \cdot 10^{-8}$	$5 \cdot 10^{-7}$	$3 \cdot 10^{-5}$
$_{23}V^{48}$	Knochen	10	10	$2 \cdot 10^{2}$	$2 \cdot 10^{-5}$	$3 \cdot 10^{-5}$	$5 \cdot 10^{-4}$
	Lunge				$2 \cdot 10^{-7}$	$2 \cdot 10^{-7}$	$3 \cdot 10^{-6}$
	Magen-Darm	$3 \cdot 10^{-4}$	$2 \cdot 10^{-3}$	0,1	$5 \cdot 10^{-8}$	$4 \cdot 10^{-7}$	$2 \cdot 10^{-5}$
$_{24}Cr^{51}$	Nieren	20	30	$3 \cdot 10^{2}$	$5 \cdot 10^{-4}$	$5 \cdot 10^{-4}$	$5 \cdot 10^{-3}$
	Lunge				$3 \cdot 10^{-5}$	$3 \cdot 10^{-5}$	$4 \cdot 10^{-4}$
	Magen-Darm	$2 \cdot 10^{-2}$	0,2	9	$4 \cdot 10^{-6}$	$3 \cdot 10^{-5}$	$2 \cdot 10^{-3}$
$_{25}Mn^{56}$	Nieren	0,2	1	60	$3 \cdot 10^{-6}$	$2 \cdot 10^{-4}$	10^{-2}
	Leber	0,4	2	10^{2}	$5 \cdot 10^{-6}$	$3 \cdot 10^{-5}$	$2 \cdot 10^{-3}$
	Lunge				10^{-6}	$8 \cdot 10^{-6}$	$4 \cdot 10^{-4}$
	Magen-Darm	$3 \cdot 10^{-3}$	$2 \cdot 10^{-2}$	1	$5 \cdot 10^{-7}$	$4 \cdot 10^{-6}$	$2 \cdot 10^{-4}$
$_{26}Fe^{55}$	Blut	0,4	0,4	2	$6 \cdot 10^{-5}$	$6 \cdot 10^{-5}$	$2 \cdot 10^{-4}$
	Lunge				$6 \cdot 10^{-5}$	$6 \cdot 10^{-5}$	10^{-4}
	Magen-Darm	0,1	0,9	50	$2 \cdot 10^{-5}$	$2 \cdot 10^{-4}$	$8 \cdot 10^{-3}$
$_{26}Fe^{59}$	Blut	$5 \cdot 10^{-3}$	$5 \cdot 10^{-3}$	$4 \cdot 10^{-2}$	$7 \cdot 10^{-7}$	$7 \cdot 10^{-7}$	$6 \cdot 10^{-6}$
	Lunge				$4 \cdot 10^{-7}$	$4 \cdot 10^{-7}$	$3 \cdot 10^{-6}$
	Magen-Darm	$3 \cdot 10^{-3}$	$2 \cdot 10^{-2}$	1	$5 \cdot 10^{-7}$	$3 \cdot 10^{-6}$	$2 \cdot 10^{-4}$
$_{27}Co^{60}$	Leber	0,2	0,3	7	10^{-5}	$2 \cdot 10^{-5}$	$4 \cdot 10^{-4}$
	Milz	2	3	70	$2 \cdot 10^{-4}$	$2 \cdot 10^{-4}$	$4 \cdot 10^{-3}$
	Lunge				$2 \cdot 10^{-7}$	$2 \cdot 10^{-7}$	$6 \cdot 10^{-7}$
	Magen-Darm	$4 \cdot 10^{-4}$	$3 \cdot 10^{-3}$	0,2	$8 \cdot 10^{-8}$	$5 \cdot 10^{-7}$	$3 \cdot 10^{-5}$
$_{28}Ni^{59}$	Leber	3	4	10^{2}	$2 \cdot 10^{-4}$	$3 \cdot 10^{-4}$	$6 \cdot 10^{-3}$
	Lunge				$7 \cdot 10^{-6}$	$7 \cdot 10^{-6}$	$2 \cdot 10^{-5}$
	Magen-Darm	$4 \cdot 10^{-3}$	$3 \cdot 10^{-2}$	1	$7 \cdot 10^{-7}$	$5 \cdot 10^{-6}$	$2 \cdot 10^{-4}$

Maximal erlaubte Ausscheidung		Halbwertszeit			Kritisches Organ	Radio-isotop
in den ersten Tagen nach Verabreichung (μC)	bei Dauerbestrahlung μC/Tag	physikalische	biologische (bezogen auf das kritische Organ)	effektive (in Tagen)		
	0,1	85 d	15	13	Leber	$_{21}Sc^{46}$
—	—	—	—	—	Milz	
3					Lunge	
6					Magen-Darm	
	0,2	3,44 d	15	2,8	Leber	$_{21}Sc^{47}$
—	—	—	—	—	Milz	
40					Lunge	
10					Magen-Darm	
	$6 \cdot 10^{-2}$	44	15	1,6	Leber	$_{21}Sc^{48}$
—	—	—	—	—	Milz	
8					Lunge	
6					Magen-Darm	
	0,3	16 d	50	12	Knochen	$_{23}V^{48}$
3					Lunge	
5					Magen-Darm	
	20	265 d	110	22	Nieren	$_{24}Cr^{51}$
$4 \cdot 10^2$					Lunge	
$3 \cdot 10^2$					Magen-Darm	
	$7 \cdot 10^{-2}$	2,6 h	5	0,106	Nieren	$_{25}Mn^{56}$
—	—	—	—	—	Leber	
90					Lunge	
40					Magen-Darm	
	7				Blut	$_{26}Fe^{55}$
10^2					Lunge	
$2 \cdot 10^2$					Magen-Darm	
	$7 \cdot 10^{-2}$	45,1	65	27	Blut	$_{26}Fe^{59}$
1					Lunge	
2					Magen-Darm	
	0,1				Leber	$_{27}Co^{60}$
—	—	—	—	—	Milz	
2					Lunge	
5					Magen-Darm	
	2	1,54 d	8	8	Leber	$_{28}Ni^{59}$
70					Lunge	
50					Magen-Darm	

Tab. 28. Fortsetzung

Radio-isotop	Kritisches Organ	Aktivität in μC/cm³ bezogen auf das kritische Organ bei einmaliger Verabreichung					
		Dosis			Inhalierte Dosis		
		0,043 rem/Tag	0,3 rem/Woche	15,7 rem/Jahr	0,043 rem/Tag	0,3 rem/Woche	15,7 rem/Jahr
$_{29}Cu^{64}$	Leber	$9 \cdot 10^{-2}$	0,4	20	$7 \cdot 10^{-6}$	$3 \cdot 10^{-5}$	$2 \cdot 10^{-3}$
	Lunge				$3 \cdot 10^{-6}$	10^{-5}	$8 \cdot 10^{-4}$
	Magen-Darm	$5 \cdot 10^{-3}$	$4 \cdot 10^{-2}$	2	$9 \cdot 10^{-7}$	$6 \cdot 10^{-6}$	$3 \cdot 10^{-4}$
$_{30}Zn^{65}$	Knochen	2	2	30	$8 \cdot 10^{-5}$	$9 \cdot 10^{-5}$	$9 \cdot 10^{-4}$
	Lunge				10^{-6}	10^{-6}	$3 \cdot 10^{-6}$
	Magen-Darm	$2 \cdot 10^{-3}$	10^{-2}	0,7	$4 \cdot 10^{-7}$	$2 \cdot 10^{-6}$	10^{-4}
$_{31}Ga^{72}$	Knochen	10	70	$4 \cdot 10^{3}$	$6 \cdot 10^{-6}$	$3 \cdot 10^{-5}$	$2 \cdot 10^{-3}$
	Lunge				$3 \cdot 10^{-7}$	10^{-6}	$7 \cdot 10^{-5}$
	Magen-Darm	$5 \cdot 10^{-4}$	$4 \cdot 10^{-3}$	0,2	10^{-7}	$7 \cdot 10^{-7}$	$4 \cdot 10^{-7}$
$_{32}Ge^{71}$	Nieren	60	10^{2}	$4 \cdot 10^{3}$	$3 \cdot 10^{-4}$	$4 \cdot 10^{-4}$	$2 \cdot 10^{-2}$
	Lunge				$3 \cdot 10^{-5}$	$4 \cdot 10^{-5}$	$9 \cdot 10^{-4}$
	Magen-Darm	$2 \cdot 10^{-2}$	0,1	6	$3 \cdot 10^{-6}$	$2 \cdot 10^{-5}$	10^{-3}
$_{33}As^{76}$	Nieren	0,5	2	80	$6 \cdot 10^{-6}$	$2 \cdot 10^{-5}$	10^{-3}
	Lunge				$3 \cdot 10^{-7}$	10^{-6}	$6 \cdot 10^{-5}$
	Magen-Darm	$2 \cdot 10^{-4}$	$2 \cdot 10^{-3}$	$9 \cdot 10^{-2}$	$4 \cdot 10^{-8}$	$3 \cdot 10^{-7}$	$2 \cdot 10^{-5}$
$_{37}Rb^{86}$	Muskeln	$4 \cdot 10^{-2}$	$5 \cdot 10^{-2}$	1	$5 \cdot 10^{-6}$	$7 \cdot 10^{-6}$	$2 \cdot 10^{-4}$
	Lunge				$5 \cdot 10^{-7}$	$5 \cdot 10^{-7}$	$7 \cdot 10^{-6}$
	Magen-Darm	$> 4 \cdot 10^{-2}$	$> 5 \cdot 10^{-2}$	> 1	$> 5 \cdot 10^{-6}$	$> 7 \cdot 10^{-6}$	$> 2 \cdot 10^{-4}$
$_{38}Sr^{89}$	Knochen	$2 \cdot 10^{-2}$	$2 \cdot 10^{-2}$	0,1	$2 \cdot 10^{-6}$	$3 \cdot 10^{-6}$	10^{-5}
	Lunge				$6 \cdot 10^{-7}$	$6 \cdot 10^{-7}$	$4 \cdot 10^{-6}$
	Magen-Darm	$7 \cdot 10^{-4}$	$5 \cdot 10^{-3}$	0,3	10^{-7}	$9 \cdot 10^{-7}$	$5 \cdot 10^{-5}$
$_{38}Sr^{90}$	Knochen	10^{-2}	10^{-2}	10^{-2}	10^{-6}	10^{-6}	10^{-6}
+	Lunge				$3 \cdot 10^{-7}$	$3 \cdot 10^{-7}$	$8 \cdot 10^{-7}$
$_{39}Y^{90}$	Magen-Darm	$4 \cdot 10^{-4}$	$3 \cdot 10^{-3}$	0,1	$7 \cdot 10^{-8}$	$5 \cdot 10^{-7}$	$2 \cdot 10^{-5}$
$_{39}Y^{91}$	Knochen	20	20	80	$4 \cdot 10^{-6}$	$4 \cdot 10^{-6}$	$2 \cdot 10^{-5}$
	Lunge				$6 \cdot 10^{-7}$	$6 \cdot 10^{-7}$	$4 \cdot 10^{-6}$
	Magen-Darm	$3 \cdot 10^{-4}$	$2 \cdot 10^{-3}$	0,1	$5 \cdot 10^{-8}$	$3 \cdot 10^{-7}$	$2 \cdot 20^{-5}$
$_{41}Nb^{95}$	Knochen	0,1	0,1	2	$2 \cdot 10^{-5}$	$2 \cdot 10^{-5}$	$2 \cdot 10^{-4}$
	Lunge				$7 \cdot 10^{-7}$	$7 \cdot 10^{-7}$	$6 \cdot 10^{-6}$
	Magen-Darm	$2 \cdot 10^{-3}$	10^{-2}	0,7	$3 \cdot 10^{-7}$	$2 \cdot 10^{-6}$	10^{-4}
$_{42}Mo^{99}$	Knochen	70	10^{2}	$5 \cdot 10^{3}$	$8 \cdot 10^{-3}$	$2 \cdot 10^{-2}$	0,7
	Lunge				$7 \cdot 10^{-7}$	10^{-6}	$6 \cdot 10^{-5}$
	Magen-Darm	$3 \cdot 10^{-3}$	$2 \cdot 10^{-2}$	1	$5 \cdot 10^{-7}$	$4 \cdot 10^{-6}$	$2 \cdot 10^{-4}$

[24]

Maximal erlaubte Ausscheidung		Halbwertszeit			Kritisches Organ	Radio-isotop
in den ersten Tagen nach Ver-abreichung (μC)	bei Dauer-be-strahlung μC/Tag	physi-kalische	biologische (bezogen auf das kritische Organ)	effek-tive (in Tagen)		
	0,1	12,8	39	0,53	Leber	$_{29}Cu^{64}$
10^2					Lunge	
60					Magen-Darm	
	2	250 d	23	21	Knochen	$_{30}Zn^{65}$
10					Lunge	
30					Magen-Darm	
	0,6	14,3 h	3000	0,59	Knochen	$_{31}Ga^{72}$
20					Lunge	
8					Magen-Darm	
	20	11,4 d	6	3,9	Nieren	$_{32}Ge^{71}$
$5 \cdot 10^2$					Lunge	
$2 \cdot 10^2$					Magen-Darm	
	$2 \cdot 10^{-2}$	26,8 h	37	1,09	Nieren	$_{33}As^{76}$
10					Lunge	
4					Magen-Darm	
	3	19,5 d	13	7,8	Muskeln	$_{37}Rb^{86}$
Spuren					Lunge	
Spuren					Magen-Darm	
	$7 \cdot 10^{-3}$	53 d	4000	52	Knochen	$_{38}Sr^{89}$
3					Lunge	
4					Magen-Darm	
	$4 \cdot 10^{-3}$	—	—	—	Knochen	$_{38}Sr^{90}$
2					Lunge	+
2					Magen-Darm	$_{39}Y^{90}$
	$2 \cdot 10^{-2}$	61 d	500	51	Knochen	$_{39}Y^{91}$
8					Lunge	
4					Magen-Darm	
	0,8	35 d	50	21	Knochen	$_{41}Nb^{95}$
5					Lunge	
20					Magen-Darm	
	0,1	2,85 d	150	2,8	Knochen	$_{42}Mo^{99}$
5					Lunge	
10					Magen-Darm	

Tab. 28. Fortsetzung

Radio-isotop	Kritisches Organ	Aktivität in μC/cm³ bezogen auf das kritische Organ bei einmaliger Verabreichung					
		Dosis			Inhalierte Dosis		
		0,043 rem/Tag	0,3 rem/Woche	15,7 rem/Jahr	0,043 rem/Tag	0,3 rem/Woche	15,7 rem/Jahr
${}_{43}Tc^{96}$	Nieren	0,1	0,2	10	10^{-5}	$3 \cdot 10^{-5}$	10^{-3}
	Lunge				$2 \cdot 10^{-7}$	$4 \cdot 10^{-7}$	10^{-5}
	Magen-Darm	10^{-3}	$7 \cdot 10^{-3}$	0,4	$2 \cdot 10^{-7}$	10^{-6}	$6 \cdot 10^{-5}$
${}_{44}Ru^{106}$	Nieren	4	5	50	$9 \cdot 10^{-7}$	10^{-6}	10^{-5}
+	Lunge				$2 \cdot 10^{-7}$	$2 \cdot 10^{-7}$	$7 \cdot 10^{-7}$
${}_{45}Rh^{106}$	Magen-Darm	10^{-4}	$8 \cdot 10^{-4}$	$4 \cdot 10^{-2}$	$2 \cdot 10^{-8}$	10^{-7}	$7 \cdot 10^{-6}$
${}_{45}Rh^{105}$	Nieren	0,1	0,3	10	$5 \cdot 10^{-6}$	10^{-5}	$6 \cdot 10^{-4}$
	Lunge				$9 \cdot 10^{-7}$	$2 \cdot 10^{-6}$	10^{-4}
	Magen-Darm	10^{-3}	$7 \cdot 10^{-3}$	0,4	$2 \cdot 10^{-7}$	10^{-6}	$6 \cdot 10^{-5}$
${}_{46}Pd^{103}$	Nieren	$8 \cdot 10^{-2}$	0,1	4	$5 \cdot 10^{-6}$	$8 \cdot 10^{-6}$	$3 \cdot 10^{-4}$
+	Lunge				$5 \cdot 10^{-6}$	$5 \cdot 10^{-6}$	$8 \cdot 10^{-5}$
${}_{45}Rh^{103}$	Magen-Darm	$5 \cdot 10^{-3}$	$3 \cdot 10^{-2}$	2	$9 \cdot 10^{-7}$	$6 \cdot 10^{-6}$	$3 \cdot 10^{-4}$
${}_{47}Ag^{105}$	Leber	8	20	$7 \cdot 10^{-2}$	$7 \cdot 10^{-5}$	10^{-4}	$5 \cdot 10^{-3}$
	Lunge				$2 \cdot 10^{-7}$	$2 \cdot 10^{-7}$	$2 \cdot 10^{-6}$
	Magen-Darm	$4 \cdot 10^{-4}$	$3 \cdot 10^{-3}$	0,1	$7 \cdot 10^{-8}$	$5 \cdot 10^{-7}$	$3 \cdot 10^{-5}$
${}_{47}Ag^{111}$	Leber	20	40	$2 \cdot 10^{3}$	10^{-4}	$3 \cdot 10^{-4}$	10^{-2}
	Lunge				10^{-6}	10^{-6}	$3 \cdot 10^{-5}$
	Magen-Darm	$5 \cdot 10^{-4}$	$3 \cdot 10^{-3}$	0,2	$8 \cdot 10^{-8}$	$6 \cdot 10^{-7}$	$3 \cdot 10^{-5}$
${}_{48}Cd^{109}$	Leber	9	9	30	$9 \cdot 10^{-6}$	10^{-5}	$3 \cdot 10^{-5}$
+	Lunge				$5 \cdot 10^{-6}$	$5 \cdot 10^{-6}$	10^{-5}
${}_{47}Ag^{109m}$	Magen-Darm	0,7	5	$2 \cdot 10^{2}$	10^{-4}	$8 \cdot 10^{-4}$	$4 \cdot 10^{-2}$
${}_{50}Sn^{113}$	Knochen	10	10	70	$4 \cdot 10^{-5}$	$5 \cdot 10^{-5}$	$3 \cdot 10^{-4}$
	Lunge				10^{-6}	10^{-6}	$5 \cdot 10^{-6}$
	Magen-Darm	$2 \cdot 10^{-3}$	10^{-2}	0,6	$3 \cdot 10^{-7}$	$2 \cdot 10^{-6}$	10^{-4}
${}_{52}Te^{127}$	Nieren	0,6	0,7	10	$2 \cdot 10^{-6}$	$3 \cdot 10^{-6}$	$4 \cdot 10^{-5}$
	Lunge				10^{-6}	10^{-6}	$5 \cdot 10^{-6}$
	Magen-Darm	$7 \cdot 10^{-4}$	$5 \cdot 10^{-3}$	0,3	10^{-7}	$9 \cdot 10^{-7}$	$5 \cdot 10^{-5}$
${}_{52}Te^{129}$	Nieren	0,2	0,2	5	$7 \cdot 10^{-7}$	$9 \cdot 10^{-7}$	$2 \cdot 10^{-5}$
	Lunge				$2 \cdot 10^{-7}$	$3 \cdot 10^{-7}$	$2 \cdot 10^{-6}$
	Magen-Darm	$2 \cdot 10^{-4}$	$2 \cdot 10^{-3}$	$9 \cdot 10^{-2}$	$4 \cdot 10^{-8}$	$3 \cdot 10^{-7}$	$2 \cdot 10^{-5}$
${}_{53}I^{131}$	Schilddrüse	$2 \cdot 10^{-4}$	$2 \cdot 10^{-4}$	$6 \cdot 10^{-3}$	$3 \cdot 10^{-8}$	$3 \cdot 10^{-8}$	$8 \cdot 10^{-7}$
	Lunge				$8 \cdot 10^{-7}$	10^{-6}	$3 \cdot 10^{-5}$
	Magen-Darm	$> 2 \cdot 10^{-4}$	$> 2 \cdot 10^{-4}$	$> 6 \cdot 10^{-3}$	$> 3 \cdot 10^{-8}$	$> 3 \cdot 10^{-8}$	$> 8 \cdot 10^{-7}$

Maximal erlaubte Ausscheidung		Halbwertszeit			Kritisches Organ	Radioisotop
in ersten den Tagen nach Verabreichung (μC)	bei Dauerbestrahlung μC/Tag	physikalische	biologische (bezogen auf das kritische Organ)	effektive (in Tagen)		
	3	4,3 d	4	2,1	Nieren	$_{43}Tc^{96}$
2					Lunge	
7					Magen-Darm	
	$3 \cdot 10^{-2}$	365 d	20	19	Nieren	$_{44}Ru^{106}$
3		30 s	28		Lunge	+
2					Magen-Darm	$_{45}Rh^{106}$
	0,3	1,54	28	1,5	Nieren	$_{45}Rh^{105}$
20					Lunge	
10					Magen-Darm	
	0,8	17 d	6	4,4	Nieren	$_{46}Pd^{103}$
50		52 m	28		Lunge	+
60					Magen-Darm	$_{45}Rh^{103}$
	5	45 d	3	2,8	Leber	$_{47}Ag^{105}$
3					Lunge	
6					Magen-Darm	
	10	7,6	28	2,1	Leber	$_{47}Ag^{111}$
20					Lunge	
7					Magen-Darm	
	0,1	330 d	100	77	Leber	$_{48}Cd^{109}$
0,5		39 s	28		Lunge	+
80					Magen-Darm	$_{47}Ag^{109m}$
	0,8	112 d	149	44	Knochen	$_{50}Sn^{113}$
10					Lunge	
30					Magen-Darm	
	0,1	90 d	1700	13	Nieren	$_{52}Te^{127}$
10		+ 9,3 h			Lunge	
8					Magen-Darm	
	$4 \cdot 10^{-2}$	32 d	15	10	Nieren	$_{52}Te^{129}$
2					Lunge	
3					Magen-Darm	
	10^{-3}	8,1	180	7,7	Schilddrüse	$_{53}I^{131}$
Spuren					Lunge	
Spuren					Magen-Darm	

Tab. 28. Fortsetzung

Radio-isotop	Kritisches Organ	Aktivität in μC/cm³ bezogen auf das kritische Organ bei einmaliger Verabreichung					
		Dosis			Inhalierte Dosis		
		0,043 rem/Tag	0,3 rem/Woche	15,7 rem/Jahr	0,043 rem/Tag	0,3 rem/Woche	15,7 rem/Jahr
$_{55}Cs^{137}$	Muskeln	$4 \cdot 10^{-2}$	$5 \cdot 10^{-2}$	0,6	$6 \cdot 10^{-6}$	$7 \cdot 10^{-6}$	$9 \cdot 10^{-5}$
+	Lunge				$6 \cdot 10^{-7}$	$6 \cdot 10^{-7}$	10^{-6}
$_{56}Ba^{137m}$	Magen-Darm	$> 4 \cdot 10^{-2}$	$> 5 \cdot 10^{-2}$	$> 0,6$	$> 6 \cdot 10^{-6}$	$> 7 \cdot 10^{-6}$	$> 9 \cdot 10^{-5}$
$_{56}Ba^{140}$	Knochen	$4 \cdot 10^{-2}$	$4 \cdot 10^{-2}$	0,8	10^{-6}	$2 \cdot 10^{-6}$	$3 \cdot 10^{-5}$
+	Lunge				$2 \cdot 10^{-7}$	$2 \cdot 10^{-7}$	$4 \cdot 10^{-6}$
$_{57}La^{140}$	Magen-Darm	$2 \cdot 10^{-4}$	10^{-3}	$6 \cdot 10^{-2}$	$3 \cdot 10^{-8}$	$2 \cdot 10^{-7}$	10^{-5}
$_{57}La^{140}$	Knochen	4	9	$5 \cdot 10^{2}$	$5 \cdot 10^{-6}$	10^{-5}	$6 \cdot 10^{-4}$
	Lunge				$3 \cdot 10^{-7}$	$7 \cdot 10^{-7}$	$3 \cdot 10^{-5}$
	Magen-Darm	$3 \cdot 10^{-4}$	$2 \cdot 10^{-3}$	0,1	$5 \cdot 10^{-8}$	$4 \cdot 10^{-7}$	$2 \cdot 10^{-5}$
$_{58}Ce^{144}$	Knochen	10	10	20	$2 \cdot 10^{-6}$	$2 \cdot 10^{-6}$	$4 \cdot 10^{-6}$
+	Lunge				$2 \cdot 10^{-7}$	$2 \cdot 10^{-7}$	$8 \cdot 10^{-7}$
$_{59}Pr^{144}$	Magen-Darm	10^{-4}	$8 \cdot 10^{-4}$	$4 \cdot 10^{-2}$	$2 \cdot 10^{-8}$	10^{-7}	$8 \cdot 10^{-6}$
$_{59}Pr^{143}$	Knochen	7	8	$2 \cdot 10^{-2}$	$2 \cdot 10^{-5}$	$2 \cdot 10^{-5}$	$3 \cdot 10^{-4}$
	Lunge				10^{-5}	10^{-6}	$2 \cdot 10^{-5}$
	Magen-Darm	$5 \cdot 10^{-4}$	$4 \cdot 10^{-3}$	0,2	$9 \cdot 10^{-8}$	$6 \cdot 10^{-7}$	$3 \cdot 10^{-5}$
$_{61}Pm^{147}$	Knochen	$2 \cdot 10^{2}$	$2 \cdot 10^{2}$	$5 \cdot 10^{2}$	$5 \cdot 10^{-5}$	$5 \cdot 10^{-5}$	10^{-4}
	Lunge				$5 \cdot 10^{-6}$	$5 \cdot 10^{-6}$	10^{-5}
	Magen-Darm	$2 \cdot 10^{-3}$	$2 \cdot 10^{-2}$	0,8	$4 \cdot 10^{-7}$	$3 \cdot 10^{-6}$	10^{-4}
$_{62}Sm^{151}$	Knochen	$5 \cdot 10^{3}$	$5 \cdot 10^{3}$	$5 \cdot 10^{3}$	$3 \cdot 10^{-4}$	$3 \cdot 10^{-4}$	$3 \cdot 10^{-4}$
	Lunge				$2 \cdot 10^{-5}$	$2 \cdot 10^{-5}$	$4 \cdot 10^{-5}$
	Magen-Darm	$8 \cdot 10^{-3}$	$5 \cdot 10^{-2}$	3	10^{-6}	$9 \cdot 10^{-6}$	$5 \cdot 10^{-4}$
$_{63}Eu^{154}$	Knochen	40	40	50	$9 \cdot 10^{-6}$	$9 \cdot 10^{-6}$	10^{-5}
	Lunge				$4 \cdot 10^{-7}$	$4 \cdot 10^{-7}$	10^{-6}
	Magen-Darm	$4 \cdot 10^{-4}$	$3 \cdot 10^{-3}$	0,2	$8 \cdot 10^{-8}$	$5 \cdot 10^{-7}$	$3 \cdot 10^{-5}$
$_{67}Ho^{166}$	Knochen	60	$2 \cdot 10^{2}$	$9 \cdot 10^{3}$	$9 \cdot 10^{-6}$	$3 \cdot 10^{-5}$	10^{-3}
	Lunge				$7 \cdot 10^{-7}$	$2 \cdot 10^{-6}$	10^{-4}
	Magen-Darm	$5 \cdot 10^{-4}$	$3 \cdot 10^{-3}$	0,2	$8 \cdot 10^{-8}$	$6 \cdot 10^{-7}$	$3 \cdot 10^{-5}$
$_{69}Tm^{170}$	Knochen	20	20	10^{2}	$5 \cdot 10^{-6}$	$5 \cdot 10^{-6}$	$2 \cdot 10^{-5}$
	Lunge				10^{-6}	10^{-6}	$4 \cdot 10^{-6}$
	Magen-Darm	$5 \cdot 10^{-4}$	$3 \cdot 10^{-3}$	0,2	$8 \cdot 10^{-8}$	$6 \cdot 10^{-7}$	$3 \cdot 10^{-5}$
$_{71}Lu^{177}$	Knochen	10^{2}	$2 \cdot 10^{2}$	10^{4}	$3 \cdot 10^{-5}$	$5 \cdot 10^{-5}$	$2 \cdot 10^{-3}$
	Lunge				$2 \cdot 10^{-6}$	$3 \cdot 10^{-6}$	$8 \cdot 10^{-5}$
	Magen-Darm	10^{-3}	$8 \cdot 10^{-3}$	0,4	$2 \cdot 10^{-7}$	10^{-6}	$8 \cdot 10^{-5}$

Maximal erlaubte Ausscheidung: in den ersten Tagen nach Verabreichung (μC)	Maximal erlaubte Ausscheidung: bei Dauerbestrahlung μC/Tag	Halbwertszeit: physikalische	Halbwertszeit: biologische (bezogen auf das kritische Organ)	Halbwertszeit: effektive (in Tagen)	Kritisches Organ	Radioisotop
	2	33 a	17	17	Muskeln	$_{55}Cs^{137}$
Spuren		2,64 m	120		Lunge	+
Spuren					Magen-Darm	$_{56}Ba^{137m}$
	$3 \cdot 10^{-2}$	12,8 d	120	12	Knochen	$_{56}Ba^{140}$
2					Lunge	+
2					Magen-Darm	$_{57}La^{140}$
	0,6	1,67 d	35	1,6	Knochen	$_{57}La^{140}$
9					Lunge	
5					Magen-Darm	
	10^{-2}	275 d	330	180	Knochen	$_{58}Cs^{144}$
3		17 m	50		Lunge	+
2					Magen-Darm	$_{59}Pr^{144}$
	$5 \cdot 10^{-2}$	17 m	50	11	Knochen	$_{59}Pr^{143}$
20					Lunge	
8					Magen-Darm	
	2	4 a	100	140	Knochen	$_{61}Pm^{147}$
60					Lunge	
40					Magen-Darm	
	50	98,5 a	40000	$3{,}9 \cdot 10^{4}$	Knochen	$_{62}Sm^{151}$
$2 \cdot 10^{2}$					Lunge	
10^{2}					Magen-Darm	
	$4 \cdot 10^{-2}$	5,4 a	1400	820	Knochen	$_{63}Eu^{154}$
5					Lunge	
7					Magen-Darm	
	0,3	27 h	37	1,1	Knochen	$_{67}Ho^{166}$
20					Lunge	
6					Magen-Darm	
	$4 \cdot 10^{-2}$	129 d	110	59	Knochen	$_{69}Tm^{170}$
10					Lunge	
7					Magen-Darm	
	8	6,7 d	6	3,2	Knochen	$_{71}Lu^{177}$
40					Lunge	
20					Magen-Darm	

Tab. 28. Fortsetzung

Radio-isotop	Kritisches Organ	Aktivität in $\mu C/cm^3$ bezogen auf das kritische Organ bei einmaliger Verabreichung					
		Dosis			Inhalierte Dosis		
		0,043 rem/Tag	0,3 rem/Woche	15,7 rem/Jahr	0,043 rem/Tag	0,3 rem/Woche	15,7 rem/Jahr
${}_{73}Ta^{182}$	Leber	10	10	40	$2 \cdot 10^{-6}$	$2 \cdot 10^{-6}$	$9 \cdot 10^{-6}$
	Lunge				$4 \cdot 10^{-7}$	$4 \cdot 10^{-7}$	$2 \cdot 10^{-6}$
	Magen-Darm	$5 \cdot 10^{-4}$	$3 \cdot 10^{-3}$	0,2	$9 \cdot 10^{-8}$	$6 \cdot 10^{-7}$	$3 \cdot 10^{-5}$
${}_{74}W^{181}$	Knochen	1	10	70	$5 \cdot 10^{-5}$	$5 \cdot 10^{-4}$	$2 \cdot 10^{-3}$
	Lunge				$3 \cdot 10^{-7}$	$3 \cdot 10^{-7}$	10^{-6}
	Magen-Darm	$7 \cdot 10^{-4}$	$5 \cdot 10^{-3}$	0,2	10^{-7}	$8 \cdot 10^{-7}$	$4 \cdot 10^{-7}$
${}_{75}Re^{183}$	Schilddrüse	0,1	0,6	30	10^{-5}	$7 \cdot 10^{-5}$	$4 \cdot 10^{-3}$
	Haut	2	3	10^2	$3 \cdot 10^{-4}$	$4 \cdot 10^{-4}$	10^{-2}
	Lunge				$5 \cdot 10^{-7}$	$5 \cdot 10^{-7}$	$2 \cdot 10^{-6}$
	Magen-Darm	$2 \cdot 10^{-3}$	10^{-2}	0,7	$4 \cdot 10^{-7}$	$3 \cdot 10^{-6}$	10^{-4}
${}_{77}Ir^{190}$	Nieren	0,2	0,2	6	10^{-5}	10^{-5}	$4 \cdot 10^{-4}$
	Milz	3	3	70	10^{-5}	$2 \cdot 10^{-5}$	$4 \cdot 10^{-4}$
	Lunge				$2 \cdot 10^{-6}$	$2 \cdot 10^{-6}$	$4 \cdot 10^{-5}$
	Magen-Darm	$3 \cdot 10^{-3}$	$2 \cdot 10^{-2}$	1	$6 \cdot 10^{-7}$	$4 \cdot 10^{-6}$	$2 \cdot 10^{-4}$
${}_{77}Ir^{192}$	Nieren	$3 \cdot 10^{-2}$	$3 \cdot 10^{-2}$	0,4	$2 \cdot 10^{-6}$	$2 \cdot 10^{-6}$	$2 \cdot 10^{-5}$
	Milz	0,4	0,4	2	$2 \cdot 10^{-6}$	$2 \cdot 10^{-6}$	10^{-5}
	Lunge				$3 \cdot 10^{-7}$	$4 \cdot 10^{-7}$	$2 \cdot 10^{-6}$
	Magen-Darm	$5 \cdot 10^{-4}$	$3 \cdot 10^{-3}$	0,2	$9 \cdot 10^{-8}$	$6 \cdot 10^{-7}$	$3 \cdot 10^{-5}$
${}_{78}Pt^{191}$	Nieren	$3 \cdot 10^{-2}$	$5 \cdot 10^{-2}$	2	10^{-6}	$2 \cdot 10^{-6}$	$9 \cdot 10^{-4}$
	Lunge				$3 \cdot 10^{-7}$	$6 \cdot 10^{-7}$	$2 \cdot 10^{-5}$
	Magen-Darm	$7 \cdot 10^{-4}$	$5 \cdot 10^{-3}$	0,3	10^{-7}	$9 \cdot 10^{-7}$	$5 \cdot 10^{-5}$
${}_{78}Pt^{193}$	Nieren	$3 \cdot 10^{-2}$	$5 \cdot 10^{-2}$	2	10^{-6}	$2 \cdot 10^{-6}$	$7 \cdot 10^{-5}$
	Lunge				$4 \cdot 10^{-7}$	$6 \cdot 10^{-7}$	$2 \cdot 10^{-5}$
	Magen-Darm	$9 \cdot 10^{-4}$	$6 \cdot 10^{-3}$	0,3	$2 \cdot 10^{-7}$	10^{-6}	$6 \cdot 10^{-5}$
${}_{79}Au^{196}$	Leber	0,4	0,6	20	$2 \cdot 10^{-6}$	$3 \cdot 10^{-6}$	$8 \cdot 10^{-5}$
	Nieren	$4 \cdot 10^{-2}$	$6 \cdot 10^{-2}$	2	10^{-6}	$2 \cdot 10^{-6}$	$7 \cdot 10^{-5}$
	Lunge				$9 \cdot 10^{-7}$	10^{-6}	$4 \cdot 10^{-5}$
	Magen-Darm	$2 \cdot 10^{-3}$	10^{-2}	0,8	$4 \cdot 10^{-7}$	$3 \cdot 10^{-6}$	10^{-4}
${}_{79}Au^{198}$	Leber	0,2	0,3	10	$8 \cdot 10^{-7}$	10^{-6}	$6 \cdot 10^{-5}$
	Nieren	10^{-2}	$3 \cdot 10^{-2}$	1	$5 \cdot 10^{-7}$	10^{-6}	$4 \cdot 10^{-5}$
	Lunge				$7 \cdot 10^{-7}$	10^{-6}	$6 \cdot 10^{-5}$
	Magen-Darm	$6 \cdot 10^{-4}$	$4 \cdot 10^{-3}$	0,2	10^{-7}	$4 \cdot 10^{-7}$	$4 \cdot 10^{-5}$
${}_{79}Au^{199}$	Leber	0,5	0,8	30	$2 \cdot 10^{-6}$	$4 \cdot 10^{-6}$	10^{-4}
	Nieren	$4 \cdot 10^{-2}$	$7 \cdot 10^{-2}$	3	10^{-6}	$2 \cdot 10^{-6}$	10^{-4}
	Lunge				$2 \cdot 10^{-6}$	$3 \cdot 10^{-6}$	10^{-4}
	Magen-Darm	$2 \cdot 10^{-3}$	10^{-2}	0,6	$3 \cdot 10^{-7}$	$2 \cdot 10^{-6}$	10^{-4}

Maximal erlaubte Ausscheidung		Halbwertszeit			Kritisches Organ	Radio-isotop
in den ersten Tagen nach Verabreichung (μC)	bei Dauerbestrahlung μC/Tag	physikalische	biologische (bezogen auf das kritische Organ)	effektive (in Tagen)		
	$3 \cdot 10^{-2}$	117 d	150	66	Leber	$_{73}Ta^{182}$
5					Lunge	
8					Magen-Darm	
	3	140 d	5	4,8	Knochen	$_{74}W^{181}$
4					Lunge	
9					Magen-Darm	
	3	240 d	0,5	0,5	Schilddrüse	$_{75}Re^{183}$
—	—	—	—	—	Haut	
3					Lunge	
20					Magen-Darm	
	1	12,6 d	130	7,3	Nieren	$_{77}Ir^{190}$
—	—	—	—	—	Milz	
20					Lunge	
40					Magen-Darm	
	0,2	70 d	23	17	Nieren	$_{77}Ir^{192}$
—	—	—	—	—	Milz	
4					Lunge	
6					Magen-Darm	
	$5 \cdot 10^{-3}$	3,2 d	64	2,9	Nieren	$_{78}Pt^{191}$
6					Lunge	
10					Magen-Darm	
	$8 \cdot 10^{-3}$	4,5	64	4	Nieren	$_{78}Pt^{193}$
6					Lunge	
10					Magen-Darm	
	0,4	5,6 d	50	5	Leber	$_{79}Au^{196}$
—	—	—	—	—	Nieren	
20					Lunge	
30					Magen-Darm	
	0,5	2,69	50	2,6	Leber	$_{79}Au^{198}$
—	—	—	—	—	Nieren	
10					Lunge	
8					Magen-Darm	
	1	3,3 d	50	3,1	Leber	$_{79}Au^{199}$
—	—	—	—	—	Nieren	
30					Lunge	
20					Magen-Darm	

Tab. 28. Fortsetzung

Radioisotop	Kritisches Organ	Aktivität in $\mu C/cm^3$ bezogen auf das kritische Organ bei einmaliger Verabreichung					
		Dosis			Inhalierte Dosis		
		0,043 rem/Tag	0,3 rem/Woche	15,7 rem/Jahr	0,043 rem/Tag	0,3 rem/Woche	15,7 rem/Jahr
$_{81}Tl^{200}$	Muskeln	$5 \cdot 10^{-2}$	0,2	9	$5 \cdot 10^{-6}$	$2 \cdot 10^{-5}$	$9 \cdot 10^{-4}$
	Lunge				$4 \cdot 10^{-7}$	10^{-6}	$6 \cdot 10^{-5}$
	Magen-Darm	10^{-3}	$9 \cdot 10^{-3}$	0,5	$2 \cdot 10^{-7}$	$2 \cdot 10^{-6}$	$9 \cdot 10^{-5}$
$_{81}Tl^{201}$	Muskeln	0,3	0,7	30	$3 \cdot 10^{-5}$	$7 \cdot 10^{-5}$	$3 \cdot 10^{-3}$
	Lunge				$2 \cdot 10^{-6}$	$4 \cdot 10^{-6}$	$2 \cdot 10^{-4}$
	Magen-Darm	$9 \cdot 10^{-3}$	$6 \cdot 10^{-2}$	3	$2 \cdot 10^{-6}$	10^{-5}	$6 \cdot 10^{-4}$
$_{81}Tl^{202}$	Muskeln	0,2	0,3	8	$2 \cdot 10^{-5}$	$3 \cdot 10^{-5}$	$8 \cdot 10^{-4}$
	Lunge				$2 \cdot 10^{-6}$	$2 \cdot 10^{-6}$	$4 \cdot 10^{-5}$
	Magen-Darm	$5 \cdot 10^{-3}$	$3 \cdot 10^{-2}$	2	$9 \cdot 10^{-7}$	$6 \cdot 10^{-6}$	$3 \cdot 10^{-4}$
$_{81}Tl^{204}$	Muskeln	0,2	0,2	3	$2 \cdot 10^{-5}$	$2 \cdot 10^{-5}$	$3 \cdot 10^{-4}$
	Lunge				10^{-6}	10^{-6}	$3 \cdot 10^{-6}$
	Magen-Darm	10^{-3}	$8 \cdot 10^{-3}$	0,4	$2 \cdot 10^{-7}$	10^{-6}	$7 \cdot 10^{-5}$
$_{82}Pb^{203}$	Knochen	0,6	1	60	$3 \cdot 10^{-5}$	$6 \cdot 10^{-5}$	$3 \cdot 10^{-3}$
	Lunge				$8 \cdot 10^{-7}$	$2 \cdot 10^{-6}$	$8 \cdot 10^{-5}$
	Magen-Darm	$2 \cdot 10^{-3}$	10^{-2}	0,7	$4 \cdot 10^{-7}$	$2 \cdot 10^{-6}$	10^{-4}
$_{82}Pb^{210}$	Knochen	10^{-3}	10^{-3}	10^{-3}	$5 \cdot 10^{-8}$	$5 \cdot 10^{-8}$	$6 \cdot 10^{-8}$
+	Lunge				$6 \cdot 10^{-9}$	$6 \cdot 10^{-9}$	10^{-8}
Bi^{210}	Magen-Darm	$3 \cdot 10^{-6}$	$2 \cdot 10^{-5}$	10^{-3}	$6 \cdot 10^{-10}$	$4 \cdot 10^{-9}$	$2 \cdot 10^{-7}$
$_{84}Po^{210}$	Milz	$2 \cdot 10^{-3}$	$2 \cdot 10^{-3}$	10^{-2}	$3 \cdot 10^{-8}$	$3 \cdot 10^{-8}$	$2 \cdot 10^{-7}$
	Lunge				$6 \cdot 10^{-9}$	$7 \cdot 10^{-9}$	$5 \cdot 10^{-8}$
	Magen-Darm	$3 \cdot 10^{-6}$	$2 \cdot 10^{-5}$	10^{-3}	$5 \cdot 10^{-10}$	$4 \cdot 10^{-9}$	$2 \cdot 10^{-7}$
$_{85}At^{211}$	Schilddrüse	$4 \cdot 10^{-6}$	$2 \cdot 10^{-5}$	10^{-3}	$6 \cdot 10^{-10}$	$4 \cdot 10^{-9}$	$2 \cdot 10^{-7}$
	Lunge				10^{-8}	$7 \cdot 10^{-8}$	$4 \cdot 10^{-6}$
	Magen-Darm	$> 4 \cdot 10^{-6}$	$> 2 \cdot 10^{-5}$	$> 10^{-3}$	$> 6 \cdot 10^{-1}$	$> 4 \cdot 10^{-9}$	$> 2 \cdot 10^{-7}$
$_{88}Ra^{226}$	Knochen	10^{-3}	10^{-3}	10^{-3}	$7 \cdot 10^{-8}$	$7 \cdot 10^{-8}$	$7 \cdot 10^{-8}$
	Lunge				10^{-9}	10^{-9}	$3 \cdot 10^{-9}$
	Magen-Darm	10^{-6}	$8 \cdot 10^{-6}$	$4 \cdot 10^{-4}$	$2 \cdot 10^{-10}$	10^{-9}	$8 \cdot 10^{-8}$
$_{89}Ac^{237}$	Knochen	$9 \cdot 10^{-3}$	$9 \cdot 10^{-4}$	10^{-2}	10^{-8}	10^{-8}	10^{-8}
	Lunge				10^{-9}	10^{-9}	$2 \cdot 10^{-9}$
	Magen-Darm	$5 \cdot 10^{-7}$	$3 \cdot 10^{-6}$	$2 \cdot 10^{-4}$	$8 \cdot 10^{-11}$	$6 \cdot 10^{-10}$	$3 \cdot 10^{-8}$
$_{90}Th$ (nat.)	Knochen	$2 \cdot 10^{-2}$	$2 \cdot 10^{-2}$	$2 \cdot 10^{-2}$	$4 \cdot 10^{-9}$	$4 \cdot 10^{-9}$	$4 \cdot 10^{-9}$
	Lunge				$9 \cdot 10^{-10}$	$9 \cdot 10^{-10}$	$2 \cdot 10^{-9}$
	Magen-Darm	$4 \cdot 10^{-7}$	$3 \cdot 10^{-6}$	$2 \cdot 10^{-4}$	$7 \cdot 10^{-11}$	$5 \cdot 10^{-10}$	$3 \cdot 10^{-8}$

[24]

Maximal erlaubte Ausscheidung		Halbwertszeit			Kritisches Organ	Radio-isotop
in den ersten Tagen nach Verabreichung (μC)	bei Dauer-bestrahlung μC/Tag	physikalische	biologische (bezogen auf das kritische Organ)	effektive (in Tagen)		
	0,6	27 h	17	1,06	Muskeln	$_{81}Tl^{200}$
8					Lunge	
10					Magen-Darm	
	5	—	—	—	Muskeln	$_{81}Tl^{201}$
30					Lunge	
80					Magen-Darm	
	4	11,5 d	17	6,9	Muskeln	$_{81}Tl^{202}$
10					Lunge	
40					Magen-Darm	
	4	3 a	17	16,7	Muskeln	$_{81}Tl^{204}$
9					Lunge	
9					Magen-Darm	
	$5 \cdot 10^{-2}$	2,16 d	730	2,16	Knochen	$_{82}Pb^{203}$
20					Lunge	
30					Magen-Darm	
	$5 \cdot 10^{-5}$	22 a	730	676	Knochen	$_{82}Pb^{210}$
$6 \cdot 10^{-2}$					Lunge	+
$4 \cdot 10^{-2}$					Magen-Darm	Bi^{210}
	10^{-4}	138 d	40	31	Milz	$_{84}Po^{210}$
$8 \cdot 10^{-2}$					Lunge	
$4 \cdot 10^{-2}$					Magen-Darm	
	$6 \cdot 10^{-6}$	7,5 h	180	0,31	Schilddrüse	$_{85}At^{211}$
Spuren					Lunge	
Spuren					Magen-Darm	
	$4 \cdot 10^{-6}$	1620 a	20000	$1,6 \cdot 10^{4}$	Knochen	$_{88}Ra^{226}$
10^{-2}					Lunge	
10^{-2}					Magen-Darm	
	10^{-5}	21,7 a	12000	10^{3}	Knochen	$_{89}Ac^{237}$
10^{-2}					Lunge	
$7 \cdot 10^{-3}$					Magen-Darm	
	$8 \cdot 10^{-5}$	$1,4 \cdot 10^{10}$ a	40000	$4,3 \cdot 10^{4}$	Knochen	$_{90}Th$
10^{-2}					Lunge	(nat.)
$6 \cdot 10^{-3}$					Magen-Darm	

Tab. 28. Fortsetzung

Radioisotop	Kritisches Organ	Aktivität in $\mu C/cm^3$ bezogen auf das kritische Organ bei einmaliger Verabreichung: Dosis			Inhalierte Dosis		
		0,043 rem/Tag	0,3 rem/Woche	15,7 rem/Jahr	0,043 rem/Tag	0,3 rem/Woche	15,7 rem/Jahr
$_{90}Th^{234}$	Knochen	8	9	80	$2 \cdot 10^{-6}$	$2 \cdot 10^{-6}$	$2 \cdot 10^{-5}$
+	Lunge				$4 \cdot 10^{-7}$	$4 \cdot 10^{-7}$	$5 \cdot 10^{-6}$
Pa^{234}	Magen-Darm	$2 \cdot 10^{-4}$	10^{-3}	$7 \cdot 10^{-2}$	$3 \cdot 10^{-8}$	$2 \cdot 10^{-7}$	10^{-5}
$_{92}U^{233}$	Knochen	0,5	0,5	0,8	10^{-7}	10^{-7}	$2 \cdot 10^{-7}$
	Lunge				$7 \cdot 10^{-9}$	$7 \cdot 10^{-9}$	$2 \cdot 10^{-8}$
	Magen-Darm	$3 \cdot 10^{-6}$	$2 \cdot 10^{-5}$	10^{-3}	$5 \cdot 10^{-10}$	$4 \cdot 10^{-9}$	$2 \cdot 10^{-7}$
$_{92}U$ (nat.)	Knochen	0,3	0,3	0,4	$6 \cdot 10^{-8}$	$6 \cdot 10^{-8}$	$9 \cdot 10^{-8}$
	Nieren	$6 \cdot 10^{-3}$	$7 \cdot 10^{-3}$	$5 \cdot 10^{-2}$	$2 \cdot 10^{-9}$	$2 \cdot 10^{-9}$	10^{-8}
	Lunge				$4 \cdot 10^{-9}$	$4 \cdot 10^{-9}$	$9 \cdot 10^{-9}$
	Magen-Darm	$2 \cdot 10^{-6}$	10^{-5}	$6 \cdot 10^{-4}$	$3 \cdot 10^{-10}$	$2 \cdot 10^{-9}$	10^{-7}
$_{94}Pu^{239}$	Knochen	0,5	0,5	0,5	$3 \cdot 10^{-8}$	$3 \cdot 10^{-8}$	$3 \cdot 10^{-8}$
	Lunge				$6 \cdot 10^{-9}$	$6 \cdot 10^{-9}$	$6 \cdot 10^{-9}$
	Magen-Darm	$3 \cdot 10^{-6}$	$2 \cdot 10^{-5}$	10^{-3}	$5 \cdot 10^{-10}$	$4 \cdot 10^{-9}$	$2 \cdot 10^{-7}$
$_{95}Am^{241}$	Knochen	0,4	0,4	0,4	$8 \cdot 10^{-8}$	$8 \cdot 10^{-8}$	$9 \cdot 10^{-8}$
	Lunge				$6 \cdot 10^{-9}$	$6 \cdot 10^{-9}$	10^{-8}
	Magen-Darm	$3 \cdot 10^{-6}$	$2 \cdot 10^{-5}$	10^{-3}	$5 \cdot 10^{-10}$	$3 \cdot 10^{-9}$	$2 \cdot 10^{-7}$
$_{96}Cm^{242}$	Knochen	0,4	0,4	0,8	$7 \cdot 10^{-8}$	$8 \cdot 10^{-8}$	$2 \cdot 10^{-7}$
	Lunge				$5 \cdot 10^{-9}$	$6 \cdot 10^{-9}$	$2 \cdot 10^{-8}$
	Magen-Darm	$2 \cdot 10^{-6}$	$2 \cdot 10^{-5}$	$9 \cdot 10^{-4}$	$4 \cdot 10^{-10}$	$3 \cdot 10^{-9}$	$2 \cdot 10^{-7}$

Maximal erlaubte Ausscheidung		Halbwertszeit			Kritisches Organ	Radioisotop
in den ersten Tagen nach Verabreichung (μC)	bei Dauerbestrahlung μC/Tag	physikalische	biologische (bezogen auf das kritische Organ)	effektive (in Tagen)		
	0,4	—	—	—	Knochen	$_{90}Th^{234}$
5					Lunge	+
3					Magen-Darm	Pa^{234}
	$9 \cdot 10^{-5}$	$1,63 \cdot 10^{5}$ a	300	300	Knochen	$_{92}U^{233}$
$9 \cdot 10^{-2}$					Lunge	
$5 \cdot 10^{-2}$					Magen-Darm	
	$3 \cdot 10^{-5}$	$4,5 \cdot 10^{9}$ a	30	30	Knochen	$_{92}U$
—	—	—	—	—	Nieren	(nat.)
$5 \cdot 10^{-2}$				—	Lunge	
$3 \cdot 10^{-2}$					Magen-Darm	
	$6 \cdot 10^{-7}$	$2,4 \cdot 10^{4}$ a	43000	$4,3 \cdot 10^{4}$	Knochen	$_{94}Pu^{239}$
$8 \cdot 10^{-2}$					Lunge	
$4 \cdot 10^{-2}$					Magen-Darm	
	$4 \cdot 10^{-5}$	490 a	890	890	Knochen	$_{95}Am^{241}$
$8 \cdot 10^{-2}$					Lunge	
$4 \cdot 10^{-2}$					Magen-Darm	
	$8 \cdot 10^{-5}$	150 d	601	120	Knochen	$_{96}Cm^{242}$
$7 \cdot 10^{-2}$					Lunge	
$4 \cdot 10^{-2}$					Magen-Darm	

Tab. 29. Schutzdicke für γ-Strahlung verschiedener Stärke, berechnet für eine Dosisleistung 50 mr/Tag (nach *Meyer-Schützmeister*) [25]

MeV	0,2	0,5	0,8	1,0	1,5	2,0	2,5	3,0	6,0
a) Aktivität									
Erforderliche Bleidicke in Zentimetern bei 1 m Luftabstand									
10 mC	−0,36	−0,44	−0,33	−0,14	+0,33	+0,76	+1,06	+1,36	+1,68
20 mC	−0,22	−0,02	+0,37	+0,77	+1,44	+2,12	+2,50	+2,83	+3,14
50 mC	−0,03	+0,50	+1,28	+1,95	+2,97	+3,92	+4,41	+4,79	+5,03
100 mC	+0,10	+0,91	+1,97	+2,85	+4,11	+5,27	+5,84	+6,26	+6,47
200 mC	+0,24	+1,33	+2,67	+3,76	+5,22	+6,63	+7,28	+7,73	+7,93
500 mC	+0,42	+1,86	+3,57	+4,94	+6,75	+8,43	+9,19	+9,69	+9,82
1 C	+0,56	+2,27	+4,27	+5,84	+7,87	+9,78	+10,63	+11,16	+11,25
2 C	+0,70	+2,69	+4,97	+6,75	+8,98	+11,14	+12,07	+12,63	+12,71
5 C	+0,89	+3,22	+5,87	+7,94	+10,52	+12,94	+13,98	+14,59	+14,60
10 C	+1,03	+3,63	+6,57	+8,84	+11,67	+14,31	+15,43	+16,08	+16,06
	+	+	+	+	+	+	+	+	+
b) Abstand									
20 cm	+0,64	+1,90	+3,22	+4,19	+5,28	+6,31	+6,70	+6,86	+6,70
50 cm	+0,28	+0,83	+1,39	+1,83	+2,32	+2,76	+2,93	+3,00	+2,93
1 m	0,00	0,00	0,00	0,00	0,00	0,00	0,00	0,00	0,00
2 m	−0,28	−0,83	−1,39	−1,83	−2,32	−2,76	−2,93	−3,00	−2,93
5 m	−0,64	−1,90	−3,22	−4,19	−5,28	−6,31	−6,70	−6,86	−6,70
10 m	−0,92	−2,71	−4,60	−5,98	−7,55	−9,02	−9,57	−9,80	−9,57
	+	+	+	+	+	+	+	+	+
c) Tägliche Arbeitszeit									
1 Std.	−0,41	−1,22	−2,08	−2,69	−3,40	−4,06	−4,31	−4,41	−4,31
2 Std.	−0,28	−0.81	−1,37	−1,79	−2,26	−2,70	−2,87	−2,94	−2,87
4 Std.	−0,14	−0,41	−0,69	−0,90	−1,14	−1,35	−1,44	−1,47	−1,44
8 Std.	0,00	0,00	0,00	0,00	0,00	0,00	0,00	0,00	0,00
24 Std.	+0,22	+0,65	+1,10	+1,43	+1,81	+2,15	+2,29	+2,34	+2,29
	×	×	×	×	×	×	×	×	×
d) Absorbermaterial									
Pb	1,00	1,00	1,00	1,00	1,00	1,00	1,00	1,00	1,00
Fe	4,75	2,68	2,11	1,75	1,51	1,53	1,53	1,53	1,77
Al	17,23	7,71	5,43	5,13	4,70	4,25	4,81	5,22	6,01
H_2O	35,00	17,80	12,50	11,15	9,93	10,00	11,20	12,35	14,13

Beispiel: Ein Kobaltpräparat von 500 mC (γ-Energie = 1,3 MeV) befinde sich für 4 Std. pro Tag in 50 cm Abstand. Welcher Bleischutz ist erforderlich, damit die Toleranzdosis nicht überschritten wird?

Man findet bei Tabelle 29a in Zeile 500 mC (Spalte „Aktivität") und Spalte 1,5 MeV (> 1,3 MeV) den Wert + 6,75. Aus Tabelle 29b entnimmt man entsprechend dem Kreuzpunkt 50 cm und 1,5 MeV den Wert + 2,32. Tabelle 29c ergibt ebenso den Wert — 1,14 und Tabelle 29d schließlich noch den Wert 1,00. Die erforderliche Dicke des Bleischutzes ergibt sich durch Multiplikation der Summe der ersten drei Zahlenwerte mit dem vierten Zahlenwert, also

$$(+6{,}75 + 2{,}32 - 1{,}14) \cdot 1{,}00 = 7{,}93 \text{ cm Pb}. \quad (34)$$

Tab. 30. Halbwertdicken für die Abschirmung einiger Radioisotope

Isotop	Halbwertdicke in cm für Blei
Br^{82}	1,6
Cs^{137}	0,55
Co^{60}	1,40
Au^{198}	0,3
J^{131}	0,31
Ir^{192}	0,50
Fe^{59}	1,40
Ra^{226}	1,2
Na^{24}	1,7
Ta^{182}	0,98
Tm^{170}	0,012
Zn^{65}	1,6

Tab. 31. Reichweite von Betastrahlung in Luft [27]

Energie MeV	Maximale Reichweite in m Luft
0,01	0,0022
,02	,0072
,03	,015
,04	,024
,05	,037
,06	,050
,07	,064
,08	,080
,09	,095
,10	,11
,15	,21
,2	,36
,3	,65
,4	1,0
,6	1,8
,8	2,8
1,0	3,7
1,5	6,1
2,0	8,4
3,0	13
4,0	16
5,0	19

Als Standardwerke für die Einführung in das Gebiet der medizinischen Anwendung von Radioisotopen seien folgende Werke empfohlen:

Wachsmann, F.: Die Radioaktiven Isotope, Lehnen-Verlag, München, 1955.

Faßbender, H.: Einführung in die Meßtechnik der Kernstrahlung und die Anwendung der Radioisotope. Thieme-Verlag, Stuttgart, 1958.

Schmeiser, K.: Radioaktive Isotope. Springer-Verlag, Berlin-Göttingen-Heidelberg, 1957.

Literatur:

[28] *Borkowski, C. J.* u. *R. L. Clark:* Rev. Sci. Instr. 24 1046 (1953).
[2] Deutsche Norm — Entwurf DIN 6809 (Januar 1958).
[1] *Ebert, H.:* Physikalisches Taschenbuch, Vieweg und Sohn, Braunschweig (1951).
[16] *Faßbender, H.:* Einführung in die Meßtechnik der Kernstrahlung und die Anwendung der Radioisotope. Georg Thieme Verlag, Stuttgart (1958).
[4] *Franco, V. H., H. G. Quina, L. Botelho, J. Palacios, A. H. Baptista, M. A. Perez Fernandes* und *M. L. Martins:* in Medical Sciences, Vol. 1, Pergamon Press Ltd., London (1956).
[19] *Frost, D.:* Über Testdosis und Strahlenbelastung bei Lokalisationsuntersuchungen mit gammastrahlenden Isotopen (Strahlentherapie im Druck).
[11] *Hollander, J. M.* et al.: Rev. Mod. Phys. **25**, 469 (1953).
[21] *Jarett, A. A.:* U. S. Atomic Energy Commission AECU-246 (1946).
[6] *Johns, H. E.:* Brit. J. Radiol. **24**, 355 (1951).
[5] *Johns, H. E.:* The physics of Radiation Therapy, Charles C. Thomas, Publisher, Springfield, Ill. (1953).
[22] *Kip, A., A. Bousquet, R. D. Evans* und *W. Tuttle:* RST **17**, 323 (1946).
[14] *Maeder, D.* u. a.: Helv. Phys. Acta. Acta **27**, 3 (1954).
[3] *Marinelli, L. D.* et al.: Rev. Mod. Phys. **19**, 25 (1947).
[10] *Marinelli, L. D.* et al.: Rev. Mod. Phys. **19**, 25 (1947) und *J. M. Hollander* et al.: ibid. **25**, 469 (1953).
[7] *Mellinek, J. H.:* Die Anwendung von ^{60}Co und ^{137}Cs in der Telecurietherapie, Atompraxis, G. Braun, Karlsruhe **4**, 217 (1958).
[25] *Meyer-Schützmeister, L.:* Naturwiss. **37**, 501 (1950).
[27] *Morgan, G. W.:* U. S. Atomic Energy Commission Isotopes Division Circular B-4.
[24] *Morgan, K. Z.* und *M. R. Ford:* Nucleonics (6) 32 (1954).
[8] *Morgan, R. H.:* Handbook of Radiology, The Year Book Publishers Inc., Chicago (1957).
[9] Nach Katalog Nr. 2 von Harwell, Nuclear Data und Meyer-Schützmeister.
[13] *Riezler, W.* und *W. Walcher:* Kerntechnik Bd. 1, 78, B. G. Teubner, Stuttgart (1958).
[15] *Riezler, W.* und *W. Walcher:* Kerntechnik Bd. 1, 81, B. G. Teubner, Stuttgart (1958).
[26] „Safe Handling of Radioactive Isotops", National Bureau of Standards, Handbook 42, U. S. Department of Commerce (1949).
[18] *Sauter, F.:* Zeitschrift für Natur f 4a, 683 (1949).
[17] *Seitz, F.* und *D. W. Mueller:* Phys. Rev. **78**, 605 (1950).
[12] *Siegbahn, K.:* Beta- und Gamma-Ray Spectroscopy, North Holland Publishing Company, Amsterdam (1955).
[20] *Schmeiser, K.:* Radioaktive Isotope, S. 135, Springer-Verlag, Berlin-Göttingen-Heidelberg (1957).
[23] *Schmeiser, K.:* Radioaktive Isotope, S. 208, Springer-Verlag, Berlin-Göttingen-Heidelberg (1957).

Teil II: Klinischer Teil

A. Die biologische Strahlenwirkung

Seit der Entdeckung der Röntgenstrahlen wurden auf dem neuen Gebiet der experimentellen Radiobiologie viele Anstrengungen gemacht, um einen Einblick in den Mechanismus der biologischen Strahlenwirkungen zu bekommen. Da der Mensch als kompliziertester Vielzeller mit den fast unendlichen Wechselbeziehungen zu komplex ist, um über die Grund- und Nebenreaktionen bei der Anwendung der Strahlung etwas aussagen zu können, wurden sehr früh im Tier- und Pflanzenreich an niederen Organismen Untersuchungen über die Strahlungswirkung angestellt. Diese Untersuchungen allein vermittelten jedoch keine befriedigenden Ergebnisse für ein annäherndes Verständnis der Bestrahlungswirkungen auf den menschlichen Organismus. Viele Faktoren, so z. B. die Reaktion des umgebenden Gewebes und die verschiedenen physiologischen Gegenreaktionen, haben einen erheblichen Einfluß. Große Reihen von Tierversuchen mit Ganz- und Teilkörperbestrahlungen zeigen, daß die Reaktion von einer großen Anzahl der verschiedensten physiologischen Faktoren abhängig ist.

1. Die Theorien der biologischen Strahlenwirkungen

Es war festgestellt worden, daß der wesentliche Faktor in vielen strahleninduzierten biologischen Wirkungen die von der Strahlung sekundär erzeugte Zahl der Ionen ist.

Die Haupttheorien, die einen Fortschritt brachten, waren:

1. die Gifttheorie (*Henri* 1905, *Yule* 1910), die annahm, daß die Bestrahlung ein Gewebegift erzeugt, und daß der Organismus in seiner Empfindlichkeit auf das Gift unterschiedlich reagiert.
2. Die Treffertheorie (*Blau* u. *Altenburger* 1922, *Crowther* 1924), die annahm, daß die Bestrahlung durch Veränderungen der Eiweißmolekühle in einem kleinen empfindlichen Volumen in den Zellen wirkt.
3. Die Punktwärmetheorie (*Dessauer* 1932) erklärt die Bestrahlungswirkung als Ursache einer sehr hohen Temperaturwirkung in einem eng begrenzten Volumen.

Die quantitativen Grundlagen zu diesen Theorien waren durch die Art der Überlebenskurven gegeben, die man nach Bestrahlung von Bakterien, Insekteneiern und anderen kleineren Organismen erhalten hatte.

Die Aufstellung der Treffertheorie gegenüber den Nichttreffertheorien war nur die Fortsetzung der Deutung biologischer Wirkungen auf Medikamente. Bei der Verabfolgung von Medikamenten wurden Reaktionskurven erhalten, die entweder exponentiell oder in einer S-Form verliefen. Die Zeit-Reaktionskurven wurden dadurch erhalten, daß man die biologischen Veränderungen in Abhängigkeit von der Zeit der Einwirkung bei einer konstanten Konzentration des Medikaments aufzeichnete. Im Falle der medikamentösen Wirkung ist die S-Kurve als Ausdruck der unterschiedlichen Empfindlichkeit innerhalb der Population zu betrachten.

Von der einen Seite (*Henri* u. *Yule*) wurde die Bestrahlungswirkung als Folge der Entstehung von Giftstoffen gedeutet, die wie Medikamente an den Zellen zur Wirkung kommen, und von der anderen Seite (*Blau* u. *Altenburger*) wurden die Wirkungen durch die Quantenabsorption der Bestrahlung auf besonders empfindliche Teile in der Zelle zurückgeführt. Eine Anzahl von Beobachtungen sprach für die Gifttheorie nicht zuletzt die sehr geringe Konzentration des Giftes. Da eine Dosis von 1 r der Erzeugung von ungefähr $1{,}6 \cdot 10^{12}$ Ionenpaare pro Gramm eines einheitlichen Materials entspricht, geben 100 r

$$1 \cdot 6 \cdot 10^{14} \text{ Ionenpaare in } \frac{6 \cdot 10^{23}}{18} \text{ Mol Wasser.}$$

Der Ionenertrag in der Einheit der molekularen Konzentration eines Medikaments würde 1 in 10^8 sein. Diese Konzentration ist geringer als die der meisten Medikamente, die irgendeinen bezeichneten Effekt haben. Nur die Hormone und Vitamine sind in derartig niedrigen Konzentrationen wirksam. Es ist aber kaum anzunehmen, daß die Bestrahlung solche spezifischen Medikamente erzeugt.

Der erste Hinweis, daß der Bestrahlungstod der Organismen das Resultat der Absorption einer begrenzten Anzahl von Quanten sein kann, wurde erst von *Blau* und *Altenburger* (1922) und unabhängig von ihnen von *Crowther* (1924) gegeben. Nach dieser Zeit wurde die Treffertheorie mit ihren Folgerungen von einer Anzahl von Autoren wie *Timofeeff-Ressovsky* und *Zimmer* (1947) analysiert. Das einfachste Beispiel der Treffertheorie deutet die biologischen Veränderungen als Folge der Entstehung eines einzigen Ionenpaares in einem empfindlichen Volumen in der Zelle. Aus der Annahme, daß das empfindliche Volumen aller Zellarten identisch ist und keine Erholung eintritt, ergeben sich die anschließenden Folgerungen:

1. Bei der Darstellung der prozentual Überlebenden als Funktion der Dosis muß eine exponentielle Kurve erhalten werden.
2. Die Zahl der Organismen, die durch eine gegebene Dosis geschädigt werden, muß von der Zahl der Bestrahlungen und von dem Intervall zwischen den Bestrahlungen unabhängig sein.
3. Die Zahl der Organismen, die durch die Zahl der erzeugten Ionenpaare geschädigt werden, muß mit der Ionisationsdichte zunehmen.

Die dritte Folgerung ergibt sich, wenn mehr als ein Ionenpaar im gleichen Organismus durch die Passage eines einzelnen Teilchens erzeugt werden kann. Schließlich kann auf Grund der einfachen Treffertheorie die Größe des empfindlichen Volumens bestimmt werden.

Wenn angenommen werden kann, daß die Veränderungen in der Zelle nicht nur durch die Entstehung eines ionisierenden Teilchens innerhalb des empfindlichen Volumens bedingt sind, sondern auch infolge der Passage eines ionisierenden Teilchens entstehen, können die Folgerungen 1 und 2 wie oben angeführt, beibehalten werden, um die Treffergröße zu bestimmen. Die Formeln zur Errechnung wurden von *Lea* (1946) angegeben.

S-förmige Überlebenskurven werden durch die Annahme verständlich, daß der Durchgang von mehr als einem Ionenpaar oder die Passage von mehr als einem ionisierenden Teilchen durch ein empfindliches Volumen notwendig ist, um diese biologischen Veränderungen zu erzeugen. Es muß allerdings hervorgehoben werden, daß der Vorgang komplizierter ist, als daß er durch eine Vieltreffertheorie allein erklärt werden kann.

Die Inaktivierung von Virusarten gibt das beste Beispiel eines einzelnen Treffervorganges.

Aus der Inaktivierung des Virusphagen S 13 ließ sich ein empfindliches Volumen von 15,5m μ Durchmesser errechnen *Lea*. Der Durchmesser des Virus, der durch Filtrationsuntersuchungen bestimmt wurde, beträgt 16 mμ. Es findet sich eine gute Übereinstimmung, wenn man das gesamte Virus als empfindliches Volumen betrachtet. Bei gewissen größeren Virusarten wurde das empfindliche Volumen wesentlich kleiner gefunden, als es dem tatsächlichen Volumen des Virus entsprach. Besonders bei größeren Virusarten ist das Vorhandensein einer inneren Struktur bekannt.

2. Strahlendosis und Strahlenwirkung

Weniger befriedigend als unser Wissen über die Faktoren, die Reaktionen bei den kleinzelligen Organismen hervorrufen, ist unser Wissen über die Grundvorgänge bei der Tumorvernichtung nach lokalisierter Bestrahlung. Die direkte Wirkung der Bestrahlung auf die malignen Zellen ist nur einer der Faktoren auf diesem Gebiet. Die Reaktion des Tumorgewebes und vor allem die des umgebenden Gewebes spielt eine sehr große Rolle. Bis zur gegenwärtigen Zeit ist dieser Teil des Mechanismus der Strahlenbehandlung noch weitgehend unbekannt.

Die Teilung des Gebietes der Radiobiologie in das Studium der direkten und der indirekten Wirkungen der Bestrahlung muß besonders bei den biologischen Wirkungen nach Anwendung radioaktiver Isotope beibehalten werden. Bei der Verwendung fester radioaktiver Isotope als externe Bestrahlungsquellen zeigt sich, daß die Effekte etwa annähernd denen der bisher üblichen Röntgentherapie entsprechen. Im Gegensatz dazu steht die Verabreichung radioaktiver Isotope, die im Körper lokalisiert aufgenommen werden. Hierbei rufen sie unterschiedliche Reaktionen entsprechend ihrer Verteilung und ihrer Dosis in den verschiedenen Geweben hervor. Der biologische Effekt der inkorporierten Strahler ist sehr wesentlich von der Verteilung im Organismus abhängig.

Für das Verständnis der biologischen Strahlenwirkung ist die Kenntnis der physikalischen Wechselwirkungen zwischen Strahlung und Materie erforderlich. Die Bestrahlung kann nur Veränderungen durch Energieübertragung bewirken. Bei lebendem Material verursacht die Absorption von Energie chemische Reaktionen, die zur Beobachtung von speziellen biologischen Prozessen führen.

Für die kurzen Wellenlängen der elektromagnetischen Strahlung kann die durch ein einzelnes Molekül aufgenommene Energie wesentlich geringer sein als die primäre Quantenenergie. Die Tabelle 1 gibt eine Übersicht der Werte der Quantenenergie verschiedener Strahlenarten. Es ist aus **Tabelle 32** erkennbar, daß für die Wellenlängen, die länger sind als das nahe Infrarot (1 μ), die Quantenenergie nicht größer ist als die thermische Energie bei Raumtemperatur. Die beobachteten Wirkungen sind denen vergleichbar, die durch die Erhitzung von Geweben entstehen. Biologische Effekte entstehen erst bei Wellenlängen, die unterhalb vom UV-Spektrum liegen. Im kurzwelligen ultravioletten Licht ist die absorbierte Quantenenergie schon groß genug, um chemische Reaktionen im Molekül hervorzurufen.

Tab. 32

Bezeichnung	Wellenlänge	Quantenenergie in Kalorien pro mol	Quantenenergie in Elektronen Volt
Weites Infrarot	100 μ	280	0,01
Nahes Infrarot	1 μ	28000	1,2
Sichtbares Licht	4358 Å	65000	2,8
Ultraviolett	2357 Å	112000	4,8
Grenzstrahlen	Im Bereich von 1 Å		i. d. Größenordnung von $10 \cdot 10^3$
Niedervolt-Röntgenstrahlen . .	Im Bereich von 0,3 Å		i. d. Größenordnung von $40 \cdot 10^3$
Hochvolt-Röntgenstrahlen . . .	Im Bereich von 0,06 Å		i. d. Größenordnung von $200 \cdot 10^3$
Gammastrahlen vom Radium .	Im Bereich von 0,015Å		i. d. Größenordnung von 10^6

Neben den Anregungsprozessen innerhalb der Atome treten hier auch Ionisationen auf. D. h. es werden Elektronen aus einem zugehörigen Atomverband herausgelöst und können als „freie Elektronen" die Bestrahlungswirkungen hervorrufen.

In der biologischen Wirkung besteht zwischen der nicht ionisierenden und der ionisierenden Strahlung ein großer Unterschied. So kann ein Patient eine Dosis Infrarotbestrahlung erhalten, die eine Erhöhung der Temperatur um mehrere Grade Celsius bedingt, ohne Schaden zu nehmen.

Bei der Röntgenbestrahlung dagegen beträgt die tötliche Dosis für einen Menschen bei einer Ganzkörperbestrahlung etwa 400 r (*Rajewski*). Entsprechend der Energieabsorption würde diese Energie gerade ausreichen, um die Temperatur des Körpers um 1/1000° C zu erhöhen.

Die Passage eines ionisierenden Strahlenbündels verursacht in den Atomen des Mediums entweder Ionisation oder Anregung, oder beides. Die räumliche Verteilung der Atome, in denen diese Veränderungen vor sich gehen, ist entscheidend für die auslösenden Prozesse bei biologischen Strahlungswirkungen.

Der Anfangsprozeß bei der Absorption großer Strahlungsenergien ist eine Ionisation, durch die ein Elektron entsteht. Dieses Elektron verursacht bei seiner Passage durch das Medium Ionisationen und Anregungen längs seines Weges.

Die Häufigkeit der Wechselwirkungen ist von der Energie der auslösenden elektromagnetischen Strahlung und vom Atomgewicht des Materials abhängig. Bei Substanzen von geringem Atomgewicht, wie z. B. weichem Gewebe, ist der photoelektrische Effekt bis zu 50 kV vorherrschend. Bei höheren Energien steigt die Absorption durch den Compton-Effekt an.

Die Absorption elektromagnetischer Strahlung, auch wenn sie monochromatisch ist, erzeugt ein Spektrum von Elektronen mit Energiewerten von Null bis zur Energie des auslösenden Quants. Sorgfältige Untersuchungen über den Energiebereich der Elektronen, die von einem primären Ionisationsprozeß durch elektromagnetische Strahlen ausgelöst wurden, sind für die verschiedenen Wellenlängen von *Lea* (1946) durchgeführt worden. Er bestimmte die mittlere Elektronenenergie einschließlich der Photoelektronen und der Compton-Elektronen für die verschiedenen Wellenlängen. Seine Ergebnisse sind besonders für die Variationen der biologischen Wirkung durch die verschiedenen Wellenlängen von Bedeutung.

Bei Kenntnis der mittleren Energie des Primär-Elektrons, ausgelöst durch eine elektromagnetische Strahlung einer gegebenen Wellenlänge, kann die mittlere lineare Ionendichte, d. h. die Ionenpaare pro μ Gewebe (bekannt als spezifische Ionisation) bestimmt werden. Von diesem Wert aus läßt sich der mittlere Abstand zwischen den Atomen berechnen.

Da die mittlere primäre Elektronenenergie im Bereich der Röntgenstrahlung zwischen 30 bis 180 kV sehr wenig variiert, zeigt auch der biologische Effekt nur eine geringe Variation in diesem Bereich der Wellenlänge.

Bei der Korpuskularstrahlung ist dagegen der biologische Effekt proportional $\frac{Z^2}{v^2}$ wobei Z die Ladung des Partikels und v die Geschwindigkeit ist. Die Dichte der Ionisation steigt also mit der Ladung und sinkt mit der Geschwindigkeit. Ein Elektron und ein Proton mit der gleichen Geschwindigkeit rufen die gleiche Ionisations dichte hervor. Dagegen erzeugt bei einem Proton und einem Elektron mit der gleichen kinetischen Energie ein Proton geringerer Geschwindigkeit eine größere Ionisationsdichte.

Die mittlere Ionisationsdichte entlang des Bestrahlungsweges ist ein Faktor, der bei der biologischen Wirkung verschiedener Teilchen Beachtung finden muß. Ein weiterer Faktor, der für bestimmte Wirkungen wichtig ist, ist der Raum, in dem die Ionisationsdichte aufrecht erhalten werden kann.

So kann ein Elektron eine Ionisationsdichte über 300 Ionen pro μ nur über die letzten 0,5 μ seines Weges erzeugen, während ein Proton als schweres Teilchen diese Ionisationsdichte über einen Weg von 70 μ aufrecht erhalten kann (*Lamerton*).

3. Die zytologischen Bestrahlungswirkungen

Es ist nicht zu erwarten, daß die Treffertheorie eine quantitative Erklärung der Bestrahlungswirkung auf das hoch komplexe System der Zellen des menschlichen Organismus erlaubt. Die Annahme, daß schwere Bestrahlungswirkungen als Resultat der Entstehung eines Strahlenschadens in einem kleinen lokalisierten Bezirk mit wichtiger Struktur gedeutet wird, spielt jedoch eine sehr große Rolle in der Theorie der zytologischen und genetischen Strahlenwirkungen.

Es gibt inzwischen eine ganze Anzahl von Arbeiten, die direkt wie auch indirekt darauf hinweisen, daß die Strahlenschädigung am Zellkern für das Leben der Zelle von größerer Bedeutung ist, als die gleiche Strahlung am Zytoplasma (*Gray*, 1951). Unter besonderen Umständen kann allerdings auch die Strahlenwirkung am Zytoplasma in seinem Einfluß auf die Lebensfähigkeit der Zelle überwiegen (*Duryee* 1949).

Als ein Ergebnis von grundsätzlicher Bedeutung hat es sich herausgestellt, daß die sich schneller teilenden Zellen strahlenempfindlicher sind. Dieses Resultat drückt sich in dem Gesetz von *Bergoniè* und *Tribondeau* aus, das besagt, daß unreife Zellen und Zellen in einem aktiven Zustand der Teilung gegenüber Röntgenstrahlen empfindlicher sind als Zellen, die bereits ihren morphologischen und physiologischen Zustand ausgewachsener Zellen erreicht haben. Die zytologischen Untersuchungen nach Bestrahlung besonders der sich teilenden Zellen führte zu folgenden Ergebnissen (*Lamerton*):

1. Hemmung der Zellteilung.
   Die Teilung einer Zelle wird mehrere Stunden nach der Bestrahlung aufgehalten.
2. Bruch der Chromosomen und Chromosomenaustausch.
   Während der Metaphase sind Brüche im Chromosom bestrahlter Zellen beobachtet worden. Ebenfalls wurde bei den abnormalen, durch die Bestrahlung entstandenen Chromosomen ein Austausch nicht verbundener Chromosomen beobachtet.
3. Chromosomenverklebungen.
   Die Chromosomen zeigen Schwierigkeiten im Stadium der Zellteilung im Augenblick der Teilung.

Die Ausdehnung dieser Veränderung wechselt mit der Phase des Zellteilungszyklus, in welchem sich die Zellen bei der Bestrahlung befinden, und sie verändert sich auch entsprechend der verabfolgten Bestrahlungsdosis. Die Wirkungen 1 und 3 brauchen zu keiner Dauerschädigung der Zelle zu führen, obwohl die durch die Bestrahlung verursachte Unterdrückung der Zellteilung für das Optimum der Fraktionierung und Protrahierung der strahlentherapeutischen Behandlung wichtig ist (*Koller*, *Smithers*). Die Erzeugung von Chromosomenbrüchen mit dem daran anschließenden Austausch verursacht meist mechanische Behinderungen im Prozeß der Zellteilung, die zum Tod der Zelle führen kann. Der Zelltod entsteht auch bei dem Verlust eines Stückes eines Chromosoms, wenn das Chromosomfragment wichtiges genetisches Material enthält.

Über die verschiedenen Formen der Chromosomenveränderungen als Ergebnis der Bestrahlung kann bei einer Anzahl von Autoren (*Lea*, 1946, *Catcheside*, 1947) nachgelesen werden. Der Mechanismus der Chromosomenbrüche wurde im einzelnen im Hinblick auf die Treffertheorie von *Lea* (1946) *Timofeeff-Ressovsky* und *Zimmer* (1947) untersucht. Es wurde gefunden, daß die Anzahl der Chromosomenbrüche und des Chromosomenaustausches mit dem Anwachsen der spezifischen Ionisation der verwendeten Bestrahlung ansteigt. Untersuchungen darüber wurden von *Gray* und *Scholes* (1951) angestellt. Auf Grund seiner Ergebnisse schloß *Lea*, daß zur Erreichung eines Chromosomenbruches durch ein Ionenteilchen eine Ionendichte vorhanden sein muß, die innerhalb eines Chromosomenfadens 15 bis 20 Ionen auslöst.

Bei Betrachtung des Mechanismus des Auftretens von Chromosomenbrüchen wurde gefunden, daß sich durch chemische Substanzen, besonders Lost- und Schwefel-Lost-Serien, Chromosomenbrüche in etwa ähnlicher Art erzeugen lassen, wie sie bei der Bestrahlung entstehen. Die Schwere der durch die Bestrahlung erzeugten Chromosomenschädigung kann durch eine Anzahl von Faktoren verändert werden. Zu diesen Faktoren gehören der Sauerstoffdruck während der Bestrahlung, die Vor- und Nachbehandlung mit Infrarot und die Ultraviolett-Bestrahlung (*Gray*, 1951). Der Mechanismus der Chromosomenveränderungen ist ganz eindeutig abhängig von den biochemischen Umwandlungen in der Zelle vor und während der Teilung. Die Autoren, die das verschiedenste Zellmaterial verwenden, weisen darauf hin, daß alle Phasen der Zellteilung als besonders empfindlich gelten. Chromosomenverklebungen treten am ehesten auf, wenn die Zellen in der Mitte oder in der letzten Prophase bestrahlt werden. Bei der Anwendung chemischer Substanzen ist auffällig, daß die Veränderungen der Empfindlichkeit während der Zellteilung nicht die gleichen sind wie sie nach der Röntgenbestrahlung auftreten (*Gray*, 1951).

Bei den biochemischen Veränderungen sind die von Bedeutung, die mit der Synthese und dem Aufbau der Desoxyribonucleinsäure in den Chromosomen zusammenhängen

(*Sparrow*, *Moses* u. *Steele*, 1952). Es ist wichtig, zu wissen, in welcher Ausdehnung Chromosomenbrüche die Grundvorgänge bei der tötlichen Bestrahlungswirkung der Gewebe repräsentieren. Bei ihren sorgfältigen Untersuchungen über den Mechanismus der Strahlenwirkungen auf die Wurzeln der Bohnen der Vicia faba fanden *Gray* und Mitarb. daß die Schädigung in der Struktur der Chromosomen von ausschlaggebender Bedeutung für den erzeugten Effekt der Wachstumshemmung war. Darüber hinaus fanden sie bei bestimmten Zelltypen, die sich zur Teilung anschickten, im Zustand der aktiven Protein-Synthese eine hohe Strahlenempfindlichkeit, z. B. bei den zerebralen Neuroblasten des Hühnerembryo (*Warren Shields*, 1950). Das Ansteigen der Chromosomenschädigung mit der spezifischen Ionisationen führt in den meisten Fällen zu einem erheblichen Strahlenschaden.

a) Zytologische Veränderungen bei Anwendung radioaktiver Isotope

Wenn die zytologischen Veränderungen nicht durch die Bestrahlung einer externen Bestrahlungsquelle verursacht werden, sondern durch radioaktives Material entstehen, das sich in der Zelle befindet, dann muß die Möglichkeit einer neuen Art zytologischer Veränderungen im Hinblick auf die chemische Transmutation beachtet werden, die auftritt, wenn das Atom des radioaktiven Materials zerfällt und die Rückstoßenergie diesem Atom mitgeteilt wird. Diese Rückstoßenergie kann gering sein, aber gerade noch ausreichen, um sie auf ein Molekül zu übertragen. Eine Berechnung für P-32 zeigt, daß die mittlere Rückstoßenergie, die einem Atom mitgeteilt wird, bei Betaemission ungefähr 20 eV beträgt (*Lamerton*).

b) Die genetischen Strahlenwirkungen

Die um 1910 beobachteten strahleninduzierten Mutationen wurden erst von *Müller* (1927) durch seine Untersuchungen an der Drosophila auf eine quantitative Grundlage gebracht. Die genetischen Forschungsarbeiten sind sicherlich die schwierigsten Untersuchungen überhaupt. Durch die subtile experimentelle Technik und durch die erforderliche große Menge des Materials stellt sie hohe Anforderungen an die Geschicklichkeit der Untersucher. Die meisten Arbeiten sind an dem X-Chromosom der Drosophila durchgeführt worden. Bei vielen Gruppen hat die weibliche Art der Drosophila nur ein X-Chromosom. Die Untersuchung auf dieses Unterscheidungsmerkmal ist weniger kompliziert. Einige Schlußfolgerungen über den genetischen Effekt der Strahlung beim Menschen wurden auch aus den sehr begrenzten Arbeiten an anderen Tierarten gezogen. Relativ wenig Untersuchungen sind bisher an Säugern vorgenommen worden.

Ganz allgemein wurde gefunden, daß die strahlungsinduzierte Mutation etwa von der gleichen Art ist, wie die spontane Mutationsrate. Die spontanen Mutationen erscheinen ebenfalls mit relativ hoher Frequenz bei bestrahlten Populationen. Es wurde ein wichtiger Unterschied zwischen der spontanen Mutation und der strahlungsinduzierten Mutation gefunden. Die spontanen Mutationen steigen in ihrer Frequenz mit der Erhöhung der Temperatur, während die strahlungsinduzierten Mutationen ganz offensichtlich keinen Temperatureffekt aufweisen. Diese Tatsache wird verständlich, wenn man annimmt, daß die Mutationen verschiedene stabile Zustände mit Unterschieden in der Aktivierungsenergie, in der Größenordnung von 1 oder 2 eV repräsentieren (*Timofeeff-Ressovsky* u. *Zimmer* 1947). Die durch Bestrahlung induzierte Mutation tritt auf, wenn die Energie zwei Ionenpaare in der Ordnung von 30 eV. entstehen läßt. Dieser Effekt ist daher nicht temperaturabhängig. Es wurde zuerst angenommen, daß die spontane Mutation durch die natürliche Strahlung bedingt ist; aber die Untersuchungen von *Lea* (1946) haben ergeben, daß, ganz abgesehen von der Schwierigkeit der Erklärung des Temperatureffektes, die Intensität der natürlichen Strahlung keineswegs ausreichend ist, um die bekannte Rate der spontanen Mutation zu erzeugen.

Die Hauptfrage ist hierbei, ob das durch die Bestrahlung veränderte Gen gleich dem durch die spontane Mutation erzeugten Gen ist. Dabei ergibt sich auch die Frage, ob der Prozeß der durch Bestrahlung induzierten Gen-Mutation durch eine einfache Treffertheorie erklärt werden kann. Die Schlußfolgerungen, die *Lea* (1946) aus seinen Untersuchungen an den Drosophila gezogen hat, sind folgende:

1. Die Anzahl der rezessiven Letalfaktoren steigt linear mit der Dosis an. Im allgemeinen werden ungefähr 3 % rezessive Letalfaktoren bei 1000 r erhalten.
2. Das Ergebnis einer gegebenen Dosis erscheint unabhängig von der Dosisrate und von der Fraktionierung der Dosis.
3. Der Ertrag wurde unabhängig von der Ionendichte gefunden, sofern es sich um γ-Strahler oder um Röntgenstrahlen mit kurzer Wellenlänge handelte. Die Neutronen waren offensichtlich weniger wirksam als die Röntgenstrahlen, und bei der geringen Zahl der Untersuchungen mit α-Strahlen zeigte sich, daß diese noch weniger wirksam waren.

Diese Ergebnisse sind nicht unvereinbar mit der Theorie, daß die Erzeugung von Mutationen durch ionisierende Strahlen ein Eintreffervorgang ist, und daß das Treffervolumen sehr klein ist.

Obwohl der größere Anteil der Bestrahlungsuntersuchungen an den rezessiven Letalmutanten vorgenommen wurde, sind auch einige Werte über die Erzeugung sichtbarer Mutationen vorhanden (*Lea*).

Die genetischen Untersuchungen bei Säugetieren zeigen erheblich größere Probleme und Schwierigkeiten als die an kleineren Versuchstieren, wie z. B. an der Drosophila, bei der sehr schnell große Zahlen erhalten werden können. Große Untersuchungsreihen sind im Gange, bei denen die strahleninduzierten Mutationen nach einer Dosis von 600 r bei weiblichen Mäusen studiert werden. Diese Bestrahlungsdosis verursacht eine vorübergehende Sterilität für eine Dauer von 70 bis 100 Tagen, so daß die erzeugten Veränderungen in den Spermatogonien und nicht in den Spermatozoen entstehen. Die Ergebnisse, die von *Russell* berichtet werden, zeigen, daß die durch die Bestrahlung induzierte Mutationsrate wesentlich höher liegt als der Mittelwert bei der Drosophila. Die besondere Bedeutung liegt darin, daß die Rate der durch die Bestrahlung induzierten Mutation bei den verschiedenen Arten erheblich variiert, und daß unsere bisherigen Ansichten über den genetischen Strahleneffekt am Menschen, die hauptsächlich auf den Untersuchungen an der Drosophila basieren, möglicherweise erheblich revidiert werden müssen.

Es ist wichtig, festzustellen, ob eine lineare Variation bei der strahlungsinduzierten Mutationsrate bei sehr kleinen Dosisleistungen besteht und ob eine Schwellenwertdosis bei der bestrahlungsinduzierten Mutation vorhanden ist. Wenn die Gen-Mutation ein einfacher Eintreffervorgang ist, dann wird bei niedriger Dosisrate keine Abweichung von der Linearität auftreten. Das Problem der möglichen Existenz einer Schwellenwertdosis wurde von *Evans* (1950) diskutiert. Die meisten Autoren halten eine Schwellenwertdosis nicht für möglich, jedoch ist die Klärung dieser Frage von besonderer Bedeutung.

Obwohl einige strahlungsinduzierte Mutationen reine Punktmutationen sein können, sind andere mit offensichtlichen Chromosomenabnormitäten verbunden. Die relative Bedeutung der Mutationen, die durch Chromosomenabnormalitäten bei einem angenommenen Punktmutationsprozeß entstehen, ist bis jetzt noch keineswegs klar.

Bei dem jetzigen Wissensstand auf diesem Gebiet, der noch keine endgültige Klärung über den Mechanismus der bestrahlungsinduzierten Mutation gebracht hat, ist ein allgemeiner Überblick über die gegenwärtigen Ideen notwendig.

4. Die Strahlenchemie

Zum Verständnis der biologischen Wirkungen ionisierender Strahlung ist die Kenntnis der chemischen Reaktionen erforderlich, die durch Röntgenstrahlen, Gammaquanten, Elektronen oder Strahlung höherer Ionendichte wie Protonen, Deuteronen Alphateilchen und durch die schweren Kerne der Höhenstrahlung im bestrahlten Medium ausgelöst werden.

Nach Röntgenstrahlendosen von 20 r bis 500000 r werden sehr verschiedene biologische Wirkungen beobachtet. Um die dabei vielfältig ablaufenden chemischen Prozesse analysieren zu können, müssen wir grundsätzlich zwischen den direkten und den indirekten Strahlenwirkungen unterscheiden. In einem Gewebewürfel von 1 μ Kantenlänge löst eine Dosis von 5×10^5r größenordnungsmäßig 10^6 Ionisationen aus. Die Zahl der chemisch veränderten Moleküle liegt wahrscheinlich in der gleichen Größenordnung. Da der erwähnte Würfel etwa 10^{12} Atome enthält, bedeutet das, daß selbst durch diese relativ hohen Dosen nur ein geringfügiger Prozentsatz der Moleküle direkt getroffen wird. Der relativ geringe Prozentsatz genügt schon, um größere biologische Veränderungen im bestrahlten Medium zu erzeugen. Als Folge der direkten Wirkung der ionisierenden Strahlen ist es denkbar, daß Eiweißmoleküle zersetzt werden, die als Zellgifte die biologischen Veränderungen hervorrufen. Diese Vorstellung fand ihren Niederschlag in der von *Henri* und *Yule* aufgestellten Gifttheorie zur Erklärung der Strahlenwirkung. Diese Gifttheorie wurde nicht aufrecht erhalten, da die Konzentration des Ionenertrages geringer sein muß, als die der meisten Medikamente, die irgendeinen Effekt zeigen. Bisher wurde keine experimentelle Bestätigung dieser Theorie gefunden.

Eine direkte Wirkung von ionisierender Strahlung auf Makromoleküle wurde bei der Inaktivierung von Viren und bei Genmutationen an größeren Zellen beobachtet. In dieses Gebiet gehören auch die Chromosomenbrüche, die durch Strahlung hoher Ionisationsdichte erzeugt werden.

Alle Wirkungen, die nicht direkt als lokalisierte Strahleneffekte aufzufassen sind, fallen in das Gebiet der Strahlenchemie.

Da der menschliche Organismus in seiner Zusammensetzung zu 70 % aus Wasser besteht, lag es nahe, die chemischen Veränderungen zu untersuchen, die nach Bestrahlung wäßriger Lösungen auftreten. In den gelösten Molekülen finden bei Bestrahlung Oxydations- und Reduktionsvorgänge statt. Organische Verbindungen werden häufig dekarboxyliert oder oxydativ verändert bzw. zersetzt. Lösungen mit anorganischen Verbindungen werden entsprechend ihrem Redoxpotential entweder oxydiert oder reduziert. Die von einer Zersetzung des Wassers begleiteten Vorgänge können auch in einen Gleichgewichtszustand zwischen der oxydierten und der reduzierten Form des Substrats übergehen.

In stark verdünnten Lösungen beruhen die Reaktionen vorwiegend auf einen indirekten Effekt, da die Konzentration der gelösten Stoffe 10^{-3} bis 10^{-6} Mol beträgt, so daß eine direkte Einwirkung eines ionisierenden Teilchens auf das Substrat kaum von Bedeutung sein kann. Die weitaus größere Zahl der Lösungsmittelmoleküle wird von der Strahlung direkt verändert, die dann mit dem gelösten Stoff reagieren und so die beobachteten Veränderungen hervorrufen. Bei der indirekten Strahlenwirkung muß die chemische Änderung des gelösten Stoffes in gewissen Grenzen von der Konzentration unabhängig sein. Dies trifft für viele Systeme zu (*N. Miller* 1949). Schon seit einigen Jahrzehnten ist der indirekte Strahleneffekt bereits in der Photochemie bekannt. Wird ein System gewählt, in dem nur die gelöste Verbindung, nicht aber das Lösungsmittel das eingestrahlte Licht absorbiert, so ist die Photoreaktion von der Konzentration der gelösten Substanz abhängig. Wenn der gelöste Stoff die eingestrahlten Wellenlängen nicht absorbiert und trotzdem eine Photoreaktion auftritt, so ist die eingestrahlte Energie von dem chemisch unveränderten Lösungsmittel absorbiert und an die gelösten Moleküle weitergegeben worden. Die gelösten Moleküle nutzen dann die Energie zu einer chemischen Reaktion aus. Die Quantenausbeute ist in diesem Fall in gewissen Graden von der Konzentration der gelösten Substanz unabhängig.

Der wesentliche Unterschied zwischen der Photo- und der Strahlenchemie liegt im Absorptionsmechanismus der Strahlung. Entsprechend den Absorptionsspektren wird in der Photochemie die Strahlung selektiv absorbiert. In der Strahlenchemie sind die Absorptionskoeffizienten unabhängig von der chemischen Struktur und nur wenig abhängig von der Dichte bzw. Elektronendichte des gelösten Materials. Alle verdünnten Lösungen zeigen also dementsprechend im wesentlichen nur einen indirekten Effekt bei den Strahlenreaktionen. Diese Hinweise sind zum Verständnis der biologischen Strahlenreaktionen von Bedeutung. Eine Bestätigung dieser Vorstellungen ergibt sich aus der Proportionalität zwischen der absorbierten Energie und der Dichte des Stoffes. Diese zeigt, daß die Zahl der veränderten Moleküle etwa der Zahl der produzierten Ionenpaare entspricht. Der indirekte Effekt bei verdünnten Lösungen wurde bei sehr verschiedenen Substanzen beobachtet. Er fand sich bei einfachen organischen Salzen, komplizierten organischen Molekülen, Vitaminen, Hormonen, Enzymen, Eiweißmolekülen, Viren und anderen, die im Organismus in meist hochverdünnter wäßriger Lösung vorliegen.

Die Veränderungen im Lösungsmittel durch ionisierende Strahlen werden durch Elektronen oder durch schwere Teilchen bedingt (*Ebert*). Beim Durchgang eines Elektrons durch eine Flüssigkeit verliert dieses im Medium seine Energie durch eine große Zahl primärer Ionisationen. Aus den getroffenen Molekülen werden hierbei sekundäre Elektronen herausgeschlagen, die wesentlich energieärmer sind und von sich aus weitere Ionisationen verursachen. Sind die primären oder sekundären Elektronen sehr energiearm geworden, so können sie von einem einzigen Molekül eingefangen werden und so ein negatives Ion erzeugen. Im Innern der Bahn eines ionisierenden Teilchens finden sich im wesentlichen positive Ionen. Diese sind von einem Zylinder negativer Ionen umgeben, die durch die energiearmen sekundären Elektronen erzeugt worden sind. Im Innern dieser Bahn befinden sich außerdem Moleküle in einem angeregten Energieniveau (*Gray* 1949).

a) Die Strahlenchemie des Wassers

Seit der Entdeckung des Radiums und der Röntgenstrahlen führte das Interesse an der Klärung des biologischen Strahleneffektes zu einer großen Zahl von Untersuchungen über die chemischen Veränderungen nach der Bestrahlung des Wassers oder wäßriger Lösungen.

Durch den Primäreffekt der Elektronen werden die Ionen H_2O^+ und H_2O^- erzeugt. Nach den Untersuchungen von *Weiss* und *Dainton* und Mitarb. 1944 haben diese Ionen nur eine sehr kurze Lebenszeit von 10^{-6} bis 10^{-13} sec und zerfallen dann in die folgenden Gleichungen: 1. $H_2O^+ \rightarrow H^+ + OH$, 2. $H_2O^- \rightarrow H^+ + OH^-$, 3. $H_2O \rightarrow H_2 + O$; $H + OH$. Bei der Betrachtung der räumlichen Verteilung der positiven und negativen Ionen nach Durchgang eines Elektrons läßt sich erkennen, daß im Innern der Bahn ein Zylinder von OH-Radikalen in einem sauren Medium in verhältnismäßig hoher Konzentration vorhanden ist. Dieser Zylinder wird von einer Hülle von H-Atomen in einiger Entfernung in einem leicht alkalischem Medium umgeben. Auf Grund der geometrischen Anordnung ist die Konzentration der H-Atome wesentlich geringer als die der OH-Radikale. Eine stärker ionisierende Strahlung erzeugt zwischen den OH-Radikalen und den H-Atomen einen größeren Konzentrationsunterschied. Entlang der Bahn des Teilchens ist die Gesamtkonzentration proportional zur Ionisationsdichte der Strahlung. Für die Mehrzahl der chemischen Reaktionen werden die H- und OH-Radikale in den bestrahlten wäßrigen Lösungen verantwortlich gemacht. Über weitere Reaktionsmöglichkeiten kann bei *Ebert* und *Bacq* u. *Alexander* nachgelesen werden.

Die experimentellen Ergebnisse sind durch eine Reihe von Versuchen bekräftigt, in denen die Radikale durch rein chemische Mittel oder durch Anwendung von UV-Strahlung und auch ohne ionisierende Teilchen erzeugt wurden. Die primäre Stufe aller Reaktionen durch ionisierende Strahlung ist temperaturunabhängig. Die Temperaturabhängigkeit der Gesamtreaktion wird durch den Charakter der sekundären Prozesse bedingt.

Der größte Teil der strahlenbiologischen Veränderungen zeigt dieselbe auffällige Abhängigkeit vom Sauerstoffpartialdruck wie es das System Wasser während der der Bestrahlung durch Röntgen- oder Betastrahlen erkennen läßt. Die Strahlenwirkung läßt sich durch Anoxie in den verschiedenen Objekten wie Bakterien, Pantoffeltierchen, Drosophila melanogaster, Mäusen, Ratten, Algen, Wurzelspitzen von Vicia Faba und anderen deutlich herabsetzen. Die Anoxie stellt in diesem Falle einen Schutz gegen die Strahlenwirkung dar, sie tritt nicht auf, wenn die Anoxie erst nach der Bestrahlung einsetzt.

Auf der Suche nach einer Strahlenschutzsubstanz sind in den letzten Jahren viele reduzierende Chemikalien, besonders solche, die SH-Gruppen enthalten, auf ihre strahlenbiologische Schutzwirkung untersucht worden (*Holländer*, *Dale*, *Bacq* u. Mitarb.).

Die Schutzeinwirkung wird darauf zurückgeführt, daß diese Stoffe die Peroxydbildung unterdrücken.

b) Die Wirkung der Strahlung auf Kolloide

Ionisierende Strahlungen rufen neben den chemischen Veränderungen auch Änderungen der physikalischen Eigenschaften wäßriger Kolloide hervor. Bei der Bestrahlung von Metallsolen beobachteten *Crowther* und *Fairbrother* mit weichen Röntgenstrahlen eine Ausfällung, wenn die Teilchen eine positive Ladung trugen und die anionischen Kolloide stabilisiert waren. Wenn die Röntgenstrahlendosis nicht ausreichte, um die Ausfällung einzuleiten, so zeigte sich trotzdem eine Sensibilisierung des Kolloids, da die Menge eines zur Praecipitation noch erforderlichen koagulierenden Agens deutlich herabgesetzt war. Von *Crowther* wurde noch ein anderer Effekt der Röntgenstrahlen mit Wirkung auf die Kolloide beschrieben. Es handelt sich um die Änderung des elektrokinetischen Potentials. Kleine Röntgendosen zwischen 10r und 100r genügten, um bei einem Graphitsol eine alternierende Zu- und Abnahme des Potentials hervorzurufen. Wurde die Dosis erhöht, dann blieb der ständige Wechsel des elektrokinetischen Potentials ohne Änderung der Amplitude erhalten (*Bacq* u. *Alexander*). Schon bei einer geringen Dosis braucht sich nur die Teilchenoberfläche zu ändern, um eine Änderung des elektrokinetischen Potentials herbeizuführen.

Die Änderungen des elektrokinetischen Potentials sind zur Beurteilung der Strahlenwirkung aus zwei Gründen wichtig:

1. Die Veränderungen sind schon bei Dosen feststellbar, die im allgemeinen zur Erzeugung meßbarer chemischer Vorgänge zu klein sind, die aber trotzdem ausreichen, um biologische Effekte hervorzurufen.
2. Die Zellen erweisen sich während oder nahe der Teilung als besonders strahlensensibel, wenn kolloidale Bestandteile des Kerns, z. B. die Chromosomen Veränderungen unterworfen sind, die mit einer Änderung des elektrokinetischen Potentials einhergehen. Es muß daher daran gedacht werden, daß rein physikalisch-chemische Veränderungen für einige der beobachteten Wirkungen ionisierender Strahlen verantwortlich gemacht werden können.

c) Die Strahlungswirkung auf Makromoleküle

Da bei den Makromolekülen die Modifikation eines einzelnen Atoms die Inaktivierung eines ganzen Gefüges von Hunderttausenden von Atomen hervorruft, ist die Kenntnis der Wirkung von ionisierenden Strahlen auf die Makromoleküle auf direktem Wege oder auch über freie Radikale für das Verständnis der strahlenbiologischen Vorgänge wichtig.

Zu den Veränderungen gehört die Entstehung eines Polymers durch eine Querverbindung, die dann nicht mehr in normalen Lösungsmitteln löslich ist, oder die Spaltung der Hauptkette, die zu einer Verminderung des Molekulargewichts führt. Die Anzahl der neu entstandenen Hauptketten kann durch die Veränderungen des Molekulargewichtes bestimmt werden. Auch das Zustandekommen von Energieübertragungsprozessen in organischen Molekülen kann bei der biologischen Wirkung eine bedeutende Rolle spielen (*Svedberg* u. *Brohult*). Die Energieübertragung kann zu einer Abnahme der gesamten Reaktion bei einer Konzentration der Energie in einer strahlenresistenten Gruppe oder zu einer bevorzugten Zersetzung einer Teilkomponente führen. *Lea* fand an kleineren Viren, daß die Ionisation irgendwo innerhalb des Organismus zur Inaktivierung führte. Da bei den biochemischen Experimenten viele Gruppen des Makromoleküles ohne Verlust der Aktivität abgeändert werden konnten, steht die Schlußfolgerung, daß jeder Teil des Virus gleichmäßig verwundbar ist, dazu im Widerspruch. Die direkte und indirekte Wirkung auf Makromoleküle kann möglicherweise auf zwei verschiedenen Mechanismen beruhen. Die in der komplexen Struktur durch direkte Energieübertragung erzeugte Reaktion kann selektiver sein als die durch die indirekte Wirkung von hoch reaktionsfähigen freien Radikalen.

Damit läßt sich unter Umständen die viel höhere Wirksamkeit der direkten Wirkung für die Inaktivierung der Viren erklären.

d) Strahlenwirkung auf die Proteine

Das beste Beispiel für das Aufbrechen eines relativ großen Gefüges durch ionisierende Strahlen stellt das Rieseneiweißmolekül, das Hämozyanin dar, das nach *Svedberg* ein Molekulargewicht bis zu 10 Millionen besitzt. *Svedberg* und *Brohult* fanden, daß das Molekül in 2 Hälften geteilt wird, wenn die Lösung mit Alphateilchen bestrahlt wird. Die Bruchstücke waren bei gleichen physikalischen Eigenschaften chemisch verschieden. Man muß bei diesen Teilungen zwischen einem reversiblen und einem irreversiblen Vorgang unterscheiden.

Eine große Anzahl von Proteinen mit einer enzymatischen oder irgendeiner anderen biologischen Aktivität wurde im ungelösten Zustand oder in hochkonzentrierten Lösungen bestrahlt. Auf die meisten Ergebnisse konnte die Eintreffertheorie angewandt werden. Es ergeben sich Trefferbereichgrößen, die in guter Übereinstimmung mit den physikalischen Dimensionen der Moleküle stehen. Die bisherigen Untersuchungen weisen darauf hin, daß vor allem die Peptidbindungen angegriffen werden, während die Disulfidbindungen sehr strahlenresistent sind. Fast alle Proteine werden durch Ionisationen denaturiert, d. h. sie werden an ihrem isoelektrischen Punkt unlöslich (*Fricke*). Gerade die durch die Bestrahlung erzeugten Änderungen der Proteine besitzen für die Strahlenbiologie eine große Bedeutung.

e) Die Inaktivierung von Enzymen

Durch die Entdeckung von *Dale*, daß zugefügte Substanzen die Inaktivierung verdünnter Lösungen der Fermente Karboxypeptidase und D-Aminosäureoxydase durch Röntgenstrahlen herabsetzen, wurde die Aufmerksamkeit auf die Rolle der indirekten Strahlen-Wirkungen in biologischen Systemen gelenkt. Dabei ist der Wirkungsgrad der Inaktivierung von Enzymen durch die indirekte Wirkung sehr viel geringer als bei der direkten. Für viele Fermente sind 10 bis 100 Ionisationen zur Inaktivierung notwendig, während bei direkter Wirkung eine Ionisation pro Molekül ausreicht. Der geringe Wirkungsgrad bei dem indirekten Einfluß kann entweder das Ergebnis einer extrem schwachen Affinität des Eiweißes zu den Radikalen sein, so daß bevorzugt Radikalrekombinationen auftreten, oder er kann dadurch bedingt sein, daß viele Teile des Proteinmoleküls reagieren können, ohne daß irgendeine Änderung der biologischen Aktivität eintritt. Bei Anwesenheit von gelöstem Sauerstoff oder auch bei Abwesenheit werden in demselben Umfang Ribonuklease- und Karboxypeptidaselösungen inaktiviert. Diese Reaktion weist darauf hin, daß OH-Radikale dafür verantwortlich sind, zumal auch chemisch erzeugte OH-Radikale ebenfalls diese Enzyme inaktivieren.

Von biologischer Bedeutung dürften die neuen Beobachtungen von *Mac Donald* und *Anderson* sein, die feststellen konnten, daß die Inaktivierung von Trypsin und Pepsin nach der Bestrahlung weiter fortschreitet. Diese Nachwirkung unterscheidet sich von der Zerstörung der Nukleinsäuren, bei der die Reaktion ebenfalls nach der Bestrahlung weiterläuft, dadurch, daß sie temperaturabhängig ist. Die geringe Menge Wasserstoffperoxyd, die während der Bestrahlung entsteht, kann nicht die Ursache dafür sein. Es erscheint dagegen wahrscheinlich, daß der Zerfall einer unstabilen Intermediärsubstanz dabei beteiligt ist. Zur Klärung der durch die Bestrahlung ausgelösten vielfältigen Reaktionsprozesse ist die Kenntnis der Reaktionsmechanismen erforderlich. Es können hier nur einige Beispiele angeführt werden.

f) Die Reaktion auf die Nukleinsäuren

Es liegen zahlreiche Arbeiten vor, (*Davidson, Greenstein, Brachet*) auf die nur ein kurzer Hinweis gegeben werden soll. Bei den Nukleinsäuren handelt es sich um Makromoleküle mit sehr hohem Molekulargewicht, die Ladungen beider Vorzeichen tragen und daher der Klasse der Polyelektrolyte angehören. Die zwei Substanzklassen die Ribonukleinsäure RNS und die Desoxyribonuklease DNS unterscheiden sich durch die in ihnen vorkommenden Kohlenhydrate. Die Ansatzstelle der verschiedenen Gruppen der Ribose und Desoxyribose ist durch die Untersuchungen von *Brown* und Mitarb. mit einiger Sicherheit bekannt. Man unterscheidet zwischen zwei Hauptgruppen von Nukleoproteinen.

1. Diejenigen, in denen die DNS mit basischen Proteinen durch Salzbindungen verbunden ist. Diese Nukleate sind für die Strahlenbiologie von besonderem Interesse, da man sie mindestens für einen Bestandteil der Chromosomen hält.
2. Die größere und weniger gut definierte Gruppe der Viren und Leber-Nukleoproteide (*Greenstein* u. a.).
   Errera fand eine deutliche Herabsetzung der Viskosität eines aus Hühner-Erythrozyten extrahierten Nukleoprotein-Gels durch kleine Dosen von Röntgenstrahlen.
   Bei der Wirkung auf die DNS in vivo konnte noch nicht nachgewiesen werden, welche Rolle die Depolymerisation von Nukleinsäuren durch Röntgenstrahlen spielt. *Feinstein* und *Butler* fanden nach der Bestrahlung von Ratten mit 800r im Darm eine nukleoproteinreiche Fraktion, bei der der Phosphorgehalt beträchtlich gegenüber den Kontrollen vermindert war. Von *Limperos* und *Mosher* wurden bei der Bestrahlung von Rattenschilddrüsen zwei Effekte an DNS beobachtet:

1. Der Stickstoffgehalt in der DNS war durch den Verlust von Purinbasen niedrig, sofern das Tier unmittelbar nach der Bestrahlung getötet wurde.
2. 24 Stunden nach der Bestrahlung war die aus dem Thymus extrahierte DNS meist vollständig depolymerisiert.

Bei dieser Wirkung ist von Interesse, daß Thioharnstoff, eine Schutzsubstanz gegen tödliche Wirkungen der ionisierenden Strahlen, den ersten Effekt nicht verhindert, aber teilweise den zweiten hemmt.

Für das Verständnis der vielen durch die Strahlung bei der Anwendung von radioaktiven Stoffen auftretenden Reaktionen sollten die Hinweise über die Strahlenchemie eine gewisse Einführung geben.

5. Die Strahlenwirkungen auf biologische Gewebe

Die verschiedenen Gewebe des Körpers zeigen ein sehr unterschiedliches Verhalten in der Strahlenempfindlichkeit. Auch die Art der Reaktion des Gewebes im Falle einer Strahlenschädigung ist recht variabel. Die Gewebsarten sind dann besonders strahlenempfindlich, wenn sie sich im Stadium aktiver Zellteilung befinden. Die sichtbare Schädigung im Gewebe ist meist durch den Zelltod während des Teilungsvorganges bedingt. Eine Latenzzeit zwischen der Bestrahlungszeit und dem Auftreten der Hauptschädigung ist charakteristisch für die meisten Gewebe im menschlichen Organismus. Die empfindlichsten Gewebe sind vor allem die Gonaden, die blutbildenden Organe, die Haut und der Gastrointestinaltrakt. Die Reaktion der Gewebe auf die Bestrahlung ist weitgehend von der Dosis während der Zellteilung abhängig. Daher läßt sich die Bestrahlungsreaktion nicht allein durch die physikalische Dosisverteilung innerhalb des Gewebes bestimmen. Ausgedehnte Übersichten über dieses Gebiet sind in der Literatur vorhanden (*Ellinger*, 1941; *Warren* u. *Shields*, 1942/43; *Bloom*, 1948). Gerade bei der klinischen Anwendung radioaktiver Isotope sind diese Gesichtspunkte zu beachten.

6. Organspezifische Strahlenwirkungen

In dem folgenden Abschnitt werden die organspezifischen Störungen behandelt, die durch die Bestrahlung eines Individuums eintreten können. Diese Bestrahlungsfolgen werden allgemein unter dem Sammelbegriff der „somatischen Strahlenschädigungen" zusammengefaßt.

Der Mechanismus der Gewebsschädigungen wurde experimentell vielfach untersucht. Eine Anzahl von Grunderscheinungen konnten auch an chemischen und biochemischen Bestrahlungseffekten studiert werden. Hierüber gab das vorige Kapitel Auskunft.

Grundsätzlich anders geartet sind die Strahlenschäden der Nachkommenschaft, die auf zwei Arten erzeugt werden können:

1. Durch die Bestrahlung der Keimzellen des Menschen vor der Befruchtung. Es können mutationsbedingte genetische Schäden hervorgerufen werden.
2. Durch die Bestrahlung befruchteter Eizellen während der Schwangerschaft. Es können die sogenannten Fruchtschäden entstehen.

Der Mechanismus der genetischen Strahlenwirkungen dieser Nachkommensschäden wurde bereits im Abschnitt 4 (S. 75) besprochen.

An dieser Stelle soll lediglich auf den großen Unterschied in der Dosis hingewiesen werden, der zwischen somatischen Fruchtschäden und den genetischen Schädigungen besteht.

Bei den somatischen Schäden kann eine direkte Proportionalität zur Dosis nur dann aufgestellt werden, wenn es sich um einmalige Ganzkörperbestrahlungen handelt. Teilkörperbestrahlungen sowie Fraktionierungen der Strahlungsbelastung setzen die Widerstandsfähigkeit des Organismus gegenüber den Strahlenwirkungen stark herauf.

Nach *Rajewsky* kann bei einmaliger Ganzkörperbestrahlung mit folgenden Dosen und ihren Auswirkungen auf den Menschen gerechnet werden:

Maximale Dosis, wenn klinische Schäden mit Sicherheit vermieden werden sollen	Gefährdungs-Dosis	= 25 r
Strahlenkrankheit und Auftreten erster Todesfälle	Kritische Dosis	= 100 r
Allgemein schwere Strahlenkrankheit, die in etwa 50 % aller Fälle zum Tode führt	Mittelletale Dosis	= 400 r
Fast sicher tödliche Dosis	Letale Dosis	= 700 r

Die angeführten Strahlendosen erscheinen klein, wenn man bedenkt, daß in der Strahlentherapie lokal begrenzt Dosen in der Größenordnung von 6000 r ohne nennenswerte Schädigungen für den Gesamtorganismus appliziert werden.

Daraus wird ersichtlich, daß eine Ganzkörperbestrahlung ein Höchstmaß an Strahlungsgefahr darstellt. Nur bei Applikation von radioaktiven Isotopen, die sich im

Gesamtorganismus homogen verteilen, muß diesen Schädigungsmöglichkeiten Rechnung getragen werden. Dabei ist es gleichgültig, ob die Dosis durch Quantenstrahlung in den Organismus eingebracht wird, oder ob sie in Form von Korpuskularstrahlung zur Wirkung kommt.

Bei der Strahlenschädigung der menschlichen Frucht kann die Dosis auch über eine Teilkörperbestrahlung appliziert werden. Die Strahlenempfindlichkeit ist vom Stadium der Schwangerschaft abhängig. Nach *Russel* werden für das Frühstadium (2. bis 6. Woche) 25 r als Schädigungsgrenze angegeben. Nach *Henschke* und *Ottweiler* steigt die Schädigungsgrenze nach dem 3. Schwangerschaftsmonat an und wird mit 100 r angenommen. Eine endgültige Aussage läßt sich jedoch aus den gegenwärtigen Erfahrungen noch nicht machen. Es scheint sogar möglich, daß die Strahlenempfindlichkeit der Frucht innerhalb der 1. Schwangerschaftswoche wesentlich höher ist. Man wird also bei dem gegenwärtigen Stand der Erkenntnis von jeder strahlendiagnostischen und auch strahlentherapeutischen Maßnahme in diesem Zeitintervall aus Vorsicht Abstand nehmen müssen.

Während bei den somatischen Schäden eine starke Abhängigkeit von der Fraktionierung der Dosis besteht, müssen wir bei den genetischen Schädigungsmöglichkeiten eine volle Summationswirkung zugrunde legen. Dieser Tatbestand wurde bereits im Abschnitt 6 (S. 83) dargelegt.

Es muß jedoch darauf hingewiesen werden, daß es für eine mögliche Gen-Schädigung gleichgültig ist, ob nur die Genitalgegend exponiert worden ist, oder ob es sich um eine Ganzkörperexposition gehandelt hat. Für den auf dem Gebiet der Strahlenbehandlung Tätigen kommt es also darauf an, einen weitgehenden Schutz der Gonaden zu erzielen.

Unsere gegenwärtigen Höchstbelastungsdosen, die dem Strahlenschutz zugrunde liegen, sind ausschließlich auf Grund strahlengenetischer Überlegungen gewählt worden. Danach wird heute allgemein empfohlen, eine Dosis von 50 rem bis zum 30. Lebensjahr nicht zu überschreiten. Noch strenger ist die Forderung, die Wochendosis auf 0,1 rem zu begrenzen. Um jede Schädigungsmöglichkeit auszuschließen, wird man die letztgenannte Wochendosis auch einzuhalten versuchen. Eine Gefahr für eine somatische Schädigung besteht auch bei zehnfacher Überschreitung dieser Dosisgrenze bei weitem noch nicht. Es ist daher durchaus nicht fahrlässig, wenn auf dem Strahlengebiet Beschäftigte außerhalb des generationsfähigen Alters mit Wochendosen bis zu 300 oder 400 mrem belastet werden.

a) Die Strahlungswirkung auf die Haut

An der Hautreaktion läßt sich die Bedeutung der physikalischen Faktoren der Dosisverteilung auf die Bestrahlungswirkung sehr gut erkennen. Die beobachtete Reaktion ist abhängig von der Bestrahlungsdosis in der germinativen Zone der Epidermis und von der Dosis, die das darunterliegende Bindegewebe und die Blutgefäße erhalten.

Extern angewandte Alphabestrahlung zeigt wenig Wirkung, da die Dosis die germinativen Schichten nicht erreicht.

Wenn die Strahlung bis zur germinativen Schicht durchdringt, wie bei den Betastrahlern, z. B. bei P-32 oder bei weichen Röntgenstrahlen, so können mehr oder weniger schwere Schäden der Haut hervorgerufen werden.

Bei der Oberflächentherapie mit Beta-Strahlern ist jedoch bei hoher Dosierung die Schädigung nicht tiefgreifend, da die Strahlung nur wenige Millimeter weit eindringt. Ein derartig geschädigter Hautbezirk kann vom Organismus relativ schnell wieder zur Abheilung gebracht werden. Im Gegensatz dazu finden wir bei der Röntgentiefen-Therapie oder bei der Gamma-Strahlung durch die tiefgreifende Bestrahlung bei hoher Dosis eine Schädigung der ernährenden Blutgefäße, so daß unter Umständen ein Hautdefekt erzeugt werden kann, der sehr schwer ausheilt.

Die Hautreaktion mit der nach der Bestrahlung einsetzenden Hautrötung gibt bei der konventionellen Strahlentherapie dem Strahlen-Therapeuten ein Maß für die Beurteilung der zu erwartenden Reaktion. Die Hauttoleranz setzt der Bestrahlung sehr früh eine Grenze. Diese liegt bei einem mittleren Feld der Röntgentiefen-Therapie zwischen 3000 und 4000 r. Für die Vernichtung eines Tumors ist aber mindestens eine Dosis von 5000 bis 6000 r erforderlich. Da die meisten Tumoren zum Teil weit von der Haut entfernt liegen, ist von einem Feld allein die ausreichende Bestrahlung einer Geschwulst nicht möglich. Die individuellen Unterschiede der Haut sind in Bezug auf die Strahlenverträglichkeit relativ groß, daher wird sich der erfahrene Arzt bei der Röntgentiefen-Therapie von der Hautreaktion leiten lassen. Er muß aber daran denken, daß die Bestrahlungsreaktion der Haut nach der letzten Bestrahlung noch etwa bis zu einer Zeit von 3 bis 6 Wochen zunehmen kann. Das Erythem läuft in mehreren Wellen bis zu 14 Tagen ab und die Folgereaktionen bis zur Epitheliolyse und Exsudation zeigen den stärksten Grad erst nach dieser Zeit. Die Regenerations- und Ausheilungsprozesse liegen in einem Zeitabschnitt von 3 Wochen bis 3 Monaten nach Abschluß der Bestrahlung.

Bei der Anwendung radioaktiver Isotope, soweit sie extern verabfolgt werden, ist ein analoger Reaktionsmechanismus zu beobachten.

Für die Anwendung harter Gammastrahlung in einem Bereich von 1 bis 9 MeV, wie sie z. B. bei der Kobaltbestrahlung vorliegt, kann die Hautreaktion nicht mehr ein Maß für die Strahlenverträglichkeit sein. Da die Compton-Streuung bei dieser Energie das Maximum in einem Tiefenbereich von 10 bis 20 mm erreicht, ist die Hautreaktion gegenüber der konventionellen Röntgen-Therapie um 50 bis 60% geringer.

b) Die Wirkung auf die blutbildenden Organe

Die Strahlenreaktion der blutbildenden Gewebe des menschlichen Körpers, besonders der myeloiden und der lymphoiden Zellen setzt der Ausdehnung der Strahlenbehandlung gewisse Grenzen, wenn relativ große Bezirke des Körpers bestrahlt werden. *Bloom* (1948) berichtete in seinen sorgfältigen Untersuchungen über die Empfindlichkeit der Blutzellen bei den verschiedenen Tierarten, daß das myeloide Gewebe die empfindlichsten, strahlensensiblen Zellen in den Erythroblasten hat. Gemessen an der Strahlenempfindlichkeit folgen dann die Myelocyten und die Megakaryocyten. Die hohe Empfindlichkeit der Erythroblasten wurde ebenfalls von anderen Autoren beobachtet (*Rosenthal*, *Pickering* u. *Goldschmidt*, 1951). Bei 600 r Ganzkörperbestrahlung von Ratten fand *Bloom*, daß die Erythroblasten nach 14 Stunden und die Myelozyten nach 2 Tagen verschwanden. Die Erholung der Myelozyten war geringer als die der Erythroblasten. Die Regeneration des erythropoetischen Systems wurde nach 14 Tagen — und die des myelozytopoetischen Systems nach 30 Tagen beobachtet. Die retikulo-endothelialen Zellen selbst, die Vorgänger der Blutzellen, erschienen beachtlich strahlenresistent. Die Strahlenempfindlichkeit der blutbildenden Zellen zeigt im Verlauf ihrer Reifung ein Maximum. Die lymphatischen Gewebe in der Milz, in den Lymphknoten und im Thymus reagierten annähernd in gleicher Art. *Bloom* berichtete, daß mit Dosen von 400 r bis 600 r die Zerstörung der Lymphozyten nach weniger als einer Stunde auftrat. Sie erreichte ein Maximum nach 8 Stunden.

Die Zelltrümmer waren nach 17 Stunden ausgeschieden und die Organe zeigten einen Zustand schwerer Erschöpfung. Die Erholungszeit war von der Dosis abhängig. Bei 400 r begann die Erholung nach 5 bis 10 Tagen. Eine Schädigung des lymphatischen Gewebes wurde bereits nach Dosen in der Größenordnung um 25 r gefunden.

c) Die Strahlenwirkung auf das periphere Blut

Die erzeugten Veränderungen in den verschiedenen Zellelementen des peripheren Blutes nach Ganzkörperbestrahlungen sind beim Menschen grundsätzlich die gleichen wie bei den bisher untersuchten verschiedenen Tierarten. Die Lymphozyten reagieren meist schneller mit einem Absinken der Zellzahlen als andere Zellen. Die nächst empfindlichen Zellelemente sind die polymorphen Zellen, die meist nach einem vorübergehenden Ansteigen absinken. Die Reaktion der roten Blutkörperchen ist beachtlich geringer als die der Leukozyten. Die Thrombozyten liegen in ihrer Empfindlichkeit zwischen den polymorphen Zellen und den roten Blutkörperchen. Das Absinken der Zellzahlen im peripheren Blut ist meist durch die Bestrahlungswirkungen auf die Vorstadien in den myeloiden und lymphoiden Geweben zurückzuführen. Beim Menschen haben die Lymphozyten im peripheren Blut eine Lebensdauer von nur wenigen Stunden, die polymorphen Zellen von etwa 3 bis 5 Tagen und die Thrombozyten von etwa 4 bis 5 Tagen. Die roten Blutkörperchen haben dagegen eine Lebensdauer von 125 Tagen (*Cronkite*). *Blooms* Untersuchungen beweisen, daß die Erythroblasten empfindlicher sind als die Vorstadien der roten Blutzellen.

Die Erythrozyten zeigten nach der Bestrahlung mit hohen Dosen ein schnelleres Absinken als es durch die Schädigungen der Vorstadien im Knochenmark bedingt sein konnte.

Ein beschleunigtes Absinken der Erythrozyten ist meist auf Blutungen oder auf eine vermehrte kapillare Permeabilität zurückzuführen. Das Ansteigen der Permeabilität kann zu jeder Zeit nach der Bestrahlung auftreten. Die Thrombozytopenie nach der Bestrahlung erscheint nicht vor dem 7. Tag. *Jacobson*, *Marks* und *Lorenz* (1949) geben einen wertvollen Überblick über die haematologischen Wirkungen der Bestrahlungen.

d) Die Strahlungswirkung auf den Knochen

Die Untersuchung der Strahlungswirkung auf den Knochen ist besonders wichtig im Hinblick auf die Tatsache, daß einige der radioaktiven Stoffe, z. B. Strontium, Radium usw., sich besonders im Knochen einlagern. Eine beachtliche Anzahl von Arbeiten über die Lokalisation radioaktiver Isotope im Knochen und über die folgenden biologischen Reaktionen wurde von *Hamilton* und seinen Mitarb. (1947) durchgeführt. Über die Reaktionen auf den Knochen bei Ganzkörperbestrahlungen verschiedener Tierarten wurde von *Bloom* (1948) berichtet. Die Auswahl des Tiermaterials ist für die experimentelle Beurteilung wichtig, da Ratten z. B. ein Knochenwachstum durch das ganze Leben hindurch haben, während bei Mäusen das Knochenwachstum schon in sehr frühem Alter beendet ist. Bei Röntgenganzkörperbestrahlung fand *Bloom* bei einer Dosis von LD 50 eine Beendigung des Knochenwachstums in 7 Tagen. Der Wachstumsausgleich und die Erholung war nach 90 Tagen beendet.

Sehr interessante Beobachtungen wurden bei den Elementen, wie Radium-226, Polonium-239, Strontium-89 und Yttrium-91, gemacht. Diese Elemente werden vorwiegend im Knochen gespeichert (*bone-seeker*) und lagern sich meistens in Gebieten ab, in denen das Knochenwachstum vor sich geht. Durch Autoradiographien läßt sich die Ablagerung der radioaktiven Isotope nachweisen. Bei der Auswahl radioaktiver Stoffe zu Testuntersuchungen soll darauf geachtet werden, möglichst nur Isotope zu verwenden, die sich nicht im Knochen einlagern.

e) Die Wirkung auf den Gastrointestinaltrakt

Die Strahlenverträglichkeit des Gastrointestinaltraktes bei direkter Teilbestrahlung ist relativ groß. Bei der Röntgen-Tiefentherapie können lokal etwa 6000 r verabfolgt werden, ohne daß es zu sehr schweren Veränderungen kommt.

Die Gastrointestinalsymptome sind vor allem bei Ganzkörperbestrahlungen vorherrschend (Hiroshima, Nagasaki). Die schweren Wirkungen der großen Raumdosen sind auf die sekundären Stoffwechsel-Prozesse nach der Bestrahlung zurückzuführen. Die auffälligen zytologischen Veränderungen, die für die Symptome des Strahlensyndroms verantwortlich sind, zeigen eine relativ schnelle Erholungsphase.

Die Hauptbestrahlungswirkung auf den Magen und auf den Darmtrakt scheint durch die Beeinträchtigung der Zellteilungsvorgänge an der Basis der Magenschleimhaut bedingt zu sein. *Bloom* konnte nach Bestrahlungsdosen in der Größenordnung der mittleren tödlichen Dosis zeigen, daß die Zellteilung für 30 Min. nach der Bestrahlung unterbrochen war, und daß sie innerhalb einiger Stunden wieder begann. Danach traten reparative und destruktive Veränderungen auf. Rückbildungen zeigten sich im Ablauf von einer Woche bis zu 21 Tagen. Ausnahmen fanden sich in den Krypten des Magens und im Duodenum. Die Schädigung war im Duodenum am größten und am geringsten im Kolon und Rektum.

Die Leber, die Niere, die Lunge, die Muskulatur und das Nervengewebe werden als relativ widerstandsfähig gegen Bestrahlung betrachtet. Es ist anzunehmen, daß diese Gewebe nicht so widerstandsfähig sind, wie manchmal angenommen wird, da es sehr häufig nicht möglich ist, die direkte Bestrahlungswirkung eines Gewebes von den Reaktionen zu trennen, die durch Ganzkörperbestrahlungen vor sich gehen. Im Gegensatz zum voll entwickelten Gewebe ist jede Art von Embryonalgewebe besonders strahlenempfindlich (s. Untersuchungen von *Russell* u. *Russell*, 1952).

7. Die Wirkung verschiedener Strahlenarten

Bloom schloß aus seinen Untersuchungen an Tieren bei Ganzkörperbestrahlungen, daß kein qualitativer Unterschied in der Wirkung der verschiedenen Gewebe zwischen Röntgenstrahlen, Gammastrahlen oder Bestrahlungen mit schnellen oder langsamen Neutronen beobachtet wurde, sofern die Dosis einigermaßen vergleichbar war. Diese Feststellung bedeutet, daß das Gewebe mehr oder weniger gleichmäßig durchstrahlt worden ist.

8. Die Auswahl radioaktiver Isotope für Diagnostik und Therapie

Für die Anwendung radioaktiver Isotope in der Medizin müssen mehrere Grundvoraussetzungen erfüllt sein.

1. Die Strahlung soll relativ schnell abnehmen, d. h. die physikalische Halbwertszeit des verwendeten Materials soll relativ kurz sein. Dadurch kann die Strahlenwirkung auf eine bestimmte Zeit begrenzt werden. Nach einer Halbwertzeit ist nur noch die Hälfte der ursprünglichen Aktivität vorhanden. Nach einer zweiten ein Viertel, nach einer dritten ein Achtel usw. Als Faustregel kann man sagen, daß nach 10 Halbwertszeiten die Aktivität auf rund 1/1000 abgeklungen ist (Vgl. allg. Teil, S. 3).

2. Das verwendete radioaktive Isotop soll möglichst nicht zu einer Dauerretention im Gewebe führen, sondern mehr oder weniger rasch ausgeschieden werden.
3. Das radioaktive Isotop soll nicht in lebenswichtigen, strahlenempfindlichen Organen, wie z. B. im Knochenmark, gespeichert werden.
4. Für die diagnostische Anwendung sollten im allgemeinen nur harte Gammastrahler Verwendung finden, die den Körper durchdringen und deshalb relativ leicht von außen gemessen werden können. Weiche Gamma- sowie Alpha- und Betastrahler sind hierbei nur begrenzt geeignet.

Für die Stoffwechseluntersuchung der Schilddrüse hat sich z. B. das radioaktive Element Jod-131 mit einer Halbwertszeit von 8 Tagen als besonders vorteilhaft erwiesen. Hier durchläuft das Element den Stoffwechsel dieser Drüse und gibt damit einen Einblick in die Funktion des Organs. Auf der Suche nach Stoffen, die ähnlich wie in der Schilddrüse auch in anderen Organen die Beurteilung des Stoffwechsels möglich machen, war es erforderlich, Moleküle zu synthetisieren und radioaktiv zu markieren. Die Verwendung markierter Substanzen nimmt inzwischen in der allgemeinen Diagnostik und in der selektiven Funktionsdiagnostik, z. B. der Leber, einen großen Raum ein. Es wurde beispielsweise ein Farbstoff, das Tetrajod-Tetrachlorfluorescein verwandt, bei dem ein Jodatom durch ein radioaktives Jod-131-Atom ersetzt wurde. Damit besteht die Möglichkeit, diesen Stoff, der eine besondere Avidität zum Lebergewebe hat, auf seinem Weg durch die Leber bis in den Darm zu verfolgen (s. spez. Teil, S. 159).

Bei der biologischen Verwendung markierter Substanzen sind folgende Bedingungen zu beachten:

1. Das radioaktive Isotop eines markierten Moleküls darf während des Stoffwechsels im Organismus nicht gegen ein inaktives Isotop ausgetauscht werden.
2. Die Halbwertszeit des radioaktiven Isotops sollte etwa in der gleichen Größenordnung wie die Verweilzeit im Organismus liegen.
3. Die verwendeten Aktivitäten dürfen nicht zu groß sein, damit nicht chemische oder biologische Strahlenwirkungen ausgelöst werden.
4. Die Anfangskonzentration und die spezifische Aktivität der markierten Substanz muß groß genug sein, um noch nach der entsprechenden Verdünnung im Organismus mit ausreichender Genauigkeit gemessen zu werden.

Eine Tabelle der gebräuchlichsten radioaktiven Strahler findet sich im physikalischen Teil auf Seite 12.

9. Die Dosisprobleme bei der therapeutischen Anwendung radioaktiver Isotope

Für die Dosisberechnung therapeutisch angewandter radioaktiver Isotope ist die Kenntnis der folgenden 4 Punkte erforderlich:

1. Der Weg, den das Isotop je nach seiner Verabreichung (peroral, intravenös oder intestinal) im Organismus nimmt.
2. Die räumliche Verteilung im Organismus.
3. Die zeitliche Verteilung.
4. Die verschiedenen Wege der Ausscheidung (Stuhl, Urin, Speicheldrüsen, Haut, Lunge).

Die Verteilung der radioaktiven Isotope im Organismus ist nicht immer genau bekannt. Die gegenwärtigen Lokalisationsmethoden, die hauptsächlich auf Strahlungsmessungen außerhalb des Körpers beruhen, geben im allgemeinen nur annähernde Werte. Ein großer Teil der verwendeten Berechnungsunterlagen wurde durch Aktivitätsmessungen an operativ entnommenen Gewebsteilen ermittelt. Ein anderer Teil wurde durch Sektionsmaterial oder aus den mehr oder weniger vergleichbaren tierexperimentellen Ergebnissen gewonnen. Vielfach sind bei der großen biologischen Schwankungsbreite die Ergebnisse nicht direkt vergleichbar.

Die Bestrahlungsdosis ist von der Art der emittierten Strahlung im Gewebe abhängig. Wenn z. B. das radioaktive Isotop P-32, ein reiner Betastrahler, verwandt wird, dessen gesamte Strahlung innerhalb weniger Millimeter im Gewebe abgegeben wird, so treten beachtliche Dosisunterschiede im Millimeterbereich auf. Je niedriger die Energie der emittierten Elektronen ist, um so größer sind die Dosisdifferenzen im Gewebe. Sie sind von der Konzentration des radioaktiven Materials im Gewebe abhängig. Wenn darüber hinaus die Reichweite der Elektronen in den Geweben nicht in der Größenordnung der Zelldimensionen liegt, so entsteht eine beachtliche Dosisdifferenz innerhalb der Zelle durch die Größe der verschiedenen Zellen.

Wenn man eine annähernde Bestimmung der resultierenden Dosisverteilung erreichen will, so muß man den Bereich der Zelldimensionen kennen. Glücklicherweise sind größere Differenzen der Speichertätigkeit in den Geweben für die klinisch gebräuchlichen Betastrahler nicht so häufig.

Bei den durchdringenden Gammastrahlern, wie z. B. Au-198 ist die Dosisverteilung im Gewebe infolge der größeren Reichweite der Strahlung nicht so unterschiedlich wie bei den reinen Betastrahlern.

a) Die Dosisberechnungen

Die Bestrahlungsdosis, die der Organismus durch verabfolgtes radioaktives Material erhält, ist abhängig von der Konzentration des Stoffes im Gewebe, von der Art und der Energie der Strahlung und von der Halbwertzeit des Strahlers. Bei den Betastrahlern ist die Wirkung weitgehend auf die Zellen beschränkt, die das Isotop enthalten. Bei den Gammastrahlern erreicht die Strahlung größere Bezirke des Körpers. Sie wirkt natürlich intensiver auf die Zellen, die das Material enthalten.

Bei den Betastrahlern läßt sich die Strahlendosis in Äquivalentröntgen (rep oder rad) berechnen.

Für die komplexen Strahler gibt es keine einfache Dosierungsformel.

Nach *M. Quimby* kann für reine Betastrahler die Gewebsdosis G wie folgt angegeben werden:

$$G = 0{,}088 \cdot C \cdot V \cdot T \text{ [rep]}$$

wobei C = Konzentration in μC/g Gewebe,
V = mittlere Energie der Betateilchen in keV,
T = Halbwertszeit in Tagen

ist.

Zum Beispiel: Wenn einem Patienten, der 75 kg wiegt, 10 mC P-32 gegeben werden, wobei eine gleichmäßige Verteilung angenommen wird, so ist

$$C = \frac{10000}{75000} = 0{,}133\ \mu C/\text{g}.$$

Dabei ist eine Ausscheidung nicht berücksichtigt.

Die Bestrahlungsdosis ist dann

$$G = 0{,}088 \cdot 0{,}133 \cdot 700 \cdot 14{,}3 = 117 \text{ rep}.$$

Tab. 32a. Absorbierte β-Strahlendosis (Werte für weiches Gewebe mit 1 μC/kg gleichmäßig verteilt)

Isotope	HWZ	Absorbierte Dosis (millirad/h)
Reiner β-Strahler		
H-3	12,3 y	0,012
C-14	5,600 y	0,10
P-32	14,3 d	1,47
S-35	87,1 d	0,10
Cl-36	440,000 y	0,55
Ca-45	164 d	0,16
Fe-55	2,9 y	0,013
$\beta + \gamma$-Strahler		
Na-22	2,6 y	0,40
Na-24	15,0 h	1,17
K-42	12,4 h	3,06
Cr-51	27,7 d	0,011
Fe-59	46,3 d	0,25
Zn-65	250 d	0,02
Br-82	36,6 h	0,29
Rb-86	18,7 d	1,40
J-131	8,0 d	0,44
J-132	2,3 h	0,96
Au-198	2,7 d	0,70

Tab. 32b. Die Gammastrahlung verschiedener Isotope in r pro mC/h in 1 cm

Isotope	ν/mC · h in 1 cm
Na-22	11,0
Na-24	1,5
K-42	1,5
Cr-51	0,2
Fe-59	6,7
Zn-65	2,7
Br-82	15,0
Nb-86	0,53
J-131	2,2
J-132	12,1
Xe-133	0,5
Au-198	2,4
Radium (mit 0,5 mm Platinfilter)	8,3

Diese Dosis erhält der Organismus in einer langsam abfallenden Rate über etwa 2 Monate.

Wenn der gleiche Patient z. B. 10 mC Na-24 erhält, so würde die Bestrahlungsdosis durch die Betastrahlen

$$G = \frac{0{,}088 \cdot 0{,}133 \cdot 540 \cdot 14{,}8}{24} = 3{,}9 \text{ rep.}$$

sein.

Die beim Na-24 vorhandenen Gammastrahlen erhöhen die Strahlendosis etwa auf das Doppelte, so daß die Gesamtdosis etwa 7,5 rep betragen würde, die der Patient innerhalb von 2 Tagen erhält.

b) Protrahierung und Fraktionierung

Eine Einzeldosis verursacht eine stärkere Wirkung auf das Gewebe als die Verteilung der gleichen Dosis über eine längere Zeit. Hier ist offensichtlich ein gewisser Erholungsgrad nach der Bestrahlung vorhanden; die Erholung ist weitgehend von der Gewebeart und deren Strahlenempfindlichkeit abhängig.

Über die quantitativen Beziehungen zwischen der Dosis, die einen bestimmten Effekt erzeugt, und der Behandlungszeit geben die eingehenden Untersuchungen von *Quimby* und *McComb* (1936), *McWhirter* (*McComb* u. *Quimby* (1937), *Strandquist* (1944) *Cohen* (1949) Aufschluß. Die Arbeiten von *McWhirter* sowie *Quimby* und *McComb* zeigen, daß die Gesamtbehandlungszeit ein wichtiger Faktor ist. Da die bisherigen Informationen z. Z. noch nicht die Aufstellung von Grundprinzipien der biologischen und klinischen Wirkung erlauben, ist die Dosierung gegenwärtig bei der klinischen Anwendung radioaktiver Isotope noch weitgehend empirisch (*Lamerton*).

c) Organspezifische strahlende Substanzen und ihre Eigenschaften

Mit der Ausnahme vom Jod findet sich bisher kein Element, das eine so übermäßige Konzentration in einem bestimmten Gewebe im Körper hervorruft. So hat sich z. B. für P-32, das normalerweise in Natriumphosphatlösung appliziert wird, ergeben, daß die Aktivität kaum eine größere als die 10fache Konzentration in den verschiedenen Organen erreicht. Die Möglichkeit höherer Konzentration unter bestimmten Umständen kann nicht ausgeschlossen werden, sie ist aber relativ selten.

Die Dosisunterschiede um den Faktor 10 bedeuten, daß es kaum möglich ist, eine genügende Konzentration für eine lokalisierte therapeutische Behandlung zu erreichen, da außerdem die Strahlenempfindlichkeit des Knochenmarks beachtlich höher ist, als diejenige der Tumorzellen.

Für eine erfolgreiche therapeutische Behandlung mit radioaktivem Material ohne die Schädigung anderer Gewebe sollte der Konzentrationsfaktor in der Größenordnung von 100 und mehr liegen. Nur das Jod erreicht diese hohe spezifische Konzentration in dem betreffenden Organ. Der Konzentrationsfaktor von 100 bis 1000 ist ausreichend, um dem Schilddrüsengewebe ohne allgemein schwere Bestrahlungsschäden im Körper eine hohe Bestrahlungsdosis zu verabreichen.

d) Die räumliche und zeitliche Verteilung der radioaktiven Strahler im Organismus

Die Faktoren, die eine Veränderung der Dosisrate im bestrahlten Gewebe hervorrufen, sind

1. die Verteilungsänderungen der Aktivität durch den Transport des radioaktiven Materials im Organismus;
2. der Verlust radioaktiven Materials durch die Ausscheidungen (biologische Halbwertszeit);
3. der natürliche Aktivitätsabfall des radioaktiven Materials (physikalische Halbwertszeit).

Bei den meisten Fällen ändert sich die Bestrahlungsexposition innerhalb des Körpers in relativ kurzer Zeit, hauptsächlich in den ersten Stunden nach der Injektion. Der radioaktive Gehalt eines bestimmten Gewebes ändert sich also durch die Kombination der 3 Faktoren. Der Verlust durch die Ausscheidung folgt sehr häufig exponentiellen Gesetzen. Die biologische Halbwertszeit wird definiert als die Zeit, in der das radioaktive Material im Organismus, bedingt durch die Ausscheidung, auf die Hälfte abgenommen hat.

Die effektive Halbwertszeit ist gleich dem radioaktiven Abfall im Gewebe, der durch die biologische Halbwertzeit (Ausscheidung) und durch die physikalische Halbwertzeit bedingt ist. Bei der Berechnung der Strahlendosis einer gegebenen Aktivität ist daher immer die effektive Halbwertzeit zu berücksichtigen.

Gerade bei der Anwendung von Jod-131, bei der besonders große Unterschiede durch die lokale Konzentration in der Schilddrüse vorhanden sind, muß der Wert der effektiven Halbwertzeit bei der Dosisberechnung berücksichtigt werden.

B. Die Chirurgie der Schilddrüsenerkrankungen

Die neuen Erkenntnisse über die normale und pathologische Physiologie der Schilddrüse, die besonders durch die Einführung radioaktiver Isotope (*Hertz*, *Roberts*, *Evans* sowie *Hamilton*) möglich wurden, haben auch für die Chirurgie der Schilddrüsenerkrankungen in der Indikation und im therapeutischen Vorgehen eine große Wandlung gebracht. Hier sind in erster Linie die diagnostischen Hinweise von Bedeutung, die durch die Beurteilung des Funktionszustandes eine Indikation für die therapeutischen Maßnahmen geben. Als weiterer Vorteil ist die dadurch möglich gewordene differentialdiagnostische Abgrenzung zu Erkrankungen anderer Organe im Halsbereich zu nennen. Darüberhinaus sind Voraussetzungen geschaffen worden, die erstmalig eine gezielte „funktionskritische" Operation (*Heim*) erlauben. Die besondere Berücksichtigung der Funktion bei dem operativen Vorgehen hat sich als ausschlaggebend für den Erfolg erwiesen. Über die neuen Möglichkeiten auf diesem Gebiet und über die Schlußfolgerungen für eine optimale operative Technik wird nachfolgend berichtet.

Die Therapie der Schilddrüsenerkrankungen war von jeher ein Gebiet, auf dem drei Fachrichtungen, die interne Medizin, die Chirurgie und die Radiologie Erfolge zu verzeichnen hatten.

Die interne Behandlung hat erst seit der Einführung spezifisch schilddrüsenwirksamer Medikamente (*Astwood* 1942) eine größere Bedeutung erlangt.

Die Strahlenbehandlung gewinnt durch die Einführung radioaktiver Isotope insbesondere durch das Jod-131 an Wert.

Die Chirurgie wird eine weitere Verbesserung der Resultate nur ergeben, wenn die neuen Erkenntnisse über den Stoffwechsel der Schilddrüse bei der Operation funktionskritisch berücksichtigt werden.

Durch die genauere Differenzierung der einzelnen Funktionsstörungen der Schilddrüse ergibt sich eine Abgrenzung der Behandlungsmöglichkeiten. In der **Tabelle 33** sind die Vor- und Nachteile der Operation, der Radiojodtherapie und der internen Medikation einander gegenübergestellt.

Vorteile der Operation:

1. Sofortige Beseitigung der mechanischen Störungen, die meist durch die Kompression bedingt werden.
2. Durch die Entfernung von Schilddrüsengewebe ist eine histologische Untersuchung zur Sicherstellung der Diagnose möglich. Damit können vor allem beginnende maligne Umwandlungen frühzeitig erfaßt werden.
3. Zwei bis drei Wochen Krankenhausaufenthalt mit meist völliger Wiederherstellung der Arbeitsfähigkeit.
4. 90 % Heilung.

Nachteile:

1. Operationsrisiko, das jedoch relativ gering ist (Mortalität weniger als 1 %).
2. Operationsfolgen wie Hautnarbe, und Gefahr einer Rekurrensparese.
3. Komplikationen durch Schädigung der Nebenschilddrüse.
4. Gefahr eines Myxödems.
5. Rezidive 2 % der Fälle.

Tab. 33. Zusammenstellung der Vor- und Nachteile der drei verschiedenen Behandlungsmethoden zur Therapie der Hyperthyreose

Operation		Radiojodtherapie		Interne Medikation	
Vorteile	Nachteile	Vorteile	Nachteile	Vorteile	Nachteile
Sofortige Beseitigung der mechanischen Störungen	Operationsrisiko (Mortalität weniger als 1%)	Kein Behandlungsrisiko	Langsame Bestrahlungswirkung. Beurteilg. erst n. 3 Mon. möglich	Ambulante Behandlung nach klinischer Einstellung	Dauermedikation über Jahre
Histologische Sicherstellung der Diagnose	Operationsfolgen, wie Hautnarben, Rekurrensparese	Keine Behandlungsbeschwerden	Histologische Substrate unbekannt	Keine Behandlungsbeschwerden	Toxische Nebenerscheinungen
2—3 Wochen Krankenhausaufenthalt, danach meist völlige Wiederherstellung der Arbeitskraft	Komplikationen durch Schädigung der Nebenschilddrüse	Völlige Rückbildung	1% Rezidive		Verstärkung der Struma
	Gefahr eines Myxödems	Mögliche Besserung eines Exophthalmus	4% Unterfunktion		Agranulozytose
90% Heilung	Rezidive treten in 2% der Fälle auf	Keine Mortalität	Fraglich Genschädigung		Histologisches Substrat unbekannt
		90% Heilung			Nach Absetzen der Medikation Rückfälle bis 40%

Vorteile der Radiojodtherapie:

1. Kein Behandlungsrisiko.
2. Keine Behandlungsbeschwerden.
3. Völlige Rückbildung.
4. Mögliche Besserung eines Exophthalmus.
5. Keine Mortalität.
6. 90 % Heilung.

Nachteile:

1. Langsame Bestrahlungswirkung, Beurteilung des Erfolges erst nach 3 Monaten möglich.
2. Histologische Substrate unbekannt.
3. 1 % Rezidive.

4. 4 % Unterfunktion.
5. Fragliche Gen-Schädigung.

Vorteile der internen Medikation:

1. Ambulante Behandlung nach klinischer Einstellung.
2. Keine Behandlungsbeschwerden.

Nachteile:

1. Dauermedikation über Jahre.
2. Toxische Nebenerscheinungen.
3. Verstärkung der Struma.
4. Agranulozytose.
5. Histologisches Substrat unbekannt.
6. Nach Absetzen der Medikation Rückfälle bis 40 %.

Durch das Ergebnis der Radiojod-Untersuchung ist meist eine spezifische Indikation für die Durchführung der einen oder anderen Maßnahme gegeben.
Bei der Feststellung z. B. eines nicht funktionstüchtigen Knotens im Bereich der Schilddrüse scheiden die Radiojodtherapie oder die interne Medikation als Behandlungsmethode vollkommen aus (*Schumacher*). Hier ist die eindeutige Indikation für die Operation gegeben.

1. Die Indikation zur Operation

Die Stoffwechseluntersuchungen der Schilddrüse mit Hilfe von radioaktivem Jod geben z. B. durch die mögliche Lokalisierung und Feststellung von nicht funktionstüchtigem Gewebe eine Indikation zur Operation. Hierzu gehören in erster Linie die Schilddrüsenknoten, die statistisch gesichert nach *Beahrs* u. *Judd* in 8,1 % aller Fälle maligne entartet sein können. *Horst* und Mitarb. fanden bei 176 operativ kontrollierten Pat. mit funktionsuntüchtigen Knoten bei 37 % bereits maligne Entartungen.

Auch die toxischen Strumaknoten sollten einer chirurgischen Behandlung zugeführt werden. Bei genauer Kenntnis der Funktion durch die Radiojoduntersuchung kann gezielt der Teil entfernt werden, der die Dysfunktion zeigt.

Bei den dystopen Strumen sichert die Feststellung und Erhaltung eines funktionstüchtigen Schilddrüsenbezirkes den optimalen Operationserfolg. Die Verteilungsuntersuchungen mit Hilfe des photographischen Verfahrens geben auch diagnostische Hinweise für das Vorliegen eines Schilddrüsenkarzinoms (*Schumacher*). Unabhängig davon bilden Schilddrüsenveränderungen mit mechanischer Behinderung der Atemwege sowie der Blutbahn und der Speiseröhre eine absolute Indikation zum operativen Vorgehen.

a) Voruntersuchungen

Zu den Voruntersuchungen gehören:

1. Die Erfassung der Anamnese sowie die Feststellung der klinischen Anzeichen einer Schilddrüsenerkrankung, wie z. B. Struma, Tachykardie, Exophthalmus, pathologische Kreislauferscheinungen;
2. Der Radiojodtest, d. h. die Feststellung der beiden Phasen der Schilddrüsenfunktion

a) die Jodavidität der Schilddrüse. Messung der prozentualen Jodaufnahme;
b) der Umbau des anorganischen Jods in die organische Jod-Eiweißverbindung; Bestimmung des Serum- und Proteinjods nach 48 Std.;

3. Die Lokalisierung der Radiojodverteilung mittels Scanningverfahren;
4. Röntgenaufnahmen des Ösophagus und der Trachea;
5. Fachärztliche Hals-, Nasen-, Ohrenuntersuchung zur Feststellung von Stimmbandschädigungen oder Kompressionserscheinungen im Bereich des Ösophagus und der Trachea;
6. EKG zur Feststellung eventuell vorhandener Herzstörungen;
7. Die Cholesterinbestimmung im Blut (*Bansi*);
8. Die Kalziumbestimmung;
9. Die Messung eines eventuell vorhandenen Exophthalmus mit Hilfe des Exophthalmometer.

Zur Besprechung gelangen innerhalb dieser Abhandlung nur diejenigen Voruntersuchungen, die mittels radioaktiver Isotope vorgenommen werden.

b) Radiojod in der Diagnostik der Schilddrüsenerkrankungen

Einleitung. Die Einführung der radioaktiven Isotope erwies sich bisher auf keinem Gebiet der normalen und pathologischen Physiologie so fruchtbar wie die Verwendung von radioaktivem Jod zur Beurteilung der Schilddrüsenfunktion. Dieses Element ist schon früh als Indikator für die Funktion dieses innersekretorischen Organs verwendet worden. Besonders durch die Untersuchungen von *Fellenberg* und *Marine* (1923) und in Deutschland von *Veil* und *Sturm* (1925) wurde die Bedeutung des Jods am Stoffwechsel der Schilddrüse erkannt. Die Erforschung des Jodstoffwechsels in der Schilddrüse ist gleichbedeutend mit einer Untersuchung der Schilddrüsenphysiologie und -pathologie infolge der Abhängigkeit der Jodkonzentration von der histologischen Struktur des Schilddrüsenparenchyms.

Nachdem es *Fermi* (1934) zum ersten Male gelungen war, radioaktives Jod durch Neutronenbeschuß aus Tellur darzustellen, wurde es sehr bald von mehreren Forschergruppen als Indikator für den Stoffwechsel der Schilddrüse benutzt.

In den ersten Untersuchungen erhielt der Patient zwei Tage vor der Schilddrüsenresektion 10 bis 50 μC radioaktives Jod-131. Das bei der Operation gewonnene strahlende Material der Schilddrüse wurde gemessen. *Hamilton* und *Soley* gingen dann 1940 zur direkten Messung der Jodspeicherung in der Schilddrüse über, indem sie ein Geiger-Müller-Zählrohr über der Schilddrüse anbrachten und die Strahlung nach Zufuhr von radioaktivem Jod bestimmten. Es gelang hier zum ersten Mal eine Funktionsdiagnostik eines Organs durch Messung außerhalb des Körpers.

Von *Hertz*, *Roberts* und *Evans* wurden 1938 die ersten Mitteilungen über die Verwendung von radioaktivem Jod, insbesondere des kurzlebigen Jod-128 (Halbwertszeit 25 Min.), bekannt.

Außer den beiden genannten Isotopen Jod-128 und Jod-131 wurde noch das Jod-130 mit einer Halbwertszeit von 12,6 Stunden beim Kernbeschuß des metallischen Telluriums im Zyklotron gewonnen. Es besitzt eine zehnmal stärkere Radioaktivität als das auf die gleiche Weise herstellbare J-131. Zur diagnostischen Verwendung gelangt vorwiegend das radioaktive Jod-131 mit einer physikalischen Halbwertszeit von 8 Tagen. In Deutschland wurden die ersten Untersuchungen von *Billion*, *Oeff* und *Klauer*, von *Horst*, von *Strauss*, *Jakob* und *Hiller*, sowie von *Oeser* und *Billion* durchgeführt.

2. Die Physiologie des Jodstoffwechsels

Das radioaktive Jod hat gegenüber dem stabilen Element Jod den großen Vorteil, daß durch die Messung der durchdringenden γ-Strahlung außerhalb des Körpers der Weg dieses Elements im Organismus verfolgt werden kann. Allein dieser Möglichkeit verdanken wir den großen Teil neuer Erkenntnisse auf dem Gebiet des Schilddrüsenstoffwechsels. Die Funktionen der Schilddrüse bestehen in dem Aufbau der Schild-

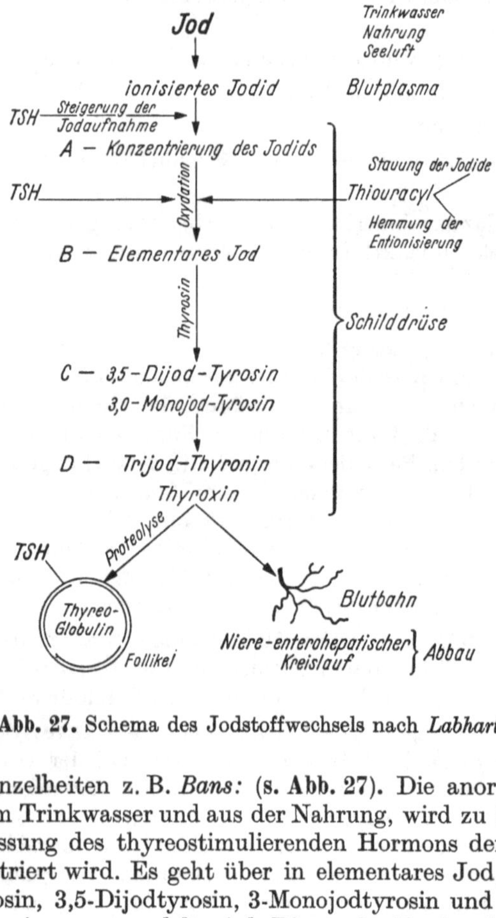

Abb. 27. Schema des Jodstoffwechsels nach *Labhart*

drüsenhormone. Einzelheiten z. B. *Bans:* (s. **Abb.** 27). Die anorganische Jodverbindung, meist aus dem Trinkwasser und aus der Nahrung, wird zu ionisiertem Jod, das durch die Beeinflussung des thyreostimulierenden Hormons der Hypophyse in der Schilddrüse konzentriert wird. Es geht über in elementares Jod, das dann von der Schilddrüse in Tyrosin, 3,5-Dijodtyrosin, 3-Monojodtyrosin und dann in das Trijodthyronin und Thyroxin umgewandelt wird. Dieses eiweißgebundene Jod gelangt auf dem Blutwege zu den einzelnen Organen, in denen es dann abgebaut und über die Niere ausgeschieden wird.

Bei dem Stoffwechsel in der Schilddrüse können wir vor allem zwei Phasen unterscheiden:

1. Die Jodaufnahme der Schilddrüse (anorganische Phase).
2. Der Umbau des anorganischen Jods in organisches, eiweißgebundenes Jod (organische Phase).

Bei dem Radiojodtest werden Lösungen mit radioaktivem Jod-131 meist per os verabfolgt, da die Resorption dieser Lösungen aus dem Magen-Darm-Kanal bei nüchternen Patienten relativ schnell und vollständig erfolgt. Ist das Jod nach Resorption aus dem Darm oder nach intravenöser Injektion in die Blutbahn gelangt, so verteilt es sich

1. durch die selektive Jodspeicherung zum größeren Teil in der Schilddrüse;
2. nach den Gesetzen der Diffusion im gesamten extrazellulären Flüssigkeitsraum;
3. wird ein mehr oder weniger großer Prozentsatz durch die Nieren ausgeschieden.

Bei der Bilanz des Jodstoffwechsels sind diese drei Wege zu beachten. Eine Speicherung in den anderen Organen ist auf jeden Fall vernachlässigbar gering.

Das Verhältnis der quantitativen Speicherung der einzelnen Organe wurde von *Kurland* und *Freedberg* nach einer Jodgabe untersucht. Wird die Jodspeicherung in der Schilddrüse gleich 100 % gesetzt, so beträgt die Speicherung:

im Knochenmark	0,07 — 2,8 %
im Pankreas	0,1 — 2,0 %
in der Leber	0,024 — 0,58 %
in den Gonaden	0,025 — 0,19 %
in der Nebenniere	0,03 — 0,12 %

Diese Ergebnisse wurden bald auch von anderen Autoren bestätigt (*Rall, Keating, Power, Benett,* 1949, sowie *Trunnell, Kurland* und *Freedberg*). Im allgemeinen konnte festgestellt werden, daß selbst bei hohen Jod-131-Gaben, die zu therapeutischen Zwecken verabfolgt wurden und die meist das tausendfache der Testdosis betrugen, die übrigen Organe keinesfalls gefahrbringende Mengen von radioaktiven Substanzen speicherten.

Bei normaler Zirkulation und dem Fehlen größerer Flüssigkeitsansammlungen ist zwischen den Körperflüssigkeiten und dem Blut nach etwa zwei Stunden ein Gleichgewichtszustand erreicht. Aus dem im Blut vorhandenen Gesamtjodspiegel und der zugeführten Jodmenge läßt sich relativ leicht der Jodraum errechnen. Dieser extrazelluläre Flüssigkeitsraum beträgt annähernd 25 Liter (nach *Myant* u. *Pochin*) und entspricht damit weitgehend dem mit den üblichen Methoden errechneten extrazellulären Flüssigkeitsraum. Die Resorption des Jods nach peroraler Verabreichung geht bei „nüchternen“ Patienten relativ schnell vor sich. Es besteht nach 30 min kaum ein Unterschied in der Jodspeicherung der Schilddrüse nach peroraler Verabreichung gegenüber der intravenösen Injektion. Nur bei schweren Störungen im Magen-Darm-Kanal, z. B. bei schwerer akuter Gastroenteritis, kann diese Resorption verzögert oder verringert sein.

Der Radiojodgehalt des Bluts zeigt infolge der schnellen Resorption einen typischen Verlauf (s. **Abb. 28**). In dem bis etwa zwei Stunden ansteigenden Kurvenanteil spiegelt sich die Jodaufnahme der Schilddrüse mit dem gleichzeitigen Abstrom in den extrazellulären Raum und die Ausscheidung in der Niere wieder. Danach sinkt der Jodgehalt des Blutes laufend und stetig. Nach etwa 6 bis 12 Stunden ist ein fast gleichbleibender Jodspiegel im Blut feststellbar. Bei etwa 24 bis 48 Stunden läßt sich dann ein geringer Anstieg des Jodspiegels im Blut erkennen, der durch die Ausscheidung von eiweißgebundenem Jod durch die Schilddrüse bedingt ist. Mit der Bestimmung des eiweißgebundenen Jods im Blut nach 24 oder 48 Stunden läßt sich die eigentliche Funktion der Schilddrüse, und zwar die Bindung und der Umbau des anorganischen Jods zu organischem Jod erfassen. Die Urinausscheidung schwankt in einem relativ weiten Bereich. Sie beträgt nach 48 Stunden im Durchschnitt 40—60 %. Zur besseren Abgrenzung der normalen von der pathologischen

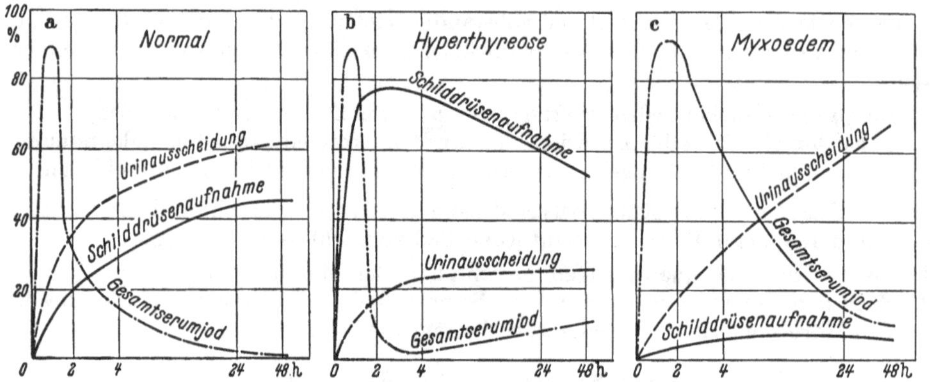

——— prozentuale Jodaufnahme in der Schilddrüse
– – – – prozentuale Urinausscheidung —·—·—·— prozentualer Anteil des Radiojods im Serum

Abb. 28. Übersicht über die prozentuale Radiojodverteilung bei einem Normalfall, bei der Hyperthyreose und beim Myxödem

Physiologie der Schilddrüse müssen die anorganische und die organische Phase getrennt erfaßt werden.

Die erste Phase, die Jodaufnahme und damit die Jodavidität der Schilddrüse läßt sich am besten durch Frühmessungen nach der Jodgabe feststellen. Da die Jodavidität besonders bei schweren Schilddrüsenüberfunktionen erheblich verstärkt ist, kann man gerade aus dem ersten Anstieg der Jodaufnahme den Grad der Hyperthyreose aus dem besonders steilen Verlauf der prozentualen Jodaufnahmewerte ablesen. Bei der Schilddrüsenüberfunktion kommt es nach dem Erreichen eines Maximums in der Schilddrüse wieder zu einer sehr schnellen Jodausschüttung (s. Abb. 28b), d. h. zu einem Umbau in eiweißgebundenes Jod und dann zu einer beschleunigten Abgabe in das Blut. In der zweiten Phase kann je nach dem Grad der Überfunktion durch die schnellere Ausscheidung des Jods aus der Schilddrüse bereits nach 24 Stunden der Normalwert erreicht werden, wie er auch nach 24 Stunden bei einer normal funktionierenden Schilddrüse vorhanden ist. Die maximale Jodspeicherung wird der Überfunktion entsprechend zu verschiedenen Zeiten in dem weiten Bereich von einer Stunde bis zu 24 Stunden erreicht. Da es im Routinebetrieb unmöglich ist, zur genauen Erfassung des Zeitpunktes und der Höhe der maximalen Speicherung stündliche Messungen vorzunehmen, hat sich die 2-, 24- und 48stündige Messung der Jodaufnahme über der Schilddrüse als ausreichend erwiesen *(Horst)*.

a) Der Radiojodtest

Methodik. Zur Durchführung dieser Untersuchungsmethode wird folgendes benötigt:

a) 1 bis 10 μC J-131. Zur gleichzeitigen Bestimmung von proteingebundenem Jod werden 10 bis 50 μC J-131 benötigt.

b) 1 Szintillationszähler mit einem NaJ·Tl-Kristall nicht unter 4,5 × 5,0 cm.

c) 1 Bleiabschirmung des Szintillationszählers mit Kollimator, der im Meßabstand von 30 cm eine Fläche von 10 × 10 cm ausblendet.

d) 1 Stativ für den Szintillationszähler.

c) 1 Dekadenzähler mit Impulshöhenanalysator und Impuls- oder Zeitvorwahl oder 1 Dekadenzähler mit Impuls- oder Zeitvorwahl und Eingangsempfindlichkeitsregler. Dazu muß vor dem NaJ·TI-Kristall ein 1 mm starkes Bleifilter gesetzt werden.

Erläuterung der apparativen Möglichkeiten beim Radiojodtest. Bei Inkorporation von J-131 tritt aus dem Gewebe zusätzlich zu der monochromatischen Strahlung die Gewebestreustrahlung und Compton-Streuung aus. Diese gibt einen nicht reellen Zuwachs zur gemessenen Impulsrate, so daß dieser einen Wert über 100% gegenüber der Präparatemessung ergeben kann. Eine Elimination dieser Streurate kann wie folgt vorgenommen werden:

1. Mit Hilfe eines Impulshöhenanalysators wird a priori nur noch der J-131 Peak durchgelassen. Dieses ist die beste Methode.
2. Mit Hilfe eines Einseitendiskriminators werden alle Strahlungsenergien außerhalb des J-131 Peaks abgeschnitten. Die exakte Einstellung ist nicht immer leicht.
3. Mit Hilfe eines Verstärkereingangsreglers wird die Höhe der Szintillationszählerimpulse so weit gesenkt, daß die energieärmere Geweberückstreuung nicht mehr voll zur Messung beiträgt. Der restliche energetisch der J-131-Strahlung naheliegende Strahlungsanteil muß dann zusätzlich durch ein 1 mm starkes Bleifilter, das vor den Szintillationskristall gesetzt wird, abgefiltert werden.

Durchführung

1. Die Testdosis von 10 bis 20 μC J-131 wird der gelieferten Stammlösung entnommen.
2. Die Lösung wird in ein Becherglas gefüllt und mit etwa 50 ccm Leitungswasser verdünnt.
3. In dem gleichen Meßabstand, in dem die Schilddrüse des Patienten gemessen wird, erfolgt die Messung der Aktivität im Becherglas. Der gemessene Wert minus Nulleffekt, d. h. minus dem Meßwert ohne Aktivität, wird zur Errechnung der prozentualen Jodaufnahme als Ausgangswert gleich 100% gesetzt.
4. Der Patient erhält die Lösung als Trunk. Um Fehler durch Verbleiben von Restaktivität zu vermeiden, wird das Glas noch einmal mit etwas Wasser gefüllt und von dem Patienten nachgetrunken.
5. Der Zeitpunkt des Trunkes wird registriert.
6. Zwei Stunden nach Verabreichung des Trunkes erfolgt die erste Schilddrüsenmessung. Auch hier muß der Nulleffekt abgezogen werden und aus der Höhe der Impulszahl gegenüber der verabreichten Menge die prozentuale Aufnahme errechnet werden. Zu berücksichtigen ist außerdem der Aktivitätsabfall, der nach 2 Stunden 0,52% der Dosis ausmacht. Multiplikation mit dem Faktor 1,01.
7. Zweite Schilddrüsenmessung nach 24 Stunden. Messung der Impulsrate über der Schilddrüse minus Nulleffekt. Der erhaltene Wert muß mit dem Faktor 1,09 multipliziert werden, um den physikalischen Strahlungsabfall zu berücksichtigen. Aus diesem Wert läßt sich die prozentuale Aufnahme der verabfolgten Menge errechnen.
8. Dritte Schilddrüsenmessung nach 48 Stunden. Korrektur des Meßwertes nach Abzug des Nulleffektes, mit dem Faktor 1,19. Errechnung der prozentualen Aufnahmerate.

Beispiel:

Messung des Jod-131-Trunks	= 25 900 Imp/min
— Nulleffekt	— 150 Imp/min
Verabfolgte Dosis	= **25 750 Imp/min** = **100%** =

Messung nach 2 Std.	= 20 050 Imp/min
— Nulleffekt	= — 150 Imp/min
	19 900 Imp/min
Physikal. Strahlungsabfall nach 2 Std. = 1,01	
1,01 · 19 900	= 20 100 Imp/min
$\frac{20100}{25750} \times 100$	= **78,1%** der Dosis

Messung nach 24 Std.	= 16 220 Imp/min
— Nulleffekt	= — 150 Imp/min
	16 070 Imp/min
Physikal. Strahlungsabfall nach 24 Std. = 1,09	
1,09 · 16 070	= 17 520 Imp/min
$\frac{17520}{25750} \times 100$	= **68,1%** der Dosis

Messung nach 48 Std.	= 13 010 Imp/min
— Nulleffekt	— 150 Imp/min
	12 860 Imp/min
Physikal. Strahlungsabfall nach 48 Std. = 1,19	
1,19 · 12 860	= 15 310 Imp/min
$\frac{15310}{25750} \times 100$	= **59,5%** der Dosis

9. Eintragung der Meßwerte in den Vordruck (s. **Abb. 29.**)

10. Wenn keine Serum- oder Proteinjodbestimmung erfolgt, hat es sich bei der Differentialdiagnose Hyperplasie gegenüber der Hyperthyreose als wertvoll erwiesen, die effektive HWZ zu bestimmen. Die effektive HWZ gibt eine gute Unterscheidungsmöglichkeit der euthyreoten Struma gegenüber der Hyperthyreose.

Die Radiojodaufnahmewerte von 24 Stunden ab werden halblogarithmisch ohne Berücksichtigung der physikalischen HWZ gegenüber der Zeit aufgetragen. Es läßt sich dann die Zeit ablesen, in der die Dosis auf die Hälfte abgefallen ist (s. **Abb. 30**). Werte, die über 6,5 Tagen liegen, zeigen eine normale Schilddrüsenfunktion an. Werte, die unterhalb 6,5 Tagen liegen, bis zu 2 Tagen, sprechen für eine Hyperthyreose. Nach Untersuchungen verschiedener Autoren kann man sogar auf die etwas zeitraubende Bestimmung des Serum- und Proteinjod verzichten, da die Ergebnisse diagnostisch gut mit den Serum- und Proteinjodbefunden übereinstimmen.

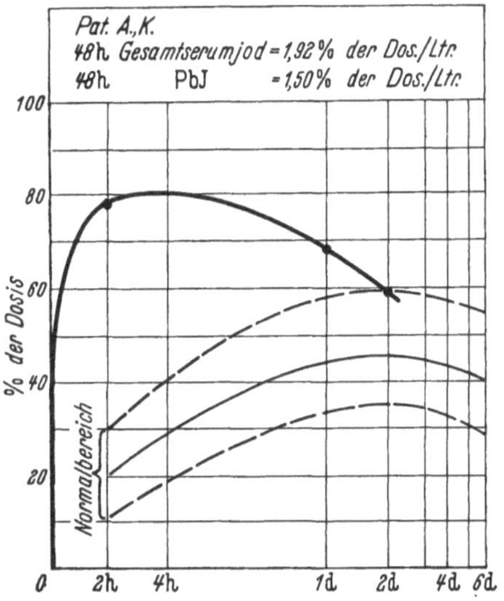

Abb. 29. Messung der prozentualen Jodaufnahme der Schilddrüse im Ablauf von 2 bis 48 Stunden entsprechend dem im Jodtest angeführten Beispiel. Steiler Anstieg und steiles Absinken der prozentualen Jodaufnahme der Schilddrüse als deutliches Zeichen einer Schilddrüsenüberfunktion

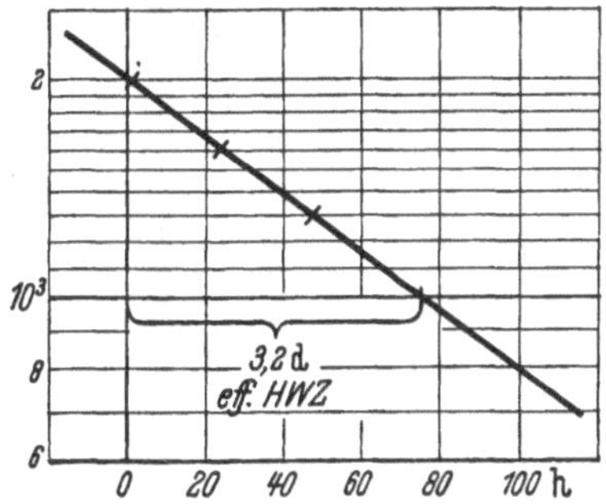

Abb. 30. Eintragung der Meßwerte über der Schilddrüse halblogarithmisch gegenüber der Zeit zur Ermittlung der effektiven Halbwertszeit. Bei dem in Abb. 29 angeführten Beispiel ergibt sich hier eine effektive HWZ von 3,2 Tagen, die das Vorliegen einer Hyperthyreose bestätigt

Auswertung. Die Jodaufnahme liegt nach 2 Stunden normalerweise zwischen 10 und 30 % der verabfolgten Dosis. Werte über 30 % bedeuten eine vermehrte Jodavidität der Schilddrüse (s. **Abb. 29,** Normalbereich). Nach 24 Stunden liegt der Normalwert zwischen 25 und 50 %. Die Jodspeicherung zwischen 50 und 60 % ist als Grenzwert zu betrachten.

Nach 48 Stunden liegt der Normalbereich zwischen 30 und 60 %. Aus dem Kurvenverlauf der prozentualen Speicherwerte können wir bereits Hinweise für die Funktion der Schilddrüse erhalten.

Bei der Beurteilung des Normalbereiches der prozentualen Speicherwerte sind regionale Unterschiede zu beachten. Besonders in Jodmangelgebieten kann der Normalbereich um etwa 10 % höher liegen. In den USA liegt der Normalbereich allgemein etwas niedriger.

Ein steiler Anstieg in den ersten 2 bis 24 Stunden mit einem daran anschließenden steilen Abfall weist bei Werten über dem Normalbereich auf eine Hyperthyreose hin. Ein ebenfalls steiler Anstieg mit einem Plateau oder einem weiteren geringen Anstieg über 24 bis 48 Stunden spricht für eine euthyreote Struma, d. h. für eine Hyperplasie ohne Schilddrüsenüberfunktion (s. **Abb. 31**).

In der **Abbildung 31** ist der normale Streubereich gestrichelt eingezeichnet. Mit ausgezogenen Linien ist der Kurvenverlauf bei einem Myxödem, bei einer Hyperthyreose und bei einer euthyreoten Struma wiedergegeben.

Die Bestimmung der prozentualen Aufnahmewerte gibt vor allem Auskunft über die anorganische Phase die Jodavidität der Schilddrüse. Die organische Phase des Stoff-

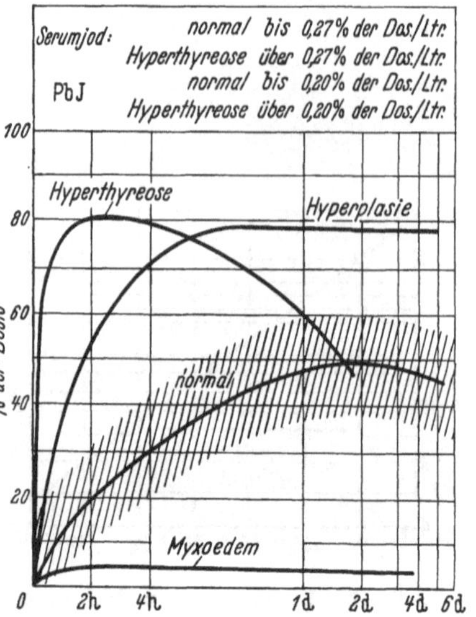

Abb. 31. Vergleichsweise Gegenüberstellung der prozentualen Meßwerte über der Schilddrüse bei einem Normalfall, beim Vorliegen eines Myxödems, einer Hyperthyreose und einer euthyreoten Hyperplasie

wechsels der Schilddrüse, d. h. der Umbau des anorganischen Jods in das eiweißgebundene Jod, wird zuverlässig durch die Bestimmung des eiweißgebundenen Jods im Gesamtserumjod nach 48 Stunden erfaßt.

Die Bestimmung der Jodavidität der Schilddrüse durch Messung der Jodaufnahme nach 2 und 24 Stunden und die Bestimmung des proteingebundenen Jods nach 48 Stunden ergibt eine diagnostische Sicherheit des Radiojodtestes von über 95 %.

b) Die Serumjod- und Proteinjodbestimmung

Methodik. Zur Durchführung dieser Untersuchungsmethode wird folgendes benötigt:

a) 1 Szintillationszähler mit Bohrlochkristall, Kristallgröße 4,65 × 5,1 cm.
b) Bleiabschirmung mit einer Wandstärke von mindestens 5 cm.
c) 1 Zählgerät für den Szintillationszähler.
d) 10 bis 50 μC J-131.
e) 10 %ige Trichloressigsäure.
f) 40 %ige Trichloressigsäure.
g) 8 %ige Natronlauge.

Durchführung.

1. Die Bestimmung des serum- und des proteingebundenen Jods erfolgt meist im Zusammenhang mit dem Radiojodtest. Nach der 48-Stundenmessung der prozentualen Jodaufnahme werden aus der Vene 12 bis 15 cm^3 Blut entnommen.
2. Das Blut wird zentrifugiert und 2 oder 4 cm^3 Serum für die Messung im Bohrlochkristall abpipettiert.
3. Messung im Bohrlochkristall. Liegt die Impulszahl über 0,27 % der Dosis/ltr Serum so erfolgt die Bestimmung des proteingebundenen Jods.
4. Den 5 cm^3 Serum werden 1,5 cm^3 40 %ige Trichloressigsäure zugegeben, um das Eiweiß zu fällen. Nach einer Durchmischung wird die Lösung bei 3000 Umdrehungen/min. zentrifugiert. Die überstehende Flüssigkeit wird entfernt.
5. Dem Präzipitat werden 5 cm^3 einer 10 %igen Trichloressigsäure zugegeben. Danach wird das Präzipitat vermischt und wiederum zentrifugiert. Die überstehende Flüssigkeit wird wiederum entfernt.
6. 5 cm^3 10%iger Trichloressigsäure werden dem Präzipitat erneut hinzugegeben, vermischt und zentrifugiert. Die überstehende Flüssigkeit wird entfernt.
7. Das Präzipitat wird in 4 cm^3 8 %iger Natronlauge gelöst.

8. Entsprechend der Größe des Bohrlochkristalls werden 2 oder 4 cm^3 abpipettiert und im Bohrlochkristall gemessen.

Ausrechnung. Im allgemeinen erfolgt die Serumjod- und Proteinjodbestimmung im Zusammenhang mit der Schilddrüsenmessung. In diesem Fall liegt der mit Hilfe des Szintillationszählers gemessene Wert der verabfolgten Dosis vor. Die Serum- und Proteinjodbestimmung muß zweckmäßigerweise in einem Bohrlochkristall erfolgen, der eine hohe Empfindlichkeit zur Erfassung der geringen Aktivitätskonzentration im Serum besitzt. Das Maß für die Serum- und Proteinjodbestimmung ist die prozentuale Dosis im Liter Serum. Um das Prozentverhältnis der Aktivität im Serum pro Liter zur verabfolgten Dosis zu bestimmen, ist es erforderlich, die Impulszahl der verabfolgten Dosis im Bohrlochkristall festzustellen. Man kann dabei entweder so vorgehen, daß man von der verabfolgten Menge einen bestimmten Bruchteil, z. B. 1/1000 der verabfolgten Menge im Bohrlochkristall mißt und hieraus die Gesamtimpulszahl 100 % der Dosis errechnet.

Diese Bestimmung kann dadurch vereinfacht werden, daß man den Umrechnungsfaktor für den Bohrlochkristall bestimmt. Man geht dabei so vor, daß man die Aktivität eines Jodtrunks mit Hilfe des Szintillationszählers auf übliche Weise mißt. Im Anschluß daran wird diese Aktivität auf 1000 cm^3 verdünnt und 1 cm^3 der Lösung im Bohrlochkristall gemessen. Wenn man die erhaltene Impulszahl mit 1000 multipliziert, dann erhält man die Höhe der Aktivität der verabfolgten Menge im Bohrlochkristall. Aus diesen beiden Werten läßt sich der Faktor errechnen, mit dem die Aktivitätsmessung des Szintillationszählers multipliziert werden muß, um die Impulsrate der verabfolgten Dosis für den Bohrlochkristall zu erhalten.

Beispiel:

Messung der verabfolgten Dosis mit dem Szintillationszähler	25 900 Imp/min
— Nulleffekt	150 Imp/min
100% der Dosis =	25 750 Imp/min

Messung von $\frac{1}{1000}$ der verabfolgten Dosis im Bohrlochkristall

$\frac{1}{1000}$ der Dosis	32 720 Imp/min
— Nulleffekt	150 Imp/min
$\frac{1}{1000}$ der Dosis =	32 570 Imp/min

Verabfolgte Menge 32 570 · 1000 = 32 570 000 Imp/min

100% der Dosis im Bohrlochkristall = 32 570 000 Imp/min

100% der Dosis mit dem Szintillationszähler = 25 750 Imp/min

32 570 000 : 25 750 = 1 265 = Faktor zur Umrechnung der Dosis zwischen dem Szintillationszähler zur Bohrlochkristallmessung. Durch die einmalige Bestimmung dieses Faktors erübrigt sich die jedesmalige Anfertigung eines Standards

---

Serumjodbestimmung:

Messung 1 cm^3 Serum	= 675 Imp/min
— Nulleffekt	= 150 Imp/min
	525 Imp/min

1 l Serum enthält $1000 \cdot 525 = 525\,000$ Imp/min

Korrektur des physikal. Strahlungsabfalls nach 48 Std. mit dem Faktor

$$1{,}19 \cdot 525\,000 = 624\,000 \text{ Imp/min}$$

$$\frac{624\,000}{32\,570\,000} \cdot 100 = 1{,}92\% \text{ der Dosis im Liter nach 48 Std.}$$

Proteinjodbestimmung:

Messung 1 cm³ Serum = 560 Imp/min
— Nulleffekt = 150 Imp/min

410 Imp/min

$$1\text{ l} = 1000 \cdot 410 = 410\,000 \text{ Imp/min} \cdot \text{fHWZ } 1{,}19 = 488\,000 \text{ Imp/min}$$

$$\frac{488\,000}{32\,570\,000} \cdot 100 = 1{,}50\% \text{ d. Dosis im Liter nach 48 Std.}$$

Nach einer Strumektomie oder nach einer Radiojod-Therapie der Schilddrüse ist eine sichere Beurteilung des Therapieerfolges der Schilddrüsenfunktion durch die Serum- und Proteinjodbestimmung nicht möglich, da trotz der klinischen Normalisierung der Funktion meist noch relativ hohe Serum- und Proteinjodwerte bestehen bleiben.

Der Grund liegt vor allem darin, daß die Restschilddrüse kompensatorisch zur Sicherung der Funktion im Organismus eine Überfunktion zeigt, die sich jedoch auf Grund der im Bereich der Norm liegenden Gesamtproteinjodmenge im Organismus nicht auswirkt.

Um Fehler auszuschließen, muß also daran gedacht werden, daß nach einer Strumektomie und nach einer Radiojod-Therapie der Schilddrüse die Serumjod- und Proteinjodbestimmung nicht zur differentialdiagnostischen Abgrenzung verwertet werden kann. In diesen Fällen ist die Beurteilung des Therapieerfolges nur durch die prozentuale Jodaufnahme oder auch durch die Schilddrüsen-Clearencemessung möglich.

Bei einem optimalen Therapieerfolg muß die prozentuale Jodaufnahme der Schilddrüse oder die Jodavidität beim Clearenceverfahren im Normalbereich liegen.

Mit Hilfe der Schilddrüsenclearence läßt sich sehr zuverlässig die Jodavität der Schilddrüse bestimmen. Nach den Arbeiten von *Myant* und *Pochin* ergibt die Jodclearence eine sehr gute Unterscheidungsmöglichkeit zwischen der Normalfunktion und der Hperthyreose und Hyperplasie der Schilddrüse. Der Vorteil des Clearenceverfahrens liegt darin, daß nur 2 Messungen, sofort im Anschluß an die Jodgabe und 30 Minuten nach dem Radiojodtrunk erforderlich sind, um die Jodavidität der Schilddrüse sicher zu beurteilen. Für Kliniken mit einem größeren Patientendurchgang besteht damit die Möglichkeit, die Radiojoduntersuchung zu vereinfachen.

c) Das Clearence-Verfahren

Nach dem Verfahren der Nieren-Clearence mit Innulin, Harnstoff und anderen Substanzen wurde von *Myant* und *Pochin* diese Methode vereinfacht zur besseren diagnostischen Abgrenzung eingeführt.

Nach intravenöser oder auch peroraler Verabfolgung von Jod-131 in Form von Jodid verteilt sich das Isotop auf vasale und extravasale Verteilungsräume entsprechend der Diffusion, die dem Zustand eines Gleichgewichts zustreben. Während dieser Diffusionsvorgänge klären die Schilddrüse und die Nieren das Blut von seinem Jodgehalt in einem Verhältnis, das der Plasmakonzentration des Jods proportional ist. Die Schilddrüsen-Clearence und die renale Clearence müssen zusammen einen entsprechenden Konzentrationsabfall im Plasma ergeben. Da die Schilddrüse und die Nieren das Jod aus dem gleichen Verteilungsraum entnehmen, lassen sich konstante Beziehungen zwischen dem Verteilungsraum, der Schilddrüsen- und Nierenclearence und dem Konzentrationsabfall im Plasma im Sinne einer Exponentialfunktion feststellen.

Die beste Methode ist das Clearence-Verfahren nach *Myant* und *Pochin*, das nach *Berson* und *Yalow* modifiziert ist. Bei diesem Verfahren wird durch Messungen über der Schilddrüse sofort nach der Injektion oder nach dem Trunk und nach einer weiteren Messung nach 30 Minuten unter Berücksichtigung der Urinausscheidung das von der Schilddrüse aus dem Blut geklärte Jod in der Zeiteinheit errechnet. Die Schilddrüsenjod-Clearence läßt sich als das Volumen des Plasmas definieren, welches durch die Schilddrüse vom Jod pro Minute „geklärt" wird.

Methodik. Zur Durchführung dieser Untersuchungsmethode wird folgendes benötigt:

a) 1 bis 10 μC Jod-131.

b) 1 Szintillationszähler mit einem Natrium-Jodid-Kristall nicht unter 4,5 $\times$ 5,0 cm.

c) 1 Bleiabschirmung des Szintillationszählers mit Kollimator, der im Meßabstand eine Fläche von 10 mal 10 cm ausblendet.

d) Dekadenzähler mit Impuls- oder Zeitvorwahl entsprechend den apparativen Möglichkeiten beim einfachen Radiojodtest (s. S. 98).

Durchführung.

1. Der Szintillationszähler muß mit einem Standard-Präparat geeicht werden, um zu ermitteln, wieviel Impulse pro Minute 1 μC Jod-131 im Meßabstand ergeben.
2. Die Testdosis von 1 bis 10 μC Jod-131 wird der gelieferten Stammlösung entnommen.
3. Die Verabreichung kann als i. v.-Injektion oder bei einem sicher nüchternen Patienten auch als Trunk per os erfolgen. Die Injektionsspritze oder das Becherglas wird in dem gleichen Abstand gemessen, in dem die Schilddrüsenmessung des Patienten vorgenommen wird.
4. Von dem erhaltenen Meßwert wird der Nulleffekt abgezogen und die Impulszahlen auf die Dosis in μC umgerechnet (s. Beispiel).
5. Verabfolgung der Aktivität als Injektion oder als Trunk.
6. Der Patient wird sofort im Anschluß daran in den Meßabstand gebracht und es erfolgt die Messung der Impulszahl in der 1. Minute, in der 2. Minute und in der 3. Minute nach der Radiojodgabe.
7. Bei Verabreichung als Injektion muß die Aktivität der Injektionsspritze auf Grund einer immer vorhandenen Restaktivität zurückgemessen werden, d. h., die in der Spritze noch vorhandene Aktivität ist von der Messung vor Verabreichung abzuziehen, um die tatsächliche Dosismenge zu errechnen.
8. Lagerung des Patienten im Meßabstand und Aktivitätsmessung in der 29., 30. und 31. Minute nach der Jodgabe.
9. Im Anschluß daran erhält der Pat. ein Gefäß, in dem der Urin gesammelt und gemessen wird.
10. Bestimmung der Aktivität im Urin im gleichen Meßabstand.

11. Berechnung der Schilddrüsen-Jodclearence nach dem von *Berson* und *Yalow* angegebenen modifizierten Verfahren.

Die Zählrate in den ersten 3 Minuten nach der Injektion ist ein Maß der Aktivität des Radiojods im Blut und im extravaskulären Raum, da in dieser Zeit nur ein Bruchteil des Radiojods durch die Schilddrüse aufgenommen werden kann. Diese Aktivität wird als der extrathyreoidale Grundspiegel bezeichnet. Die schon beginnende Jodaufnahme bei den Hyperthyreosefällen ist gegenüber der Gesamtaufnahme innerhalb der ersten halben Stunde von geringer Bedeutung. In den normalen Fällen ergibt die Aktivität in der zweiten Minute den sogenannten Grundspiegel, da zu dieser Zeit die Verteilung im Blut vollständig ist. Die Zählrate über der Schilddrüse nach 30 Minuten ist das Maß der Aktivität innerhalb der Schilddrüse.

Nach dem von *Berson* und *Yalow* angegebenen modifizierten Verfahren läßt sich die Schilddrüsen-Jod-Clearence dann durch die Anwendung mehrerer Formeln errechnen.

1. Die Schilddrüsenaufnahme SD ist gleich der Erhöhung des Plasmaspiegels plus dem teilweisen Abfall der Aktivität im gesamten Gewebsspiegel mal der beginnenden Aktivität über der Schilddrüse.

$$SD = \frac{A \cdot D + E \cdot U}{D - E}$$

wobei

SD = Jodaufnahme der Schilddrüse während der ersten 30 min in μC Jod-131,
U = Urinausscheidung während der ersten 30 min in μC Jod-131,
D = injizierte Dosis in μC Jod-131,
A = Anstieg der Aktivität über der Schilddrüse in μC Jod-131 während der ersten 30 min,
E = extrathyreoidale Anfangsaktivität (Grundspiegel) in μC Jod-131

ist. E repräsentiert die Aktivität der extrathyreoidalen Gewebe des Halses, bevor irgendeine bezeichnende Aufnahme der Schilddrüse oder der Nieren eintritt. Die Schilddrüsenaufnahme A muß am Ende der Messung um den Anstieg der Aktivität des Halses erhöht sein mit einem entsprechenden Abfall im Grundspiegel, der mit erfaßt wird. Am Ende der Meßzeit ist die Dosis im Jodraum des gesamten Körpers durch die in der Schilddrüse aufgenommene und im Urin ausgeschiedene Menge verringert. Die gespeicherte Menge in anderen Organen ist vernachlässigbar gering. Die Clearence-Berechnung setzt sich dann aus den folgenden Formeln zusammen:

2. Die Errechnung der zurückgehaltenen Dosis

$$Dz = D - (SD + U).$$

3. Die Bestimmung der mittleren Dosis

$$Dm = \frac{D + Dz}{2}.$$

4. Die Schilddrüsen-Clearence

$$SD\text{-Clearence} = \frac{SD \cdot \text{kg Körpergewicht} \cdot 6{,}67}{Dm} \ [\text{cm}^3/\text{min.}].$$

Beispiel zur Berechnung der J-131-Clearence

Pat. A. K. Gewicht = 61 kg Größe = 1,81 m gegebene Dosis D = 41 μC
Nulleffekt = 150 Imp/min 1 μC = 628 Imp/min

Messungen

a) Nulleffekt = 150 Imp/min

b) 1. Min. nach dem Trunk = 3030 Imp/min
2. Min. nach dem Trunk = 3211 Imp/min
3. Min. nach dem Trunk = 3589 Imp/min
} Mittelwert = 3290 Imp/min — Nulleffekt = 3140 Imp/min = 5 μC

Extrathyreoidaler Grundspiegel $E = 1\ \mu$C

29. Min. nach dem Trunk = 9534 Imp/min
30. Min. nach dem Trunk = 10602 Imp/min
31. Min. nach dem Trunk = 11934 Imp/min
} Mittelwert = 10690 Imp/min — Nulleffekt = 10540 = 16,8 μC

Aufnahme der Schilddrüse A = Messung nach 30 min — Extrathyreoidalen Grundspiegel

$$A = 16{,}8\ \mu C - 5\ \mu C = 11{,}8\ \mu C$$

Gegebene Dosis $D = 41\ \mu$C

Extrathyreoidaler Grundspiegel $E = 5\ \mu$C

Aufnahme der Schilddrüse $A = 11{,}8\ \mu$C

Urinausscheidung nach 30 min $U = 4{,}7\ \mu$C

I. Schilddrüsen J-131-Aufnahme $SD = \frac{A \cdot D + E \cdot U}{D - 3} = \frac{11{,}8 \cdot 41 + 5 \cdot 4{,}7}{41 - 5} = 14{,}1$

II. Clearenceberechnung
Zurückgehaltene Dosis nach 30 Minuten $Dz = D - (SD + U) = 41\,(14{,}1 + 4{,}7) = 22{,}2\ \mu C$

III. Bestimmung der mittl. Dosis $Dm = \frac{D + Dz}{2} = \frac{41 + 22{,}2}{2} = 31{,}6\ \mu$

IV. Schilddrüsenclearence $Cl = \frac{SD \cdot 6{,}67}{Dm}$ (Konstante) · kg Körpergew.

$$Cl = \frac{14{,}1}{31{,}6} \cdot 6{,}67 \cdot 61 = 181{,}5\ \text{cm}^3/\text{min}$$

$$Cl = 187\ \text{cm}^3/\text{min}/1{,}73\ \text{cm}^2.$$

Auswertung. Bei der Errechnung der Schilddrüsen-Clearence bei über 250 Normalpatienten hat sich gezeigt, daß die Normalwerte zwischen 10 und 40 cm³/min lagen. Es war hierbei ohne Bedeutung, ob das Jod durch einen Trunk oder durch eine Injektion verabfolgt wurde. Bei der peroralen Verabreichung ist es jedoch erforderlich, daß der Patient mit Sicherheit nüchtern ist.

Der Grenzwert von 40 cm³/min erwies sich zur Abgrenzung der Hyperthyreosen und Hyperplasien als relativ zuverlässig (s. **Tab. 36**). Bei den Hyperthyreosen und den Hyperplasien lagen die Clearence-Werte zum Teil weit über 40 cm³/min. Der Clearence-Wert betrug in extremen Fällen bis 400 cm³/min. Da keiner der Normalfälle einen höheren Wert als 40 cm³/min ergab, besteht hier die Möglichkeit, schon aus der

Tab. 36. Meßwerte der Jod-131-Schilddrüsenclearence bei Normalfällen und bei Hyperthareosen nach Injektion und auch nach peroraler Verabfolgung

Schilddrüsenclearance (ml/min/1,73 m²)

	Bereich	Mittelwert
Hyperthyreose	50,0—512	210,5
Normalfunktion	3,7—41,0	17,7
Hyperthyreose	0,0— 4,1	2,0

Bestimmung der Jodavidität durch das Clearence-Verfahren nach 30 min die Normalfälle abzugrenzen und auszuscheiden. Damit ist für besonders überlastete Kliniken eine gewisse Vereinfachung gegeben, da bei normalen Clearencewerten der Jodtest bereits abgeschlossen werden kann.

Zur Unterscheidung der Hyperthyreose gegenüber der Hyperplasie (der euthyreoten Struma) ist die Erfassung der zweiten Phase der Schilddrüsenfunktion erforderlich. Die zweite Phase und damit die eigentliche Arbeitsleistung der Schilddrüse wird am sichersten durch die Feststellung des zu Eiweiß umgebauten Jods erfaßt. Sie besteht in der Messung des Verhältnisses von eiweißgebundenem Jod zum Gesamtserumjod im Blut nach 24 oder 48 Stunden. Der sicherste Zeitpunkt, der keine Überlappung der normalen Funktion gegenüber den Hyperthyreosen ergibt, ist der 48-Stunden-Serum- und Proteinjod-Wert (s. S. 102).

Die Bestimmung der Jodavidität der Schilddrüse durch das Clearence-Verfahren oder auch durch Messungen zu einem besonders frühen Zeitpunkt nach der Jodgabe, möglichst innerhalb der ersten 2 bis 4 Stunden, und die Serum- und Proteinjodbestimmung geben eine diagnostische Sicherheit von über 95 %.

Der Radiojodtest gibt in dieser Form der 2-Phasen-Untersuchung ein zuverlässiges Bild der Funktion der Schilddrüse. Es läßt sich beurteilen, ob es sich um eine toxische Hyperthyreose, eine mittelschwere Form der Hyperthyreose, oder um eine Hyperplasie der Schilddrüse handelt.

Auswertung aller Befunde

Um die Auswertung der einzelnen Befunde zur Beurteilung der Schilddrüsenfunktion zu erleichtern, wurde das folgende Schema (**Abb. 32**) aufgestellt.

α) Die normale Schilddrüsenfunktion

Die prozentuale Radiojodspeicherung der Schilddrüse im Radiojodtest liegt in dem punktierten Bereich. Der Mittelwert ist durch die ausgezogene Linie dargestellt. Schon aus dem Kurvenverlauf, der gegenüber der Zeit halblogarithmisch aufgetragenen prozentualen Speicherwerte, läßt sich die Diagnose stellen. Nur für die Beurteilung der Grenzwerte kann es erforderlich werden, die Normalfunktion gegenüber der Hyperthyreose abzugrenzen. Dann empfiehlt es sich, dem Patienten thyreotropes Hormon zu injizieren und den Test nach 24 Stunden zu wiederholen. Bei der normalen Schilddrüsenfunktion erhöhen sich danach die prozentualen Speicherwerte eindeutig um 10% bis 20% als Zeichen dafür, daß die Schilddrüsenfunktion noch nicht die höchste Leistung erreicht hat. Bei einer mittelschweren Hyperthyreose ist demgegenüber keine weitere wesentliche Steigerung der prozentualen Jodspeicherung zu erreichen.

Die effektive Halbwertzeit, in der danebenstehenden Abbildung dargestellt, liegt zwischen 6,5 bis 8 Tagen. Der Bereich ist durch 3 Linien abgegrenzt, indem die stark ausgezogene Linie den Mittelwert anzeigt.

Die Grenze der Jod-131-Aktivität *im Serum* liegt bei normaler Schilddrüsenfunktion nach 48 Stunden unter 0,27 % der Dosis/Ltr. Alle Ergebnisse, die über diesem

---

→

Abb. 32. Gegenüberstellung der erhaltenen Befunde zur differentialdiagnostischen Abgrenzung bei den verschiedenen Schilddrüsenerkrankungen. Erläuterungen siehe Text

<table>
<tr><th>Radiojodtest</th><th>eff. HWZ</th><th>48h-Serumjod [Dosis/Ltr.]</th><th>48h-PbJ [Dosis/Ltr.]</th><th>Clearance [cm³/min]</th><th>Scanningaufnahme</th></tr>
<tr><td>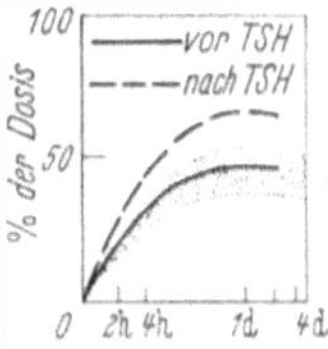
</td><td>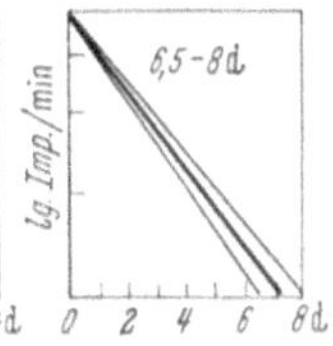
</td><td>Normale Schilddrüsenfunktion
< 0,27%</td><td>< 0,20%</td><td>< 39</td><td>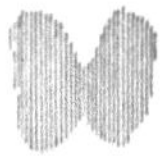</td></tr>
<tr><td>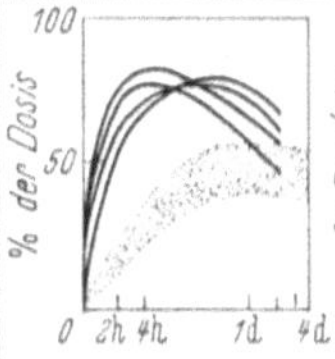
</td><td>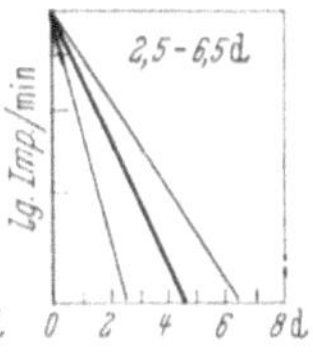
</td><td>Hyperthyreose
> 0,27%</td><td>> 0,20%</td><td>> 40</td><td>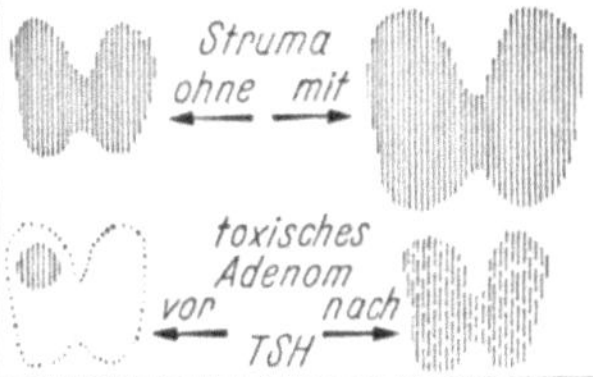
</td></tr>
<tr><td>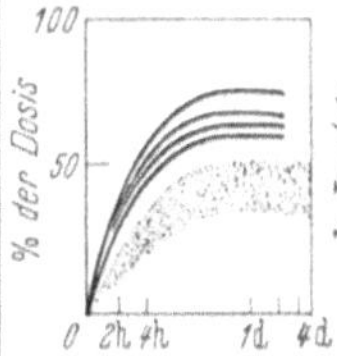
</td><td>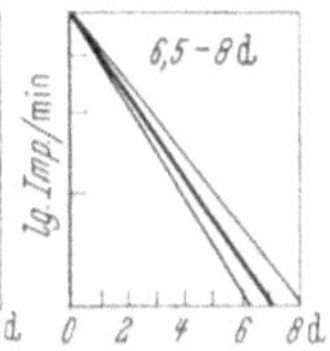
</td><td>Struma diffusa euthyreotica
< 0,27%</td><td>< 0,20%</td><td>< 39</td><td>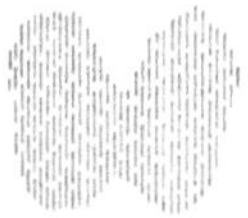</td></tr>
<tr><td>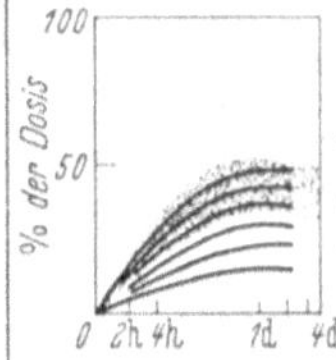
</td><td>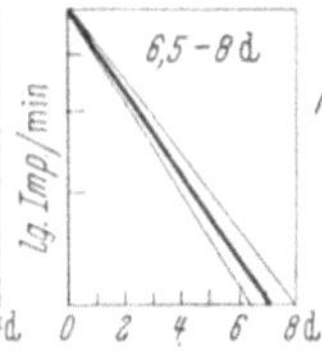
</td><td>Struma nodosa euthyreotica mit funktionsuntüchtigen Knoten
< 0,27%</td><td>< 0,20%</td><td>< 39</td><td>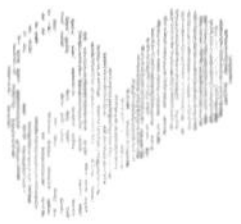</td></tr>
<tr><td>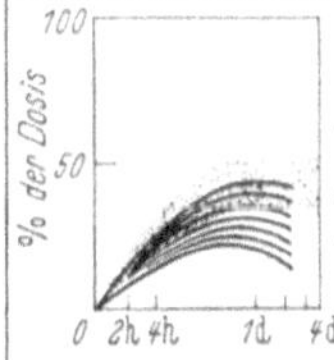
</td><td>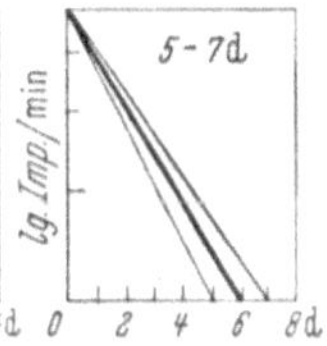
</td><td>Strumitis
0-5%</td><td>0-4,9%</td><td>< 39</td><td>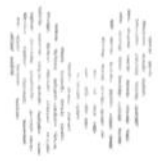</td></tr>
<tr><td>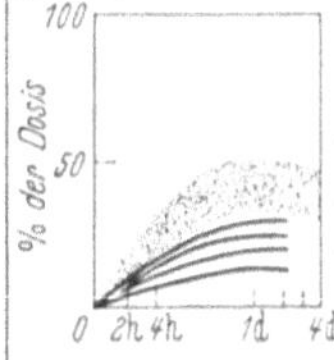
</td><td>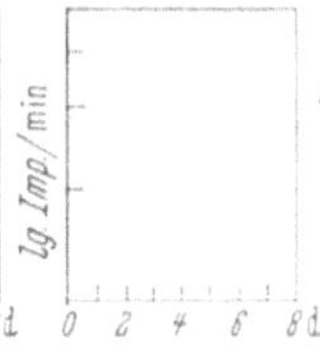
</td><td>Unterfunktion oder Blockierung der Schilddrüse
> 0,27%</td><td>< 0,20%</td><td>< 39</td><td></td></tr>
<tr><td>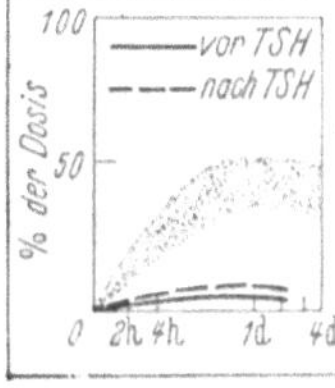
</td><td>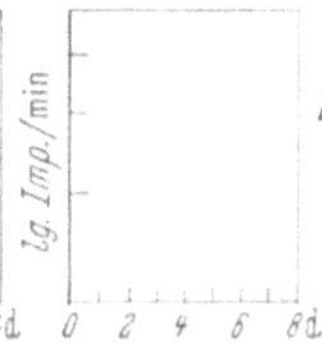
</td><td>Myxoedem oder Blockierung der Schilddrüse
0,27%
Verdacht auf dystope Struma</td><td>< 0,01%</td><td>—</td><td>keine Darstellung</td></tr>
</table>

Grenzwert liegen, sind verdächtig für das Vorliegen einer Überfunktion oder einer extremen Unterfunktion der Schilddrüse. Zur einwandfreien Diagnosestellung ist dann die weitere Bestimmung der Jod-131-Aktivität des Protein-Jods erforderlich. Der Grenzwert der normalen Funktion liegt bei 0,20 % der Dosis im Liter. Alle Werte über 0,20 % der Dosis im Liter sprechen für das Vorliegen einer Hyperthyreose.

Finden sich bei hohem Serumwert besonders niedrige Hormonjodwerte unter 0,001 %, so muß an eine schwere Unterfunktion oder an ein Myxödem gedacht werden.

Bei der **Jod-131-Schilddrüsenclearence** liegt der Grenzwert bei 39 cm^3 pro Minute. Die Ergebnisse über 40 bis 400 cm^3 pro Minute sprechen für eine erhöhte Jodavidität bzw. für eine Hyperthyreose.

Die **Scanningaufnahme** ergibt eine mehr oder weniger schmetterlingsförmige Schilddrüse von normaler Größe.

β) Die Hyperthyreose

Die prozentuale Jodspeicherungsverlaufskurve liegt entsprechend dem Grad und der Schwere der Erkrankung mehr oder weniger deutlich oberhalb der Norm. Der Zeitpunkt der maximalen Jodspeicherung liegt bei der Hyperthyreose zwischen 2 und 24 Stunden. Die maximale Jodaufnahme wird um so früher erreicht, je stärker der Grad der Überfunktion ist, d.h. bei einer toxischen Hyperthyreose liegt der maximale Speicherwert bei 2 Stunden, während bei der mittelschweren Hyperthyreose erst nach 24 Stunden das Maximum der Jodaufnahme erreicht ist. Soll bei einer Hyperthyreose die maximale Jodspeicherung genau erfaßt werden, so empfiehlt es sich, stündliche oder 2stündige Messungen vorzunehmen bis es zu dem Absinken der Radiojodaufnahme kommt.

Bei einer ausschließlichen Messung des 24-Stundenwertes kann im Falle einer toxischen Hyperthyreose durch die schnelle Jodausscheidung schon wieder der Normalwert erreicht sein. Da die schwere Hyperthyreose zu diesem Zeitpunkt nicht mehr sicher von der Normalfunktion abgrenzbar wird, empfiehlt sich in jedem Falle die Messung der prozentualen Jodaufnahme nach 2 Stunden. Aus dem mehr oder weniger steilen Absinken der prozentualen Speicherwerte nach 24 Stunden sind differentialdiagnostische Rückschlüsse gegenüber der euthyreoten Struma gegeben, die kein wesentliches Absinken der prozentualen Speicherwerte erkennen läßt. Die mehr oder weniger beschleunigte Abnahme der prozentualen Jodspeicherwerte nach 24 Stunden gibt durch die Feststellung der **effektiven Halbwertzeit** eine Unterscheidung und Abgrenzung der Hyperthyreose gegenüber der Struma diffusa euthyreotica auch ohne die Durchführung der Serumjodbestimmung.

Die effektive Halbwertzeit bei der Hyperthyreose in dem Diagramm, neben dem Radiojodtest dargestellt, liegt zwischen 2 bis 6,5 Tagen. Aus der effektiven Halbwertzeit sind Rückschlüsse über die Schwere der Erkrankung möglich, d. h. bei der schweren bis toxischen Hyperthyreose ist die Halbwertzeit sehr kurz, sie liegt bei 2 bis 3 Tagen, während bei der mittelschweren bis leichten Form der Hyperthyreose die Halbwertzeit 4 bis 6,5 Tage beträgt.

Die Serumjod- und Proteinjodbestimmung nach 48 Stunden erlaubt eine gute Abgrenzung der Hyperthyreose von der normalen Schilddrüsenfunktion und von der Struma diffusa euthyreotica. Die prozentualen Speicherwerte liegen beim

Serumjod über 0,27 % der Dosis im Liter und beim proteingebundenen Jod über 0,20 % der Dosis im Liter. Es gibt 3 Ausnahmen, bei denen ein hoher Proteinjodwert nicht gleichbedeutend einer Hyperthyreose ist:

1. Nach Schilddrüsenoperation,
2. nach einer Radiojodtherapie,
3. bei einem Prozeß, der zu einer starken Reduzierung des Schilddrüsenparenchyms geführt hat, z. b. bei Schilddrüsenkarzinomen und bei der Thyreoiditis.

Die in allen 3 Fällen vorhandene Reduzierung des Schilddrüsenvolumens ergibt hohe Proteinjodwerte, die nur dann als Hyperthyreose zu deuten sind, wenn die prozentuale Gesamtspeicherung der Schilddrüse oberhalb der Norm liegt.

Der Jod-131 Schilddrüsenclearence-Wert liegt bei der Hyperthyreose und auch bei der diffusen Hyperplasie der Schilddrüse über 40 bis 400 cm^3 pro Minute. Dieser Wert gibt im wesentlichen Aufschluß über die Jodavität der Schilddrüse. Eine Abgrenzung gegenüber der Hyperplasie ist nur unter Heranziehung der effektiven Halbwertzeit oder des Proteinjodwertes möglich. Zur Beurteilung der Schilddrüsenfunktion nach der Operation oder nach der Radiojod-Therapie ist das Clearence-Ergebnis wertvoll, da hier der Proteinjodwert keine einwandfreie Aussage über die Normalisierung erlaubt, während der Clearence-Wert den Grad der Normalisierung abschätzen läßt.

Die Scanningaufnahme bei der Hyperthyreose läßt deutlich erkennen, ob gleichzeitig eine Struma vorliegt. Es besteht im allgemeinen eine relativ gleichmäßige Radiojodverteilung im gesamten Bereich der schmetterlingsförmigen Schilddrüse. Nur beim toxischen Adenom ist eine einseitige knotenförmige Radiojodspeicherung im Schilddrüsenbereich vorhanden. Findet sich also bei einer Hyperthyreose ein relativ kleiner rundlicher jodspeichernder Bezirk, so muß an ein toxisches Adenom gedacht werden. Zur Sicherung der Diagnose empfiehlt es sich, 50 E thyreotropes Hormon zu injizieren und nach 24 Stunden eine erneute Scanning-Aufnahme durchzuführen. Bei einem toxischen Adenom wird dann gegenüber der ersten Jodaufnahme eine Radiojodspeicherung auch in dem übrigen Schilddrüsenbereich erkennbar (s. S. 124).

γ) Die Struma diffusa euthyreotica

Die prozentuale Jodspeicherungsverlaufskurve zeigt gegenüber der Hyperthyreose einen typisch anderen Verlauf. Die Jodspeicherwerte liegen zwar je nach dem Grad der Hyperplasie mehr oder weniger deutlich oberhalb der Norm, jedoch ist kaum eine wesentliche Abnahme der Speicherwerte nach 24 Stunden festzustellen. Diese Tatsache ist auch durch Bestimmung der effektiven Halbwertzeit zu erkennen. Die Struma diffusa euthyreotica läßt sich gegenüber der Hyperthyreose auch in Grenzfällen durch die Injektion von thyreotropem Hormon abgrenzen: Während bei der schweren Hyperthyreose keine Steigerung der prozentualen Jodaufnahmewerte möglich ist, findet sich bei der Struma diffusa euthyreotica nach der Injektion von thyreotropem Hormon noch eine Steigerung der Jodaufnahmewerte um 10 bis 20 %.

Die effektive Halbwertzeit liegt bei der Struma diffusa euthyreotica ebenfalls wie bei der normalen Schilddrüsenfunktion in dem Bereich von 6,5 bis 8 Tagen. Durch Bestimmung der effektiven Halbwertzeit kann auf die Serum- und Proteinjodbestimmung verzichtet werden.

Die Serum- und Proteinjodwerte liegen bei der euthyreoten Struma im Bereich der Norm, d. h. Serumjod unter 0,27 % und Proteinjod unter 0,20 % der Dosis im Liter.

Der Jod-131-Clearence-Wert läßt bei der Struma diffusa euthyreotica durch die höhere Jodavidität Ergebnisse erkennen, die deutlich oberhalb der Norm von 39 cm³ pro Minute liegen.

Die Scanning-Aufnahme zeigt in jedem Falle eine vergrößerte schmetterlingsförmige Schilddrüse mit relativ gleichmäßiger Jodverteilung. Die Schilddrüsengröße steht in direktem Verhältnis zu der erhöhten prozentualen Jodspeicherung.

δ) Die Struma nodosa euthyreotica mit funktionsuntüchtigen Knoten

Die prozentuale Jodspeicherungsverlaufskurve liegt je nach dem Grad des Funktionsausfalles im Bereich der Norm bzw. darunter. Findet sich bei einer deutlich sichtbar vergrößerten Struma eine Jodspeicherung im mittleren Normbereich oder darunter, so kann schon daraus geschlossen werden, daß innerhalb der Struma funktionsuntüchtige Knoten vorhanden sind. Bei voll funktionstüchtigem Parenchym und deutlicher Struma liegen die Jodspeicherwerte immer oberhalb der Norm. Der Kurvenverlauf nach 24 bis 48 Stunden entspricht dem einer normalen Schilddrüsenfunktion.

Die effektive Halbwertzeit liegt entsprechend der normalen Schilddrüsenfunktion im Bereich der Norm zwischen 6,5 bis 8 Tagen.

Serumjod- und Proteinjodwerte liegen im allgemeinen im Bereich der Norm, d. h. Serumjod unter 0,27 % der Dosis im Liter und Proteinjod unter 0,20 % der Dosis im Liter. Nur in ganz seltenen Fällen kann bei erheblichem Verlust von Schilddrüsenparenchym eine Steigerung der Serum- und Proteinjodwerte in Erscheinung treten, wie sie relativ häufig auch bei den Strumektomien auftritt.

Der Jod-131-Schilddrüsen-Clearence-Wert liegt entsprechend dem Funktionsausfall im Bereich der Norm unter 39 cm³ pro Minute.

Die Scanning-Aufnahme läßt durch die Speicherdefekte in dem Strumabereich die funktionsuntüchtigen Knoten mehr oder weniger deutlich in Erscheinung treten.

ε) Die Strumitis

Die Radiojodspeicherungsverlaufskurve erstreckt sich bei der Strumitis über den gesamten Bereich von der Normalfunktion bis zur schweren Unterfunktion. Die prozentuale Jodspeicherung erlaubt Rückschlüsse über die Schwere der Funktionsbeeinflussung.

Die effektive Halbwertzeit liegt in dem Bereich von 5 bis 7 Tagen, d. h. bei den Gegenreaktionen kann das Restparenchym eine erheblich beschleunigte Funktion aufweisen. **Der Serumjodwert und der Proteinjodwert** liegt je nach dem Grad und der Schwere der Erkrankung auch oberhalb der Norm, d. h. über 0,27 % der Dosis im Liter. Hohe Serum- und Proteinjodwerte bei geringer prozentualer Jodspeicherung sprechen für eine deutliche Verminderung des Schilddrüsenparenchyms, entweder durch Operation, durch Radiojodtherapie, durch Karzinom oder durch eine Strumitis.

Der Jod-131-Schilddrüsen Clearence-Wert liegt im Bereich der Norm, d. h. unter 39 cm³ pro Minute.

Die Scanning-Aufnahme zeigt meist entsprechend der geringen prozentualen Jodaufnahme mehr oder weniger große fleckförmige Speicherdefekte. Die Schilddrüse kann auch entsprechend der Struma nodosa größere einseitige Funktionsausfälle erkennen lassen.

ζ) Unterfunktion oder Blockierung der Schilddrüse

Die prozentuale **Jod-131-Speicherungsverlaufskurve** liegt bei einer Unterfunktion deutlich unterhalb der Norm. Bevor jedoch aus der prozentualen Jodspeicherung die Diagnose Schilddrüsenunterfunktion gestellt werden kann, muß mit Sicherheit ausgeschlossen werden, daß keine Blockierung der Schilddrüse durch irgendwelche Jodgaben oder durch schilddrüsenwirksame Medikamente erfolgt ist. Es empfiehlt sich, einen Fragebogen auszufüllen (s. S. 115), damit keine Fehlermöglichkeit übersehen wird.

Die effektive Halbwertzeit ist bei Schilddrüsenunterfunktionen kaum feststellbar, da es in den ersten Tagen zu keinem Absinken der Jodspeicherwerte kommt. Der Serumjodwert ist je nach Schwere der Erkrankung mehr oder weniger deutlich oberhalb der Norm.

Der Proteinjodwert liegt unterhalb 0,20 % der Dosis im Liter.

Der Jod-131-Schilddrüsen Clearence-Wert liegt unter 39 cm³ pro Minute meist in dem Bereich von 0 bis 10 cm³ pro Minute.

Die Scanning-Aufnahme läßt entweder eine klein angelegte Schilddrüse mit relativ gleichmäßiger Jodverteilung erkennen, oder es finden sich fleckförmige Jodspeicherungen, die auf Grund der geringen Jodaufnahme keine genaue Abgrenzung des Organs mehr erlauben.

η) Myxödem oder Blockierung der Schilddrüse

Die Jodspeicherungsverlaufskurve zeigt eine prozentuale Jodaufnahme von weniger als 5 %. Der Nachweis des Myxödems ist dann gegeben, wenn auch nach der Injektion von thyreotropem Hormon keine Verbesserung der prozentualen Jodaufnahme herbeizuführen ist.

Die effektive Halbwertzeit ist hierbei nicht feststellbar. Das Gesamtserumjod liegt weit oberhalb der Norm über 0,27 % der Dosis im Liter.
Das Proteinjod liegt unterhalb von 0,001 % der Dosis im Liter.
Der Clearencewert ist nicht meßbar.

Die Scanning-Aufnahme ergibt keine Darstellung der Schilddrüse. Ist in der Scanning-Aufnahme kein Schilddrüsengewebe nachweisbar, so sollte auf jeden Fall nach dystopen Strumen gesucht werden. Ein Myxödem kann durch große Jodmengen, die eine Blockierung der Schilddrüse herbeiführen, vorgetäuscht werden. Daher ist vor der Diagnosestellung die Applikation von Jod auszuschließen.

d) Fehlermöglichkeiten des Radiojodtestes

Durch Verabreichung von Jod.

Der Minimalbedarf an Jod für einen Erwachsenen wird von *Bansi* mit etwa 50 bis 65 Gamma pro Tag angegeben. Bei vorübergehend höherem Jodbedarf kann die täglich notwendige Menge etwa 150 Gamma betragen. Bleibt dieser Jodbedarf für längere

Zeit unzureichend gedeckt, so treten als gegenregulatorische Maßnahme auf Grund einer höheren Thyreotropinsekretion durch die Adeno-Hypophyse Zeichen der Aktivierung des Schilddrüsenparenchyms auf. Der Jodmangel findet seinen Ausdruck in einer erheblich vermehrten Jodavidität der Schilddrüse.

Werden dem Patienten nun im Gegensatz dazu wesentlich größere Mengen an Jod zugeführt als dem Tagesbedarf entsprechen, z. B. bei einer Jod-Therapie der Arteriosklerose, so nimmt die Schilddrüse auch vermehrt Jod auf, d. h. sie sättigt ihren Jodbedarf. Für weitere Jodaufnahmen ist sie dann mehr oder weniger lange Zeit blockiert.

Mengen über 1 bis 2 mg pro Tag setzen nach *Starr* und Mitarb. sowie nach *Gordon* und Mitarb. die übliche Jodaufnahme der Schilddrüse deutlich herab.

Die Jodmenge in den Jodsalzen und in einigen Vitaminmineralsalzzusammensetzungen reicht dagegen kaum aus, um die Jodaufnahme wesentlich zu beeinflussen.

Alle anderen Arten der Jodmedikation beeinträchtigen die Resultate des Radiojodtestes. Die Dauer der Inaktivierung der Schilddrüse zur Jodaufnahme ist sehr unterschiedlich und weitgehend abhängig von der Schilddrüsenfunktion und von der Art der Medikation.

Bei einer mittelschweren Hyperthyreose ist durch den hohen Jodbedarf der Schilddrüse ein Intervall von 1 bis 2 Wochen ausreichend, um wieder ein zuverlässiges Resultat im Radiojodtest zu erhalten. Bei einer euthyreoten Funktion der Schilddrüse dagegen wird z. B. durch die Verabreichung von *Lugol*scher Lösung die Jodaufnahme noch für viele Wochen blockiert.

Dieser Effekt wird mit gutem Erfolg bei der Anwendung von Jod-131-markierten Stoffen, z. B. Jod-131-Serum-Albumin zur Blutvolumenbestimmung ausgenutzt, um eine unerwünschte Radiojodspeicherung der Schilddrüse zu verhindern.

Unterschiede in der Dauer und Wirkung der Blockierung der Schilddrüse durch jodhaltige Stoffe müssen beachtet werden. Besonders die jodhaltigen Kontrastmittel zur Röntgendarstellung der Gallenblase und der Nieren beeinflussen für viele Wochen sogar bis zu 4 Monaten den Radiojodtest. Die Dauer der Einwirkung ist auch hier von der Funktion der Schilddrüse abhängig.

Bei einer Blockierung der Schilddrüse durch jodhaltige Medikamente sollte die Kontrolluntersuchung nach Absetzen der Stoffe im allgemeinen nicht vor Ablauf von 14 Tagen erfolgen. Bei den jodhaltigen Röntgenkontrastmitteln empfiehlt es sich, die Untersuchung erst nach 4 Wochen durchzuführen. Gerade bei den Jodspeicherungen, die unterhalb der Norm liegen, muß immer die Frage nach jodhaltigen Stoffen oder schilddrüsenwirksamen Medikamenten besondere Beachtung finden. Einige Jodgaben bleiben manchmal unerkannt. Zu ihnen gehören die extern angewandten Jodpräparate, so z. B. die Jodtinktur oder die Joddesinfektion der Haut vor Operationen, die Verabreichung von Jodkalzium, der Jodgehalt der Hustenmittel und besonders der Asthmamittel. Auch an die Jodzahnpasta und an konzentriert jodhaltige Speisesalze muß dabei gedacht werden.

Es hat sich für die Durchführung des Radiojodtestes als zweckmäßig erwiesen, einen Fragebogen auszufüllen, auf dem die entsprechenden Fragen niedergelegt sind, damit keiner dieser Stoffe unbeachtet bleibt. Siehe nebenstehenden Fragebogen (**Tab. 37**).

Tab. 37. Beispiel eines Fragebogens, der sich bei der Durchführung des Radiojodtestes als zweckmäßig erwiesen hat

Datum: . . . .

Fragebogen für Radiojodtest

(Zutreffendes unterstreichen)

Name: . . . . .Geb.-Dat. . . . . Station . . . .
Überweis. Arzt . . . . Tel.: . . . .
Diagnose . . . .
. . . .

Bisherige Behandlung der Schilddrüse:
Radiojodtherapie: Ja/Nein Wann: . . . .
Röntgenbestrahlung: Ja/Nein Wann: . . . .
Schilddrüsenoperation: Ja/Nein Wann: . . . .
Schilddrüsenextrakt: Ja/Nein Wann: . . . .
Thiouracilmedikamente: Ja/Nein: Wann: . . . .
Jodmedikamente: Ja/Nein Wann: . . . .
Grundumsatz: Ja/Nein Wann: . . . . Ergebnis: . . . .
Jodtest: Ja/Nein Wann: . . . . Ergebnis: . . . .
Medikamente der letzten 3 Wochen: . . . .
. . . .

Bronchographie, Cholezystographie, Pyelogramm, Arteriographie
Operation: . . . . Gyn. Behandl. . . . . . Zahnärztl. Beh. . . . .
Jodpinselung . . . . Jodspeisesalz . . . . . Jodzahnp.. . . . .
PAS . . . . Cortison . . . . . . Jodhaltige Mittel (Hustensaft) . . . . . .
Allgemeinbefinden: gut/mäßig/schlecht Gewicht: . . . . kg
Appetit: gut/mittelmäßig/keiner RR . . . .
Gewichtsverlust: Ja/Nein . . . . kg, in welcher Zeit. . . . .
Nervosität: Ja/Nein hochgradig/stark/gering Reizbarkeit: Ja/Nein
Herzbeschwerden: Ja/Nein Angstgefühl/Stiche/Schmerzen Puls: . . . . min
Exophthalmus: Ja/Nein viel/wenig Messung . . . ./ . . . .
Tremor: Ja/Nein hochgradig/stark/gering Haarausfall: Ja/Nein
Ödeme: Ja/Nein, Knöchel/Lidödeme Schweißausbr.: Ja/Nein, Haut feucht/trock.
Hat der Halsumfang zugenommen: Ja/Nein, seit wann . . . . . Umfang. . . . . . cm
Druckgefühl: Ja/Nein seit wann . . . .
Müdigkeit: Ja/Nein, Schlaf: gut/schlecht, Kohl: viel/wenig
Größe der Schilddrüse: vergrößert/re./li./weich/derb/Hühnerei/Apfel/faustgr.
Schilddrüsenknoten: Ja/Nein/haselnußgr./walnußgr./pflaumengr./eigr.
Seit wann: . . . . welche Beschwerden: . . . .
. . . .

Beurteilung: . . . .
. . . .

RVK-Vordr.-Nr. 525

Durch Thyreostatika

Die Thyreostatika, z. B. Propyl-Thiouracil, können ebenfalls die Jodaufnahme beeinflussen. Dieser Effekt ist weniger anhaltend, so daß im allgemeinen schon eine Woche nach Aussetzen der Medikamente ein verwertbares Resultat erhalten wird. Das jodierte Thiouracil zeigt eine längere Beeinflussung der Jodaufnahme als das Thiouracil allein.

Durch Gaben von Thyozyanat und Propyl-Thiouracil kann nach *Gordon* und Mitarb. beschleunigt eine Entleerung der Joddepots erreicht werden. Die Thyreostatika verhindern die Aufnahme für einige Stunden nach der Einnahme, aber die Dauer der Wirkung variiert. Unmittelbar nach dem Absetzen der Medikamente kann die Jodaufnahme beschleunigt sein. Die meisten Untersucher fanden, daß dieser kompensatorische Effekt von nur kurzer Dauer war. Es wurde jedoch auch berichtet, daß diese Wirkung einige Wochen anhält.

Durch Schilddrüsenextrakt oder Schilddrüsenhormon

Die Gabe von Schilddrüsenextrakten oder von Thyroxin in Dosen von 0,065 g täglich oder weniger setzt die Jodaufnahme deutlich herab. Schon nach 1 Woche zeigen sich Normalisierungen der Jodaufnahme. In den meisten Fällen kann nach 3 bis 4 Wochen der Radiojodtest ohne Berücksichtigung der Dauer der Schilddrüsen-Therapie durchgeführt werden. Der hemmende Effekt kann durch die intramuskuläre Gabe von thyreotropem Hormon beseitigt werden (*Jeffries* u. Mitarb. u. a.). Für die differentialdiagnostische Unterscheidung, z. B. gegenüber der Thyreoiditis, kann diese Eigenschaft von Wert sein (*Schuhmacher* u. *Tosch*).

Durch andere schilddrüsenwirksame Medikamente

Auch andere Medikamente, so z. B. Cortison und ACTH, setzen nach den Untersuchungen von *Kuhl* und Mitarb. die Schilddrüsenjodaufnahme in der ähnlichen Art wie das Desoxicorticosteron und Progesteron nach *Zingg* und Mitarb. deutlich herab.

Die Paraaminosalizylsäure (PAS) verzögert nach *Balent* ebenfalls die Jodaufnahme 1 bis 4 Wochen nach einer Verlängerungs-Therapie. Nach der Gabe von Thyozyanat (*Blackburn* u. Mitarb.) wird die Jodanreicherung verhindert, dabei kommt es zu Mangelerscheinungen in der Schilddrüse.

3. Die Lokalisation der Schilddrüsenfunktion

Während der Radiojodtest Auskunft über den Radiojodgehalt der Schilddrüse zu den verschiedenen Zeiten gibt und damit Rückschlüsse über den Funktionszustand der Schilddrüse ermöglicht, vermittelt die Untersuchung der Jodlokalisation ein Bild von der topografischen Verteilung des Strahlers in der Schilddrüse und in anderen Geweben. Es lassen sich mit dieser Methode Knotenstrumen, toxische Adenome, substernale Strumen und Schilddrüsenkarzinome voneinander differentialdiagnostisch abgrenzen.

a) Technik der Lokalisierung

Bei der verwendeten Technik zur Lokalisierung von radioaktiven Isotopen unterscheidet man drei Methoden:

1. Die bekannte Aufstellung von sog. Isointensitätsdiagrammen durch punktweise Ausmessung der Strahlungsfelder. Es zeigte sich jedoch, daß diese Technik

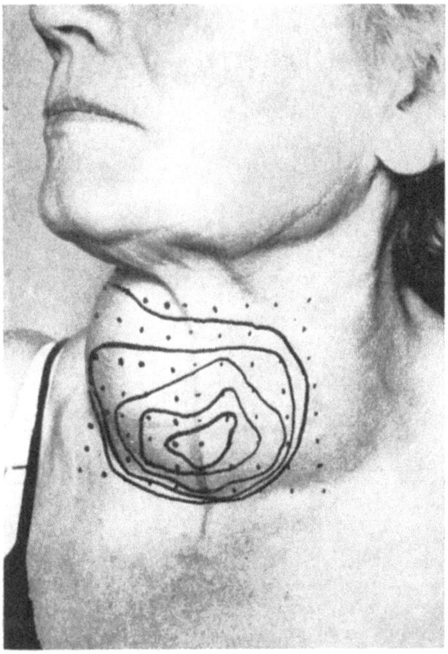

← **Abb. 33.** Intensitätsverteilung über der Schilddrüse nach punktförmiger Ausmessung in 1 cm Abständen. Der Isodosenverlauf als verbindende Linie gleicher Aktivitätskonzentration dargestellt, erweckt den Anschein eines zusammenhängenden Speicherungsgebietes

Abb. 34 (unten). Das Strichscanningbild der Schilddrüse. Aufzeichnung der Aktivitätsverteilung über der Schilddrüse durch Strichmarkierung, indem jede Gruppe von Impulsen durch einen Strich markiert wird

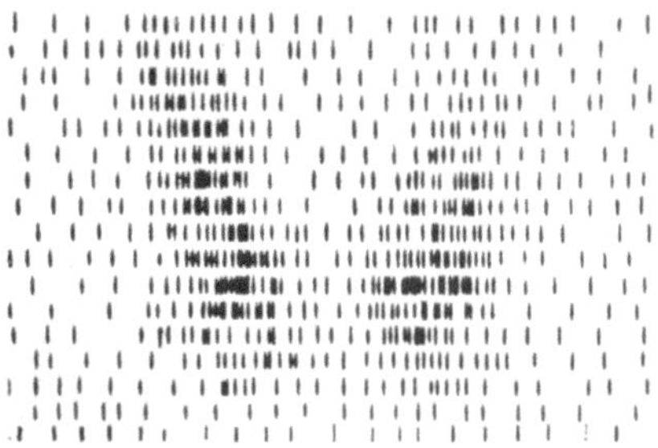

— ganz abgesehen von dem erhöhten Zeitaufwand — kein so gutes Auflösungsvermögen zur Abgrenzung der einzelnen Speicherbezirke ergibt (*Taylor* u. *Stewart*, *Coliez* u. Mitarb. u. a.). Beispiel siehe **Abbildung 33.**

2. Die Strichscannertechnik. Hier handelt es sich um die Aufzeichnung der Aktivitätsverteilung durch Strichmarkierung, indem jede Gruppe von Impulsen durch einen Strich markiert wird. Das Strichscanningverfahren gibt infolge seines geringen Kontrastumfanges ein mangelhaftes Auflösungsvermögen; außerdem fehlt hier die Möglichkeit der topografischen Zuordnung zu den entsprechenden Organen (*Cassen* u. Mitarb. u. a.). (**Abb. 34.**)

3. Die Photoscannertechnik. Diese Methode wurde von uns bereits ausführlich beschrieben. (*Frost*, *Schumacher*). Mit Hilfe eines elektronisch-photographischen Verfahrens wird die Aktivitätsverteilung in das Röntgenbild des betreffenden Patienten geschrieben. Es kann damit die Aktivitätskonzentration dem nur auf dem Röntgenbild darstellbaren Tumor zugeordnet werden. Das relativ gute Auflösungsvermögen wurde in den angeführten Arbeiten beschrieben (**Abb. 35** u. **36**). (Die ersten photographischen Scannermethoden stammen von *Anger*, *Horwitz* u. *Lofstrom*, *Kuhl* u. Mitarb. u. a.)

b) Methodik

Die zur Lokalisierung erforderliche Testdosis beträgt im allgemeinen 40 bis 60 μC Jod-131. Die Dosis ist weitgehend von der Empfindlichkeit der verwendeten Zählgeräte abhängig. In den klinischen Abteilungen, in denen noch kein automatisches Registrier- und Aufzeichnungsgerät — wie der Strichscanner und der Photoscanner — vorhanden ist, wird man sich mit der punktweisen Ausmessung des Strahlungsfeldes behelfen müssen. Da dieses Verfahren an einigen Instituten angewendet wird, sei es hier der Vollständigkeit halber wiedergegeben. Nach einer Testdosis wird der

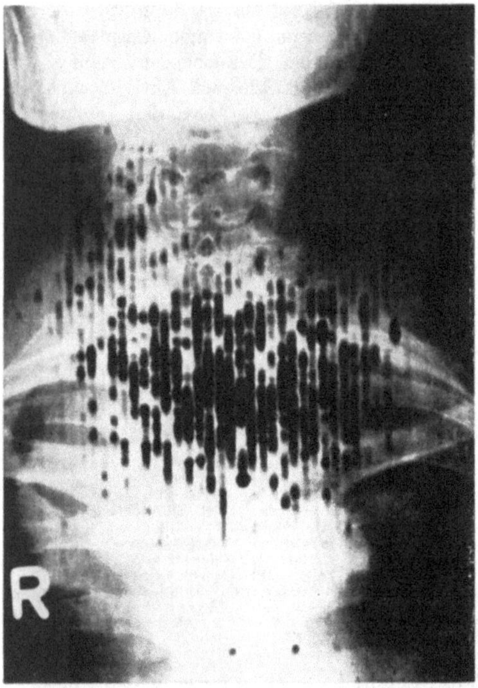

Abb. 35

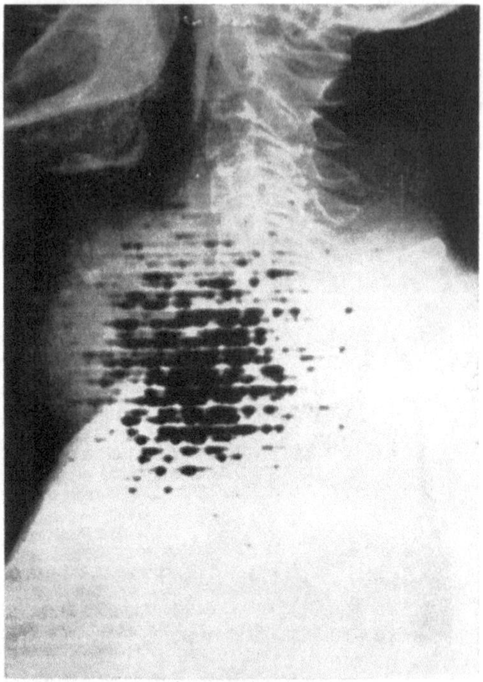

Abb. 36

Abb. 35. Photogammagramm der Aktivitätsverteilung über der Schilddrüse bei der gleichen Patientin wie Abb. 33. Aufnahme mit dem photographischen Scanningverfahren Szintophot SP-30. Gegenüber der Abb. 33 wird hier deutlich, daß es sich rechts oben bei dem deutlich sichtbaren Knoten um einen gesonderten Speicherungsbezirk mit geringerer Jodaufnahme handelt. Diese Speicherung entspricht dem deutlich abgrenzbaren rechten Schilddrüsenknoten

Abb. 36. Photogammagramm der gleichen Patientin wie Abb. 33 und 35. jedoch in seitlicher Ebene

Halsbereich punktförmig ausgemessen. Der Abstand der Punkte auf der Hautfläche beträgt 1 cm bei einem Zeilenabstand von ebenfalls 1 cm. Die Meßwerte werden auf Millimeterpapier aufgetragen und der Umfang der ausgemessenen Flächen gleicher Strahlungsintensität mit Isointensitätskurven umrissen. Wie von *Mehl* nachgewiesen wurde, sind unter bestimmten Voraussetzungen die Intensitätswerte der spezifischen Aktivität des Gewebes proportional. In der Abbildung 33 ist ein Isointensitätsdiagramm einer Patientin mit einer Struma aufgezeichnet. Dieses Bild vermittelt den Eindruck eines zusammenhängenden jodspeichernden Schilddrüsengewebes, wenn auch im rechten Lappen deutlich etwas weniger Aktivität als im linken vorhanden ist.

Ein zeitsparendes Hilfsmittel dieser Methode ist in **Abbildung 37** dargestellt. Der Halsbereich wird durch eine transparente Schablone mit aufgedruckten Meßfeldern abgedeckt. Das Lichtvisier des Szintillationszählers tastet diese Felder in Zentimeterabständen ab, die durch Schaltrasten an demSpezialstativ vorgegeben werden. Damit entfällt die manuelle Feineinstellung und hierdurch der erhebliche Zeitaufwand.

Man kann durch dieses Meßverfahren jedoch nur einen groben Hinweis über Form und Ausdehnung des darunterliegenden Gewebes erhalten. Im Gegensatz dazu wird bei der gleichen Patientin das Lokalisationsbild gezeigt, das mit Hilfe des automatisch registrierenden elektronisch-photographischen Verfahrens gewonnen wurde (**Abb. 35**). Dieses sog. Photogammagramm, das in das Röntgenbild der Patientin eingezeichnet wurde, läßt erkennen, daß es sich bei dem in Abbildung 33 dargestellten, scheinbar zusammenhängenden Gewebe um einen gesonderten Knoten handelt, der eine geringere Jodaufnahme und damit eine herabgesetzte Funktion aufweist. Auf dem Röntgenbild ist außerdem eine retrosternal reichende, rundliche Verschattung sichtbar, die keinerlei Jodaufnahme zeigt. Gerade an diesem Beispiel läßt sich der Vorteil des photographischen Lokalisationsverfahrens zeigen. Die Schwärzung im mittleren Halsbereich entspricht der Jodaufnahme des etwas vergrößerten funktionstüchtigen Schilddrüsenbezirkes. An der rechten oberen Halsseite ist eine geringere Schwärzung und damit eine geringere Jodaufnahme in dem deutlich sicht- und tastbaren Knoten vorhanden. Hier handelt es sich also um einen Schilddrüsenknoten mit herabgesetzter Funktion. Die retrosternal liegende Verschattung läßt keinerlei Jodaufnahme erkennen. Es wird sich mit großer Wahrscheinlichkeit um einen weiteren, kolloidal umgewandelten Schilddrüsenknoten handeln, bei dem kaum noch funktionierendes Gewebe vorhanden ist.

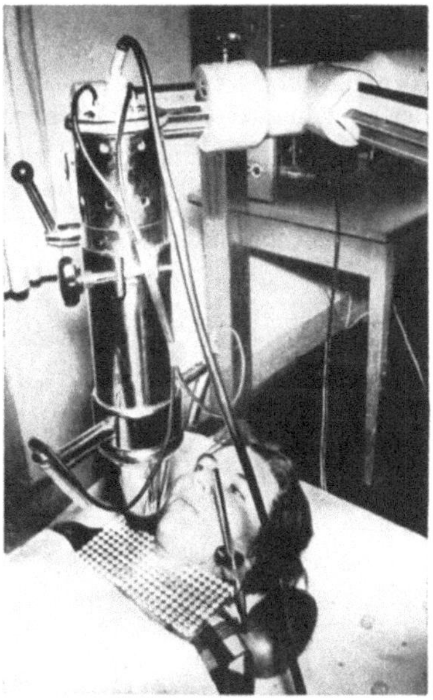

Abb. 37 zeigt eine transparente Schablone mit aufgedruckten Meßfeldern, die die zuverlässige Einstellung des Szintillationszählers zur punktweisen Ausmessung des Meßfeldes erlaubt

Die Feststellung funktionsuntüchtiger Schilddrüsenknoten gibt bekanntlich bei der relativen Häufigkeit einer Malignität mit der entsprechenden Progredienz die Indikation zum chirurgischen Vorgehen.

Der Erfolg der Operation ist weitgehend von der Kenntnis der Funktion der einzelnen Organbezirke abhängig. Die funktionelle Lokalisierung der einzelnen Gewebe wird durch die Darstellung in der zweiten Ebene wesentlich erleichtert (**Abb. 36**).

Es wird an diesem Beispiel verständlich, daß durch die Lokalisationsuntersuchung mit der Abgrenzung der mehr oder weniger funktionstüchtigen Organbezirke bereits vor dem Eingriff wichtige differentialdiagnostische Hinweise erhalten werden können und damit der Begriff funktionskritische Operation seine Berechtigung erhält.

Inzwischen sind mit der routinemäßigen Durchführung der photographischen Scannertechnik bei über 1000 Patienten besondere Anhaltspunkte in den Photogammagrammen festgestellt worden, deren Kenntnis und richtige Interpretation auch ohne Anwendung anderer Untersuchungsmethoden eine diagnostische Klärung herbeiführten.

Darüber hinaus hat die Lokalisierungsmethode durch die Indikation zu therapeutischen Maßnahmen erst die Voraussetzung für die Durchführung einer optimalen Therapie geschaffen.

Die für die Beurteilung und Auswertung wichtigen differentialdiagnostischen Hinweise sind hier anhand besonders typischer Fälle zusammengestellt. Da die diagnostische Klärung verschiedene Untersuchungsbefunde erfordert, werden die Beispiele der einzelnen Gruppen kasuistisch abgehandelt.

Die in Frage kommenden Differentialdiagnosen (D. D.) sind den einzelnen Beispielen vorangestellt. Nach der Anamnese und den Untersuchungsbefunden werden die diagnostischen Hinweise besprochen, die zur Diagnosenstellung führten.

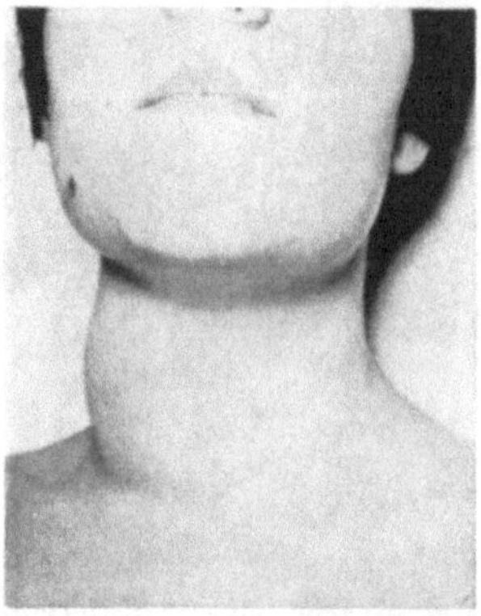

Abb. 38. 18jährige Patientin *J. Sch.* mit einem apfelsinengroßen Knoten an der rechten Halsseite als juvenile Struma gedeutet

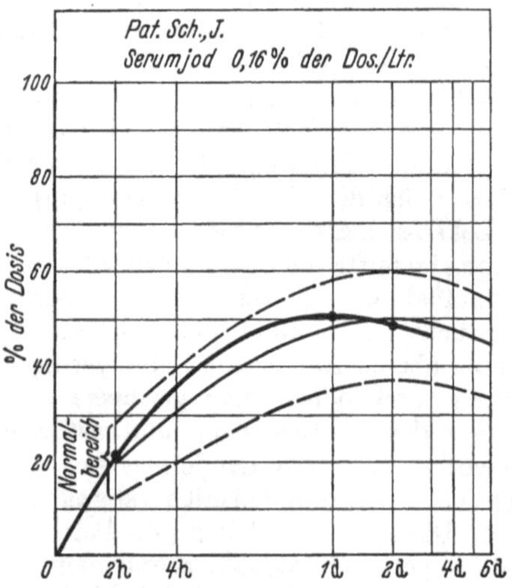

Abb. 39. Prozentuale Speicherung der Schilddrüse der Patientin von Abb. 38. Die Radiojodspeicherung und auch der Serumjodwert liegen im Bereich der Norm

1. Differentialdiagnose: *Juvenile Struma, Knotenstruma, Kolloidzyste, maligne Struma.*

Es handelt sich um eine 18jährige Patientin (*J Sch.*) mit einer etwa apfelsinengroßen Schwellung an der rechten Halsseite. Diese Schwellung trat vor zwei bis drei Jahren in Erscheinung (**Abb. 38**).

Da sie in den letzten Monaten deutlich größer geworden war, wurde die Patientin mit der Verdachtsdiagnose „Juvenile Struma" zum Radiojodtest überwiesen. Der Grundumsatz betrug + 12%. Die Radiojodspeicherung betrug nach 2 Stunden 21,9%, nach 24 Stunden 50,5% und nach 48 Stunden 47,4%, siehe Kurve (**Abb. 39**). Das Gesamtserumjod lag mit 0,16% der Dosis im Liter ebenfalls im Bereich der Norm. Die normalen Jodaufnahmewerte sprechen bei dieser so erheblich vergrößerten Struma gegen das Vorhandensein einer juvenilen Struma, die sich durch eine Vermehrung der funktionstüchtigen Schilddrüsenparenchymzellen auszeichnet und daher meist höhere prozentuale Jodaufnahmewerte zeigt.

Die Lokalisierung der Radiojodverteilung läßt auf dem Röntgenbild rechts den apfelsinengroßen Tumor deutlich als Weichteilschatten erkennen (**Abb. 40**). In diesem Bereich finden wir fast keine Jodspeicherung, während der linke Schilddrüsenlappen entsprechend der anatomischen Form eine relativ gleichmäßige Jodverteilung zeigt. Auf Grund dieses Photogammagramms kann die Aussage gemacht werden, daß der sicht- und tastbare Knoten nicht aus normalem, funktionstüchtigem Schilddrüsengewebe besteht. Die Verdachtdiagnose „Juvenile Struma" kann, wie schon durch den Radiojodtest vermutet, ausgeschlossen werden.

Differentialdiagnostisch kommt hier entsprechend der Häufigkeit in erster Linie ein zystisch oder kolloidal umgewandelter Strumaknoten in Frage.

Wenn auch bei dem Alter der Patientin ein Karzinom nicht wahrscheinlich ist, so läßt sich eine maligne Umwandlung nicht ganz ausschließen. *Beahrs* und *Judd* (22) konnten in einer großen Statistik mit insgesamt 3000 Fällen nachweisen, daß Knotenstrumen in etwa 8% eine Malignität aufweisen. Bei einem fortgeschrittenen Schilddrüsenkarzinom gibt es auch im Photogammagramm Anhaltspunkte, die auf ein Karzinom hinweisen. Diese besonderen Merkmale zur Abgrenzung eines Karzinoms werden im Beispiel Nr. 6 (S. 126) wiedergegeben.

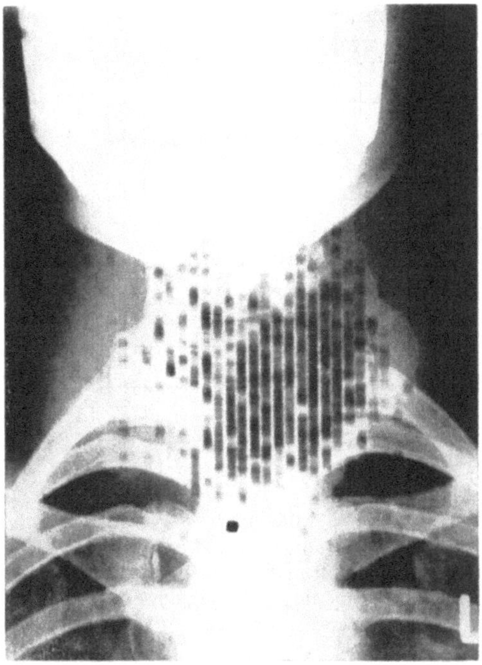

Abb. 40. Photogammagramm der Pat. von Abb. 38. Keine Schwärzung im rechten vergrößerten Schilddrüsenbereich als Zeichen fehlender Jodaufnahme. Funktionsuntüchtiges Schilddrüsengewebe in dem sichtbaren Knoten an der re. Halsseite. Differentialdiagnose jetzt Kolloidzyste, maligner Tumor

Das Photogammagramm ermöglicht die genaue Abgrenzung des funktionstüchtigen Schilddrüsengewebes und damit die so wichtige Erhaltung der Schilddrüsenfunktion, die gerade bei den jugendlichen Patienten im Zusammenspiel der innersekretorischen Drüsen im Wachstum von besonderer Bedeutung ist.

Die Exstirpation des Knotens wurde durchgeführt. Die histologische Untersuchung ergab eine „Struma cystica“ und bestätigte die mit der Radiojoduntersuchung erhobenen Befunde. Der Operationserfolg war durch die vollständige Erhaltung des funktionstüchtigen Schilddrüsenlappens, wie durch die Nachuntersuchung festgestellt werden konnte, optimal.

2. Differentialdiagnose: *Knotenstruma, Schilddrüsenzyste, Struma diffusa euthyreotica.*

Bei dem Patienten *O. J.* handelt es sich um einen 57jährigen Patienten mit einer Verdickung und Schwellung im Bereich des Halses, die sich beim Schlucken mitbewegte. Seit einem Jahr bemerkte der Patient eine Zunahme des Halsumfanges. Nach der Röntgenuntersuchung, die eine Verbreiterung im oberen Mediastinum ergab, wurde der Patient auch wegen seiner zunehmenden Heiserkeit zur Operation eingewiesen.

Lokalbefund: Harte Vergrößerung beider Schilddrüsenlappen, rechts größer als links bis auf Faustgröße, die perkutorisch etwa zwei Querfinger unter das Sternum reichen. Die Röntgenuntersuchung ergab eine Verdrängung des Ösophagus. Der Grundumsatz betrug + 9,9%. Der Radiojodtest zeigte eine beschleunigte und erhöhte Jodaufnahme (**Abb. 41**). Die Jodspeicherung betrug nach 2 Stunden 54%, nach 24 Stunden 81% und nach 48 Stunden 80% (s. Kurve).

Aus der Differenz zwischen 24- und 48-Stundenwert ist zu erkennen, daß die Jodausscheidung nicht beschleunigt war. Der Serumjodwert lag im Bereich der Norm mit 0,14% der Dosis im Liter. Nach dem Radiojodtest handelt es sich also um eine Hyperplasie der Schilddrüse ohne Anzeichen einer Überfunktion.

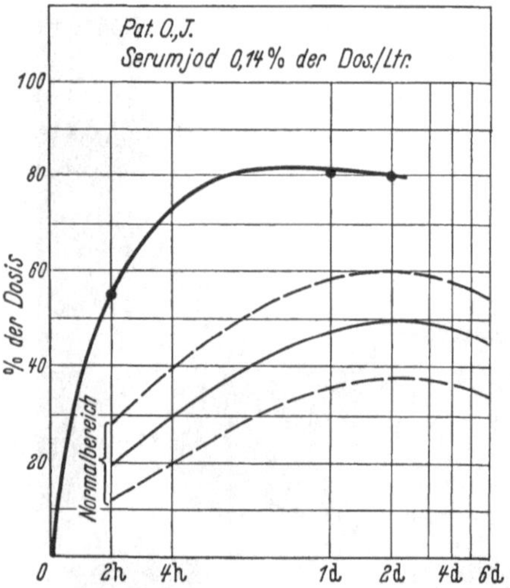

Abb. 41

Abb. 41. Der Radiojodtest des Pat. *O. J.* zeigt eine beschleunigte und erhöhte Jodaufnahme bei einem Serumjodwert im Bereich der Norm

Abb. 42 →

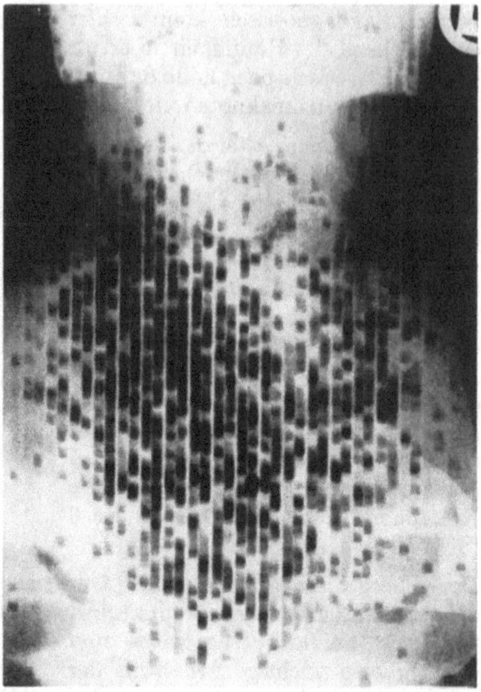

Abb. 42. Photogammagramm des Pat. *O. J.*, bei dem eine erheblich vergrößerte schmetterlingsförmige Schilddrüse durch die Schwärzung im Photogammagramm zur Darstellung kommt

Die Lokalisierung der Radiojodverteilung im Photogammagramm (**Abb. 42**) läßt eine erheblich vergrößerte, schmetterlingsförmige Schilddrüse mit einer vermehrten Jodspeicherung im rechten Schilddrüsenlappen entsprechend dem Tastbefund erkennen, die zwei bis drei Querfinger unter das Sternum reicht.

Differentialdiagnostisch ist durch dieses Bild der relativ gleichmäßigen Jodverteilung im gesamten tastbaren Drüsengebiet die Abgrenzung gegenüber einer Knotenstruma oder einer Schilddrüsenzyste gegeben, denn es ließen sich keine größeren funktionsuntüchtigen Knoten nachweisen.

Hier handelt es sich also um eine diffuse Hyperplasie der Schidldrüse, die im Zusammenhang mit dem Jodtest als „Struma diffusa euthyreotica" bezeichnet werden kann. Bei dieser so erheblichen Struma mit Beklemmungs- und Stauungserscheinungen wird der chirurgischen Therapie mit Exstirpation besonders des substernalen Anteils gegenüber einer internen Medikation oder einer Radiojodtherapie der Vorzug gegeben werden müssen.

Bei der im Radiojodtest nachgewiesenen normalen Schilddrüsenfunktion wird der Operateur zur Erreichung eines optimalen Ergebnisses einen etwas größeren Schilddrüsenanteil etwa 30 bis 40 g für die Erhaltung der Funktion zurücklassen müssen.

Die Diagnose wurde durch die Operation und durch die histologische Untersuchung bestätigt.

Abb. 44 →

Abb. 43 ↓

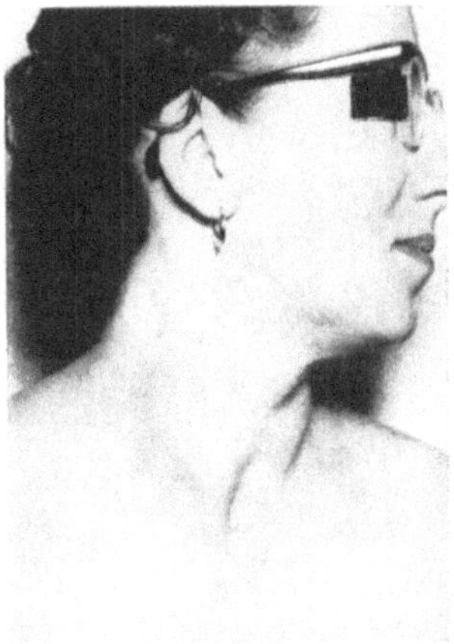

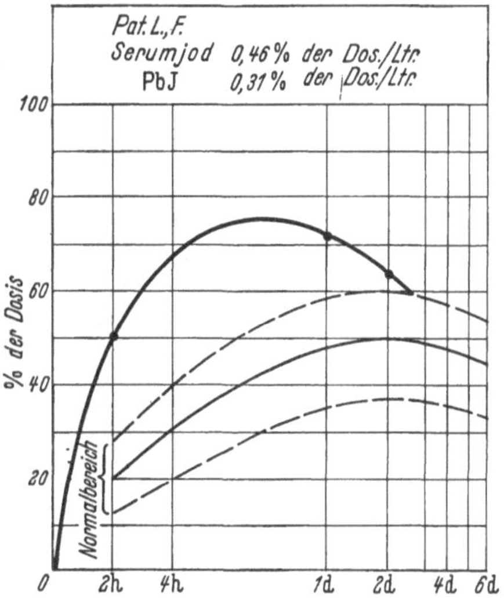

Abb. 43. Pat. *L. F.* mit apfelsinengroßem Knoten an der re. Halsseite

Abb. 44. Radiojodtest der Pat. wie Abb. 43 erhöhte und beschleunigte Jodaufnahme und Jodausscheidung als Zeichen einer Hyperthyreose

3. Differentialdiagnose: *Schilddrüsenzyste, Knotenstruma, toxisches Adenom.*

Der relativ leichten differentialdiagnostischen Abgrenzung von Knoten im Schilddrüsenbereich mit Hilfe der Radiojoduntersuchung soll ein weiteres Beispiel gegenübergestellt werden. In der **Abbildung 43** ist das Bild einer 43jährigen Patientin wiedergegeben, die ebenfalls an der rechten Halsseite einen etwa hühnereigroßen sicht- und tastbaren Knoten erkennen läßt. Die Patientin *L. F.* gab an, nervöser und unruhiger geworden zu sein. Sie hatte in den letzten Monaten 10 Pfund an Gewicht abgenommen. Der Radiojodtest zeigte eine deutlich erhöhte Radiojodaufnahme und auch eine beschleunigte Jodausscheidung **(Abb. 44).** Die Serum- und Proteinjodwerte waren ebenfalls deutlich erhöht. Das Photogammagramm **(Abb. 45)** läßt einen rundlichen jodspeichernden Bezirk erkennen, der dem sicht- und tastbaren Knoten entspricht. Wir sehen eine gute Übereinstimmung der Größe des Knotens mit dem Rundspeicherbezirk im Photogammagramm.

Durch das Scanningbild im Zusammenhang mit dem Radiojodtest läßt sich die Diagnose ,,toxisches Adenom" gegenüber den differentialdiagnostischen Möglichkeiten, vor allem zum Vergleich zu dem obigen Fall ,,Schilddrüsenzyste und Knotenstruma" mit Sicherheit stellen. Bei dem vergrößerten sichtbaren Knoten mit der selektiven Radiojodaufnahme und der erhöhten Schilddrüsenüberfunktion handelt es sich um ein toxisches Schilddrüsenadenom. Diese toxischen Knoten zeichnen sich durch eine autonome erhöhte Hormonjodproduktion aus, die die thyreotrope Aktivität des Hypophysenvorderlappen stark bremsen. Dadurch ist das gesunde Schilddrüsenparenchym infolge der geringen Funktion meist nicht lokalisierbar. Man kann das normale Schilddrüsengewebe zur Darstellung bringen, in dem man diesen Patienten thyreotropes Hormon injiziert. Das nach der dreimaligen Injektion von thyreotropem Hormon in zweitägigen Abständen nach einer Woche aufgenommene Photogammagramm (**Abb. 46**) zeigt jetzt links neben dem toxischen Adenomknoten jodspeicherndes Gewebe, das sich vorher nicht dargestellt hat. Durch diese Untersuchung kann dem Operateur ein wichtiger Hinweis für die Durchführung der Operation gegeben werden.

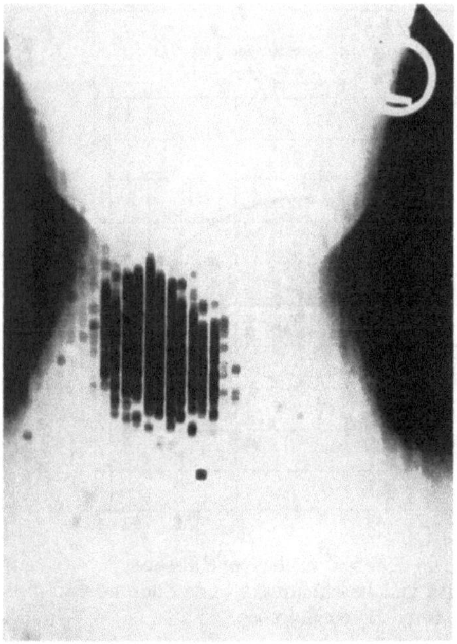

Abb. 45

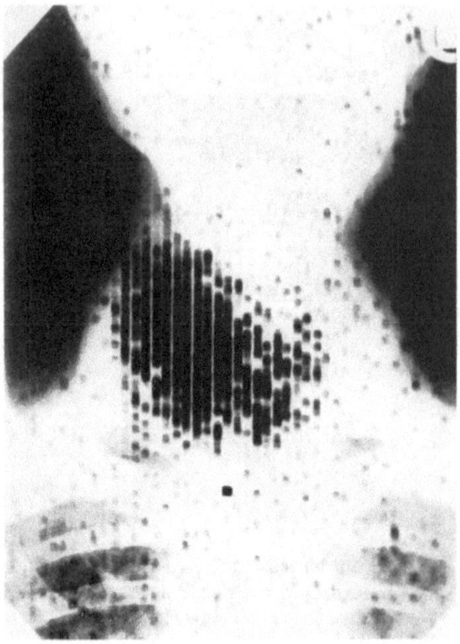

Abb. 46

Abb. 45. Photogammagramm der Pat. *L. F.* wie Abb. 43, deutliche starke selektive Radiojodaufnahme in dem sichtbaren Knoten an der rechten Halsseite durch die Schwärzung im Röntgenbild erkennbar. Im Zusammenhang mit dem Radiojodtest ergibt sich die Diagnose: toxisches Adenom

Abb. 46. Photogammagramm der Pat. wie in Abb. 43 und 45 nach dreimaliger Injektion von thyreotropem Hormon. Es zeigt sich jetzt neben dem toxischen Knoten links ein jetzt zusätzlich jodspeichernder Bezirk als Schwärzung, der dem bisher nicht darstellbaren linken Schilddrüsenlappen entspricht

Die Feststellung eines Schilddrüsenadenoms ist meistens die Indikation für eine Operation. Durch die Darstellung eines normalen linken Schilddrüsenlappens ist der Hinweis gegeben, daß das toxische Adenom in toto exstirpiert werden kann. Damit wird durch die dann wieder einsetzende normale Schilddrüsenfunktion ein optimaler Operationserfolg gesichert.

4. Differentialdiagnose: *Struma, Kolloidzyste, Mediastinaltumor.*

Bei dem Patienten *E. W.* handelt es sich um einen 55jährigen Patienten, der wegen stechender, krampfartiger Schmerzen, die bis in die rechte Schulter ausstrahlten, die Klinik aufsuchte. Es fand sich eine deutliche Venenstauung der Infra- und Supraklavikulargruben. Die Röntgenuntersuchung, insbesondere die Schichtaufnahmen 5 bis 11 cm von dorsal, ließ in 11 cm (**Abb. 47**) einen etwa faustgroßen, rundlichen Tumorschatten im oberen Mediastinum zur Darstellung kommen. Die Trachea war nach links verdrängt und in Höhe des Aortenknopfes eingeengt. Der Grundumsatz betrug + 37%. Nach dem Radiojodtest und der Jodserumuntersuchung handelte es sich um eine normale Schilddrüsenfunktion.

In erster Linie wurde an eine Struma oder an einen mit der Schilddrüse in Zusammenhang stehenden Prozeß gedacht, der sich von ventral nach dorsal ausdehnt und die Trachea umgreift. Der rechte Anteil mit der zentralen Aufhellung wurde als Kolloidzyste gedeutet.

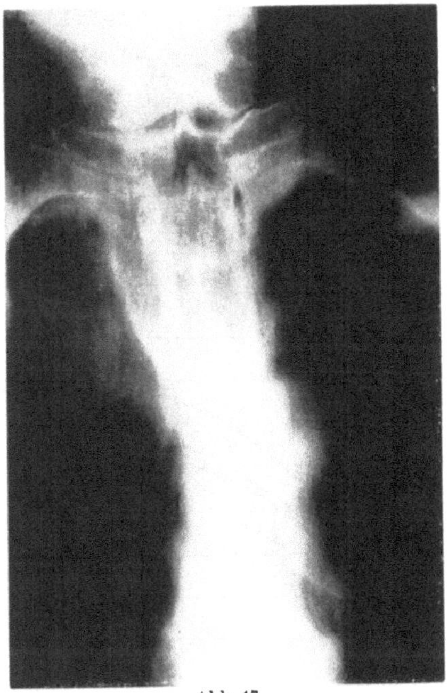

Abb. 47

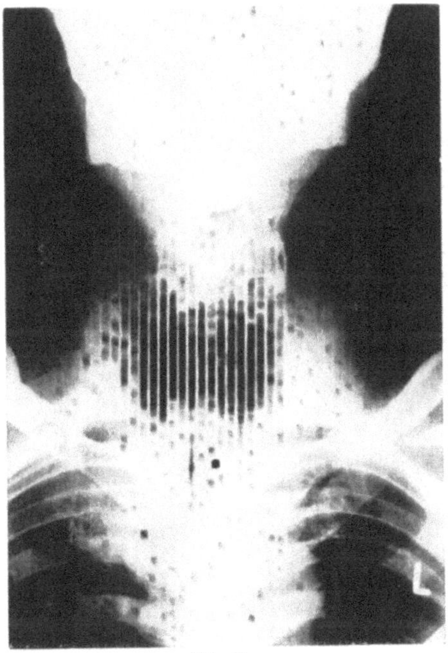

Abb. 48

Abb. 47. Röntgenschichtaufnahme in 11 cm Tiefe von dorsal des Pat. *E. W.* Tumorschatten oberhalb der Bifurkation

Abb. 48. Photogammagramm des Pat. wie Abb. 47. Normalgroße, relativ gut abgrenzbare, schmetterlingsförmige Schilddrüse

Die Lokalisierung der Radiojodverteilung zeigt im Gegensatz zu dem ausgesprochenen Verdacht eine schmetterlingsförmige Schilddrüse an normaler Stelle (**Abb. 48**), die in Form und Größe keinerlei Besonderheiten erkennen läßt. Da keine Verdrängung oder Einengung der Schilddrüse vorhanden ist und auch im Radiojodtest keine Veränderungen festgestellt werden konnten, ließ sich auf Grund des Lokalisationsbildes differentialdiagnostisch eine mit der Schilddrüse im Zusammenhang stehende Erkrankung ausschließen. Die Operation bestätigte den von uns ausgesprochenen Verdacht, daß der im rechten Oberfeld sitzende Mediastinaltumor keinerlei Zusammenhang mit der Schilddrüse hatte. An dieser Stelle wurde die Metastase eines bisher unbekannten primären Karzinoms gefunden.

5. Differentialdiagnose: *Lymphome, Struma colloides, Karzinom.*

Bei dem Patienten *R. S.* handelt es sich um einen 76jährigen Patienten, der wegen einer zunehmenden Schwellung an der rechten Halsseite den Arzt aufsuchte. Im Lokalbefund waren an der rechten Halsseite derbe bis pflaumengroße, zusammengebackene Knoten tastbar. Die Hautoberfläche schien etwas gerötet, die Palpation war kaum schmerzhaft. Klinisch bestand der Verdacht auf einen von der Schilddrüse ausgehenden Tumor. Der Radiojodtest ergab eine normale Schilddrüsenfunktion mit einer Radiojodspeicherung im mittleren Bereich der Norm.

Bei den Krankheitsprozessen in der Umgebung der Schilddrüse gewinnt die Lokalisationsmethode deswegen mehr und mehr an Bedeutung, weil hiermit andere Prozesse abgegrenzt werden können.

← Abb. 49

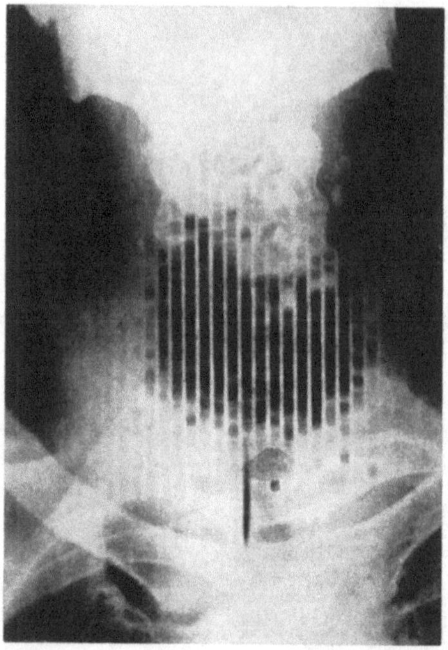

Abb. 50 ↓

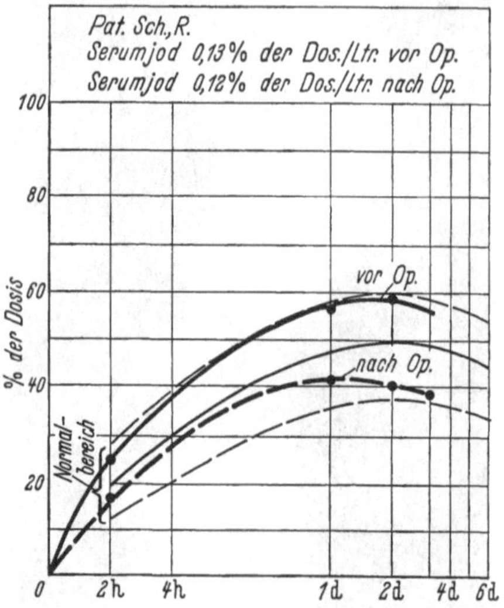

Abb. 49. Photogammagramm des Pat. *R. S.* Deutlich sichtbarer Weichteilschatten an der rechten Halsseite, der sich von der normal großen schmetterlingsförmigen Schilddrüse gut abgrenzen läßt

Abb. 50. Der Radiojodtest des Pat. *R. S.* wie Abb. 49. Die Schilddrüsenfunktion liegt im Bereich der Norm

Dieses Beispiel wird dem folgenden gegenübergestellt. Bei beiden Patienten handelt es sich um derbe etwa pflaumengroße Knoten an der rechten Halsseite, die auf einen von der Schilddrüse ausgehenden Prozeß verdächtig waren.

Die Lokalisierung im Photogammagramm (**Abb. 49**) ließ eine normal große schmetterlingsförmige Schilddrüse erkennen, die etwas von dem rechts davon liegenden Weichteilschatten verdrängt war. Die prozentuale Jodaufnahme war normal, wie **Abbildung 50** zeigt.

Differentialdiagnostisch kann der Befund nur im Hinblick auf den klinischen Verdacht einer Struma, eines Schilddrüsenkarzinoms oder auf einen anderen, nicht von der Schilddrüse ausgehenden Prozeß verwandt werden. Der Befund einer normalgroßen Schilddrüse läßt die Vermutung zu, daß es sich hier mit größter Wahrscheinlichkeit um einen Prozeß handelt, der nicht in direktem Zusammenhang mit der Schilddrüse steht. Ein diffus wucherndes Schilddrüsenkarzinom kann weitgehend ausgeschlossen werden, da die typischen Merkmale, wie sie im nächsten Beispiel beschrieben werden, nicht vorhanden sind. Dabei bleibt natürlich offen, ob es sich hier um ein Karzinom anderen Ursprungs oder um tumoröse Halslymphknoten oder sonstige entzündliche Prozesse im Halsgebiet handelt. Die Probeexzision ergab die Metastase eines entdifferenzierten Adenokarzinoms. Die Aussage: „Kein direkter Zusammenhang mit der Schilddrüse" konnte durch die Operation bestätigt werden.

6. Differentialdiagnose: *Struma colloides, Lymphogranulomatose, Schilddrüsenkarzinom.*

Bei der Patientin *T. F.* handelt es sich um eine 58jährige Patientin, die vor etwa 6 Wochen eine Anschwellung des Halses bemerkt hatte, die allmählich größer geworden war. Der Lokalbefund ergab derbe, prallelastische bis pflaumengroße Knoten besonders an der rechten Halsseite. Der Radiojodtest zeigte eine Jodspeicherung im unteren Bereich der Norm. Die Jodaufnahme betrug nach 2 Stunden 22%, nach 48 Stunden 27% (**Abb. 51**). Das Gesamtserumjod betrug 2,88% der Dosis im Liter. Proteingebundenes Jod 1,53% der Dosis im Liter.

Erhöhte Serum- und Proteinjodwerte bei einer im Bereich der Norm liegenden Jodspeicherung finden wir meist nach einer Strumektomie oder bei Prozessen, die zur Zerstörung eines größeren Teiles der Schilddrüse geführt haben. Eine Klärung ist durch die gegenregulatorischen Maßnahmen der Hypophyse, die die Schilddrüse zu maximaler Hormonjodproduktion anregt, gegeben.

Die Lokalisierung der Radiojodverteilung im Photogammagramm läßt an der linken Halsseite einen etwa pflaumengroßen relativ gut abgrenzbaren Speicherbezirk erkennen, der dem linken Schilddrüsenlappen entsprechen dürfte (**Abb. 52**, S. 128). An der rechten Halsseite finden wir dagegen unregelmäßige, fleckige Aktivitätsbezirke.

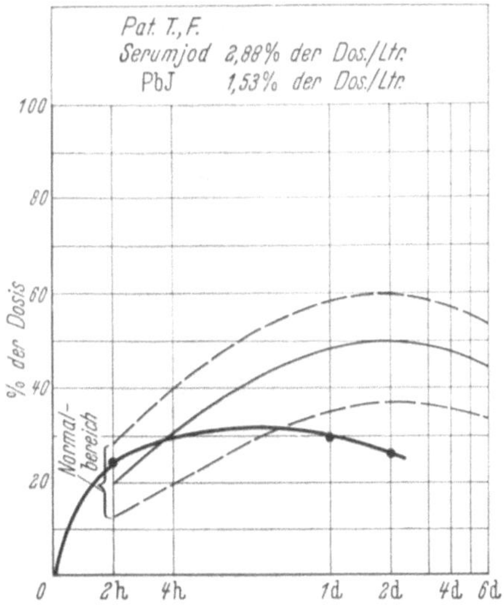

Abb. 51. Radiojodtest der Pat. *T. F.* mit Knoten an der re. Halsseite. Der stark erhöhte Eiweißjodwert mit einer Speicherung im Normalbereich spricht für eine Beeinträchtigung der Schilddrüsenfunktion

Differentialdiagnostisch läßt sich schon allein durch dieses Bild der unterschiedlichen Jodspeicherung eine Struma diffusa und eine zystische Kolloidstruma ausschließen. Man hat den Eindruck, daß zwischen dem sicht- und tastbar vergrößerten Gewebe einzelne Jodinseln bestehen, d. h., der rechte Schilddrüsenlappen ist von einem wahrscheinlich malignen Gewebe durchsetzt. Diese Art der fleckförmigen Jodspeicherung in einem Geschwulstbezirk gibt also schon durch die Art der Jodspeicherung den dringenden Verdacht für das Vorliegen eines diffus wuchernden Schilddrüsenkarzinoms.

Bei der Operation fand man diesen Verdacht bestätigt. Besonders das rechte Halsgebiet war von knotigen, bröckligen Gewebsmassen durchsetzt, die sich durch Schnellschnitt histologisch als Teile eines von der Schilddrüse ausgehenden papillären Adenokarzinoms erwiesen.

Das Bild der fleckenförmigen, unregelmäßigen Jodspeicherung hat sich als typisches Merkmal für destruierend wachsende, in das Drüsengebiet einbrechende, maligne Prozesse in der Schilddrüse erwiesen.

Sicher wird die rechtzeitige Erkennung eines malignen Prozesses in der Schilddrüse immer gewisse Schwierigkeiten bereiten. Die Lokalisierung der Radiojodverteilung gibt jedoch erstmalig Anhaltspunkte, die eine frühzeitige Operation ermöglichen.

4. Die Feststellung dystopischer Schilddrüsengewebe

Die Lokalisierung des Radiojods hat sich auch bei der Suche nach versprengtem Schilddrüsengewebe bewährt. Bei der embryonalen Entwicklung ist die nicht allzu seltene Verzögerung der Senkung der Schilddrüsenanlage längs des Ductus thyreoglossus bekannt.

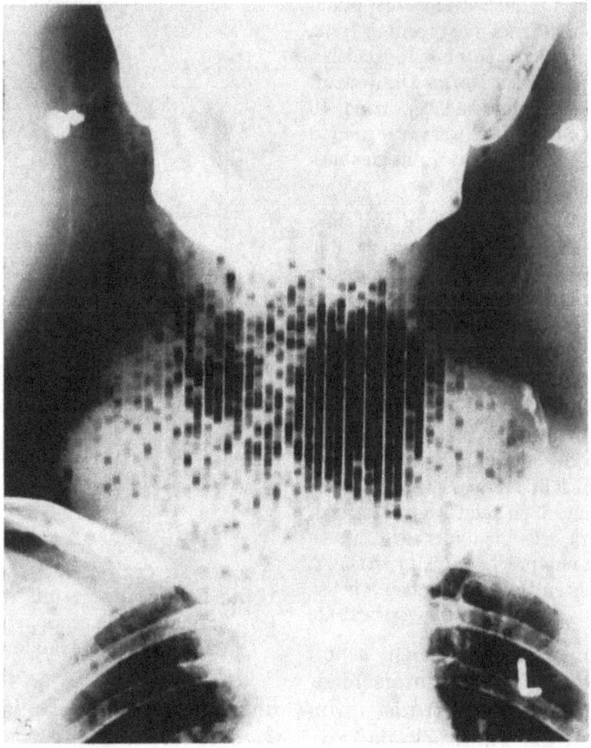

Abb. 52. Photogammagramm der Pat. wie Abb. 51. Gut abgrenzbare Jodspeicherung im linken Schilddrüsenlappen. Rechts im Bereich der tastbaren Knoten diffuse, fleckige Radiojodspeicherung, die bei dem einseitigen Befall im Zusammenhang mit dem Radiojodtest auf ein infiltrierendes Tumorwachstum schließen läßt

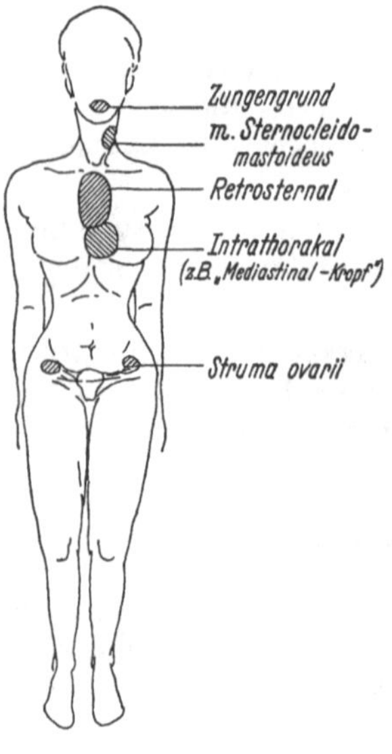

Die Feststellung von dystopischem Strumagewebe kann besonders bei der Differentialdiagnose gegenüber anderen Tumoren von Bedeutung sein.
In der **Abbildung 53** sind die vorkommenden dystopen Schilddrüsen widergegeben.

1. Die Zungengrundstruma,
2. die Struma in Gegend des Sternokleidomastoideus,
3. die retrosternale Struma,
4. die intrathorakale Struma,
5. die Struma ovarii.

Bei Geschwülsten des Zungengrundes kommt differentialdiagnostisch die Zungenschilddrüse in Frage. Sie kann ohne operativen Eingriff nur durch die Anwendung des Radiojods erkannt werden.

Abb. 53. Schematische Darstellung der dystopen Strumen

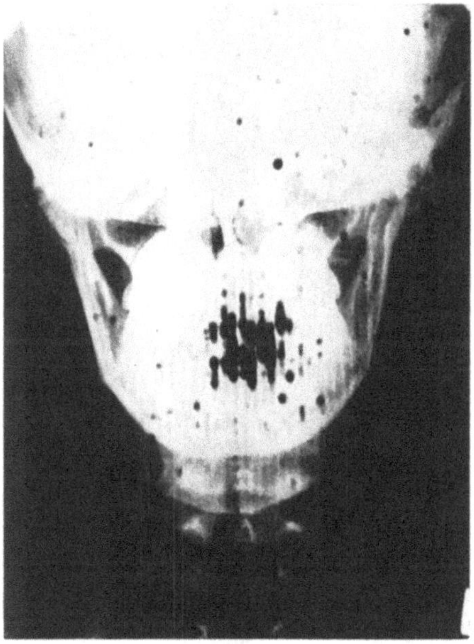

Abb. 54

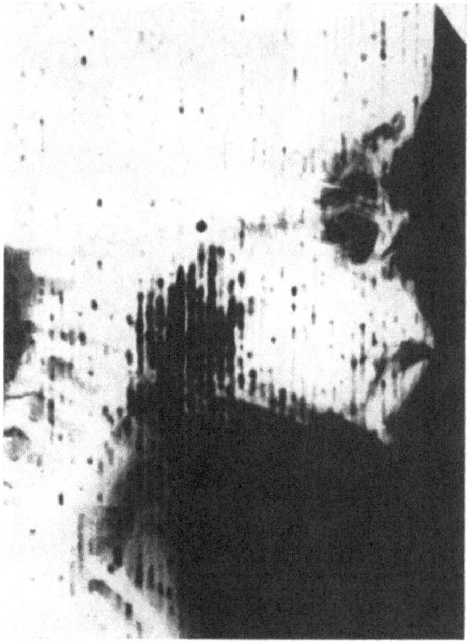

Abb. 55

Abb. 54. Photogammagramm einer Zungengrundstruma, die im oralen Bereich durch die Schwärzung deutlich erkennbar wird. Im Halsbereich ist keinerlei Jodspeicherung nachweisbar.

Abb. 55. Photogammagramm der dystopen Struma wie Abb. 54 in seitlicher Ebene, um eine einwandfreie Lokalisierung zu ermöglichen

Dafür ein Beispiel:

Es handelt sich um eine 18jährige Patientin, die uns wegen einer pluriglandulären Insuffizienz zur Radiojoduntersuchung geschickt wurde. Über dem Halsgebiet war keinerlei Jodspeicherung nachweisbar. Zur Auffindung kleinerer Schilddrüsenanteile wurde eine Scanninguntersuchung durchgeführt. Das Photogammagramm ergab eine Radiojodspeicherung in der Zungengegend **(Abb. 54)**.Die Scanningaufnahme in der seitlichen Ebene ließ die Schilddrüse deutlich lokalisieren **(Abb. 55)**. Im Bereich des Zungengrundes war äußerlich kein Anhalt für das Vorliegen einer Zungengrundstruma vorhanden.

Für die relativ häufig vorkommende substernale Entwicklung einer Struma ist es notwendig, bei fehlender Jodaufnahme im Halsgebiet die Gegend des Zungengrundes sowie das Retrosternalgebiet mit Hilfe eines Photogammagramms aufzunehmen.

Beispiel:

1. Differential-Diagnose: *Aortenaneurysma, Dermoidzyste, retrosternale Struma.*
Bei der Patientin *C. M.* handelt es sich um eine 58jährige Patientin, die wegen zunehmender Herzbeschwerden die Klinik aufsuchte. Die angefertigte Röntgenaufnahme **(Abb. 56)** ergab eine Verdrängung des Ösophagus mit Einengung der Trachea.

Die Verbreiterung des Mittelschattens retrosternal wurde röntgenologisch als sackförmige Erweiterung der Aorta aszendens gedeutet. Wegen der kalkdichten Zonen am dorsalen und unteren Rand galt die Röntgendiagnose „Aortenaneurysma“ als bestätigt.

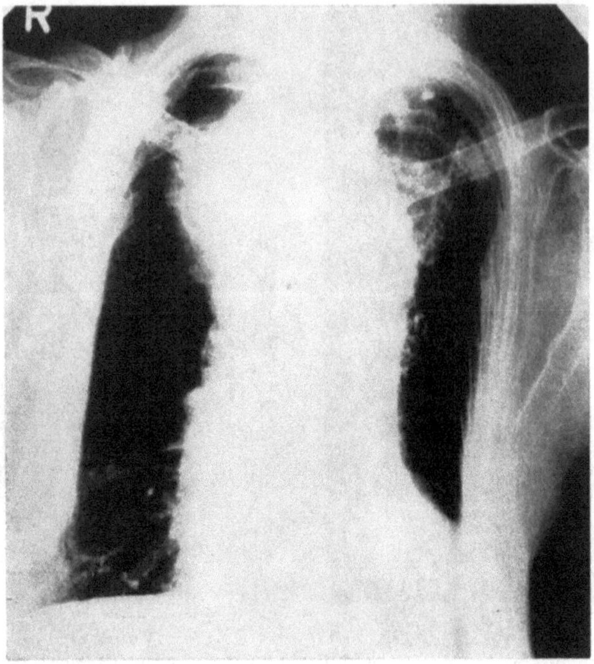

Abb. 56

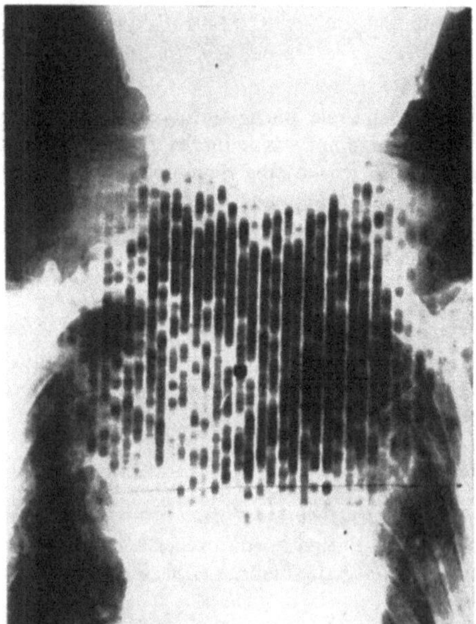

Abb. 57

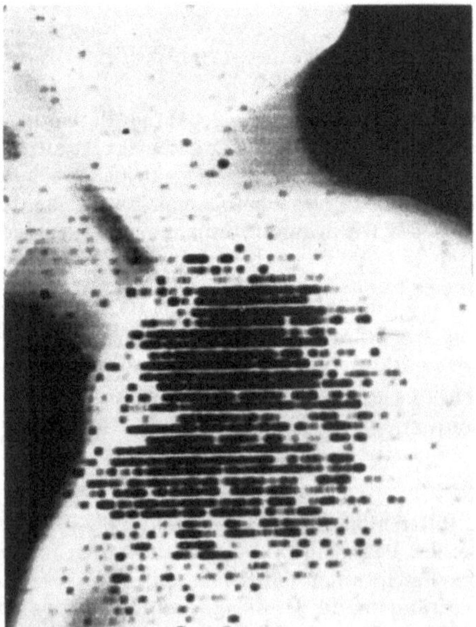

Abb. 58

Die Patientin wurde uns zur differentialdiagnostischen Klärung zur Radiojodlokalisierung überwiesen. Durch die Radiojodspeicherung im Photogammagramm ließ sich nachweisen, daß die große Geschwulst im Mediastialraum eine retrosternale Struma war (**Abb. 57**). Die Bedeutung auch der seitlichen Darstellung der Struma im Photogammagramm zur sicheren Lokalisation wird in der **Abbildung 58** erkennbar.

Die differentialdiagnostische Abgrenzung zum Aortenaneurysma und zur Dermoidzyste ist ohne weitere diagnostische Verfahren eindeutig gegeben.

Die Lokalisierung der Radiojodspeicherung erlaubt die Diagnosestellung sehr rasch und gibt dem Chirurgen darüber hinaus wichtige Hinweise für die Operation. Schwierigkeiten in der Deutung sind nur dann gegeben, wenn es sich bei den retrosternalen Bezirken um nicht funktionstüchtige, teilweise verkalkte Knoten handelt.

5. Andere Untersuchungsmethoden

Zu den diagnostischen Untersuchungsmethoden vor Durchführung einer Schilddrüsenoperation gehörte bisher die Grundumsatzbestimmung. Die technische Durchführung dieses Verfahrens, der meist indirekten Messung des Sauerstoffverbrauchs und der Kohlensäureausscheidung, weist eine erhebliche Fehlerbreite auf, die bis zu 30% angegeben wird (*Bansi*). Auch wir konnten bei vergleichenden Untersuchungen mit dem zuverlässigen Radiojodtest diese erhebliche Fehlerbreite des Grundumsatzes bestätigen. Die diagnostische Sicherheit des Radiojodtestes wurde durch den histologischen Untersuchungsbefund nach Operationen nachgewiesen, während im Vergleich dazu die Grundumsatzbestimmung erhebliche Abweichungen zeigte. In der **Abbildung 59** sind die Radiojodtestbefunde von 10 Patienten, die klinisch und im Radiojodtest eine normale Funktion erkennen lassen, den Befunden des Grundumsatzes gegenüberstellt. Die erhaltenen Werte des Grundumsatzes liegen in dem weiten Bereich von —18% bis + 68%. **Abbildung 60** zeigt die Radiojodtestbefunde von 10 Patienten mit einer klinisch eindeutigen Überfunktion im Vergleich zu den Werten des Grundumsatzes. Aus der **Abbildung 59** ist erkennbar, daß die Grundumsatzwerte von ± 0 bis + 90% in einem weiten Bereich verstreut liegen, während der Radiojodtest die eindeutige Bestätigung des klinischen Befundes ergibt. Aus diesen Gegenüberstellungen ist ersichtlich, daß mit Hilfe des Radiojodtestes eine zuverlässige Abgrenzung der Schilddrüsenüberfunktion möglich ist.

a) Die Röntgenaufnahmen des Ösophagus und der Trachea

Die Kontrastdarstellung des Ösophagus und der Trachea ist im Rahmen der Voruntersuchungen besonders bei Strumen mit Verdrängungserscheinungen zur Klärung der topographischen Verhältnisse erforderlich. Bei der Entwicklung einer Säbel-

---

←

Abb. 56. Röntgenbild einer 58jährigen Patientin *C. M.* mit verbreitertem Mittelschatten, der durch die Kalkeinlagerungen als Aortenaneurysma gedeutet wurde

Abb. 57. Photogammagramm der Pat. wie Abb. 56. Im gesamten als Aortenaneurysma gedeuteten Bezirk findet sich eine Jod-131-Speicherung, die durch die Schwärzung im Photogammagramm erkennbar wird. Man beachte die geringere Jodspeicherung im rechten unteren Schilddrüsenlappen, die auf eine deutlich herabgesetzte Funktion schließen läßt. Die richtige Diagnose retrosternale Struma ist dadurch gestellt

Abb. 58. Das Photogammagramm der Pat. wie Abb. 56 und 57 in seitlicher Ebene gibt einen Eindruck von der topographischen Lage und Ausdehnung der retrosternalen Struma

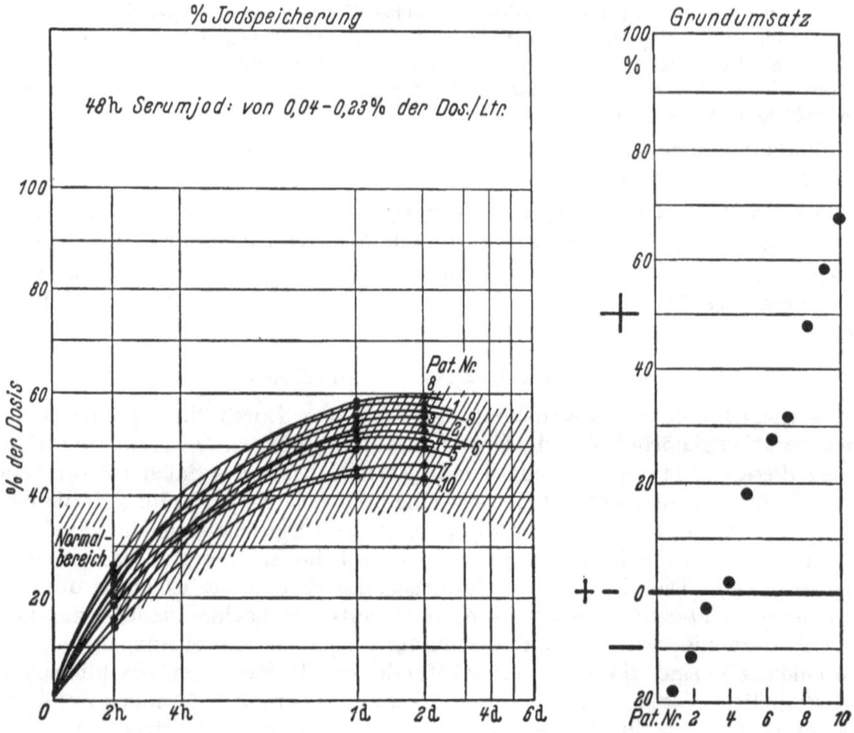

Abb. 59. Gegenüberstellung der Streuwerte der Grundumsatzbestimmung gegenüber dem Radiojodtest bei Normalfällen

scheidentrachea ist z. B. zur statischen Sicherung der Trachea die Belassung eines Teiles der Schilddrüse notwendig. In den vorgenannten Beispielen ist verschiedentlich auf den Wert und die Notwendigkeit der röntgenologischen Untersuchung vor der Operation hingewiesen worden.

b) Die HNO-Untersuchung

Die fachärztliche Untersuchung des Kehlkopfes muß als notwendige Voruntersuchung ebenfalls gefordert werden. Hierbei ist die Feststellung von Stimmbandlähmungen oder Rekurrensparesen wesentlich, die ohne größere Beschwerden zu verursachen, vorhanden sein können. Wenn sie erst postoperativ erkannt werden, ist die Klärung des kausalen Zusammenhanges recht schwierig.

c) Die EKG-Untersuchung

Bei den Patienten mit schwerer Hyperthyreose sind Herz und Kreislauf besonders zu beachten und eingehend zu prüfen. Unter den kardiovaskulären Symptomen der Hyperthyreose ist das Hauptsymptom die Tachykardie, wobei Pulsfrequenzen bis zu 200 in der Minute nichts Außergewöhnliches sind. Die Herztätigkeit ist verstärkt. Das auskultatorische Bild gleicht oft dem eines Herzfehlers. Im EKG sind P- und T-Zacken verbreitert. Meist besteht auch eine Hypertrophie und Dilatation der

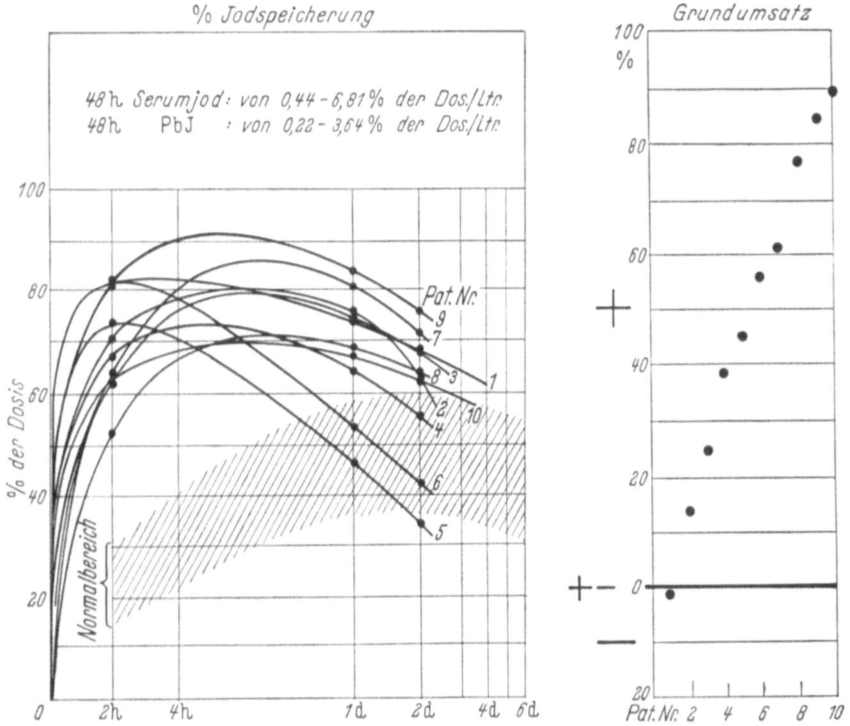

Abb. 60. Gegenüberstellung des Radiojodtestes der Grundumsatzbestimmung bei 10 Pat. mit einer Hyperthyreose.

Herzkammern. Man trifft auch auf das Symptom des Vorhofflimmerns oder Vorhofflatterns. Das Minutenvolumen des Herzens ist wesentlich erhöht. Der Blutdruck ist in diesem hyperthyreotischen Stadium meist auch erhöht. Niedrige Blutdruckwerte trifft man erst, wenn das Herz in seiner Kraft nachzulassen beginnt. Eine besondere Vorbereitung und Stützung des Herzens und des Kreislaufes ist bei der Operation schwerer Hyperthyreosen immer erforderlich.

d) Die chemische Bestimmung des eiweißgebundenen Plasmajods

Diese Untersuchung wird infolge der relativ komplizierten Methodik verhältnismäßig selten durchgeführt, obwohl sie eine große diagnostische Sicherung zur Abgrenzung der Hyperthyreosen von den euthyreoten Strumen erlaubt.

e) Die Messung des Exophthalmus mit Hilfe des Exophthalmometers

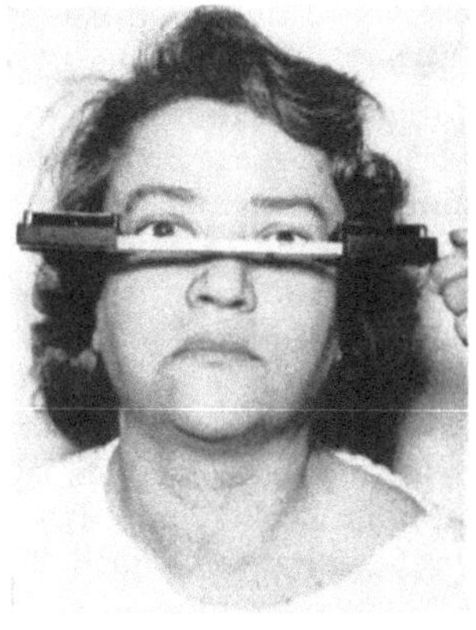

Abb. 61. Die Messung des Exophthalmus mit dem Exophthalmometer

Die Messung des Exophthalmus mit dem Exophthalmometer **(Abb. 61)** hat sich zur rechtzeitigen Erkennung der Entwicklung eines malignen Exophthalmus von Vorteil erwiesen. Diese Untersuchung erlaubt auch postoperativ eine gute Beurteilung der Rückbildung des Exophthalmus.

6. Die Kropfoperation auf Grund der neuen Erkenntnisse

Die technische Durchführung der Schilddrüsenoperation hat durch die genaue Beurteilung der Funktion und der funktionellen Struktur dieses Organs mit Hilfe der Radiojoduntersuchung eine Wandlung erfahren.

Wir sind jetzt in der Lage, mit Hilfe des Radiojodtestes (s. S. 98) und mit Hilfe der Scanning-Technik (s. S. 116) eine gezielte funktionskritische Operation durchzuführen, die bei Beachtung aller Hinweise einen optimalen Erfolg sichert.

Jede funktionelle Störung verlangt daher eine besonders gezielte operative Technik. Aus unserem Krankengut wurde aus jeder Erkrankungsgruppe ein typisches Beispiel ausgewählt, an dem die besonderen technischen Hinweise für die Durchführung der Operation im einzelnen besprochen werden.

Der Radiojodtest gibt einen Überblick über die Gesamtfunktion der Schilddrüse. Je nach dem Grad der Über- oder Unterfunktion ist für den Operateur ein Hinweis gegeben, wieviel von dem funktionstüchtigen Gewebe zur Aufrechterhaltung der Funktion belassen werden muß. Bei Schilddrüsenzysten, die zum großen Teil eine normale Funktion des übrigen Gewebes ergeben, muß der Operateur bestrebt sein, lediglich das kolloidal-zystisch entartete Gewebe zu entfernen und das normal funktionierende Parenchym zu belassen. Eine besondere Hilfe stellt hier die Scanning-Technik dar.

Die Darstellung des funktionstüchtigen Schilddrüsengewebes im Photogammagramm gibt durch ihre größenrichtige Wiedergabe und die räumliche Lokalisation durch Aufnahmen in 2 Ebenen ein genaues topographisches Bild, das dem Operateur eine gezielte Operation ermöglicht.

a) Die Therapie der Struma diffusa euthyreotica

Die eindeutige Diagnose der Struma diffusa euthyreotica war bisher nur auf operativem Wege durch die histologische Untersuchung möglich. Auch der Radiojodtest allein gibt nur einen Eindruck über die Gesamtfunktion des Organs.

Findet sich eine mehr oder weniger ausgedehnte Struma, bei der der Radiojodtest normale Werte ergibt, so kann man mit ziemlicher Sicherheit sagen, daß in der Struma Bezirke vorhanden sein müssen, die wenig oder gar keine Schilddrüsenfunktion zeigen. Bei einer Struma, die in allen Teilen funktionstüchtiges Parenchym enthält, muß bei normaler euthyreoter Funktion durch die Vergrößerung des Schilddrüsenparenchyms eine prozentual höhere Gesamtjodaufnahme bestehen. Die prozentual erhöhten Jodaufnahmewerte sind auch bei einer Hyperthyreose vorhanden, so daß meist aus den Speicherwerten bis zu 24 Stunden keine deutliche Unterscheidung im Radiojodtest zwischen Struma diffusa **euthyreotica** und Struma diffusa **hyperthyreotica** möglich ist. Der Unterschied tritt hier lediglich bei der Jodausscheidung in Erscheinung. Bei der Hyperthyreose findet sich ein sehr schnelles Absinken der Speicherwerte nach 48 Stunden, während bei der euthyreoten Struma meist ein Plateau oder nur ein sehr geringes Absinken der prozentualen Speicherwerte von 2 bis 5% festzustellen ist. Nur die Lokalisierung im Photogammagramm läßt eine einwandfrei diagnostische Unterscheidung besonders gegenüber der Struma nodosa zu.

Für die Diagnostik und operative Therapie der Struma diffusa euthyreotica ist im folgenden ein typisches Beispiel ausgesucht worden:

Es handelt sich um eine 16jährige Patientin, *Angelika Sch.*, die in den letzten drei Jahren vor der stationären Aufnahme eine zunehmende Vergrößerung ihrer Schilddrüse nnd eine Zunahme des Halsumfanges bemerkte (**Abb. 62**). Sie klagte in der letzten Zeit besonders über Atembeschwerden und Atemnot. Im Lokalbefund zeigte sich eine starke Vergrößerung der Schilddrüse, die erhebliche mechanische Druckbeschwerden verursachte.

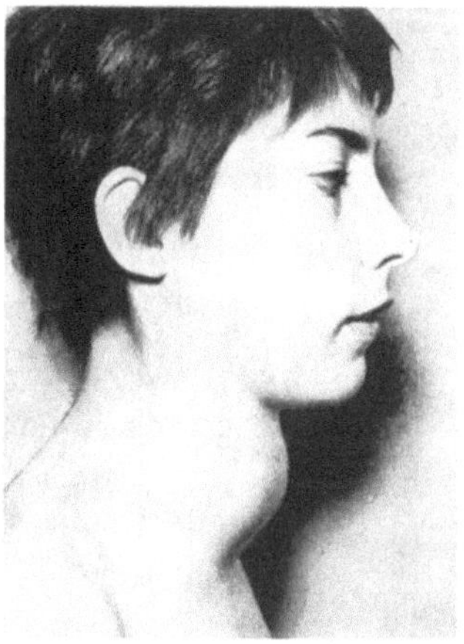

Abb. 62. 16jährige Pat. *A. Sch.* mit einer doppelfaustgroßen Struma

Die Röntgenaufnahmen ergaben eine suprasternale Struma ohne wesentliche Einengung oder Verdrängungserscheinungen von Ösophagus und Trachea. Der Grundumsatz betrug + 10%. Der Radiojodtest zeigte eine wesentlich gesteigerte Jodaufnahme mit einem daran anschließenden Plateau als Zeichen einer normalen Funktion der vermehrten Schilddrüsenparenchymzellen (**Abb. 63**). Die Lokalisierung der Radiojodaufnahme im Photogammagramm (**Abb. 64**) läßt in dem gesamten Bereich der vergrößerten Struma eine relativ gleichmäßige Jodverteilung erkennen. Es handelt sich also im Zusammenhang mit dem Radiojodtest um eine Struma diffusa euthyreotica. Dieser Befund entsprach dem klinischen Bild. Die Indikation zur Operation war trotz des jugendlichen Alters wegen der zunehmenden mechanischen Beklemmungserscheinungen und Beschwerden gegeben. Bei der Operation (**Abb. 65**) fand

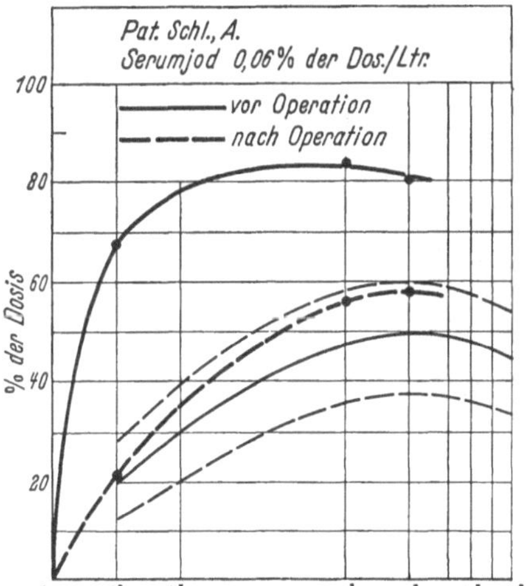

Abb. 63. Radiojodtest der Pat. von Abb. 62 vor und nach Operation. Das Plateau nach 1 und 2 Tagen zeigt neben dem normalen Serumwert die euthyreote Funktion an. Nach Operation (gestrichelte Linie) Schilddrüsenfunktion im Bereich der Norm

← Abb. 63 ↓ Abb. 64

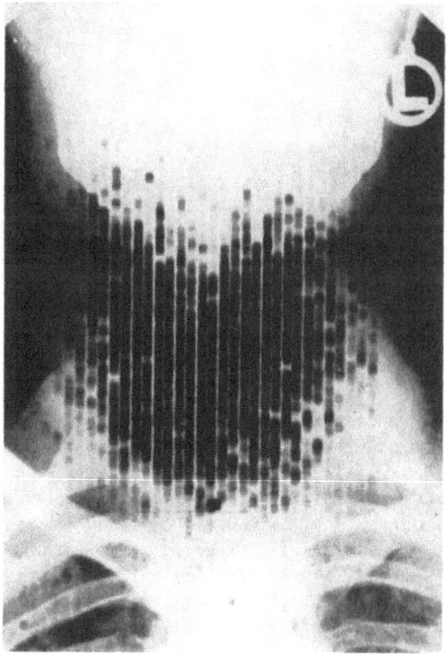

Abb. 64. Das Photogammagramm der Pat. von Abb. 62 und 63 zeigt durch die Schwärzung die relativ gleichmäßige Jodverteilung im gesamten Strumagebiet

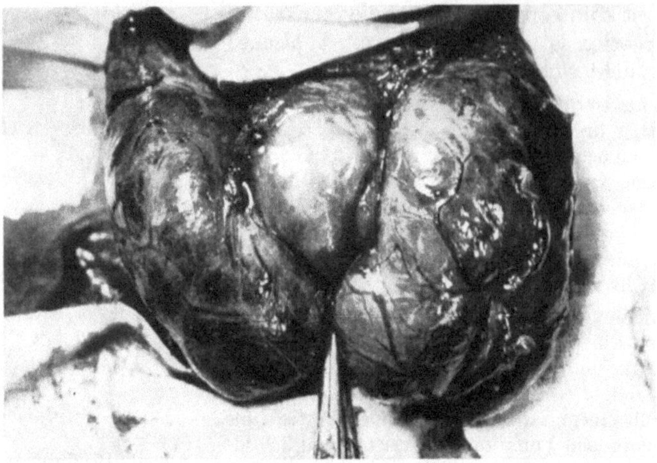

Abb. 65. Operationsphoto der Struma der Pat. von Abb. 62 bis 64. Deutliche Übereinstimmung in Form und Größe der Schilddrüse mit der Darstellung im Photogammagramm

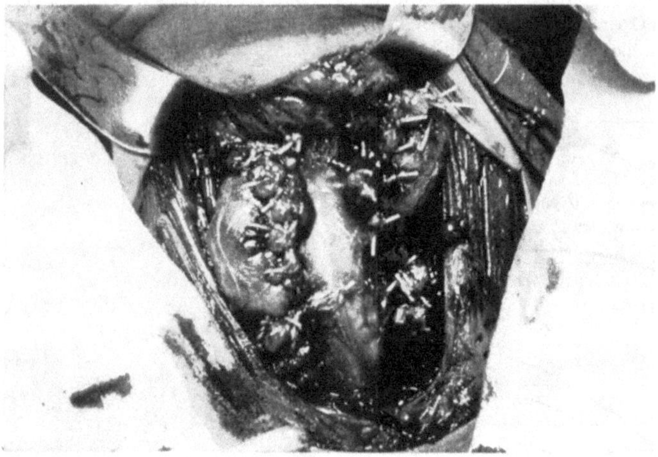

Abb. 66. Operationsphoto der Pat. von Abb. 62 bis 65 nach 4/5 Resektion der Struma

sich eine stark vergrößerte Struma, die weitgehend dem Photogammagramm entsprach. Auf Grund des Befundes einer nachgewiesenen Struma diffusa euthyreotica wurde eine 4/5-Resektion in der Weise durchgeführt, daß von beiden Schilddrüsenlappen ein etwas größerer Rest, vornehmlich im Bereich der hinteren Schilddrüsenbezirke, belassen wurde (**Abb. 66**). Die Kontrolle der Radiojodaufnahme nach der Operation läßt einen im Bereich der Norm liegenden Wert erkennen (s. Abb. 63). Die Lokalisierung in der Scanningaufnahme zeigt einen gut hühnereigroßen Schilddrüsenrest (**Abb. 67**), der, wie im Radiojodtest nachgewiesen, zur Aufrechterhaltung der normalen Schilddrüsenfunktion vollkommen ausreichte. Es handelt sich hier um einen optimalen Operationserfolg durch die Belassung eines entsprechend großen Schilddrüsenrestes.

Hinweise für die Operation. Wie das Photogammagramm der Abbildung 64 zeigte und gleichzeitig die Speicherungsverlaufskurve der Abbildung 63 nachwies, handelte es

← Abb. 67

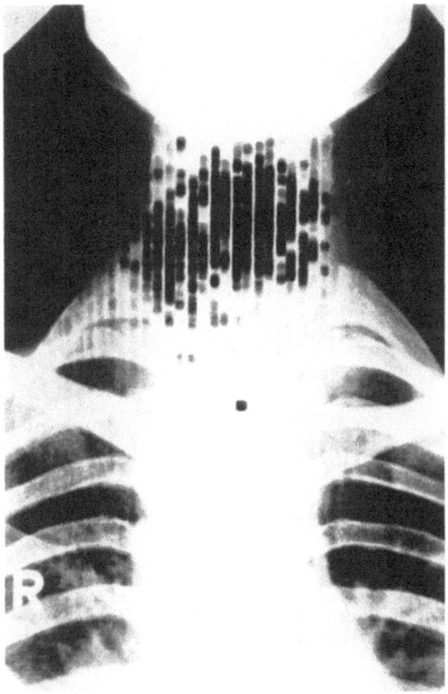

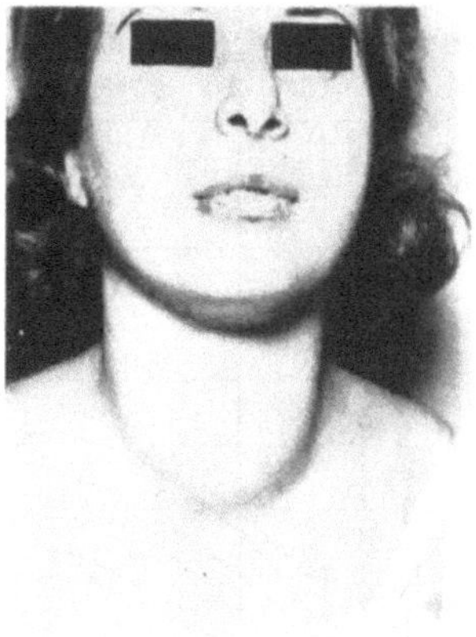

Abb. 68

Abb. 67. Photogammagramm der Pat. von Abb. 62 bis 66 zeigt die Radiojodspeicherung — durch Schwärzung im Photogammagramm sichtbar — in dem belassenen Schilddrüsenrest

Abb. 68. 30jährige Patientin *L. Ch.* mit einem Knoten an der linken Halsseite

sich im vorliegenden Falle um normal spreicherndes Schilddrüsengewebe. Bei der ausgewachsenen normal großen Patientin muß man üblicherweise mit einer Schilddrüse rechnen, deren Minimalgewicht zur Erhaltung der Funktion etwa bei 25 g beträgt. Man wird bei einer euthyreoten Struma einen Schilddrüsenrest von etwa 30 bis 35 g belassen müssen. Für die Operationstechnik kann hier bei gleichmäßig funktionierendem Parenchym dem Operateur die Wahl überlassen werden, welchen Teil er zweckmäßigerweise entfernt. Im allgemeinen sollte zur Schonung der Epithelkörperchen der hintere Teil der Struma erhalten bleiben.

b) Operation der Struma nodosa et cystica euthyreotica

Als Beispiel führen wir eine 30jährige Patientin, *L. Ch.*, an, die seit einigen Monaten eine zunehmende Verdickung an der linken Halsseite bemerkte. Sie klagte über Druckgefühl und leichte Schluckbeschwerden (**Abb. 68**).

Lokalbefund: Etwa kleinapfelsinengroße Knoten an der linken Halsseite, die sich beim Schlucken mitbewegt. Bei der Röntgenuntersuchung waren Trachea und Ösophagus frei von Verdrängungs- oder Einengungserscheinungen. Grundumsatz + 30%.

Der Radiojodtest (**Abb. 69**) zeigt im Gegensatz zum Grundumsatz eine Radiojodspeicherung im Bereich der Norm. Auch der Serumjodwert war normal.

Das klinische Bild spricht für die Richtigkeit des Radiojodtestes. Im Photogammagramm erkennt man an der linken Halsseite auf dem Röntgenbild den Weichteilschatten, der den linken Schilddrüsenlappen in der Funktion eingeengt hat. Es handelt sich also um einen funktionsuntüchtigen sog. kalten Knoten (**Abb. 70**). Damit ist die Indikation zum operativen Vorgehen gegeben.

Abb. 69 ↓ Abb. 70 →

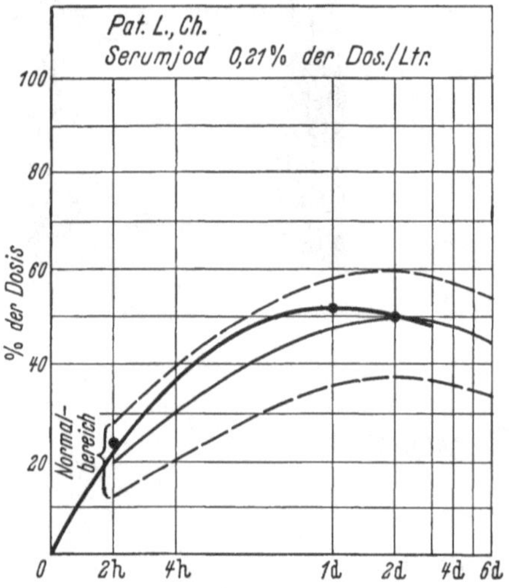

Abb. 69. Radiojodtest der Pat. von Abb. 68. Schilddrüsenfunktion im Bereich der Norm

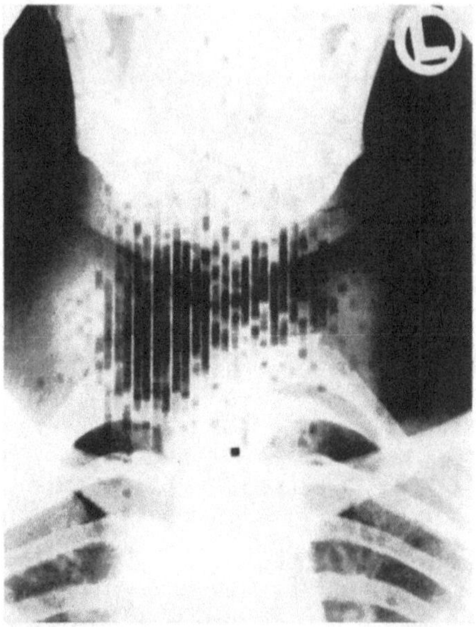

Abb. 70. Photogammagramm der Pat. von Abb. 68 und 69 *L. Ch.* läßt an der linken Halsseite einen deutlichen Radiojodspeicherdefekt in dem Weichteilschatten erkennen

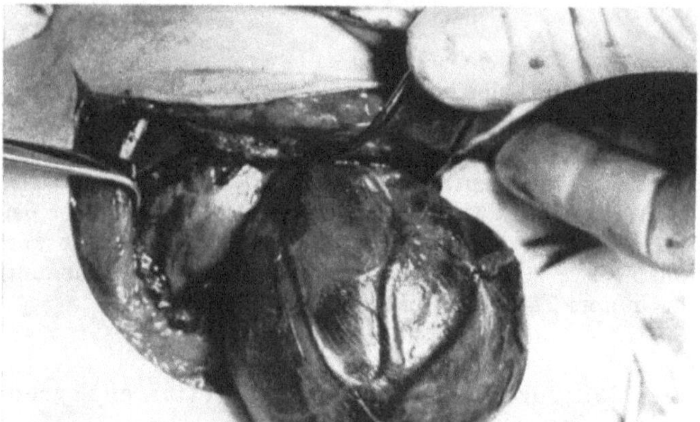

Abb. 71. Operationsphoto der Patientin von Abb. 68 bis 70. Nach Hervorluxieren des nicht speichernden Knotens, der sich histologisch als zystisch kolloidal umgewandelter Schilddrüsenknoten erwies

bei der Operation wurde der linksseitige klein-apfelgroße Knoten (**Abb. 71**) entsprechend dem Befund im Photogammagramm in toto reseziert. Die übrige Schilddrüse muß in diesem Fall bei normaler Funktion voll erhalten bleiben. Histologisch fand sich in dem exstirpierten Teil eine Struma cystica.

Der postoperative Verlauf war komplikationslos. Die Patientin war beschwerdefrei.

Hinweis für die Operation. Bei Feststellung eines funktionsuntüchtigen Knotens im Bereich der Schilddrüse ist schon im Sinne einer Krebsprophylaxe die Indikation zur Exstirpation gegeben. Weder eine interne Therapie noch eine Radiojodtherapie kann diese Knoten, die sich meist als kolloid-zystisch umgewandelte Strumaknoten erweisen, beseitigen. Liegt der Radiojodtest, d. h. die prozentuale Jodaufnahme der Schilddrüse, im Bereich der Norm, so ist in diesem Fall der Hinweis gegeben, nur den funktionsuntüchtigen Knoten zu exstirpieren. Liegt bei einer Struma nodosa die prozentuale Radiojodspeicherung deutlich weit oberhalb der Norm, so empfiehlt es sich, neben dem funktionsuntüchtigen Knoten noch einen Teil des funktionsfähigen Schilddrüsenparenchyms mit zu entfernen. Als ungefähres Maß dient die Größe des funktionsfähigen Parenchyms und der Grad der prozentualen Radiojodspeicherung über der Norm. Als Richtlinie kann auch hier dienen, daß mindestens 30 g funktionsfähigen Schilddrüsenparenchyms bei einem euthyreoten Funktionszustand belassen werden muß.

c) Die Adoleszenten-Struma

Bei den Adoleszenten-Strumen handelt es sich um jugendliche Patientinnen im Alter zwischen 16 und 22 Jahren, bei denen es im Ablauf der Pubertät zu einer deutlichen Vergrößerung der Schilddrüse kommt. Diese Vergrößerungen sind im allgemeinen als Gegenregulation zur Hormonproduktion der innersekretorischen Drüsen aufzufassen. Überwiegend sind es euthyreote Strumen, die sich zu einem gewissen Prozentsatz nach der innersekretorischen Umstellung der Drüsen zurückbilden.

Als Beispiel wird eine 20jährige Patientin angeführt, die unter der Einweisungsdiagnose „Thyreogene Störungen" zu uns kam. In den letzten Wochen hatte sie über Luftnot zu klagen und außerdem bemerkte sie eine leichte Verdickung ihres Halses.

Der Lokalbefund (**Abb. 72**) zeigte eine geringe Vergrößerung beider Schilddrüsenlappen. Bei der Röntgenuntersuchung waren Ösophagus und Trachea ohne Verdrängungs- oder Einengungserscheinungen. Der Grundumsatz betrug + 8,6%. Der Radiojodtest ergab eine Jodspeicherung, die etwas oberhalb der Norm lag (**Abb. 73**). Das Gesamtserumjod lag im Bereich der Norm.

Die Lokalisierung im Photogammagramm läßt eine schmetterlingsförmige geringvergrößerte Struma mit relativ gleichmäßiger Jodaufnahme erkennen (**Abb. 74**). Es ist die Form der sog. Adoleszenten-Struma. Da sich erfahrungsgemäß diese Strumen im Laufe der Jahre zurückbilden können, war hier keine Indikation zu einer chirurgischen Behandlung gegeben. Die Patientin wurde in die weitere Beobachtung ihres Hausarztes entlassen.

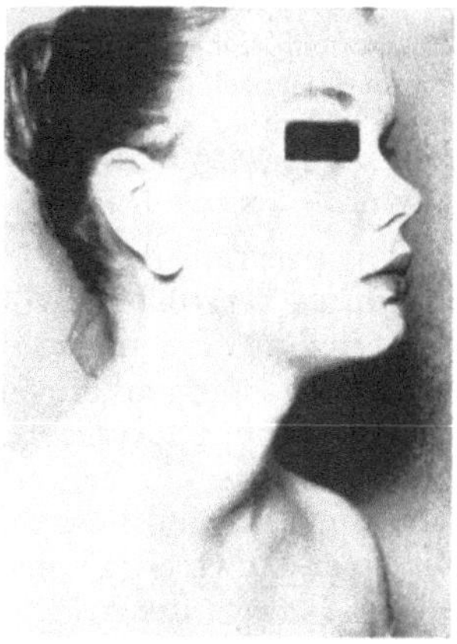

Abb. 72. 20jähr. Patientin *V. J.* Einweisungsdiagnose: thyreogene Störungen

Hinweis. Bei der Adoleszentenstruma handelt es sich vorwiegend um Jodmangelstrumen, die in der Pubertät als Gegenregulationen zur Hormonproduktion dann in Erscheinung treten.

Vor jeder Operation einer Adoleszentenstruma sollte in jedem Falle der Versuch unternommen werden, durch Substitution von Jod diese Struma zur Rückbildung zu bringen, wenn nicht auf Grund der Größe und Ausdehnung die Kompressionserscheinungen die Indikation zur Operation geben. Ein großer Teil dieser Strumen zeigt nach Jod in anorganischer Form eine mehr oder weniger beschleunigte Rückbildung.

Abb. 73 ↓ Abb. 74 →

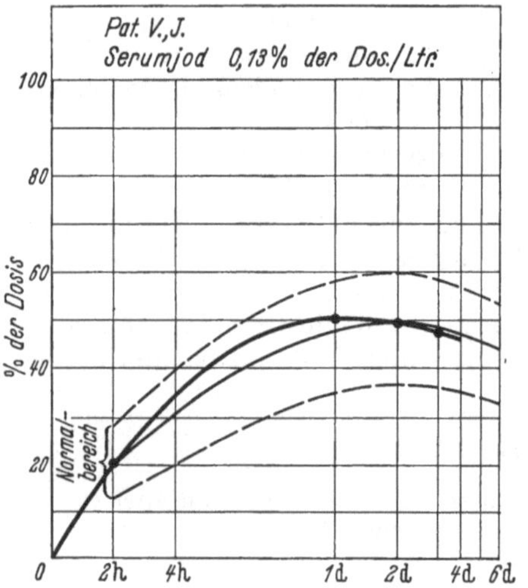

Abb. 73. Der Radiojodtest zeigt eine Schilddrüsenfunktion im Bereich der Norm

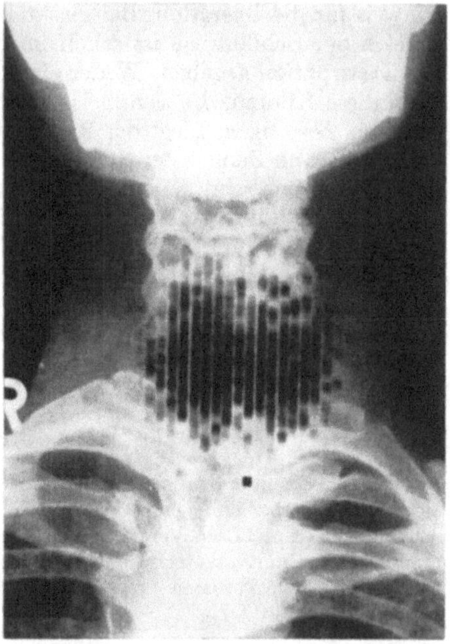

Abb. 74. Das Photogammagramm der Pat. *V. J.* läßt eine schmetterlingsförmige gering vergrößerte Schilddrüse mit relativ gleichmäßiger Jodverteilung erkennen

d) Die Struma diffusa hyperthyreotica (Basedow-Struma)

Es handelt sich im vorliegenden Fall um eine 31jährige Patientin *K. J.*, die unter der Diagnose „Basedow" in die Klinik eingewiesen wurde (**Abb. 75**). In der Anamnese berichtete sie, daß sie einen Nervenzusammenbruch erlitten hatte. Sie klagte außerdem über Appetitmangel und Übelkeit. Der Gewichtsverlust in den letzten Wochen betrug 31 Pfund.

Die Röntgenuntersuchung ergab eine suprasternal entwickelte Struma ohne wesentliche Verdrängung von Trachea oder Ösophagus. Der Grundumsatz betrug + 97%.

Der Radiojodtest (**Abb. 76**) zeigte eine stark beschleunigte und erhöhte Radiojodaufnahme und eine daran anschließende relativ schnelle Jodausscheidung. Die Gesamtserumjodwerte waren ebenfalls deutlich erhöht. Das Gesamtserumjod betrug + 4,43% der Dosis im Liter. Der PBJ-Wert betrug 2,65% der Dosis im Liter. Nach dem Radiojodtest handelt es sich um eine mittelschwere bis toxische Form der Hyperthyreose.

Die Lokalisierung der Radiojodverteilung (**Abb. 77**) auf dem Photogammagramm zeigt eine diffus vergrößerte schmetterlingsförmige Schilddrüse mit relativ gleichmäßiger Jodverteilung. Bei diesem Verfahren mit der photographischen Schreibung auf dem vorbelichteten Röntgenfilm sind wir noch zusätzlich in der Lage, auf dem gleichen Film die Abweichung des Ösophagus sichtbar zu machen. Wir haben diesen Kunstgriff hierbei angewandt. Man erkennt in der Mitte den Kontrastbrei im Ösophagus ohne Einengung durch die davorliegende Schilddrüse. Danach besteht eine diffuse Struma mit einer schweren Form der Hyperthyreose. Eine interne Medikation verspricht bei der Schwere der Erkrankung wenig Erfolg, zumal eine wesentliche Verkleinerung der Struma durch Thyreostatica nicht mehr zu erreichen ist.

Eine Radiojodtherapie ist bei der jugendlichen Patientin wegen der noch fraglichen Genschädigung nicht ratsam.

← Abb. 75

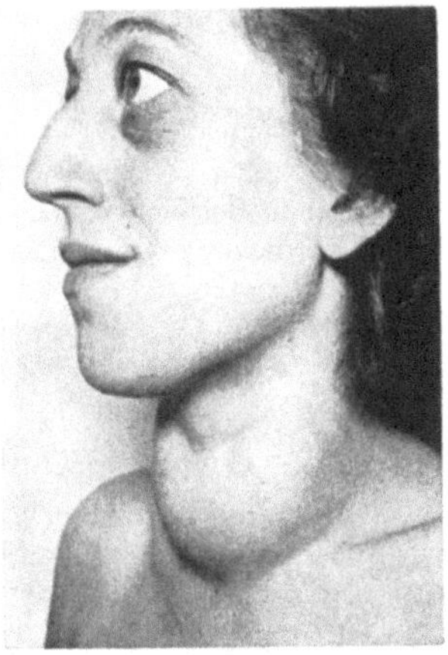

Abb. 76 →

Abb. 75. 31jährige Pat. *K. J.* mit allen Zeichen eines Basedow mit gleichzeitig vorhandener Struma

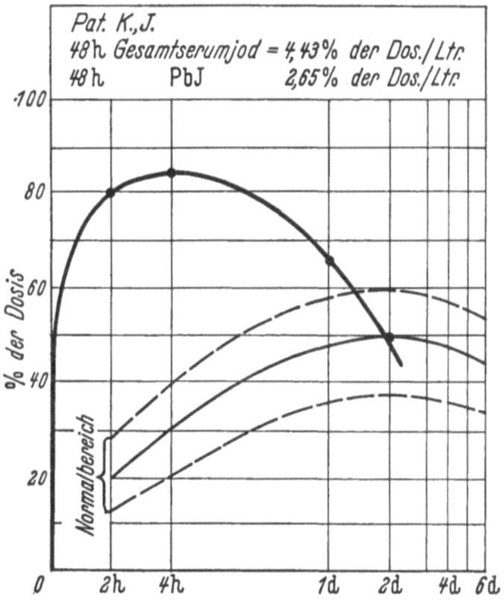

Abb. 76. Radiojodtest der Pat. von Abb. 75 *K. J.* Deutlich beschleunigte Jodaufnahme und Jodabgabe sowie stark erhöhte Serum- und Proteinjodwerte als Ausdruck einer schweren Hyperthyreose

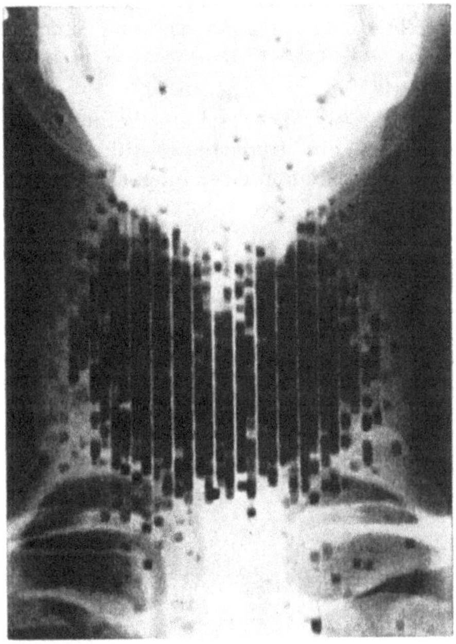

Abb. 77. Photogammagramm der Pat. von Abb. 75 und 76. Relativ gleichmäßige Jodverteilung im gesamten Gebiet der sichtbaren und tastbaren Struma. Der Ösophagus ist mit Kontrastbrei gefüllt und läßt auf der Röntgenaufnahme keine wesentlichen Verdrängungserscheinungen erkennen

Die Indikation zur chirurgischen Therapie war gegeben. Die Operation bestand in einer subtotalen Resektion beider Schilddrüsenlappen, welche eine übermäßig starke Vaskularisation aufwiesen. Die histologische Untersuchung zeigte ein verhältnismäßig reichliches Kolloid in den wechselnd großen Follikeln. Das Epithel war stellenweise etwas erhöht. Es fanden sich also Zeichen einer Hyperthyreose.

Hinweis für die Operation. Bei der schweren bis mittelschweren Form der Struma diffusa hyperthyreotica empfiehlt es sich, eine subtotale Resektion beider Schilddrüsenlappen vorzunehmen. Die Restschilddrüse soll hierbei nicht größer sein, als ein Kleinfingerglied, etwa 10 bis 20 g.

e) Das toxische Adenom

Für die operative Therapie dieser Schilddrüsenerkrankung wird das folgende Beispiel gegeben: Es handelt sich um eine 31jährige Patientin *A. E.*, die vor 5 Jahren eine Verdickung ihres Halses festgestellt hatte. In den letzten Monaten nahm diese Verdickung noch stärker zu. Die Patientin klagte über Kopfschmerzen, Herzklopfen, gelegentliches Schwitzen, starke Gewichtsabnahme sowie Luftknappheit bei Anstrengungen. Wir sehen auf der **Abbildung 78** einen hühnereigroßen Knoten dicht unterhalb des Schildknorpels. Der Ösophagus war im Bereich der unteren Halswirbelsäule gering nach rechts verdrängt. Die Trachea zeigte keine Einengung oder Verziehung. Der Grundumsatz betrug + 63,4%. Der Radiojodtest ergab eine stark beschleunigte Jodaufnahme, die weit oberhalb der Norm lag.

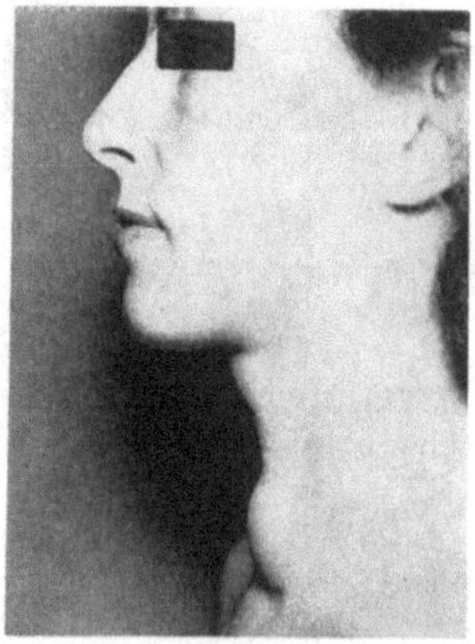

Abb. 78. 31jährige Patientin *A. E.* mit einem rundlichen etwa hühnereigroßen Knoten im Bereich des Schildknorpels

Auch die Gesamtserumjodwerte sowie das proteingebundene Jod lagen oberhalb der Norm. Nach dem Testbefund lautete die Diagnose: Mittelschwere Form der Hyperthyreose. Die Lokalisierung der Jodaufnahme im Photogammagramm ließ entsprechend dem tastbaren Knoten deutlich einen rundlichen Bezirk mit relativ gleichmäßiger Jodverteilung erkennen **(Abb. 79).**

Nach diesen Untersuchungsbefunden handelte es sich hier um ein toxisches Schilddrüsenadenom. Diese toxischen Adenome zeichnen sich durch eine autonome Hormonjod-Produktion aus. Die meist beschleunigte und vermehrte Jodabgabe bremst die thyreotrope Aktivität des Hypophysenvorderlappens, so daß es dann nicht zu der Darstellung des daneben noch vorhandenen gesunden Schilddrüsenparenchyms kommt. Um festzustellen, ob hier noch normales Schilddrüsengewebe vorhanden ist, muß thyreotropes Hormon injiziert werden. Damit läßt sich eine Anregung zur Jodspeicherung in dem normalen Schilddrüsengewebe erreichen. Nach Injektion von thyreotropem Hormon ließ sich von diesem toxischen Knoten kein anderes Schilddrüsengewebe abgrenzen. Die Erklärung hierfür wurde durch den Operationsbefund gegeben, denn es fand sich hinter dem toxischen Knoten ein

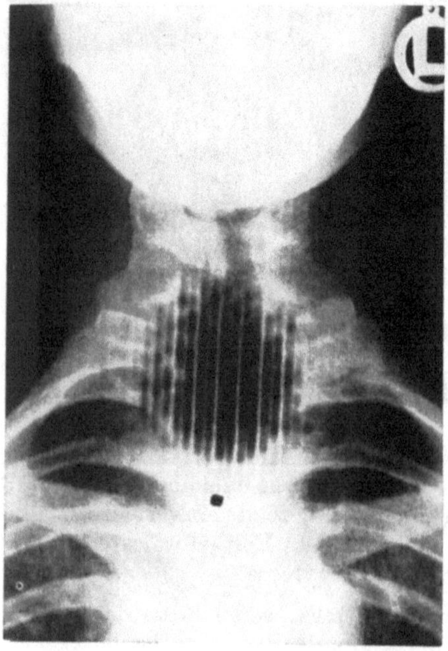

Abb. 79. Photogammagramm der Patientin von Abb. 78. Die Radiojodspeicherung entspricht deutlich in Form und Größe dem sichtbaren Knoten

etwa daumengliedgroßer Schilddrüsenbezirk, der dem linken Schilddrüsenlappen entsprach. Durch die Feststellung von normalem Schilddrüsengewebe konnte jetzt das toxische Adenom in toto exstirpiert werden. Es war nun verständlich, daß sich auf dem Photogammagramm nach Injektion von thyreotropem Hormon dieses Gewebe nicht darstellte.

Die vollständige Exstirpation eines toxischen Adenoms ist die Voraussetzung für einen optimalen Heilerfolg, wenn noch gesundes Schilddrüsengewebe vorhanden ist.

Die histologische Untersuchung ergab eine Struma basedowificata. Der Radiojodtest zeigte, daß der belassene Schilddrüsenanteil zur normalen Funktion ausreichte.

Hinweise für die Operation. Bei einem toxischen Adenom empfiehlt es sich, durch eine Lokalisation nach Injektion von thyreotropem Hormon festzustellen, ob noch normales Schilddrüsengewebe in der Umgebung vorhanden ist. Dadurch läßt sich vor der Operation festlegen, ob dasAdenom in toto exstirpiert werden kann, oder ob ein geringfügiger Schilddrüsenrest zur Erhaltung der Funktion zurückgelassen werden muß.

f) Die Therapie der dystopen Struma

Für die neu einzuschlagende Therapie der dystopen Strumen werden die folgenden Beispiele gegeben.

Im ersten Fall handelt es sich um eine 56jährige Patientin, *B. M.*, bei der vor einem halben Jahr ein Tumor im Brustkorb festgestellt wurde. Da die Patientin in letzter Zeit an Gewicht abgenommen hatte und die Beschwerden zunahmen, wurde sie zur Operation eingewiesen.

Es bestand eine Einflußstauung mit Zyanose der Lippen; außerdem ein leichter Stridor. Perkutorisch war eine Dämpfung unterhalb des Sternums festzustellen, welche der Tumorlokalisation im Röntgenbild entsprach. Die Röntgenaufnahmen zeigten eine deutliche Verbreiterung des oberen und mittleren Mediastinum sowie eine Verdrängung der Trachea nach rechts. Auf der seitlichen Aufnahme konnte man die ventral gelegene Verschattung erkennen.

Differentialdiagnostisch mußte man an eine Dermoidzyste denken. Zur Klärung der Diagnose wurde die Pat. zum Radiojodtest und zur Lokalisierung der Jodspeicherung überwiesen. Der Radiojodtest (**Abb. 80**) zeigt eine Jodspeicherung im unteren Bereich der Norm. Die Gesamtserumjodwerte waren normal.

Die Lokalisierung der Radiojodaufnahme im Photogammagramm ließ substernal einen etwa schmetterlingsförmigen Bezirk mit relativ gleichmäßiger Jodspeicherung als Schwärzung erkennen. Darunter befand sich ein rundlicher Bezirk, der von dem schmetterlingsförmigen Teil deutlich abgrenzbar war (**Abb. 81**). Diese Untersuchung ergab die Diagnose: „retrosternale Struma". Die Verdrängungserscheinungen und die Einflußstauungen zwangen zur Operation.

Bei der Operation fand sich zunächst eine normal groß entwickelte Schilddrüse. Da nach dem Photogammagramm mit Sicherheit eine retrosternale Struma anzunehmen war, wurde dann das Jugulum freigelegt. Bei der digitalen Austastung gelangte man an einen derben, nach kaudal gelegenen Tumor, der dicht unterhalb des Brustbeins lag. Das Sternum wurde bis in Höhe des vierten Kostosternalgelenkes gespalten. Hiermit gelang es, den doppelt faustgroßen Tumor darzustellen, der von einer festen Kapsel überzogen war. Der Tumor wurde in toto exstirpiert. Er war von der Schilddrüse gut abgrenzbar. Zur Erhaltung der Funktion wurde der suprasternal gelegene Schilddrüsenteil belassen.

Die histologische Untersuchung zeigte eine Struma kolloides nodosa et cystica.

Abb. 80 ↓ Abb. 81 →

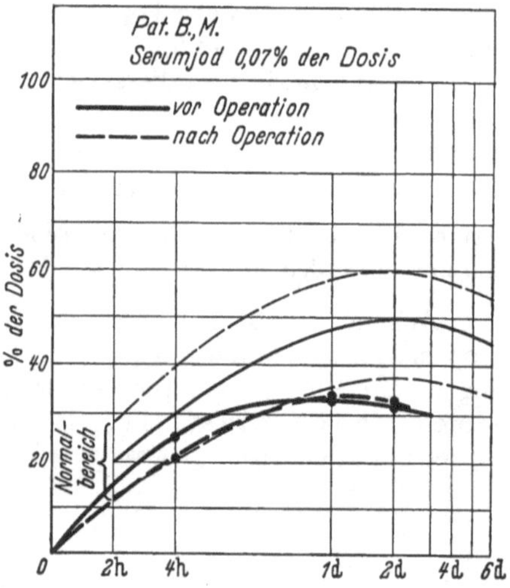

Abb. 80. Radiojodtest der Pat. *B. M.* vor und nach Operation. Die Jodspeicherung liegt im unteren Bereich der Norm

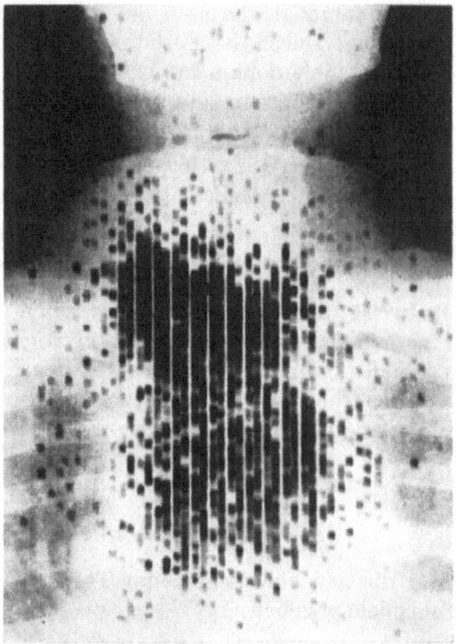

Abb. 81. Das Photogammagramm der Pat. *B.M.* läßt durch die Schwärzung im Photogammagramm unter dem schmetterlingsförmigen retrosternal gelegenen Bezirk einen größeren rundlichen Teil abgegrenzt erscheinen

Die Nachuntersuchung zwei Monate nach der Operation ergab eine Schilddrüsenfunktion im gleichen Bereich der Norm, da bei üblicher Messung nur der obere Teil der retrosternalen Struma erfaßt wurde (Abb. 80). Klinisch waren die Verdrängungs- und Beklemmungserscheinungen geschwunden.

Nicht immer zeigt sich in dem retrosternalen Anteil einer Struma eine sichere Radiojodaufnahme. Es kann sich auch um zystisch oder kolloidal umgewandelte Knoten mit nur geringer Schilddrüsenfunktion handeln, wie im nächsten Beispiel gezeigt wird.

Hier handelt es sich um einen 59jährigen Mann, *R. S.*, bei dem vor 5 Monaten bei einer Schirmbildkontrolle eine Verschattung in der Lunge gefunden worden war. Der Patient hatte vorher bemerkt, daß die Venen der Brust etwas hervortraten. Er hatte dies nicht sehr beachtet, da er annahm, daß es von seiner anstrengenden Arbeit, vom Eisstangentragen, käme. In seinem Allgemeinbefinden fühlte sich der Patient nicht sehr beeinträchtigt.

Lokalbefund: Es fand sich über der oberen mittleren Thoraxapertur eine starke Venenzeichnung. Zum Teil traten die Venen geschlängelt hervor, nach Art eines beginnenden Caput medusae. Die großen Halsvenen waren ebenfalls gestaut, jedoch bestand kein positiver Venenpuls. Das Gesicht des Patienten war ständig leicht gerötet. Die Röntgenaufnahme zeigte eine Verschattung im Mediastinum. Es wurde an eine substernal entwickelte Struma, jedoch auch differentialdiagnostisch an ein Lymphosarkom oder Thymom gedacht. Es bestand eine Verdrängung der Trachea nach rechts.

Zur differentialdiagnostischen Klärung, ob hier Schilddrüsengewebe vorliegt, wurde der Patient zur Jodtest- und Jodlokalisierungsuntersuchung überwiesen. Die Radiojodspeicherung lag im oberen Bereich der Norm (**Abb. 82**). Das Gesamtserumjod war normal. Es handelte sich nach diesem Befund um eine normale Schilddrüsenfunktion.

Abb. 82 ↓ Abb. 83 →

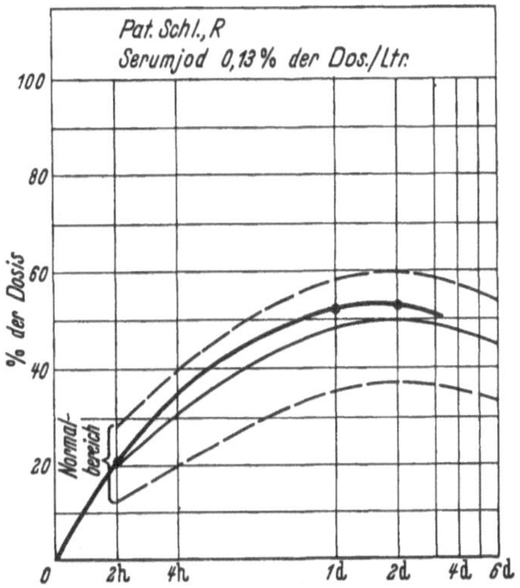

Abb. 82. Radiojodspeicherung des Pat. *S. R.* vor und nach Operation

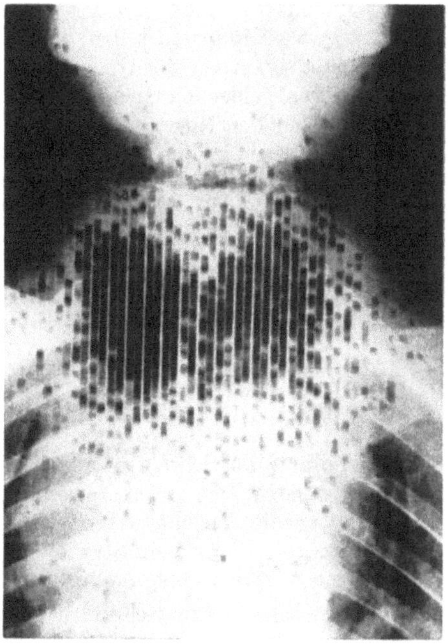

Abb. 83. Photogammagramm des Pat. *S. R.* teilweise substernal liegende schmetterlingsförmige Schilddrüse. Im Bereich der mediastinalen Verschattung ist nur eine sehr geringe Jodspeicherung sichtbar

Das Photogammagramm (**Abb. 83**) zeigt eine vergrößerte schmetterlingsförmige Schilddrüse, die teilweise substernal liegt und die nach kaudal nicht gut abgrenzbar ist. Im Bereich der Verschattung im Mediastinum war noch eine geringe Jodspeicherung sichtbar. Diese geringere Jodspeicherung im Bereich der retrosternalen Anteile der Verschattung gab den Hinweis, daß es sich um einen weniger funktionstüchtigen Schilddrüsenbezirk handelt. Die Indikation für die Operation war durch die Stauungs- und Verdrängungserscheinungen gegeben.

Die Operation mußte wiederum unter Spaltung des Sternums bis zur fünften Rippe herunter durchgeführt werden. Diese Struma konnte subkapsulär ausgeschält und schließlich nach Unterbindung der kranialen zuführenden Gefäße herausluxiert und abgetragen werden. Ein ungefähr pflaumengroßer Anteil des Restschilddrüsengewebes wurde zur Erhaltung der Schilddrüsenfunktion belassen. Histologisch fand sich in dem exstirpierten Anteil eine Struma kolloides nodosa. Es war eine makrofollikuläre zystische Struma mit geringer Funktion. Der postoperative Verlauf war komplikationslos. Der Patient konnte etwa zwei Wochen nach der Operation aus der stationären Behandlung in gutem Allgemeinzustand entlassen werden.

Die Nachuntersuchung ergab im Radiojodtest die Erhaltung der normalen Schilddrüsenfunktion. Sie war durch den suprasternal gelegenen, funktionstüchtigen Anteil der Schilddrüse gesichert. Klinisch zeigte der Pat. bei der Nachuntersuchung einen ausgezeichneten Allgemeinzustand. Er ist arbeitsfähig und geht jetzt seinem Beruf wieder nach.

Hinweis für die Operation. Bei der Operation einer Struma, die in den Thoraxraum reicht, ist es wichtig festzustellen, welche Schilddrüsenbezirke funktionstüchtig sind, um möglichst schon vor der Operation einen Operationsplan für den Zugangsweg zu den dystopisch gelegenen Strumaknoten aufstellen zu können. Liegt der Radiojodtest im Bereich der Norm, so sind meist funktionsuntüchtige Gewebebezirke vorhanden, die ausschließlich entfernt werden müssen und die meist die Ursache für auftretende Druck- und Beklemmungserscheinungen im Bereich des Halses sind. Liegt die prozentuale Jodaufnahme im Radiojodtest weit oberhalb der Norm, mit anschließender Plateaubildung im Sinne einer euthyreoten Funktion, so sollen die Bezirke entfernt werden, die Kompressionserscheinungen hervorrufen. Das Restgewebe soll wie bei der Therapie der Struma diffusa euthyreotica etwa ein Gewicht von 30 bis 40 g haben.

7. Die chirurgisch-radiologische Therapie des Schilddrüsenkarzinoms

Die Behandlung der Schilddrüsenkarzinome wird immer mehr durch Bestrahlungsmaßnahmen zusätzlich zur Operation ergänzt. Autoren wie *Rawson*, *Seidlin*, *Pochin* u. a. vertreten die Ansicht, daß das funktionstüchtige normale Gewebe radikal entfernt werden soll, damit dem Strahlentherapeuten Gelegenheit gegeben wird, mittels radioaktiver Isotopen versprengte Karzinominseln zu zerstören.

Von unseren behandelten Schilddrüsenkarzinomen wird ein Beispiel wiedergegeben.

Es handelt sich hier um eine 58jährige Patientin, die nach ihren Angaben sechs Wochen vor der stationären Aufnahme erstmalig ein Anschwellen ihres Halses bemerkt hatte. Außerdem wurden Stiche in der Halsgegend, Luftknappheit, Husten, Fieber, An- und Abschwellen der Halsgegend angegeben. Die stationäre Einweisung durch den Hausarzt erfolgte wegen zunehmender Erstickungsgefahr.

Im Lokalbefund fanden wir multiple, derbe, prallelastische, bis kleinfaustgroße Knoten, welche rechtsseitig stärker ausgebildet waren als links. Es bestand eine leichte livide Verfärbung der Halshaut. Die Halspartie über der Struma zeigte eine stärkere Erwärmung gegenüber der Umgebung. Im Röntgenbild war eine Verdrängung des Ösophagus und der Trachea nach rechts durch die Struma vorhanden. Der Grundumsatz betrug + 90,2 %. Der Radiojodtest (s. Abb. 51, S. 127) zeigte eine Jodspeicherung im mittleren Bereich der Norm. Trotz dieser geringeren Jodaufnahme war jedoch eine beschleunigte Jodausscheidung sichtbar. Die Gesamtserumjodwerte lagen deutlich oberhalb der Norm.

Die Lokalisierung der Radiojodaufnahme durch das Photogammagramm zeigte an der linken Halsseite einen rundlichen, relativ gleichmäßig speichernden Bezirk. Demgegenüber war im rechten Anteil eine Auflockerung der Radiojodspeicherung mit wechselnd speichernden, fleckförmigen Bezirken sichtbar. Diese Radiojodverteilung ohne deutliche Abgrenzung von rundlichen, nicht speichernden Knoten ließ den Verdacht auf eine maligne Entartung des Schilddrüsengewebes zu. Dadurch war die Indikation zur operativen Behandlung gegeben (s. Abb. 52).

Bei der Operation fanden sich grauglasige, knotige Gewebsmassen, die ebenfalls für das Vorliegen eines Karzinoms sprachen. Der sofort angefertigte Schnellschnitt brachte die Bestätigung für einen malignen Prozeß. Es handelte sich um ein papilläres Adenokarzinom der Schilddrüse. Bei der erheblichen Ausdehnung des Tumors wurde ein Teil des leicht erfaßbaren Materials entfernt und ein besonderer Wert darauf gelegt, den linken Anteil der Schilddrüse, der sich im Photogammagramm als funktionstüchtig erwiesen hatte, in toto herauszunehmen. Dadurch war die Möglichkeit gegeben, im Anschluß daran eine Radiojodtherapie durchzuführen.

Nach Entfernung sämtlichen funktionstüchtigen Schilddrüsengewebes kann durch Injektion von thyreotropem Hormon das verbleibende Karzinomgewebe zur Radiojodspeicherung angeregt werden. Im Falle einer ausreichenden Speicherung läßt sich der Tumor einschließlich aller Metastasen beseitigen.

Hinweis für die Operation. Bei einer Struma maligna oder bei einem Adenokarzinom der Schilddrüse mit Hinweisen für eine Kolloidbildung geringer Menge sollte bei inoperablen Fällen der Versuch unternommen werden, nur das funktionstüchtige Schilddrüsengewebe zu exstirpieren. Für eine Ausschaltung des normalen Schilddrüsengewebes würde viel wertvolle Zeit verloren gehen. Bei den Formen der Schilddrüsenkarzinome, die auf Grund Entdifferenzierung keine Fähigkeit zur Jodspeicherung besitzen, kommt bei inoperablen Fällen keine Radiojodtherapie, sondern nur eine externe Strahlentherapie in Frage (Siehe auch Seite 260).

8. Die Nachuntersuchung

Durch die relativ leicht durchführbare und objektiv sichere Stoffwechseluntersuchung der Schilddrüse mit Hilfe des Radiojodtestes und des Scanningverfahrens sind die Voraussetzungen für eine sichere Beurteilung des Therapieerfolges nach der chirurgischen Behandlung oder nach der Radiojodtherapie gegeben. Gerade bei der Beurteilung und Abgrenzung der auf Grund allgemeiner klinischer Symptome angenommenen Rezidive nach chirurgischer Behandlung hat sich daher die Stoffwechseluntersuchung mit Hilfe des radioaktiven Jods von großem Vorteil erwiesen. Wir konnten durch diese Methode, z. B. eine als Myxödem gedeutete Erkrankung, durch den Nachweis der normalen Jodspeicherung als euthyreote Struma feststellen. Die Ödeme waren durch kardiale Ursachen bedingt. In zwei weiteren Fällen, die uns als Rezidiv-Strumen überwiesen wurden, konnten wir mit Hilfe des Radiojodtestes objektiv den Nachweis führen, daß es sich nicht um rezidivierende Hyperthyreosen handelte, sondern daß andere Ursachen für die meist psychisch bedingten Symptome ausschlaggebend waren. Der Erfolg der internen Therapie bei diesen als „rezidivierende Hyperthyreosen" gedeuteten klimakterischen Psychosen bestätigte die Befunde der Radiojoduntersuchung.

a) Der Radiojodtest

Nach der Radiojodtherapie und auch nach der Operation einer hyperthyreoten Struma finden wir im Radiojodtest fast regelmäßig noch deutlich erhöhte Serumjod- und Proteinjodwerte. Die über der Norm liegenden Eiweißjodwerte sind in diesem Falle nicht als Zeichen einer Hyperthyreose zu deuten. Wir finden erhöhte Eiweißjodwerte zum Beispiel auch bei der Zerstörung eines größeren Anteils der Schilddrüse durch einen Tumor oder bei der Einengung der Schilddrüsenfunktion durch eine Zyste ohne klinische Anzeichen einer Hyperthyreose. Diese Escheinung deutet darauf hin, daß der Restteil bei Verkleinerung des Schilddrüsenvolumens durch die Kompensation, meist bedingt durch die verstärkten hormonellen Impulse von seiten der Hypophyse, grundsätzlich mit einer vermehrten Hormonjod-Produktion stärker in Aktion tritt. Entscheidend für die klinische Manifestation einer Hyperthyreose ist in diesem Falle die prozentuale Verarbeitung des angebotenen Jods. Zur Beurteilung eines Therapieerfolges können dann nur die prozentualen Speicherwerte der Schilddrüse herangezogen werden. Befindet sich die Radiojodaufnahme im mittleren

Bereich der Norm, so wird im allgemeinen auch der klinische Befund die Normalisierung der Schilddrüsenfunktion bestätigen. Der Kurvenverlauf der Radiojodaufnahme und der Radiojodausscheidung gibt ebenfalls wertvolle Hinweise für die Beurteilung der Schilddrüsenfunktion.

Auch mit Hilfe des Clearence-Verfahrens in den ersten 30 Minuten kann aus der Jodavidität der Erfolg der Therapie beurteilt werden. Wir konnten nach Radiojodtherapie und auch nach Schilddrüsenoperationen deutlich verfolgen, daß entsprechend dem Absinken und der Normalisierung der Clearence-Werte unter 40 cm^3 pro min auch eine Normalisierung des klinischen Zustandes eintrat.

b) Das Scanningverfahren

Die Lokalisierung der Radiojodverteilung gibt uns einen Überblick über den funktionstüchtigen verbliebenen Restteil der Struma. Aus der Größe des funktionstüchtigen Bezirkes verbunden mit dem Radiojodtest konnten wir einen Überblick über die Größe des Teiles der Schilddrüse gewinnen, die zur hormonellen Versorgung des Organismus ausreicht. Bei diesen Untersuchungen war erkennbar, daß nach einer hyperthyreoten Struma ein kleinerer Schilddrüsenanteil zur Erhaltung der Funktion ausreichte als bei einer euthyreoten Struma. Als Beispiel werden zwei Abbildungen wiedergegeben, in denen die erste Abbildung die Größe einer Reststruma bei einer Hyperthyreose zeigt **(Abb. 84)**, die im Jodtest 40% **(Abb. 85)** Jodspeicherung erkennen läßt. In der nächsten **Abbildung** 86 wird die Größe eines Restes einer euthyreoten Struma, die im Jodtest die gleiche **(Abb. 87)** prozentuale Speicherung aufweist, wiedergegeben.

Die Nachuntersuchung aller Patienten **(Tab. 38)**, die einer funktionskritischen Operation der Schilddrüse zugeführt wurden, zeigt durch die Ergebnisse den Wert und die Bedeutung dieser Technik. Es kam in keinem Falle der über 162 operierten Patienten zu einem Myxödem. Es wurde auch kein schwerer Grad einer Schilddrüsenunterfunktion beobachtet. Der Prozentsatz der Rezidive war erheblich herabgesetzt. Er betrug weniger als 2%. Damit sinkt der Prozentsatz der Rezidive nach der Operation auf die Zahl der Rezidive nach Radiojodtherapie.

Tab. 38. Der Radiojodtest nach Operation bei insgesamt 162 Patienten

	insgesamt	Normal-Funktion	Unter-Funktion	Myxödem	Rezidive
Hyperthyreosen	55	49	5	—	1
Struma diffusa euthyreotica	50	48	2	—	—
Struma nodosa	35	35	—	—	—
Retrosternale Strumen	6	5	1	—	—
toxische Adenome	3	2	1	—	—
Thyreoiditis	5	2	3	—	—
Schilddrüsen-Karzinome	4	4	—	—	1
Rezidive	4	4	—	—	—
	162	—	—	—	—

Zusammenfassend läßt sich also sagen, daß nach Auswertung aller neuen Erkenntnisse über den Stoffwechsel der Schilddrüse in der Diagnostik und der Therapie die funktionskritische Operation der Schilddrüsenerkrankungen eine Verbesserung der Erfolge mit weitgehend optimalen Ergebnissen gebracht hat.

← Abb. 84 Abb. 85 ↓

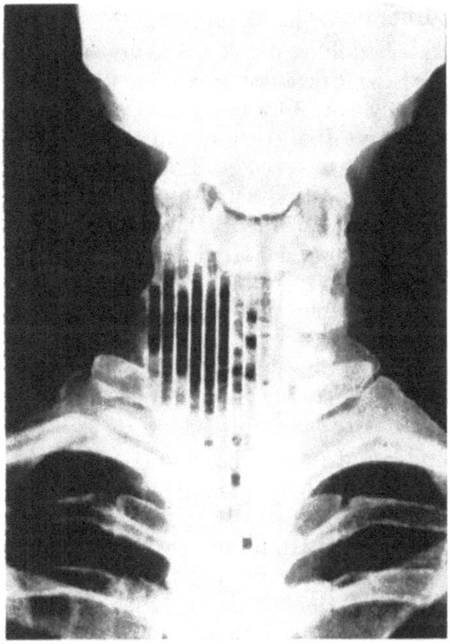

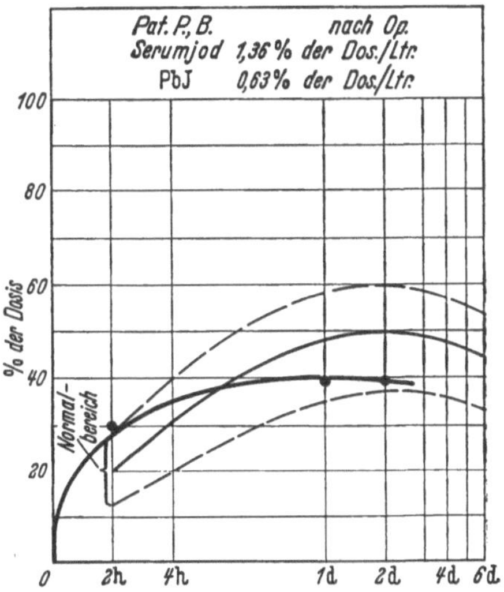

Abb. 85. Radiojodtest der Pat. von Abb. 84. Der Schilddrüsenrest zeigt eine Funktion im mittleren Bereich der Norm

Abb. 84. Photogammagramm der Reststruma nach Operation einer Hyperthyreose

← Abb. 86 Abb. 87 ↓

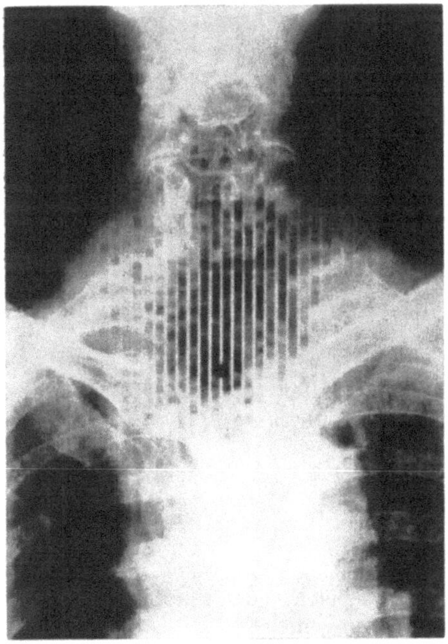

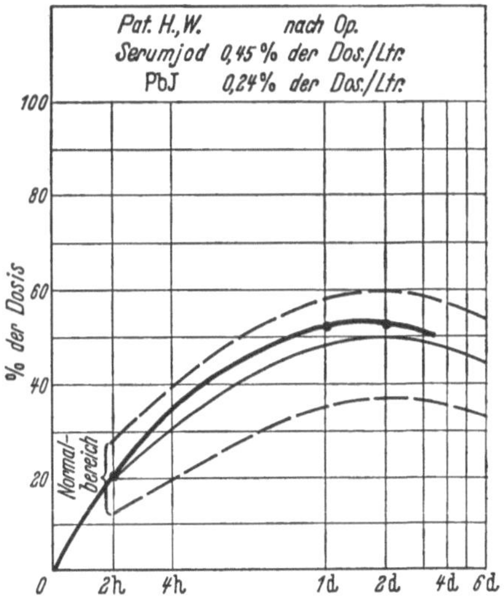

Abb. 87. Der Radiojodtest der Reststruma von Abb. 63 läßt ebenfalls eine Schilddrüsenfunktion im Normbereich erkennen

Abb. 86. Photogammagramm der Restschilddrüse nach Operation einer erheblich vergrößerten Struma. Es wurde ein etwas größerer Schilddrüsenanteil belassen

C. Die Radiojodtherapie

Der Vorteil gegenüber der bisherigen Strahlenbehandlung der Hyperthyreosen liegt vor allem darin, daß der Strahler direkt am Ort der Erkrankung, an der übermäßig arbeitenden Zelle durch die selektive Speicherung zur Wirkung gelangt, ohne das umgebende Gewebe zu schädigen. Da das radioaktive Jod überwiegend Betastrahlen abgibt, d. h. Elektronen, deren Reichweite im Gewebe nur wenige Millimeter beträgt, ist bisher selbst bei der größten Radiojoddosis keine Schädigung an den nahe anliegenden Nebenschilddrüsen histologisch beobachtet worden. Durch die relativ kurze physikalische Halbwertszeit des verwendeten radioaktiven Isotops Jod-131 von 8 Tagen nimmt die Strahlung sehr schnell ab. Wir können die Strahlendosis genau berechnen und auf eine bestimmte Zeit begrenzen. Der weitere Vorteil liegt darin, daß das nicht in der Schilddrüse gespeicherte J-131 nicht in anderen Organen abgelagert wird, wie z. B. beim Radium, sondern relativ schnell und in starker Verdünnung durch die Nieren ausgeschieden wird. Die ersten Behandlungen wurden 1942 von *Hertz* und *Roberts* und von *Hamilton* und *Lawrenz* durchgeführt.

Da es sich hier um eine Therapie mit strahlenden Substanzen handelt, sind der Anwendung gewisse Grenzen gesetzt, solange nicht eindeutige Unterlagen darüber vorliegen, daß die Möglichkeit einer Keimschädigung ohne Bedeutung ist. Aus diesem Grunde werden vorläufig Patienten unter 45 Jahren, d. h. im geschlechtsreifen Alter, nur dann einer Radio-Jodtherapie zugeführt, wenn besondere Indikationen dafür gegeben sind. Die immer wieder geäußerten Bedenken der Möglichkeit einer Krebsentstehung können, nach der bisher über 15jährigen Erfahrung auf diesem Gebiet, weitgehend zerstreut werden. Eine karzinogene Wirkung ist eigentlich auch nicht zu erwarten, da die Bestrahlungsdosis unter der seit über 50 Jahren angewandten Strahlentherapiedosis bei der Behandlung maligner Tumoren liegt und sich auch hier kein karzinogener Effekt gezeigt hat. Größere Erfahrungen über dieses Gebiet liegen in Deutschland von *Billion, Horst, Billion, Oeff* u. *Klauer,* sowie von *Oeser, Billion* und *Mehl* vor.

1. Indikation und Kontraindikation

Mit den fortschreitenden Erkenntnissen auf dem Gebiet des Schilddrüsenstoffwechsels, insbesondere durch die Anwendung der Scannertechnik, ergibt sich eine Abgrenzung der Indikation zur Radiojodtherapie.

Die Indikation ist gegeben:

1. bei diffus speichernden Hyperthyreosen von Patienten über 45 Jahren;
2. bei diffus speichernden euthyreoten Strumen von Patienten über 45 Jahren;
3. bei Basedow-Strumen mit gleichmäßig verteilter Jodaufnahme bei Patienten über 45 Jahren;
4. bei nicht operablen Patienten im jugendlichen Alter (unter 45 Jahren) mit schweren Herz- und Kreislaufstörungen oder mit Tuberkulose;
5. bei Rezidiv-Strumen;
6. bei allen Patienten, die eine Operation ablehnen.

Die Kontraindikation ist gegeben:

1. bei Vorliegen einer Schwangerschaft;
2. bei juvenilen Strumen;
3. bei Strumen oder Knotenstrumen mit nicht jodspeichernden Knoten;
4. bei Strumen mit akuten Kompressionserscheinungen.

Die Kontraindikation bei nicht speichernden Knoten ergibt sich durch den geringen Strahleneffekt bei fehlender Jodaufnahme. Diese zystischen Strumen oder Kolloidknoten können zu etwa 8,1% maligne entartet sein. — Damit ist die Indikation für die Operation gegeben. Auch bei den Patienten mit akuten Kompressionserscheinungen ist der chirurgischen Therapie der Vorzug zu geben, da die ersten Wirkungen der Radiojodtherapie frühestens nach 8 Tagen auftreten und mit der Hauptwirkung erst nach etwa 6 Wochen zu rechnen ist.

2. Durchführung

Die Verabreichung des Radiojods kann als intravenöse Injektion oder als Trunk erfolgen. Bei der peroralen Verabreichung ist es allerdings erforderlich, daß der Patient nüchtern ist, und daß keine Magen-Darm-Störungen vorliegen. In den Bereich der Vorsichtsmaßnahmen gehört die meist stationäreBehandlung. Wenn keine Komplikationen von seiten des Herzens und des Kreislaufes gegeben sind, und wenn keine anderen Gegenindikationen vorliegen, genügt im allgemeinen ein Krankenhausaufenthalt, bis die gemessene Dosisleistung in 50 cm Abstand 2 mr/h ergibt.

Im allgemeinen empfehlen sich die folgenden Vorsichtsmaßnahmen:

1. Etwa 3 bis 4 Tage täglich Urin sammeln und die Aktivität messen. In dieser Zeit werden etwa 10% bis 40% der gegebenen Dosis ausgeschieden. Liegt die Gesamtaktivität der Urinausscheidung nach 24 Stunden unter 100 μC, so erübrigen sich weitere Messungen. Die Urinmessungen sind für die Berechnung der effektiven Strahlendosis von Vorteil, um die therapeutische Wirkung berechnen zu können.
2. Beim Abfüllen des Urins sollen zur Vermeidung einer Kontamination Handschuhe getragen werden.
3. Der Patient soll Geschirr abgesondert erhalten, da eine etwa größere Menge Radiojod auch im Speichel abgesondert werden kann.

Bei der meist üblichen therapeutischen Dosis zwischen 5 und 15 mC Jod-131 ist als die weitere Vorsichtsmaßnahme Absonderung des Patienten erforderlich. Im Abstand von 50 cm vom Patienten beträgt die Dosisleistung etwa 10 mr/h.

Da die Schilddrüse durch jodhaltige Nahrung, jodhaltige Schilddrüsenpräparate und jodhaltige Röntgenkontrastmittel in der Radiojodaufnahme für längere Zeit blockiert werden kann, muß darauf geachtet werden, daß der Patient vorher keine derartigen Stoffe erhält. Der zur Voruntersuchung notwendige Radiojodtest sollte mindestens 1 Woche zurückliegen. Es ist wichtig, daß die Testdosis keine größere Menge an Trägerjod enthält.

Eine Vorbehandlung mit thyreotropem Hormon oder mit Thiouracilpräparaten zur Steigerung der Radiojodaufnahme in der Schilddrüse hat sich nicht bewährt. Bei der Hyperthyreose ist meist mit thyreotropem Hormon keine wesentliche Steigerung der Jodaufnahme zu erreichen. Bei den euthyreoten Patienten kann die Radiojodaufnahme nach Gabe von thyreotropem Hormon mehr oder weniger erhöht werden. Da sich der Grad der Speicherungsfähigkeit dann nicht immer genau abschätzen läßt, ist es besser, die durch den Radiojodtest ermittelten unbeeinflußten Jodaufnahmewerte zur Berechnung der Therapiedosis heranzuziehen. Wie bereits beschrieben Seite 89, berücksichtigt die Berechnung der Strahlendosis:

1. die Strahlenenergie des verwendeten Strahlers,
2. die effektive Halbwertszeit,
3. das Gewicht des speichernden Organs und
4. die prozentuale Jodaufnahme.

Der nicht sicher erfaßte Faktor bei der Dosisberechnung ist die Bestimmung des Schilddrüsengewichtes. Bei der Feststellung des Gewichtes durch den Tastbefund können bei dem Ungeübten Fehler bis zu 50% auftreten. Ein wertwolles Hilfsmittel ist hierbei das Scanningverfahren. Durch die Lokalisierung des jodspeichernden Gewebes in seiner Ausdehnung gelingt es sehr viel besser, die Größe des jodspeichernden Volumens festzustellen. Von Vorteil ist hier die Darstellung in der seitlichen Ebene. Für die Feststellung der Therapiedosis ist dieses Verfahren von entscheidender Bedeutung. Es können damit Fehler, die durch eine Diskrepanz der tastbaren Schilddrüsengröße zu dem tatsächlich jodspeichernden Gewebe bestehen, ausgeschlossen werden.

Die zu verabfolgende Strahlendosis pro Gramm Schilddrüsengewebe wird von den verschiedenen Autoren (*Freedberg*, *Werner*, *Chapman*, *Blomfield* u. a.) zwischen 6000 bis 10000 rep angegeben. Es hat sich herausgestellt, daß die aus der Testdosis berechnete effektive Halbwertszeit, die zur Dosisberechnung herangezogen wird, sich ändert. Auf diese Tatsache wurde schon von *Billion* hingewiesen. Die Ursache liegt darin, daß die jodspeichernden Zellen durch die höhere Strahlendosis bereits vernichtet werden, bevor sie in der Lage sind, das Jod auszuscheiden. Dadurch bleibt ein größerer Anteil des Jods in der Schilddrüse. Diese Veränderungen sind weitgehend von der Dosis abhängig. Bei der Errechnung legten wir eine Strahlendosis von 6000 rep pro Gramm Schilddrüsengewebe zugrunde. Mit dem Verfahren der Dosisberechnung mit Hilfe des Scanners erreichten wir nach einer einzeitigen Gabe eine Normalisierung der Schilddrüsenfunktion.

Von einigen Autoren, wie *Gordon*, *Williams*, *Crile* und Mitarb., *Soley* u. a., wird ein fraktioniertes Vorgehen empfohlen. Hierbei werden jedoch höhere Gesamtbestrahlungsdosen verabfolgt. Darüber hinaus wird die Zeitdauer bis zum Heilerfolg erheblich verlängert, da eine zweite Dosis nicht vor dem Ablauf von 3 Monaten gegeben werden soll. Bei der Dosisberechnung mit exakter Bestimmung des Volumens der Schilddrüse ist es bei uns auch bei einzeitiger Bestrahlung zu keiner erheblichen Unterfunktion gekommen.

Bei dem Vorliegen eines schweren Exophthalmus sollte der Radiojodbehandlung der Vorzug gegeben werden, da bei dem plötzlichen Ausfall des Schilddrüsenhormons nach der chirurgischen Exstirpation die hormonelle Gegenregulation zur Ausbildung eines malignen Exophthalmus führen kann. Die Entstehung eines malignen Exophthalmus nach chirurgischer Exstirpation kann allerdings mit der gezielten funktionskritischen Operationstechnik weitgehend vermieden werden. Da bei der Radiojodtherapie der Jodausfall ganz allmählich einsetzt, ist hier das Risiko dieser Komplikation vermindert. Wie wir durch unsere Kontrolluntersuchungen mit dem Exophthalmometer feststellen konnten, kommt es nach der Radiojodtherapie in einem gewissen Prozentsatz sogar zur Rückbildung des Exophthalmus. Die neuen Erkenntnisse über den malignen Exophthalmus, Radiojoddiagnostik und Strahlentherapie, wurden von *Horst* und *Ullrich* ausführlich beschrieben.

3. Beispiele der Radiojodtherapie

Die Struma diffusa hyperthyreotica

Bei der diffusen Hyperplasie der Schilddrüse mit schwerer bis toxischer Hyperthyreose kann infolge der kardialen Erscheinungen eine besondere Indikation zur Radiojodtherapie gegeben sein. Die interne Behandlung der toxischen Hyperthyreose ist meist unerfreulich, da hierbei nur eine Dauermedikation unter ständiger ärztlicher Kontrolle den Zustand erträglich macht. Die kardialen Symptome mit

Vorhofflimmern und Vorhofflattern stellen für die chirurgische Behandlung ein erhöhtes Risiko und damit eine Kontraindikation dar. Die Radiojodtherapie ist hierbei die Methode der Wahl.

Dafür ein Beispiel:

Hier handelt es sich um eine 55jährige Patientin *W. E.* mit einer doppelseitig vergrößerten, gänseeigroßen Struma (**Abb.** 88), die mit erheblichen Herzbeschwerden den Arzt aufsuchte. Sie hatte in den letzten Monaten 20 Pfund an Gewicht abgenommen, der Grundumsatz betrug + 63%. Der Radiojodtest ergab eine stark beschleunigte Jodaufnahme (**Abb. 89**) mit maximal 81%

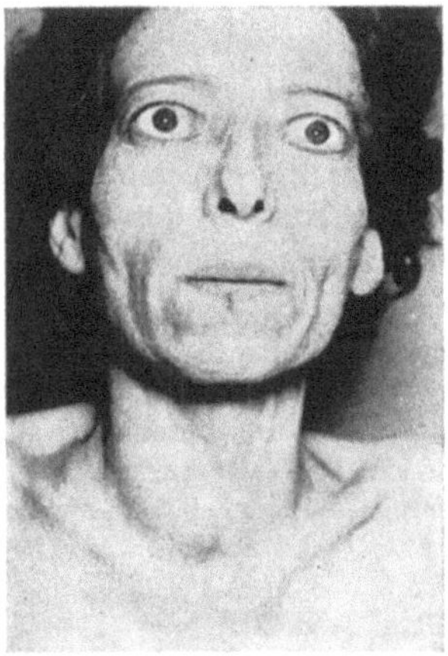

Abb. 88. 55jährige Patientin *W. E.* mit einer toxischen Form der Hyperthyreose, Kachexie, akute Herz- und Kreislaufstörungen, die zu Stauungstranssudaten führten

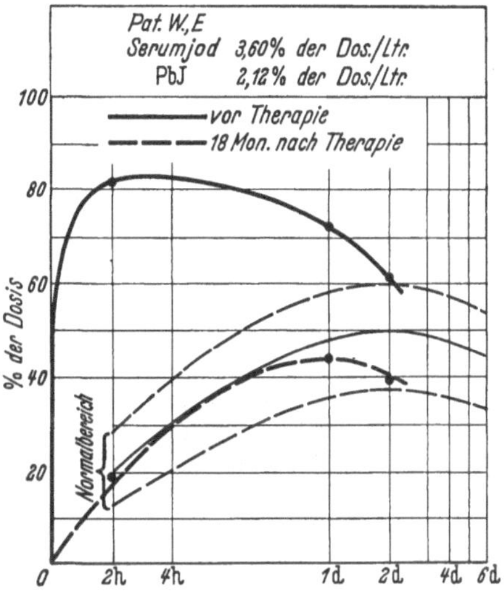

Abb. 89. Radiojodtest der Pat. wie Abb. 88 vor und nach Therapie mit 12 mC J-131. Vor der Therapie alle Anzeichen der toxischen Hyperthyreose. Nach der Therapie Normalisierung der Schilddrüsenfunktion

nach 2 Stunden und eine beschleunigte Jodabgabe auf 61% nach 2 Tagen. Das Gesamtserumjod betrug 3,60% der Dosis im Liter, das proteingebundene Jod 2,12% der Dosis im Liter. Nach dem Radiojodtest handelte es sich um eine schwere Form der Hyperthyreose. Die Lokalisierung im Fotogammagramm zeigte eine relativ gleichmäßige Radiojodspeicherung in dem sicht- und tastbaren Strumagebiet. In den letzten Wochen trat eine plötzlich zunehmende erhebliche Verschlechterung des Allgemeinzustandes im Sinne eines Morbus Basedow mit größer werdender Struma, stärker hervortretenden Augen, Herzjagen, zeitweise krampfartigen Herzanfällen, auf. Die zunehmende Kachexie, verbunden mit schwerer Herzschädigung, führte zur Klinikaufnahme. Das EKG zeigte Vorhofflimmern und -flattern, Tachycardia absoluta, eine Störung der rechtsventrikulären Erregungsausbreitung und Hinweise auf eine Rechtshypertrophie. Darüber hinaus entstanden zunehmende universelle Ödeme, Anasarka und ein erhebliches Stauungstranssudat im rechten Pleuraraum. Mehrmalige Pleurapunktionen von jeweils 1000 cm³ punktiertem Transsudat mußten durchgeführt werden. Die Atemnot nahm trotzdem zu. Mit einer Medikation von Megaphen-Atosil und Dolantin konnte der lebensbedrohliche Zustand nur wenig beeinflußt werden. Eine Operation war unmöglich, die Patientin war nicht mehr transportfähig. Sofort wurden 12 mC J-131 der Patientin intravenös verabfolgt.

Vier Tage nach der J-131-Therapie begann sich die Pat. bereits subjektiv besser zu fühlen. Die Herzarrhythmien bestanden weiterhin. In den folgenden 8 bis 14 Tagen

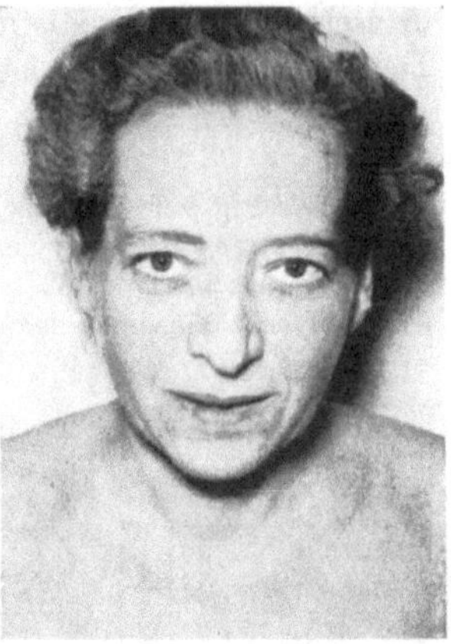

Abb. 90. Pat. wie Abb. 88, jedoch 5 Monate nach Therapie von 12 mC J-131. Gewichtszunahme, Normalisierung des Herz- und Kreislaufzustandes

kam es allmählich zu einer Beruhigung der akuten Herz- und Kreislaufbeschwerden. Die Stauungsödeme gingen zurück, und die Pat. nahm an Gewicht zu. Die Radiojodtestkontrolle drei Monate nach der Therapie zeigte eine deutliche Besserung. Die Jodaufnahmewerte lagen noch etwas oberhalb der Norm. Nach fünf Monaten war eine weitgehende Normalisierung des Herz- und Kreislaufzustandes und der Schilddrüsenfunktion eingetreten. Die **Abbildung 90** zeigt den Zustand fünf Monate nach der Radiojodtherapie. Die Pat. ist jetzt beschwerdefrei, und die Struma ist verschwunden. Nach diesem akut lebensbedrohlichen Zustand war der Heilerfolg besonders eindrucksvoll.

b) Der Morbus Basedow

Die *Basedow*sche Erkrankung mit der Ausbildung eines starken Exophthalmus bei normal großer Schilddrüse ist eine Indikation für die Radiojodtherapie. Dazu folgendes Beispiel:

Es handelt sich um eine 69jährige Patientin *E. H.*, die wegen erheblicher Gewichtsabnahme mit den typischen Erscheinungen (Exophthalmus, Tremor, *Stellwag*sches Phänomen) **(Abb. 91)** den Arzt aufsuchte. Der Radiojodtest zeigte eine erheblich beschleunigte Radiojodaufnahme und eine ebenfalls stark beschleunigte Jodausscheidung. Die Jodspeicherwerte betrugen nach 2 Stunden 60%, nach 24 Stunden 85% und nach 48 Stunden 69% **(Abb. 92)**.

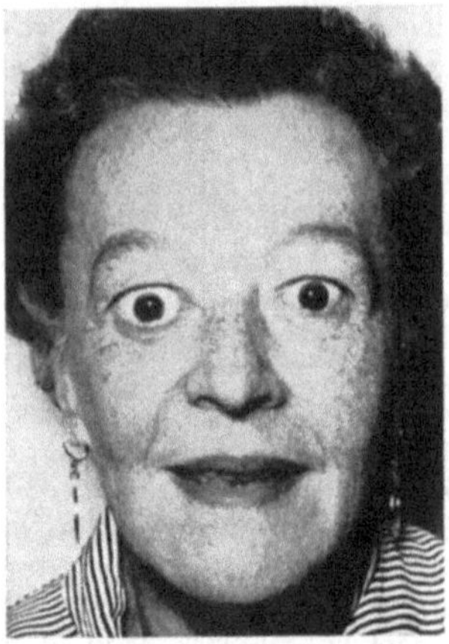

Abb. 91. 69jährige Pat. *E. H.* mit einem typischen Basedow und deutlicher Zunahme des Exophthalmus bei etwa normal großer Schilddrüse

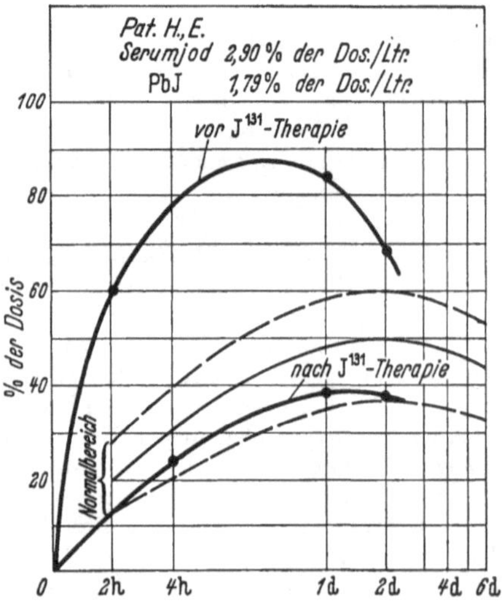

Abb. 92. Radiojodtest der Pat. *E. H.* vor und nach J-131-Therapie. Vor der Therapie deutliche Hyperthyreose mit beschleunigter Jodaufnahme und Jodabgabe. Nach der Therapie von 6 mC J-131 Normalisierung der Funktion

Das Photogammagramm der Schilddrüse zeigte eine normal große Schilddrüse. Bei der Schilddrüse von etwa 30 Gramm reichte nach Berechnung der Dosis von 6000 rep die einmalige Injektion von 6 mC J-131 zur Normalisierung des Schilddrüsenstoffwechsels aus. 5 Monate nach der Therapie lag die Jodspeicherung im Bereich der Norm. Die Patientin nahm wieder an Gewicht zu und zeigte subjektiv Wohlbefinden (**Abb. 93**). Bei der Kontrollmessung des Exophthalmus war, wie auch in der Abbildung erkennbar, ein deutlicher Rückgang zu verzeichnen.

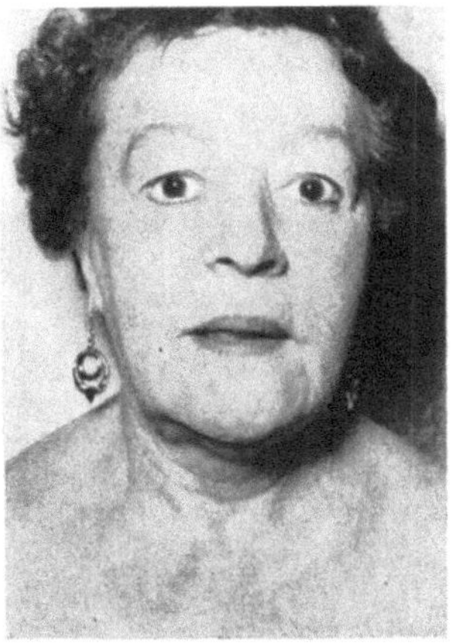

Abb. 93. Pat. wie Abb. 69, 5 Monate nach Therapie von 6 mC J-131. Deutlicher Rückgang des Exophthalmus

c) Die Struma euthyreotica

Bei der euthyreoten Struma gelingt es ebenfalls, mit Hilfe von Radiodjod eine Rückbildung zu erzielen. Die Dosis kann bei großem Volumen der Struma rechnerisch sehr hohe Werte erreichen. Es empfiehlt sich dann, eine fraktionierte Therapie vorzunehmen, um der Möglichkeit der Entstehung eines malignen Exophthalmus vorzubeugen. Die eingehende Lokalisierung ist bei den erheblich vergrößerten Strumen dringend erforderlich, um Zystenstrumen, die nicht auf die Therapie ansprechen, rechtzeitig auszuschließen. Wenn es sich um gleichmäßig jodspeichernde Strumen handelt, gelingt es fast immer, diese zur Rückbildung zu bringen. Eine genaue Dosisberechnung ist auch hier erforderlich. Als Beispiel wird eine Rezidiv-Struma angeführt:

Hier handelt es sich um eine 59jährige Patientin *F. A.*, die vor 20 Jahren an einer Struma operiert worden war. In den letzten 2 Jahren hatte sich eine apfelsinengroße Rezidiv-Struma entwickelt (**Abb. 94**). Der Radiojodtest zeigte die typisch beschleunigte Jodavidität (**Abb. 95**). Es war jedoch keine beschleunigte Jodausscheidung vorhanden. Die Scanningaufnahme läßt eine relativ gleichmäßig speichernde Rezidivstruma (**Abb. 96**) erkennen. Der Serumjodwert mit 0,18% der Dosis im Liter bestätigte, daß es sich um eine euthyreote Rezidiv-Struma handelte. Da die Patientin eine Operation ablehnte, wurde eine Radiojodtherapie mit 6 mC Jod-131 durchgeführt.

Bei der Nachuntersuchung nach 3 Monaten zeigte sich eine völlige Rückbildung der Struma. Die Druckbeschwerden im Bereich des Halses hatten nachgelassen. Die Jodaufnahme der Schilddrüse befand sich im Bereich der Norm (s. **Abb. 95**).

Bei der entsprechenden Indikation besitzt zweifellos die Behandlung mit radioaktivem Jod gegenüber allen anderen Behandlungsmethoden Vorteile, die besonders in der relativ leichten Applikation und in dem geringen Behandlungsrisiko liegen.

d) Die Behandlung des Schilddrüsenkarzinoms

Der Anteil der Schilddrüsenkarzinome, die einer Radiojodtherapie erfolgreich zugeführt werden können, ist relativ gering. Die Ursache hierfür liegt darin, daß nur wenig von der Schilddrüse ausgehende Karzinome die Fähigkeit haben, Jod zu speichern. Von der selektiven Jodspeicherung hängt aber der Erfolg der Therapie ab.

Methodik. Da meist neben dem Karzinomgewebe noch normales Schilddrüsenparenchym vorhanden ist, muß der erste Schritt darauf abzielen, das noch normale Schilddrüsengewebe auszuschalten. Nur wenn kein normales funktionstüchtiges Schilddrüsenparenchym vorhanden ist, gelingt es, das Karzinomgewebe optimal zur Radiojodspeicherung anzuregen. Die Ausschaltung von normalem Gewebe wird am

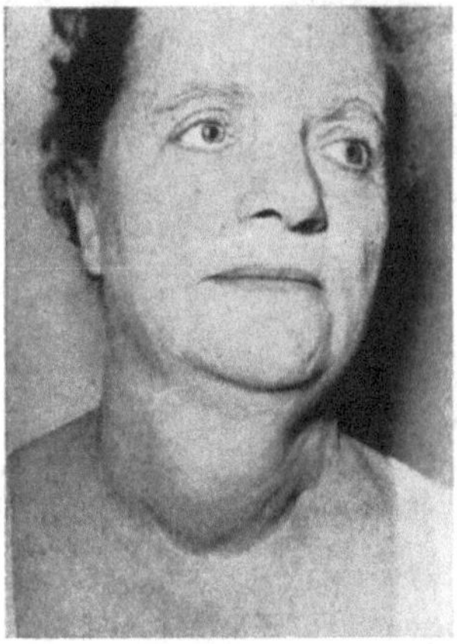

Abb. 94. 59jährige Pat. *F. A.* mit einer euthyreoten Rezidivstruma

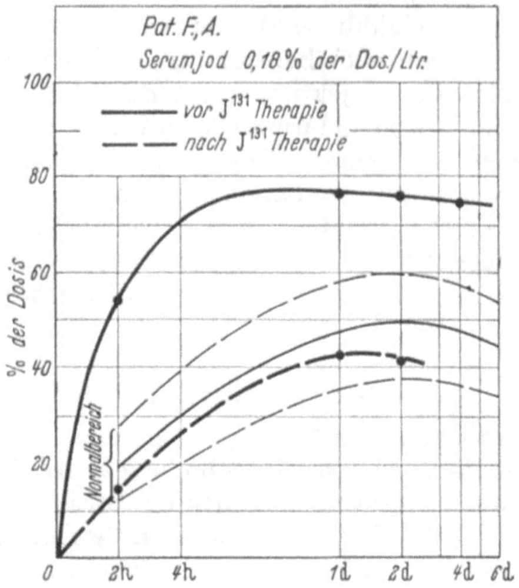

Abb. 95. Radiojodtest der Pat. *F. A.* wie Abb. 94. Typischer Radiojodtest bei einer Struma diffusa euthyreotica. - - - - - - 4 Monate nach Therapie mit 7 mC J-131

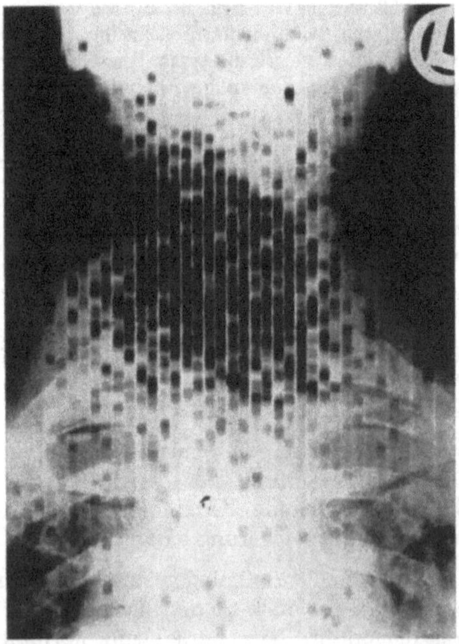

Abb. 96. Photogammagramm der Pat. *F. A.* wie von Abb. 94 und 95. Relativ gleichmäßige Radiojodspeicherung in dem tastbaren Strumabereich

sichersten und am schnellsten durch die operative Exstirpation erreicht. Es besteht natürlich auch die Möglichkeit, das normale Schilddrüsengewebe mit einer hohen Radiojoddosis zu vernichten. Jedoch geht hierbei wertvolle Zèit verloren. Nach der Ausschaltung des normalen Schilddrüsengewebes muß versucht werden, das Tumorgewebe zu einer Jodspeicherung anzuregen. Das kann entweder dadurch erreicht werden, daß das Karzinomgewebe durch laufende Gaben von thyreotropem Hormon die Schilddrüsenfunktion kompensatorisch übernimmt. Die Anregung zur Jodspeicherung kann aber auch durch laufende Gaben von Propycil erreicht werden. Sobald die Schilddrüsenkarzinomzellen die Fähigkeit erlangt haben, Jod aufzunehmen, kann es gelingen, das Tumorgewebe mit sehr hohen Radiojoddosen (über 100 mC J-131) zu beseitigen.

Über erfolgreiche Behandlungen wurde von *Seidlin*, *Marinelli* und *Oshry* berichtet. Zum größten Teil wurden nur temporäre Rückbildungen des Tumors beobachtet, wie *Walton*, *Kaae* und *Peterson*, *Freedberg*, *Ruf* und *Philipp* mitteilten. Es sind auch Rückbildungen von Metastasen des Knochens und in der Lunge beschrieben worden. Da die Wahrscheinlichkeit des Ansprechens eines Schilddrüsenkarzinoms auf Radiojod gering ist und meist nur palliative Erfolge erreicht werden, bietet die chirurgische Behandlung die besseren Heilchancen. Bei den fortgeschrittenen Karzinomen, ohne Aussicht auf einen Heilerfolg, sollte auf jeden Fall eine Radiojodtherapie versucht werden. Aus diesem Grunde ist bei jedem inoperablen Schilddrüsenkarzinom eine Testuntersuchung mit radioaktivem Jod-131 indiziert. Durch die selektive Radiojodaufnahme einiger Schilddrüsenkarzinomformen ist bisher nur in diesen Fällen eine gezielte Tumortherapie möglich (s. auch S. 260).

4. Ergebnisse der Radiojodtherapie

Die in der Literatur berichteten Resultate der Radiojodtherapie zeigen fast übereinstimmend einen hohen Prozentsatz an erfolgreichen Behandlungen (**Tab. 39**). Bei den diffus toxischen Hyperthyreosen liegt der Prozentsatz im Mittel über 90%. Der Wert der Radiojodtherapie ist damit erwiesen. Bei den knotigen Strumen ist der prozentuale Anteil der Erfolge etwas geringer. Dies mag vor allem daran liegen, daß bei den knotigen Formen meist ohne vorherige Lokalisation und ohne Abgrenzung von speichernden und nicht speichernden Knoten auch solche behandelt wurden, die durch mangelnde Jodspeicherung nicht beeinflußt werden konnten. Bei der zunehmenden Durchführung der Lokalisierung mit Hilfe des Scanningverfahrens wird auch hier die Zahl der Erfolge durch die gezielte Behandlung weiter zunehmen.

Es muß noch auf den Ablauf der Regulationen und Gegenregulationen nach der Radiojodtherapie hingewiesen werden. Wie in der **Abbildung 97** erkennbar, hat

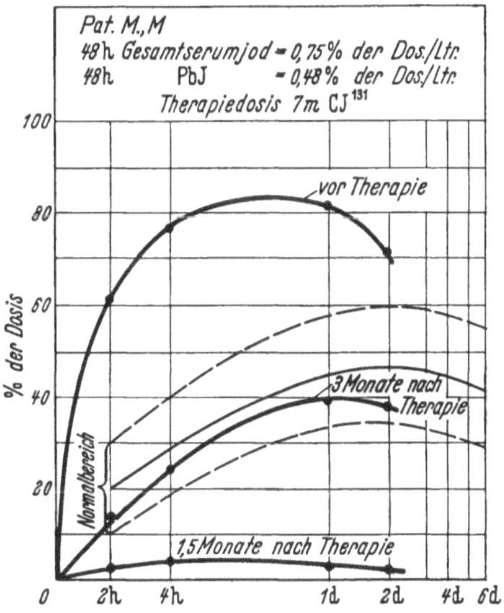

Abb. 97. Gegenüberstellung der prozentualen Radiojodspeicherung der Schilddrüse vor der Radiojod-131-Therapie, 1,5 Monate nach der Therapie und 3 Monate nach der Therapie

Tab. 39. Einige Ergebnisse der J-131-Therapie bei Hyperthyreosen

Untersuohungsgruppe	Erkr.-Form	Zahl der Pat.	Berechnete Dosis $\mu C/g$	Dosierung in mC		Erfolge		Myxödeme
				von bis	Mittelwert	1 Beh.	mehr als 1 Beh.	
Chapman, Skanse und *Evans*	—	65	142	4—14	10	61	—	4
Haines, Keating, Power, Williams und *Kelsey*	—	40	200—250	2,1—24,5	—	27	—	7
Soley, Miller und *Foreman*	—	46	22—248	1—4	—	27	—	2
Werner, Quimby und *Schmidt*	—	103	50—100	3—6,5	—	65	22	4
Williams, Towery, Jaffe, Rogess und *Tagnon*	—	94	—	2—36	—	35	32	3
Chapman und *Evans*	—	135	160	6—10	—	—	—	—
Crile, McCullagh und *Glasser*	—	105	—	8—15	—	50%	—	—
Moe, Adams, Rule, Moore, Kearns und *Clark*	diffus	69	100	1,1—17,8	5,6	26	13	2
Moe, Adams, Rule, Moore, Kearns und *Clark*	knotig	31	100	2,2—43,9	11,7	9	12	1
Gordon und *Albright*	—	120	—	—	3	59	25	3
Shipley, Storaasli, Friedell, und *Potts*	diffus knotig	29 18	95 135	2,8—11,4 —	7 —	78% 83%	— —	4 —
Feitelberg, Kaunitz, Silver, Simon, Wasserman und *Yohalem*	—	184	80	—	8,2	132	9	13
Sweeney, Daughaday, Gottlieb, Scott und *Macbryde*	diffus knotig	83 28	— —	— —	7 8	55 13	10 5	— —
McCullagh und *Richards*	diffus knotig	203 78	— —	4—17 —	— 34	— —	— —	19 —
Tubiana, Dutreix und *Grinberg*	—	115	100—150	—	—	55%	—	5%
Seed und *Jaffe*	diffus knotig	118 —	— —	— —	8,6 16,2	50 bis 60% 40%	— —	15% einschl.
Chapman, Maloof, Maisterrena und *Martin*	—	400	160	—	—	305	10	8%
Cunningham, Morgans, Myant und *Trotter*	—	59	—	2,5—5,6	—	34	—	6
Clark u. a.	—	100	100	5,6—11,7	—	88%	—	3
Miller u. a.	—	100	—	1,6—26	—	89%	—	—
Maloof und *Chapman*	—	44	160	7—40,4	—	68%	—	13
Oeser	—	30	150	—	—	90%	—	—
Billion	—	100	137	—	10,7	85,7%	—	—
Horst und *Sartorius*	diffus	100	—	—	4,6	92%	—	—
Schumacher	—	83	—	2—15	7	84%	5%	—

6 Wochen nach der Radiojodtherapie die Schilddrüsenfunktion den tiefsten Stand erreicht. Im Anschluß daran kommt es zu einer Erholungsphase, die etwa nach weiteren 6 Wochen den Endzustand erreicht. Durch die Ausschüttung von thyreotropem Hormon werden die restlichen Drüsenzellen zur Funktion angeregt und kompensieren dann meist den entstandenen Fehlbetrag. An diesem Ablauf wird verständlich, daß vor 3 Monaten nach der Therapie keinerlei Schilddrüsenextrakte gegeben werden dürfen, da sonst die Möglichkeit der Gegenregulation ausgeschaltet und ein Myxödem als Dauerschaden entstehen würde.

D. Die Anwendung radioaktiver Isotope zur Leberdiagnostik

1. Einleitung

In den letzten Jahrzehnten wurden zahlreiche Anstrengungen gemacht, die Leber in ihrer Form und Größe sowie in ihrer funktionellen Struktur röntgenologisch darzustellen. Die Schwierigkeit liegt vor allem darin, ein geeignetes Kontrastmittel zu finden, das für dieses so wichtige Stoffwechselorgan unschädlich ist, aber andererseits einen genügenden Kontrast im Röntgenbild ergibt. Die bisherigen Mittel, wie das Thoriumdioxyd und das Thorotrast, mußten bald aufgegeben werden, da das Th-232 als unerwünschte Nebenerscheinung eine intensive Alpha-Strahlung aussendet. Die hohe biologische Wirksamkeit der Alpha-Komponente, sowie die lange Halbwertzeit der Substanz von $1{,}39 \cdot 10^{10}$ Jahren, führte durch die Dauerretention in der Leber, im Knochenmark und in der Milz zu schweren Schäden.

Die Herstellung besonders kurzlebiger radioaktiver Isotope brachte neue diagnostische Möglichkeiten. Die im Gewebe wenig absorbierbare Gammastrahlung machte eine Lokalisierung der in den einzelnen Organen verteilten Strahler durch Messung außerhalb des Körpers möglich.

Für die Darstellung der Leber fand sich sehr bald das radioaktive kolloidale Gold Au-198, das besonders durch seine Kurzlebigkeit der radioaktiven Strahlung in der Therapie maligner Tumoren Verwendung gefunden hatte. Das Radiogold wird nach intravenöser Injektion innerhalb der ersten 20 bis 30 Minuten zu über 80% durch die *Kupffer*schen Sternzellen in der Leber gespeichert. Damit war die Möglichkeit gegeben, bei Verwendung geeigneter Nachweisgeräte die Leber in ihrer Größe darzustellen (*Friedell, Mac Intyre Regali, Yuhl* u. a.).

Auf der Suche nach einem Stoff, der ähnlich wie das Jod bei der Schilddrüse einen Einblick in den „Funktionsablauf" gestattet, fand man in dem Bengalrosa (Tetrajodtetrachlorfluoreszein) für die Leber einen Farbstoff, der schon 1923 von *Delprat, Epstein* und *Kerr* zur Funktionsdiagnostik herangezogen wurde. Bei diesem Farbstoff konnte ein Jodatom durch das radioaktive Isotop J-131 ersetzt werden. Diese markierte chemische Verbindung besitzt Vorteile gegenüber dem Radiogold (*Renault* u. *Jaduies*). Da das Bengalrosa von den Parenchymzellen der Leber aus dem Blutstrom aufgenommen und über die Gallenwege, Gallenblase bis in den Darm ausgeschieden wird, kann man durch die Lokalisierung einen Einblick in den Funktionsablauf der Leber durch Messung von außen gewinnen (*Nordyke* u. *Blahd*). Diese Untersuchung mit J-131-Bengalrosa wird dadurch begünstigt, daß einige Funktionen der Leber, wie die Elimination von Farbstoffen aus dem Blut, ihre Aufnahme durch die Leberzellen, ihre Ausscheidung, vorwiegend durch die Galle über die Gallenwege bis in den Darm, gegebenenfalls auch getrennt voneinander, erfaßt werden können. Sie erlaubt erstmals einen Einblick in den „Ablauf" der Leberfunktion (*Taplin, Meredith* und *Kade* u. a.).

Schon 1951 verwendeten *Oeser* und *Billion* Biliselektan, das mit J-131 markiert war, um einen Einblick in die Leber- und Gallenblasenfunktion zu erhalten.

Die Lokalisierung der Aktivitätsverteilung zu verschiedenen Zeiten nach Verabreichung vermittelt einen bildhaften Eindruck über den Funktionsablauf in der Leber. Gegenüber der Anwendung von Radiogold mit der Retention in der Leber besitzt die Bengalrosamethode neben der gleichzeitigen Funktionsdiagnostik noch darüber hinaus den Vorteil einer erheblich geringeren Strahlenbelastung bei der schnellen Leberpassage im Ablauf von 1 bis 3 Stunden.

Die Darstellung von Zysten und Tumoren gelingt hier auf indirektem Wege, d. h. die Zysten oder Tumoren speichern das verabfolgte radioaktive Material nicht in dem Maße wie das normale Organgewebe. Es stellen sich die veränderten Gebiete als Aussparung in dem Leberbereich dar. Das maligne entartete Gewebe unterscheidet sich von dem normalen Gewebe vor allem dadurch, daß es nicht mehr in der Lage ist, die hochdifferenzierten Funktionen des Organs zu übernehmen. Man wird also für die Unterscheidung maligner Prozesse mit Erfolg chemische Verbindungen zur indirekten Tumordarstellung verwenden, die einige Funktionen dieses Organs durchlaufen.

In dem folgenden Kapitel sind zur sicheren Abgrenzung und Lokalisierung von Tumoren die normalen Bilder der Leber und der möglichen Anomalien denen der Lebertumoren und Zysten gegenübergestellt.

Wir müssen bei der Untersuchung der Leberfunktion mit radioaktiven Isotopen den Leberfunktionstest und die Lokalisierung der funktionstüchtigen Lebergebiete voneinander unterscheiden.

2. Der Leberfunktionstest

a) Methodik

Zur Durchführung dieser Untersuchungsmethode wird folgendes benötigt:

a) 5 bis 20 μC J-131 Bengalrosa,
b) 2 Szintillationszähler mit NaJTl-Kristall,
c) 2 Bleiabschirmungen für die Szintillationszähler mit möglichst 5 cm Bleiwandung,
d) 2 Bleikollimatoren mit einem Durchmesser von 4 cm,
e) 2 Dekadenzähler für den Anschluß von Szintillationszählern,
f) 2 Linienschreiber.

b) Durchführung

1. Ein Szintillationszähler wird auf den oberen äußeren Quadranten der Leber gerichtet und direkt auf die Haut aufgesetzt (**Abb. 98**). Es ist wichtig, den Szintillationszähler nicht auf die Gallenblasengegend zu richten, da sonst durch die zunehmende Konzentration in der Gallenblase von Beginn der Ausscheidung an falsche Meßwerte erhalten werden.
2. Der zweite Szintillationszähler wird in Kontakt auf die Herzgegend oder auf die Stirn gerichtet. Diese Messung dient zur Erfassung der Elimination des Farbstoffes aus dem Blut.
3. Die Linienschreiber werden angeschlossen und die Geräte zur Schreibung des Nulleffektes eingeschaltet. Nachdem der Nulleffekt sich innerhalb von 1 bis 2 Min. durch den Schreiber markiert hat, erfolgt die Injektion.
4. I v. Injektion von 5 bis 20 μC J-131 Bengalrosa, je nach Empfindlichkeit der Zähler.
5. Dauer der Messung 30 min. Danach werden die Geräte abgeschaltet und die Impulskurven ausgewertet.

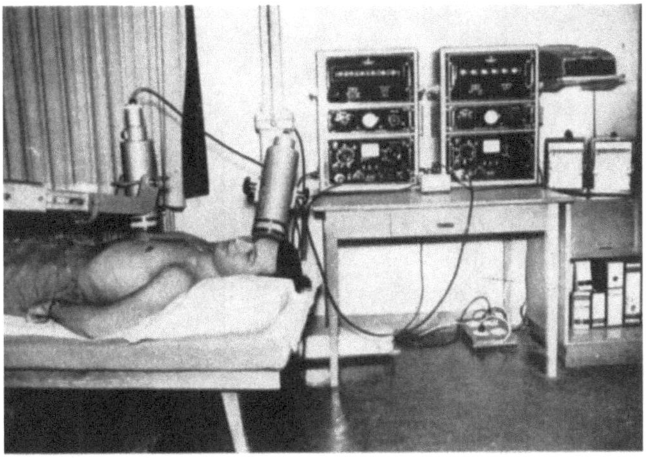

Abb. 98. Untersuchungsanordnung zur Durchführung des Leberfunktionstestes. 1 Szintillationszähler ist auf den oberen äußeren Quadranten der Leber gerichtet. Der 2. Szintillationszähler erfaßt die mittlere Blutaktivität im Bereich des Kopfes

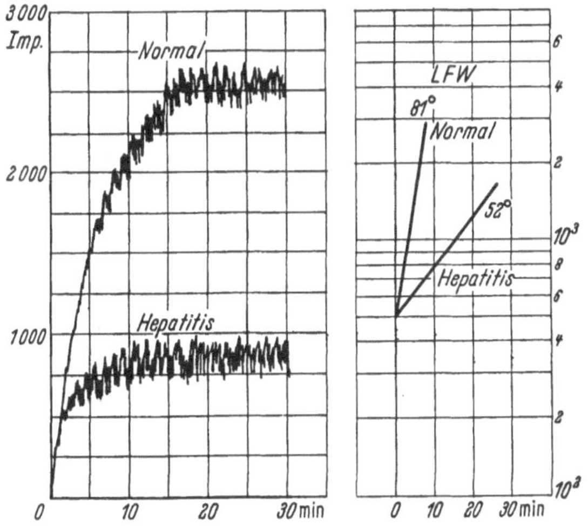

Abb. 99. Auswertung der Aktivitätskurven. Von den erhaltenen Aktivitätskurven — li. Abbildung — werden die Impulsraten auf halblogarithmisches Papier — re. Abbildung — übertragen. Die durch die Meßpunkte gezogene Gerade bildet einen Winkel gegen die Horizontale, der als Leberaufnahmefunktionswinkel bezeichnet wird. Der LFW liegt bei lebergesunden Pat. über 70 Grad

6. Auswertung der Aktivitätskurven. Die Impulsraten werden von dem Registrierpapier auf halblogarithmisches Papier übertragen. Auf der halblogarithmischen Ordinate stehen die Impulsraten, auf der linearen Abszisse die Zeit (**Abb. 99**).

Durch die Punkte läßt sich eine Gerade ziehen, deren Winkel gegen die Horizontale als Leberaufnahmefunktionswinkel einen Aufschluß über den Grad

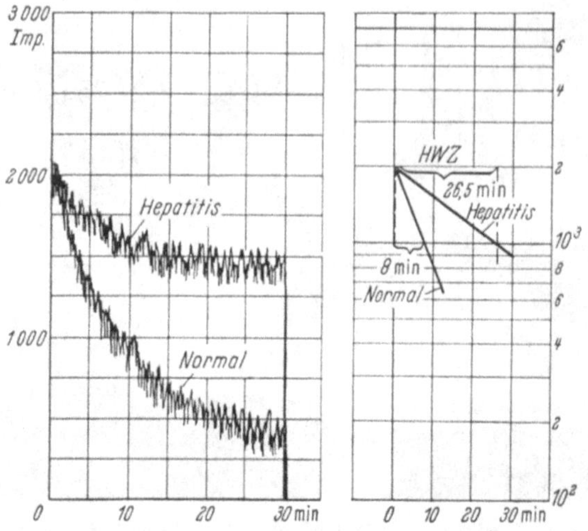

Abb. 100. Links die Schreiberkurven der Messung der mittleren Blutaktivität im Bereich des Kopfes bei einer Hepatitis und bei einem Normalfall. Rechts Übertragung der Meßwerte auf halblogarithmisches Papier ergibt die Halbwertzeit der Aktivität im Blut, die beim Normalfall unter 10 Minuten liegt und bei der Hepatitis in diesem Fall 26,5 Minuten beträgt

der Bengalrosaaufnahme in der Leber gibt. Der Leberaufnahmefunktionswinkel liegt bei lebergesunden Patienten über 70 Grad. Je nach der Verkleinerung des Winkels ist die Leberfunktion entsprechend herabgesetzt. In gleicher Weise erfolgt die Übertragung der Meßwerte, die über dem Herzen oder über der Stirn gemessen wurden, auf halblogarithmisches Papier. Hierbei ist die Halbwertzeit der Aktivität im Blut der Gradmesser für die Elimination des Farbstoffes aus dem Blut. Man liest also auf der Geraden die Zeit ab, in der die Aktivität auf die Hälfte abgesunken ist (**Abb. 100**). Die Halbwertzeit der Aktivität beim Lebergesunden liegt unter 10 min. Werte in einem Bereich von 10 bis 50 min. geben mit steigender Zeit einen Anhalt für den Grad der Erkrankung (*Schumacher* u. von *Oldershausen*).

c) Der normale Funktionsablauf in der Leber

In der **Abbildung 101** sind die durch den Linienschreiber erhaltenen Kurven bei einem lebergesunden und bei einem leberkranken Pat. wiedergegeben. Die Aktivitätskurve *a* bei dem Lebergesunden zeigt in den ersten 2 bis 3 min einen steilen Anstieg, der dann in eine allmählich flacher werdende Kurve ausläuft. Die Kurvenhöhe in den ersten zwei bis drei min gibt einen rohen Anhalt für die Leberdurchblutung, wie auch eigene Vergleichsuntersuchungen mit J-131 markiertem menschlichen Serumalbumin ergaben. Nach 3 min. wird die Kurvensteigung allmählich geringer bis zu einem Plateau, das nach 30 min. erreicht wird. Das Ansteigen der Aktivität im Ablauf von 2 bis 30 min. ist ein Maß für die Funktion der Leberparenchymzellen. Nach *Wolf*, *Henning* und *Kinzlmeier* sind auch Aussagen über die Leberdurchblutung möglich. Danach sinkt die Aktivität allmählich ab als Zeichen der zunehmenden Ausscheidung des Bengalrosa über die Galle. Wie wir durch Aktivitätsmessungen aus der Gallensonde feststellen konnten, beginnt die Ausscheidung mit der Galle bereits nach 5 bis 10 min. Das deutliche Absinken der Aktivität über der Leber nach

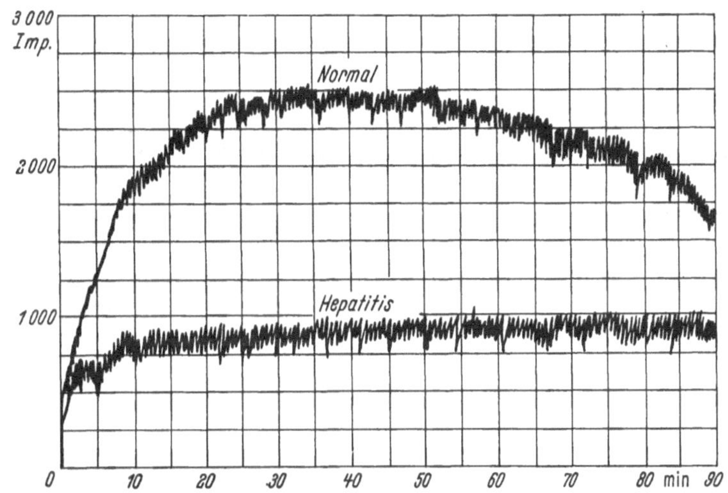

Abb. 101. Aktivitätskurven, die über der Leber innerhalb von 90 Minuten gemessen wurden. A. bei einem Normalfall, B. bei einem Patienten mit einer Hepatitis

30 min. kann ebenfalls als Maß zur Beurteilung der Leberfunktion herangezogen werden. Bei einer Hepatitis und auch bei einer Leberzirrhose tritt die Ausscheidung in der Aktivitätskurve nicht deutlich in Erscheinung. Je nach dem Grad der Leberzirrhose findet sich nach diesem Zeitpunkt noch ein weiterer allmählicher Aktivitätsanstieg.

Bei der akuten Hepatitis, siehe **Abb. 101,** ist nur eine sehr geringe Aktivitätsaufnahme erkennbar. Nach 15 min. ist ein Plateau erreicht, jedoch tritt eine Bengalrosaausscheidung durch Abnahme der Aktivität nicht in Erscheinung.

In der **Abbildung 99** ist die halblogarithmische Darstellung beider Aktivitätskurven zur Ermittlung des Leberaufnahmefunktionswinkels wiedergegeben. Bei dem lebergesunden Pat. finden wir einen Winkel von 81 Grad, während bei der Hepatitis Kurve *b* ein Winkel von 52 Grad vorhanden ist.

In der **Abbildung 100** ist die halblogarithmische Darstellung der beiden Blutaktivitätswerte erkennbar. Bei dem Lebergesunden finden wir eine Halbwertzeit von 8 min., während bei der Hepatitis eine Halbwertzeit der Aktivität im Blut von 26,5 min. entsprechend dem Grad der Hepatitis vorhanden ist.

Verlaufsbeobachtungen während einer Virushepatitis zeigen die Empfindlichkeit des J^{131}-Bengalrosatestes (**Abb. 102**). Die untere Kurve (*a*) wurde am 18. Tag, die obere Kurve (*b*) am 35. Tag nach Beginn der Krankheit gewonnen. Während die untere Kurve fast keine J^{131}-Bengalrosaaufnahme zeigt, gibt die obere Kurve den Grad der wiedergewonnenen Funktion an. Ein langsamer Anstieg über 40 Minuten geht in ein Plateau über, das auch nach 90 Minuten unverändert besteht. Die Urinausscheidung am 18. Krankheitstag der Virushepatitis betrug nach 90 Minuten 9,2% und nach 24 Stunden 24,5% der gegebenen Dosis. Demgegenüber beträgt die Urinausscheidung von Bengalrosa bei lebergesunden Patienten nach 90 Minuten im Mittel 1,9% und nach 24 Stunden 2,6% der injizierten Dosis. Die Aktivität über der Schilddrüse lag nur zwischen 2 und 5%, da im Bengalrosa das J^{131} relativ fest gebunden ist.

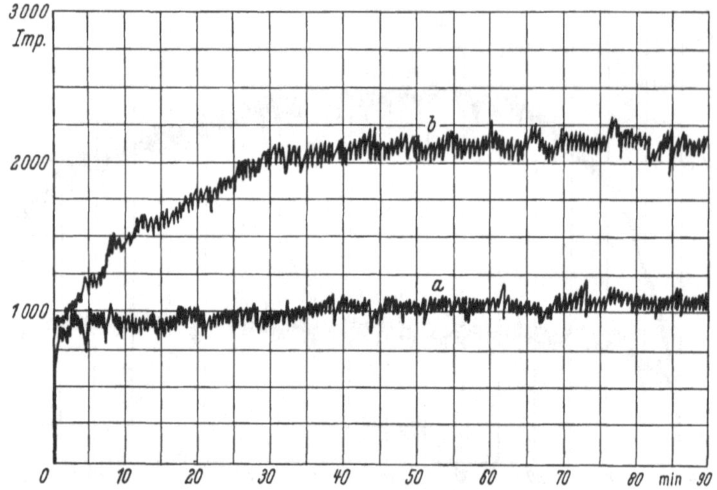

Abb. 102. Aktivitätsmessungen über der Leber bei einem Pat. mit Virushepatitis *a* am 18. Krankheitstag, *b* am 35. Krankheitstag

Im allgemeinen genügt es, zur Feststellung der Leberfunktion die Messungen über einen Zeitraum von 15 Minuten durchzuführen. Bei der differentialdiagnostischen Klärung zwischen primären Leberparenchymschäden und Verschlußikterus sind Wiederholungsmessungen nach 90 Minuten und 24 Stunden erforderlich. Liegt ein Verschlußikterus vor, so findet sich nach 24 Stunden noch eine vermehrte Restaktivität in der Leber. Während die Aktivitätsmessungen über der Leber bei Patienten mit Hepatitis einen dem Funktionszustand der Leberzellen entsprechenden Verlauf aufwiesen, wurden bei Cholezystitis, Cholangitis oder Cholelithiasis normale oder mäßig verminderte Aktivitäten über der Leber festgestellt.

Die Messungen über der Gallenblase ergeben bei Lebergesunden nach 30 bis 90 Minuten ein Maximum mit einem daran anschließenden wellenförmigen Verlauf, der dem Ausscheidungsrhythmus der Gallenblase entsprechen dürfte.

Bei Patienten mit Virushepatitis zeigte die Messung über der Gallengegend etwa die gleiche herabgesetzte Aktivitätsaufnahme wie über der Leber. Bei Patienten mit Gallenwegsaffektionen war die Aktivität über der Leber häufig vermindert.

Bei einem Gallengangsverschluß kann die Differentialdiagnose nach den Untersuchungen von *Nordyke* und Mitarb. aus gleichzeitiger Messung über der Leber, über dem Kopf und über dem linken unteren Quadranten des Abdomens gestellt werden.

Den Funktionsablauf, wie wir ihn durch Messungen mit Hilfe der Szintillationszähler erhalten, können wir durch die Lokalisierung der radioaktiven Stoffe im Photogammagramm bildlich darstellen.

3. Methodik zur Darstellung der Leber

Zur Durchführung dieser Untersuchungsmethode wird folgendes benötigt:

a) 50 bis 100 μC J^{131}-Bengalrosa,
b) 1 Scanner mit Differentialdiskriminator (Impulshöhenanalysator),
c) Bleiabschirmung mit einer Kollimatoröffnung von 1 cm.

a) Durchführung

1. Der Patient erhält je nach Lebergröße 50 bis 100 μC J^{131}-Bengalrosa iv injiziert.
2. 15 Minuten nach der Injektion: Beginn der Scanningdarstellung mit Schreibung von rechts nach links.
3. Zur Darstellung der Gallenblase bzw. der Ausscheidung in die Gallenblase und zur Erkennung extrahepatischer Gallenwegsverlegungen: Wiederholung der Untersuchung 90 Minuten nach der Injektion, ebenfalls von rechts nach links, um beide Aufnahmen zeitlich miteinander vergleichen zu können.

b) Das normale Leberbild

Das Photogammagramm der Leber 30 Minuten nach i.v.-Injektion von 50 μC J^{131}-Bengalrosa (**Abb. 103**) läßt deutlich die selektive Aufnahme des Farbstoffes durch die funktionstüchtigen Leberparenchymzellen erkennen und vermittelt einen Eindruck über die Lebergröße und über die Funktion im gesamten Leberbereich. Am mittleren unteren Leberrand ist bereits eine geringe Aktivitätskonzentration sichtbar, die der beginnenden Ausscheidung in die Gallenblase entspricht. Das Photogammagramm 90 Minuten nach Injektion beim gleichen Patienten (**Abb. 104**) vermittelt einen Eindruck der beginnenden Ausscheidung über die Gallenwege bis in die Gallenblase. Über dem gesamten Lebergebiet ist bereits eine deutliche

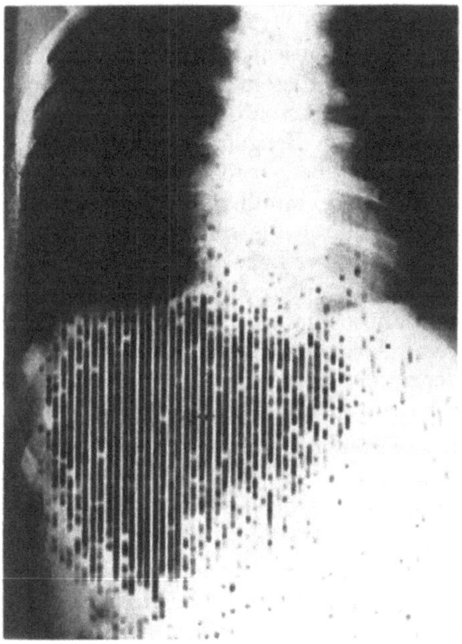

Abb. 103

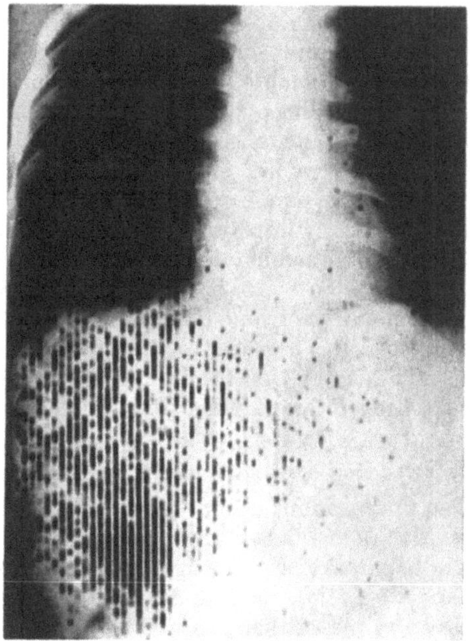

Abb. 104

Abb. 103. Photogammagramm der Leber 30 Minuten nach Injektion von 50 μC J-131 Bengalrosa intravenös

Abb. 104. Photogammagramm beim gleichen Patienten wie Abb. 103. 90 Minuten nach Injektion von J-131 Bengalrosa. Die Leberfunktion wird erkennbar durch das Nachlassen der Aktivität über der Leber mit vermehrter Konzentration im Gallenblasenbereich

Abnahme der Aktivitätskonzentration durch die geringere Schwärzung erkennbar. Die Hauptmenge der Aktivität befindet sich jetzt in der Gallenblase, wodurch diese zur Darstellung kommt. Wird diese Untersuchung bei einem Lebergesunden nach 3 Stunden wiederholt, so findet sich nur noch eine geringe Aktivitätskonzentration in der Gallenblase, während die Hauptmenge der Aktivität in den verschiedenen Darmabschnitten bis zum Sigma entsprechend der Peristaltik verteilt ist.

Liegt ein Leberparenchymschaden, z. B. eine Hepatitis oder eine Leberzirrhose vor, so ist entsprechend dem gestörten Funktionsablauf auch die verzögerte Ausscheidung auf dem Leberbild nach 3 Stunden deutlich erkennbar (*Schumacher*).

c) Anomalien der Leber im Photogammagramm

Die Darstellung der funktionstüchtigen Leberzellen erlaubt auch eine differentialdiagnostische Abgrenzung von Anomalien der Leberform zu anderen Erkrankungen im Leberbereich. Dazu seien zwei Beispiele angeführt.

Im ersten Fall handelt es sich um eine 60jährige Patientin, die wegen eines rechtsseitigen Oberbauchtumors unter dem Verdacht auf einen malignen Prozeß eingewiesen wurde. Differentialdiagnostisch wurde ein Lebertumor oder ein Gallenblasenhydrops in Erwägung gezogen. Die Patientin klagte über Druckgefühl im Oberbauch.

Das Photogammagramm (**Abb. 105**) nach i.v. Injektion von 60 μC J-131-Bengalrosa zeigt eine längliche Form der Leber, bei der sich der linke Lappen nicht deutlich darstellt. In dem gesamten als Tumor gedeuteten vergrößerten Lebergebiet ist eine relativ gleichmäßige Bengalrosaaufnahme nachweisbar. Da durch die a. p.-Aufnahme ein hinter der Leber gelegener Tumor nicht ausgeschlossen werden konnte, wurde eine Aufnahme in seitlicher Ebene angefertigt. Auf diesem Photogammagramm in seitlicher Ebene (**Abb. 106**) erkennen wir die fast schürzenförmig langgestreckte Leber als Weichteilschatten mit relativ gleichmäßiger Bengalrosaaufnahme. Der tastbare Tumor ließ sich hier als funktionstüchtiges Lebergewebe identifizieren. Es handelte sich um eine Anomalie der Leberform. Der ursprüngliche Verdacht auf Gallenblasenhydrops oder malignen Tumor konnte durch die relativ gleichmäßige Bengalrosaaufnahme und den Nachweis funktionstüchtiger Leberparenchymzellen in dem gesamten tastbaren Lebergebiet ausgeschlossen werden. Die Laparoskopie ergab eine Bestätigung unserer Lokalisation im Photogammagramm. Es fand sich eine isolierte Vergrößerung des rechten und eine Atrophie des linken Leberlappens. Es muß hier als Ursache an eine Anomalie oder an ein frühkindlich durchgemachtes oder kongenitales Leiden (Atresie, Nabelvenensepsis u. a.) gedacht werden.

In dem zweiten Fall handelte es sich um eine 54jährige Patientin, bei der der Verdacht auf eine Leberanomalie bestand. Die Leber war kaum tastbar.

Das Photogammagramm (**Abb. 107**), nach Injektion von 70 μC Au-198, zeigt eine relativ kleine Leber mit einem etwas stärker ausgebildeten linken Leberlappen. Die Laparoskopie bestätigte den im Photogammagramm erhobenen Befund. Hier handelte es sich um eine Anomalie der Leber mit einem relativ kleinen rechten und einem etwas stärker ausgebildeten, langgestreckten linken Leberlappen.

d) Die Differentialdiagnostik von Zysten im Lebergebiet

Wie wir bereits an den vorhergehenden Beispielen gesehen haben, gibt diese Methode der Darstellung der funktionstüchtigen Lebergebiete gute Möglichkeiten zur Abgrenzung raumbeengender Prozesse im Bereich der Leber. Der besondere Wert

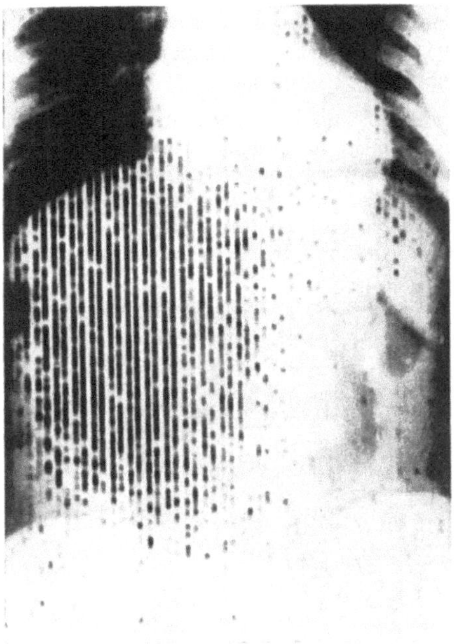

Abb. 105

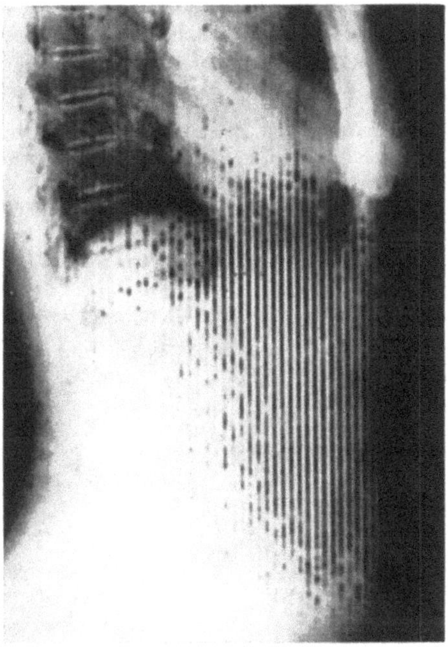

Abb. 106

Abb. 105. Photogammagramm einer Pat. mit deutlich tastbarer Lebervergrößerung. Relativ gleichmäßige Bengalrosa-Aufnahme bis in den unteren Rand. Ein linker Lappen wird nicht erkennbar

Abb. 106. Photogammagramm in seitlicher Ebene der Pat. wie in Abb. 105. Schürzenförmige vergrößerte Leber mit gleichmäßiger Speicherung bis in den tastbaren Rand

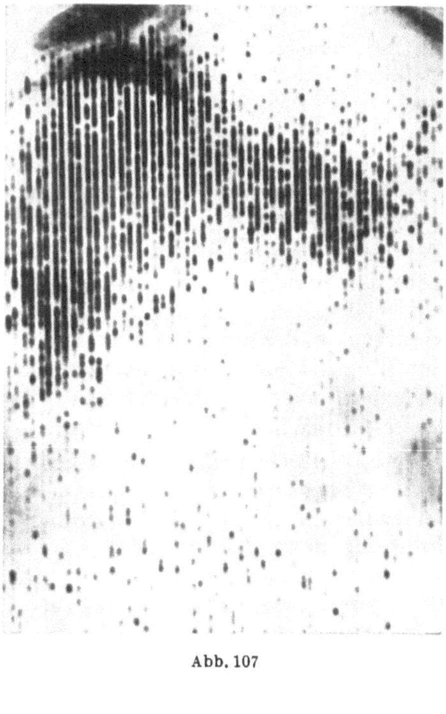

Abb. 107

Abb. 107. Photogammagramm einer Pat. mit kaum tastbarer Leber nach Injektion von 70 μC Au-198. Relativ kleiner rechter Leberlappen und langgestreckter ausgeprägter linker Leberlappen beruht nicht allein darauf, wie wir später sehen werden, Leberkarzinome und -metastasen festzustellen, sondern diese Methode erlaubt auch raumverdrängende Prozesse im Lebergebiet ohne große Schwierigkeiten zu diagnostizieren, deren frühzeitige Beseitigung die Voraussetzung für einen Heilerfolg ist.

In dem folgenden Beispiel handelt es sich um einen 71jährigen Patienten, der bereits vor 2 bis 3 Jahren eine andere Klinik wegen einer Leberschwellung aufgesucht hatte. Damals war eine Resistenz unterhalb der Leber tastbar, die etwa eine handbreit über den Rippenbogen hinausragte. Da einige Leberfunktionsproben leicht positiv waren, wurde dieser Befund für eine Leberzirrhose gehalten. Als der Patient zu uns kam, reichte die Resistenz etwa zwei handbreit über den Rippenbogen hinaus. Sie war relativ hart. Die Laparoskopie ergab eine etwas bindegewebig

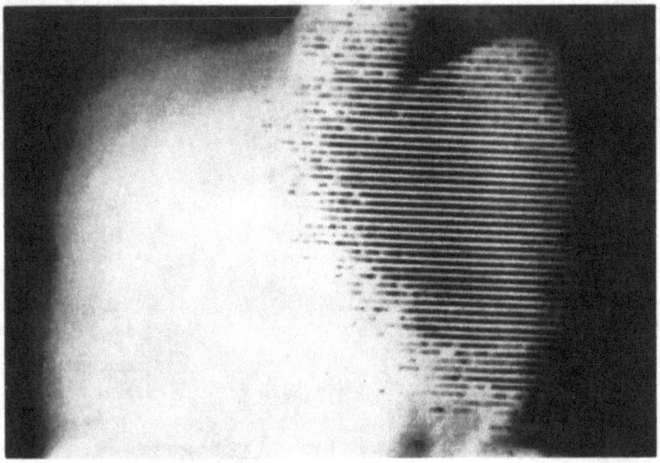

Abb. 108. Photogammagramm eines Pat. mit einem bis in das Becken reichenden tastbaren Tumor im Leberbereich. Die Leber stellt sich im linken oberen Bauchraum etwa in normaler Größe durch die Schwärzung dar

veränderte Oberfläche, die den Eindruck eines Leberkarzinoms machte. Der Versuch einer Punktion mußte abgebrochen werden, da aus der Punktionsstelle eine größere Blutung entstand. Außer Blut ließ sich kein Material für die histologische Untersuchung gewinnen.

Der Patient wurde uns mit der Verdachtsdiagnose „primäres Leberkarzinom" zur Leberdarstellung im Photogammagramm überwiesen. Nach Injektion von 90 μC Au-198 ergab sich das folgende Bild: (**Abb. 108**). Die Leber ist deutlich nach links verdrängt und befindet sich im **linken** Oberbauch. Man hat auf den ersten Blick den Eindruck eines Situs inversus. Im Bereich der tastbaren Resistenz findet sich keinerlei Radiogoldaufnahme. Auf Grund dieses Hepatogramms ließen sich folgende Aussagen machen:

Die im Lebergebiet tastbare Resistenz, die als Leber gedeutet wurde, zeigt keinerlei Aktivitätsspeicherung. Die Leber erscheint dagegen in etwa normaler Größe im linken oberen Bauchraum. Ein primäres Leberkarzinom in dieser Ausdehnung hätte frühzeitig zu einer Beeinträchtigung der Leberfunktion geführt. Die Röntgenuntersuchung des Magens ergab keinen Anhalt für Ulkus oder Tumor im Magen- und Darmbereich. Der Befund sprach jetzt auch gegen eines Situs inversus. Der Magen war ebenfalls deutlich nach links verdrängt (Riesenleber ?) und nicht nach rechts verschieblich.

Einige Funktionsproben wiesen auf eine beginnende Funktionsstörung hin, jedoch waren diese Anzeichen nicht deutlich ausgeprägt. Nach der relativ langen Anamnese konnte es sich unter Berücksichtigung des Befundes im Photogammagramm bei der so erheblichen Verdrängung der Leber in den linken oberen Bauchraum mit großer Wahrscheinlichkeit nur um einen langsam wachsenden Tumor handeln. Wegen der Zunahme der erheblichen Druckbeschwerden im Bauchraum wurde die Indikation zu einer Laparotomie gestellt. Bei der Eröffnung des Bauchraumes fand sich das folgende Bild (**Abb. 109**). Der ganze rechte Bauchraum bis in das Becken reichend, war ausgefüllt durch eine übermannskopfgroße, prallelastische Geschwulst, die in einer Kapsel lag. Bei der Punktion entleerten sich 5 Liter bräunliche Flüssigkeit.

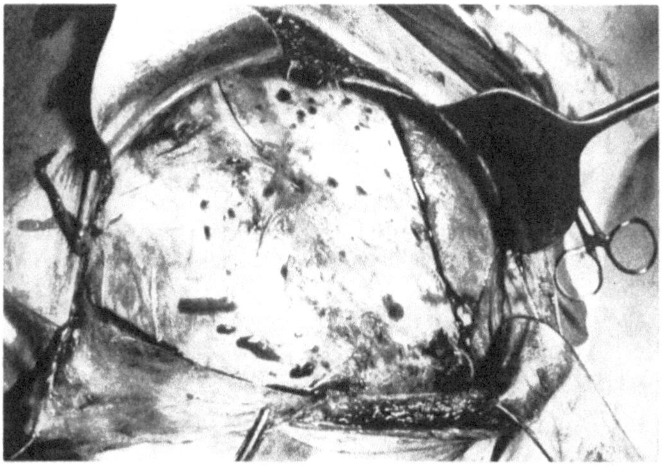

Abb. 109. Situs bei der Laparotomie des Pat. wie Abb. 108. Die Leber entspricht der Darstellung auf dem Photogammagramm in Abb. 108. Sie ist durch eine übermannskopfgroße Zyste nach links verdrängt

Im Anschluß daran wurde der Tumor in toto entfernt. Die Leber war im ganzen in den linken oberen Bauchraum verdrängt und erschien ausgewalzt und glatt. Sie entsprach in Form, Größe und Lage dem im Photogammagramm dargestellten Gebiet. Das Gewicht des Tumors betrug ohne Flüssigkeit 5 kg. Die histologische Untersuchung ergab eine Zyste mit einer dicken breitwandigen Kapsel, die von zahlreichen Gefäßen durchsetzt war. Im Inneren der zystischen Geschwulst fand sich nekrotisch zerfallendes Gewebe. Es handelte sich um einen ungewöhnlich großen hypernephroiden Tumor.

Da der Patient wegen seines Alters und auf Grund der Verdachtsdiagnose „primäres Leberkarzinom“ mehrmals abgewiesen wurde, wäre er an seinem „gutartigen Tumor“ durch die Abschnürung der Lebergefäße und durch die zunehmende Kompression der Leber ad exitum gekommen, wenn nicht infolge der Isotopendiagnostik an einen extrahepatischen Prozeß gedacht worden wäre. Dieses Beispiel unterstreicht den Wert der Leberdiagnostik.

e) Das primäre Leberkarzinom

Bei den primären Leberkarzinomen, die relativ selten sind und die meistens auf dem Boden einer Leberzirrhose entstehen, war die Diagnosestellung bisher sehr schwierig.

Sie wird selten frühzeitig und intravitam gestellt. Leberkarzinome entstehen meist in Bereichen, die sich sowohl dem Auge bei der Durchführung einer Laparotomie als auch palpatorisch entziehen können. Da die primären Leberkarzinome relativ spät metastasieren, wäre bei einer frühzeitigen Erkennung die Möglichkeit einer erfolgreichen Therapie gegeben. Hier verspricht die Darstellung im Hepatogramm Aussicht auf Erfolg.

Beispiel: Ein 56jähriger Patient suchte wegen unklarer Bauchbeschwerden die Klinik auf. Es fand sich bei ihm eine etwa handbreite Lebervergrößerung. Bei der Aufnahme bestand eine Polyzythämie von 142% Hb und 6,7 Mill. Erythrozyten. Die auf Grund der Leberschwellung vorgenommenen Untersuchungen ergaben eine negative Thymol- und Kadmiumreaktion, positive Takata-Reaktion 80 mg %, schwach positive Galaktoseprobe und positiven Prontosiltest. Die Röntgenuntersuchung des Magens zeigte keinen pathologischen Befund, jedoch bestand der Verdacht auf einen retrogastralen Tumor. Der Patient wurde uns zum Bengalrosatest überwiesen.

Die **Abbildung 110** zeigt das Photogammagramm 30 Minuten nach Injektion von 50 μC J-131-Bengalrosa intravenös. Am oberen Leberrand befindet sich ein etwa faustgroßer Bezirk, der das Zwerchfell nach oben und die Leber nach unten verdrängt hat, und der fast keine Bengalrosaaufnahme erkennen läßt. Darunter stellt sich eine Aktivitätsaufnahme dar, die der funktionierenden, vergrößerten, tastbaren Leber entspricht. Am mittleren unteren Anteil wird eine etwas stärkere Aktivitätskonzentration sichtbar, die sich als bereits beginnende Ausscheidung in die Gallenblase

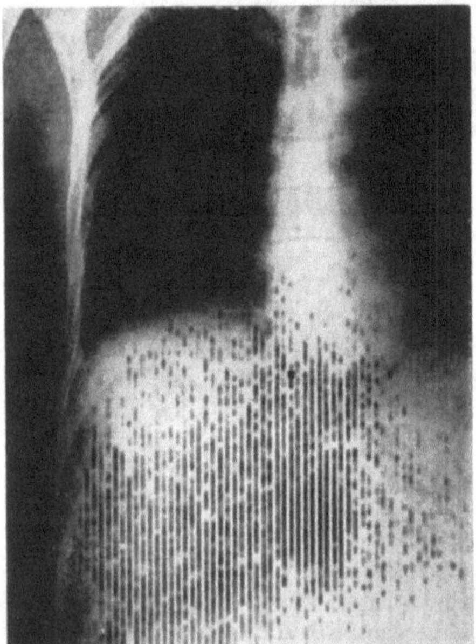

Abb. 110. Photogammagramm der Leber bei einem Pat. mit einer etwa handbreiten Lebervergrößerung 30 Minuten nach Injektion von 50 μC J-131 Bengalrosa i. v. Am oberen Leberrand zeigt sich ein etwa faustgroßer ausgesparter Bezirk, der keine J-131-Bengalrosaaufnahme zeigt

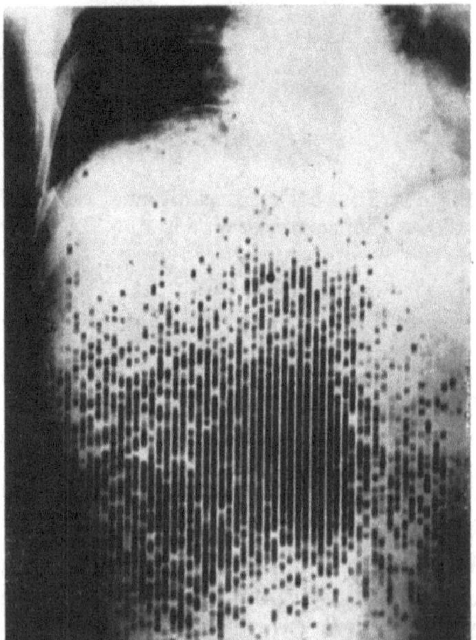

Abb. 111. Photogammagram des gleichen Pat. wie Abb. 110, jedoch 90 Minuten nach Injektion. Sichtbares Nachlassen der Aktivität im speichernden Leberbereich als Zeichen einer normalen Funktion mit Beginn vermehrter Konzentrierung in der Gegend der Gallenblase

deuten läßt. Die Kontrolle der Leberfunktion durch das Hepatogramm beim gleichen Patienten nach 90 min zeigt ein allmähliches Nachlassen der Aktivität im tastbaren Leberbereich mit stärkerer Konzentration im Bereich der Gallenblase (**Abb. 111**). Zur genauen Lokalisierung des nicht speichernden Bezirks wurde auch eine seitliche Darstellung im Photogammagramm veranlaßt.

Aus den Untersuchungsbefunden kann geschlossen werden, daß in dem dargestellten faustgroßen Knoten kaum funktionstüchtiges Lebergewebe vorhanden ist. Es wird sich hier mit größter Wahrscheinlichkeit um einen Tumor oder um eine Zyste handeln. Aufgrund der Lokalisation von nicht funktionstüchtigem Gewebe im Bereich des oberen rechten Leberlappens konnte durch die Darstellung in zwei Ebenen eine vor dem Röntgenschirm durchgeführte gezielte „Leberpunktion“ mit der Vim-Silvermann-Nadel vorgenommen werden. Die histologische Untersuchung des so gewonnenen Gewebematerials führte zur Feststellung eines „Zylinderzellkarzinoms“, das wahrscheinlich als primäres Leberkarzinom anzusehen ist.

Eine Laparotomie bzw. eine Laparoskopie wäre bei dem Allgemeinzustand des Patienten nicht ganz unbedenklich gewesen und hätte bei der ungewöhnlichen Lage vielleicht auch nicht zur Erkennung des Karzinoms geführt. Eine Blindpunktion der Leber, die üblicherweise im 8. bis 9. ICR in der vorderen Axillarlinie erfolgt, kann ebenfalls die Diagnose nicht ermöglichen, da dort im Photogammagramm nachweislich normales Lebergewebe vorhanden ist. Die Aktivitätsmessung über dem oberen äußeren Quadranten der Leber ergab an üblicher Stelle eine zu geringe J-131-Bengalrosa-Speicherung, während im mittleren Gebiet eine normale Aktivitätsaufnahme nachweisbar war. Hieraus ergibt sich die Folgerung, bei Feststellung von herabgesetzter J-131-Bengalrosa-Aktivität über der Leber ohne klinische Zeichen für das Vorliegen eines Leberparenchymschadens oder Stauungsikterus auch andere Gebiete der Leber kontrollierend zu messen, um evtl. schon aus größeren Speicherungsunterschieden auf Zysten oder Tumoren schließen zu können.

Das Photogammagramm führte dabei zu wichtigen diagnostischen Hinweisen. Einmal ließ sich eine gezielte Punktion der nicht speichernden Bezirke durchführen, damit konnte ohne chirurgischen Eingriff die Diagnose gestellt werden. Zum anderen ermöglichten die Aufnahmen in 2 Ebenen die Beurteilung der Größe des funktionstüchtigen Lebergebietes. In diesem Falle läßt sich die gezielte Durchführung einer Strahlentherapie ohne allzu große Beeinträchtigung der Leberfunktion ermöglichen. Durch die genaue Lokalisation mit Hilfe von Aufnahmen in 2 Ebenen wird eine gezielte Röntgentherapie mit entsprechender Bestrahlungsfeldeinstellung oder ein chirurgischer Eingriff, wie eine Segmentresektion vorgenommen werden können. Bei der relativ späten Metastasierung des primären Leberkarzinoms versprechen diese Maßnahmen noch einen gewissen Erfolg.

f) Lebermetastasen

Die Darstellung von Lebermetastasen ist für die Klinik in doppelter Hinsicht wertvoll. Erstens hat sie ihren Wert in der differentialdiagnostischen Klärung bei Lebervergrößerungen und zweitens ist sie für die Indikation zu therapeutischen Maßnahmen bei fortgeschrittenen Karzinomen von Bedeutung. Die Diagnostik von Lebermetastasen bereitet klinisch immer einige Schwierigkeiten, zumal die Regeneration des Lebergewebes deutlich erfaßbare Symptome, wie z. B. den Ikterus erst dann in Erscheinung treten läßt, wenn schon erhebliche Teile der Leber zerstört sind.

Auch die Leberfunktionsproben, die relativ spät positive Anzeichen für einen Prozeß im Lebergebiet ergeben, erlauben kaum eine Abgrenzung zwischen einem entzündlichen Prozeß in der Leber und einem Leberkarzinom. Da ein Teil der Krebserkrankungen relativ spät metastasieren, ist es zur Beurteilung des therapeutischen Erfolges bei den Primärtumoren außerhalb der Leber entscheidend, ob bereits eine Metastasierung vorliegt oder nicht. Die metastatischen Prozesse, besonders im Knochen, treten röntgenologisch erst relativ spät in Erscheinung. Auch an den anderen Organen, wie der Niere, der Milz und im Pankreas gelingt es selten, Metastasen frühzeitig zu diagnostizieren. Da für die Prognose und den therapeutischen Weg die Feststellung von metastasierenden Prozessen von Bedeutung ist, kann jedes Mittel, das die Diagnosestellung ohne größeren chirurgischen Eingriff erlaubt, nur begrüßt werden. Bei der Durchführung von komplizierten therapeutischen Maßnahmen, z. B. langen Bestrahlungsserien, die mit einer Belastung der Leber einhergehen, ergibt sich auch hier eine besondere Indikation für die Anwendung dieser Methode.

Wir unterscheiden zwei Formen der Metastasierung:

a) die diffuse kleinknotige Metastasierung,
b) die grobknotige Form der Metastasierung.

Diffuse Lebermetastasen

Die diffuse kleinknotige Form der Lebermetastasen macht diagnostisch größere Schwierigkeiten, als die grobknotige Form. Die Leber ist dem Stadium entsprechend meist vergrößert und relativ derb. Da keine größeren Knoten tastbar sind und durch die diffuse Zerstörung des Lebergewebes ein Ikterus etwas früher in Erscheinung tritt, als bei der grobknotigen Form, läßt sich ohne Laparoskopie oder ohne die Durchführung einer Laparotomie die endgültige Diagnose selten frühzeitig stellen. Die Leberfunktionsproben sind entsprechend dem Zustand meist mehr oder weniger positiv.

Bei der Auswahl der radioaktiven Isotope oder markierter chemischer Verbindungen ist folgendes zu beachten:

Liegt ein schwerer Ikterus vor, so wird mit Jod-131-Bengalrosa oder mit J-131-Biligrafin keine deutliche Darstellung des Lebergewebes zu erreichen sein, da die Leberparenchymzellen meist durch die Gallenfarbstoffe blockiert sind und sehr wenig von den markierten Verbindungen aufnehmen. Es ist dann eine größere Aktivitätsmenge an Bengalrosa oder Biligrafin erforderlich, um die noch funktionstüchtigen Leberzellen zur Darstellung zu bringen. Für die alleinige Beurteilung der Leberfunktion und den Grad der Aufnahme genügt es, eine geringe Menge Bengalrosa zu injizieren, um über der Leber die Bengalrosaaufnahme zu bestimmen. Für die Leberdarstellung gibt bei einem schweren Ikterus das radioaktive Gold einen wesentlich besseren Kontrast, da die Radiogold-Aufnahme nicht von der Funktionsfähigkeit der Leberparenchymzellen abhängt. Bei einer vergrößerten Leber ist eine entsprechend größere Menge Au-198 zur Darstellung erforderlich.

Für die diffuse kleinknotige Metastasierung im Leberbereich sei das folgende Beispiel angeführt:

Ein 67jähriger Patient wurde wegen eines Ikterus bei dem Verdacht auf Leberzirrhose in die Klinik eingewiesen. Es bestand eine erhebliche Lebervergrößerung, die etwa eine handbreit über den Rippenbogen hinausreichte. Die Leber war derb. Knoten ließen sich nicht deutlich abgrenzen. Die Leberfunktionsproben ergaben: Takata (*Manke-Sommer*) 90 mg %, Bromsulfalein nach 45 min 1,9 mg %, Bilirubin im Serum 0,9 mg %. Der Bengalrosatest zeigte nur eine geringe Aufnahme.

Die Darstellung der Leber im Photogammagramm (**Abb. 112**) nach Injektion von 100 μC Au-198 zeigte eine fleckförmige Radiogoldaufnahme im gesamten tastbaren, vergrößerten Lebergebiet. Diese fleckförmige Radiogoldaufnahme mit mehr oder weniger großen Aussparungen gab hier den Verdacht einer diffusen Metastasierung im Leberbereich. Der Patient verstarb nach 4 Wochen im Leberkoma.

Bei der Sektion zeigte sich das folgende Bild (**Abb. 113**). Die Leber war diffus durchsetzt von multiplen bis münzgroßen Lebermetastasen. In Form und Größe entsprach

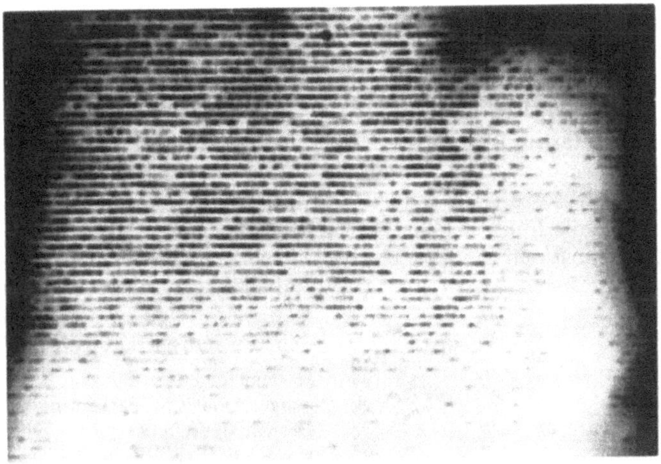

Abb. 112. Photogammagramm nach i. v. Injektion von 100 μC Au-198 bei einem Pat. mit schwerem Ikterus und Lebervergrößerung. Unregelmäßige Speicherung mit zahlreichen bis münzengroßen Aussparungen

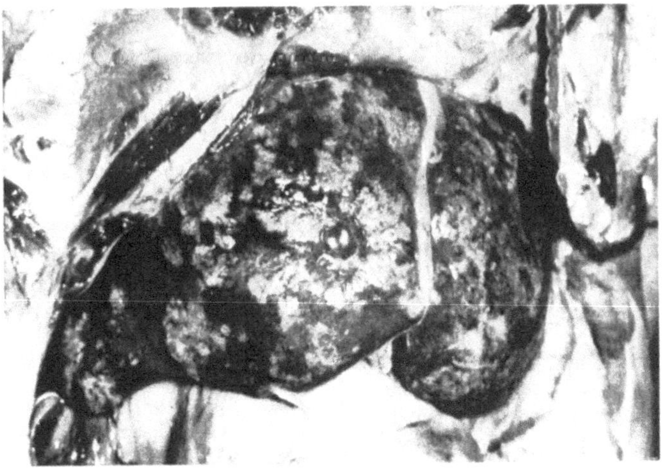

Abb. 113. Situs bei der Sektion des Pat. wie Abb. 90 Übereinstimmung mit dem Hepatogramm. Diffuse Durchsetzung der Leber mit multiplen bis münzengroßen Metastasen

die Leber dem vorher aufgenommenen Photogammagramm. Besonders im Schnitt wird die diffuse Durchsetzung des Lebergewebes deutlich. Es handelte sich hier um ein Magenkarzinom mit Metastasierung in der Leber und mit kleiner und grobknotiger Metastasierung im Knochenmark, in der Milz und in beiden Nieren.

Isolierte Lebermetastasen bieten noch therapeutische Möglichkeiten. Sie sind für die Diagnostik bei ungeklärten Primärtumoren und für die Prognose von besonderem Interesse. Bei der grobknotigen Metastasierung von versteckten Magenkarzinomen kann die Leber den ersten Hinweis für das Vorliegen eines malignen Prozesses liefern.

Grobknotige Lebermetastasen

In vielen Fällen ist die Lebervergrößerung das erste Symptom, das den Patienten veranlaßt, den Arzt aufzusuchen. Ohne wesentliche Veränderungen der Leberfunktionsproben werden sich differentialdiagnostisch Schwierigkeiten ergeben, die der Arzt ohne größere Eingriffe, wie Laparoskopie und Laparotomie, nicht klären kann.

Die Lokalisierung der funktionstüchtigen Lebergebiete im Photogammagramm gibt besonders dem Operateur schon vor der Operation einen Hinweis über die Größe und Ausdehnung des Prozesses. Die beiden diagnostischen Maßnahmen mit Hilfe radioaktiver Isotope, 1. die Funktionsdiagnostik der Leber und 2. die abgrenzende Lokalisierung der funktionstüchtigen Bezirke im Leberbereich, geben die Grundlage für die Indikation zu therapeutischen Maßnahmen. Unnötige große Eingriffe bleiben dem Patienten dadurch erspart.

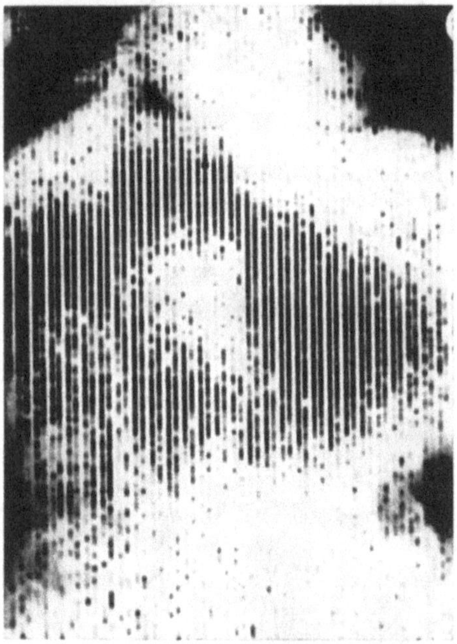

Abb. 114. Photogammagramm der Leber bei einem 67jähr. Pat. mit einem Bronchialkarzinom. Deutliche große Funktionsausfälle im Bereich der Leber, die sich als Aussparungen in der sonst durchgehenden Schwärzung im Leberbereich bei normaler Funktion markieren

In dem folgenden Beispiel handelt es sich um einen 67jährigen Patienten, der wegen eines Bronchialkarzinoms in die Klinik eingewiesen wurde. Hier ergab sich die Frage, ob die Operation noch erfolgversprechend ist. Bei der Inspektion fand sich eine relativ derbe, vergrößerte Leber mit dem Verdacht auf Lebermetastasen. Die serologischen Leberfunktionsproben lagen an der Grenze der Norm.

Das Photogammagramm (**Abb. 114**) ergab deutliche Funktionsausfälle im Leberbereich. Durch die histologisch gesicherte Diagnose eines Bronchialkarzinoms lag die Schlußfolgerung nahe, daß es sich bei diesen Veränderungen um eine Metastasierung in der Leber handelte. Der operative Eingriff wurde daraufhin abgelehnt. Es kam zu einer raschen Verschlechterung des Zustandes mit Exitus nach 8 Wochen. Bei der Sektion fand sich das folgende Bild (**Abb. 115**).

Eine gute Übereinstimmung der Funktionsausfälle im Photogammagramm mit den sichtbaren grobknotigen Metastasen besonders im mittleren Anteil der Leber, aber auch am linken

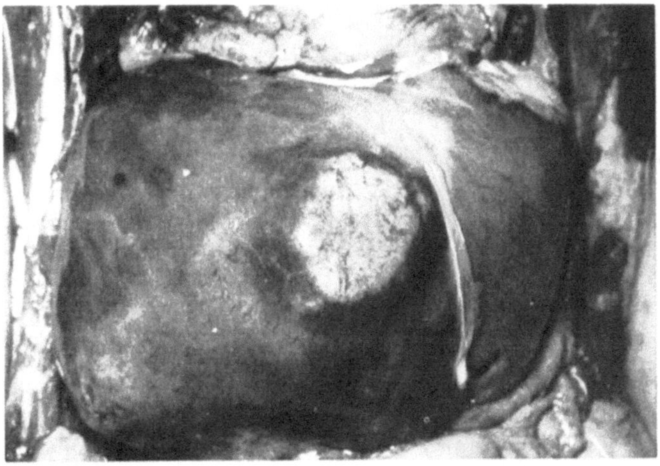

Abb. 115. Situs bei der Sektion des Pat. wie Abb. 114. Die im Fotogammagramm dargestellten Aussparungen entsprechen den Metastasen im Leberbereich

und rechten kranialen Leberrand sowie am kaudalen rechten Leberanteil wurde gefunden.

Da die Bronchialtumoren sehr frühzeitig in die Leber metastasieren können, hat sich diese Untersuchungsmethode für die Indikationsstellung zu einem größeren operativen Eingriff als wertvoll erwiesen.

Bei der frühzeitigen Metastasierung verschiedener Karzinome findet sich u. U. im Photogammagramm der Leber der erste Hinweis für einen malignen Prozeß.

Im nachfolgenden Beispiel wird die Möglichkeit einer Segmentresektion der Leber als Palliativmaßnahme beschrieben. Sie bietet besonders dann eine gewisse Aussicht auf Erfolg, wenn der Prozeß noch nicht allzu weit fortgeschritten ist. Die frühzeitige Erkennung ist nur mit Hilfe dieser Methode gegeben. Differentialdiagnostische Schwierigkeiten im Photogammagramm ergeben sich meist nur dann, wenn die Ausfallserscheinungen in den Randbezirken der Leber auftreten. Dafür folgendes Beispiel:

Es handelt sich um einen 55jährigen Patienten, der wegen unklaren Bauchbeschwerden in die Klinik zur Diagnostik eingewiesen wurde. Die Röntgenuntersuchung des Magens ergab keine auffälligen Besonderheiten. Der Magen war im ganzen nach links verdrängt. Als Ursache fand sich bei der Bauchübersicht ein vergrößerter Weichteilschatten der Leber, der den Magen deutlich nach links verdrängt hatte. Die Funktionsproben der Leber zeigten keine Besonderheiten. Der Patient wurde uns zur Anfertigung eines Hepatogramms überwiesen.

Es fand sich im Photogammagramm nach der Injektion von 60 μC Au^{198} eine Speicherung entsprechend einer normalen Leberform **(Abb. 116)**. Es ist auf der Abbildung deutlich erkennbar, daß der Weichteilschatten der Leber weit über den speichernden Bezirk, d. h. über den funktionstüchtigen Bereich der Leber hinausragt. Da der speichernde Bezirk in Form und Größe etwa der normalen Leber entsprach, wurde der Verdacht auf das Vorliegen eines nicht der Leber zugehörigen Prozesses ausgesprochen.

Die Operation ergab einen in dem ausgesparten Weichteilschatten der Leber befindlichen tumorösen Bezirk, der sich histologisch als Karzinommetastase erwies **(Abb. 117)**. Dieser Bezirk konnte von uns in toto durch Segmentresektion der Leber

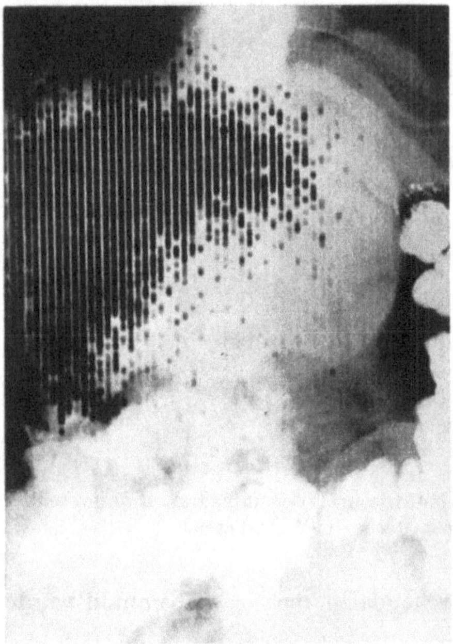

Abb. 116. Photogammagramm eines Pat. nach i.v. Injektion von 60 μC Au-198 mit einem tastbaren Tumor in Oberbauchmitte. Die Radiogoldspeicherung entspricht in Form und Größe etwa einer normalen Leber. Der deutlich erkennbare Weichteilschatten li. medial zeigt keinerlei Radiogoldaufnahme

exstirpiert werden. Es handelte sich um eine faustgroße Metastase, die im Innern eine Zerfallshöhle aufwies. Bei der Austastung der Bauchhöhle fand sich der ganze Magen bis an die Kardia von einem Karzinom ummauert. Es handelte sich um ein primäres Magenkarzinom mit einer Metastasierung in den linken Leberlappen. Sicher konnte hier durch das Photogammagramm nicht die Diagnose gestellt werden, da das funktionstüchtige Lebergebiet etwa die normale Leberform und Lebergröße hatte, jedoch ergab das Vorliegen eines nicht speichernden verdrängenden Bezirkes im Bereich der Leber die Indikation für die Operation.

Wenn auch in diesem Falle die Operation nur einen palliativen Erfolg hatte, so weist diese Methode doch auf therapeutische Möglichkeiten hin, die durch eine rechtzeitige Diagnostik geschaffen werden. Die Lebermetastase war hier der erste Hinweis auf das Vorliegen eines malignen Prozesses.

Die Methode der Leberdarstellung im Photogammagramm wurde bereits von uns in den Routinebetrieb der Klinik übernommen. Der zunehmende Umfang

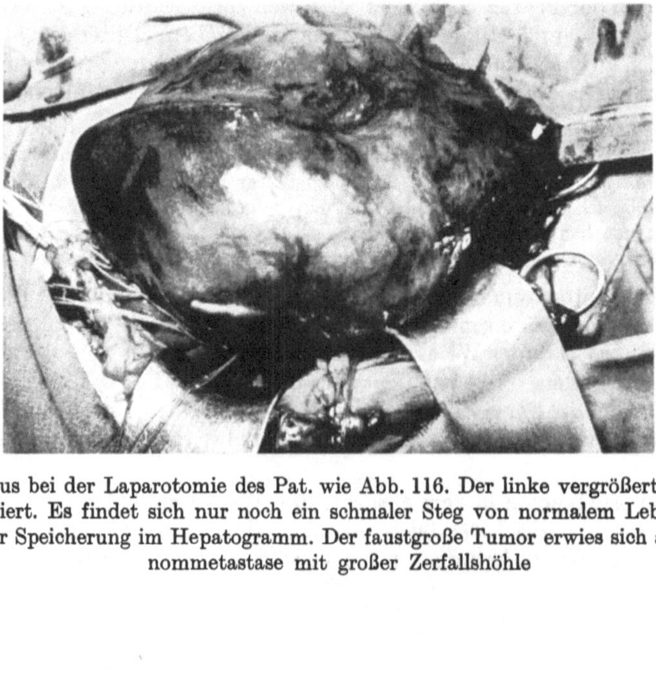

Abb. 117. Situs bei der Laparotomie des Pat. wie Abb. 116. Der linke vergrößerte Leberlappen ist hervorluxiert. Es findet sich nur noch ein schmaler Steg von normalem Lebergewebe entsprechend der Speicherung im Hepatogramm. Der faustgroße Tumor erwies sich als eine Karzinommetastase mit großer Zerfallshöhle

der Überweisungen läßt den Bedarf dieser diagnostischen Untersuchungsmethode erkennen. Sowohl die Anwendung radioaktiver Isotope in der Funktionsdiagnostik der Leber, als auch die Darstellung der funktionstüchtigen Bezirke erwies sich als wertvolles Hilfsmittel in der Diagnostik und schuf neue Voraussetzungen für die Indikationen therapeutischer Maßnahmen bei den Erkrankungen im Leberbereich.

Wenn man die vielen diagnostischen Möglichkeiten zur Beurteilung der Erkrankungen der Leber einschließlich der Zysten, Anomalien und der Tumordiagnostik mit Hilfe radioaktiver Isotope bei Verwendung der Scanningtechnik betrachtet, so ist diese Methode als eine erfolgversprechende Weiterentwicklung der Leberdiagnostik anzusehen.

4. Folgerungen für das operative Vorgehen

Wie in dem vorangegangenen Kapitel an einzelnen Beispielen gezeigt wurde, lassen sich funktionsuntüchtige Bezirke mit ausreichender Präzision diagnostisch festlegen. Mittels einer Laparoskopie und Punktion der erkrankten Bezirke ist die histologische Sicherung der Diagnose möglich, die eine eindeutige Indikation für ein gezieltes, funktionskritisches Vorgehen gibt. Schon vor der Operation läßt sich ohne Laparotomie ein genauer Operationsplan aufstellen. Darüberhinaus ist es mittels der Leberfunktionsuntersuchungen mit radioaktiven Isotopen durch die Beurteilung der Größe und des Funktionszustandes des verbleibenden Leberparenchyms möglich, die Operabilität vorher zu bestimmen.

Die Operationen an der Leber galten von jeher als relativ schwierig. Auch die Furcht vor schweren Stoffwechselstörungen ließen bisher größere chirurgische Interventionen bedenklich erscheinen. Die zunehmende Zahl der Lebererkrankungen warf die Frage auf, ob man nicht mit chirurgischen Mitteln die bisherige interne Therapie bei der infektiösen Hepatitis mit den verschiedenen Formen der Cholangitis und der Steinleiden erweitern könne. Auf dieser Basis entwickelten sich die Entlastungsoperationen bei der portalen Hypertension, die direkten und indirekten Ableitungen von der Leber in den Magen-Darm-Kanal beim Ikterus und die Eingriffe zur Beeinflussung der vegetativen Steuerung am Leberhilus.

Der stetige Anstieg der gut- und bösartigen Geschwülste der Leber und auch die von uns beobachtete Zunahme des primären Leberkarzinoms läßt die Forderung nach einer frühzeitigen Erkennung und nach einem dadurch aussichtsreicheren operativen Eingriff besonders dringlich erscheinen. Der Leberkrebs steht auf Grund eingehender Untersuchung in engen ätiologischen und pathogenetischen Beziehungen zur Leberzirrhose. 60 bis 80% aller primären Leberkarzinome wachsen auf dem Boden der Leberzirrhose. 3 bis 12% aller Leberzirrhosen entwickeln sich zum Leberkrebs (*Köhn*). Durch die Untersuchungen aller Leberzirrhosen im Photogammagramm besteht die Möglichkeit einer Früherfassung des Leberkarzinoms.

Auch die gutartigen Tumoren der Leber treten klinisch etwas häufiger in Erscheinung. Da diese Tumoren in einem relativ großen Prozentsatz zur malignen Entartung neigen, ist auch hier die frühzeitige Erfassung und chirurgische Beseitigung von Vorteil.

Der Leberechinokokkus ist in unseren Breitengraden selten. Er stellt vorwiegend ein hygienisches Problem dar und ist noch keineswegs in Deutschland ausgestorben. An unserem Krankengut beobachteten wir in den letzten zwei Jahren drei Fälle, die mit Hilfe des Photogammagramms diagnostiziert und durch Segmentresektion geheilt werden konnten (Methode der Segmentresektion nach *Stucke*).

Auch der Leberabszeß ist im Zeitalter der Antibiotika noch vorhanden. Die Diagnostik ist durch derartige Medikamente noch weitaus schwieriger geworden. Infolge der unterschwelligen Entzündungsabläufe im Bauchraum läßt sich diese Erkrankung durch die uncharakteristischen Krankheitszeichen meist sehr schwer erkennen. Gerade hier ist die frühzeitige Erkennung und Lokalisierung mit Hilfe radioaktiver Isotope ein Fortschritt. Hierfür das folgende Beispiel:

Der 45jährige Patient *K. B.* wurde wegen Verdacht auf eine akute Appendizitis in die Klinik eingewiesen. Auf Grund der zunehmenden Beschwerden im rechten Oberbauch mit wechselnden Temperaturen wurde unter dem Verdacht auf eine cholangitische Sepsis eine Laparotomie durchgeführt. Die Leber war insgesamt stark geschwollen und von mäßig weicher Konsistenz. Weder an der Leberoberseite noch sonst irgendwo konnte ein Abszeß dargestellt oder getastet werden. Es fand sich eine konkrementgefüllte und nicht entzündlich veränderte Gallenblase. Die Milz war auf das Doppelte vergrößert. Nach der Choledochusrevision wurde ein T-Drain wegen Verdacht auf Cholangitis eingelegt, Wundverschluß. Innerhalb von 5 Tagen kam es zur Entfieberung, es traten jedoch dann in wechselnden Intervallen 5 bis 14 Tage anhaltende Fieberschübe auf. Zwei Monate nach der ersten Operation mußte wegen der zunehmenden Temperaturen eine Relaparotomie durchgeführt werden. Das T-Drain war inkrustiert, nach Katheterisierung der Papilla Vateri entleert sich aus dem Choledochus eine geringe Menge eitrig schmieriges Material, so daß die Cholangitis als Ursache der septischen Temperaturen angesehen wurde. Nach der transduodenalen Choledochusdrainage bestanden weiterhin therapieresistente subfebrile bis septische Temperaturen, für die keine Erklärung zu finden war, da der ungehinderte Abfluß des Ductus hepaticus und der intrahepatischen Gallengänge gesichert war und auch Zielaufnahmen der Zwerchfellregion keinen Anhalt für einen subphrenischen Abszeß ergaben.

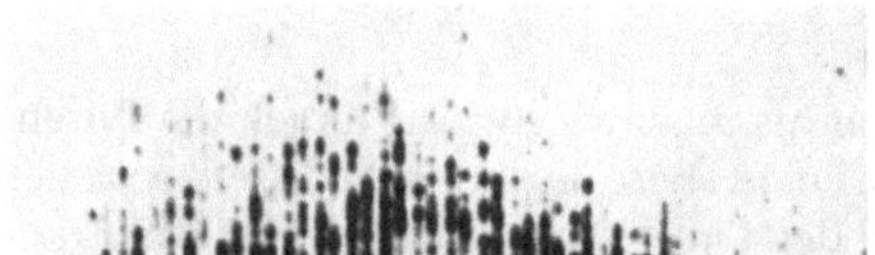

Abb. 118. Photogammagramm der Leber nach i. v. Injektion von 100 μC Au-198 des Pat. *K. B.* Im Bereich des rechten Leberlappens deutlich geringere Radiogoldspeicherung gegenüber dem linken Leberlappen. Am rechten kranialen lateralen Leberrand deutlicher Speicherdefekt

Vor der zweiten Relaparotomie wurde ein Photogammagramm der Leber nach Injektion von 100 μC Au-198 geschrieben (**Abb. 118**). Man erkennt besonders im Bereich des rechten oberen Leberlappens eine deutlich geringere fleckförmige Radiogoldspeicherung gegenüber dem linken Leberlappen. Da in dem Bereich des rechten Leberlappens noch eine, wenn auch sehr geringe Radiogoldspeicherung nachweisbar ist, läßt dieser Ausfall darauf schließen, daß hier ein Prozeß vorliegt, der im Leberparenchym lokalisiert ist. Entsprechend der Wahrscheinlichkeit kann hier im Zusammenhang mit dem klinischen Verlauf in erster Linie auf einen intrahepatischen Leberabszeß geschlossen werden. Es kommt aber auch ein zerfallender Lebertumor oder eine tiefliegende Leberzyste in Frage. Die Relaparotomie zeigte neben den ausgedehnten Verwachsungen im Leberbereich eine normale Leberoberfläche. Auf Grund unseres Hinweises, daß der fragliche Prozeß in der Tiefe der Leber rechts kranial liegen muß, wurde eine digitale Austastung des kranialen Abschnittes der Leber vorgenommen, die zur spontanen Eröffnung eines innerhalb der Leber liegenden großen Abszesses führte. Es entleerte sich reichlich dicker rahmiger Eiter. Nachdem die Abszeßhöhle drainiert war, erfolgte der Wundverschluß.

Die Darstellung der Leber im Photogammagramm gab hier den Hinweis für ein gezieltes operatives Vorgehen, das zur Entdeckung eines versteckten tiefliegenden Abszesses führte. Da die frühzeitige Erkennung intrahepatischer Leberabszesse für den klinischen Verlauf von entscheidender Bedeutung ist, kann jede Methode, die hier zu einer Klärung führt, nur begrüßt werden.

Die bisherige konserative Einstellung zur Leberoperation ist nicht mehr berechtigt. Die Voraussetzungen für eine Leberchirurgie werden nur durch eine gesicherte anatomische Basis und die Nutzbarmachung der modernen pathophysiologischen Erkenntnisse im Sinne einer funktionskritischen operativen Behandlung gegeben.

Gerade bei der Leberchirurgie ist eine Zusammenarbeit der Internisten, Radiologen und Chirurgen zur exakten Diagnostik und Vorbehandlung von Bedeutung. Der Röntgenologe liefert durch die Röntgendiagnostik und durch die Darstellung der funktionstüchigen Bezirke dem Internisten die Unterlagen für eine gezielte Punktion der erkrankten Bereiche.

Röntgenstrahlen, Radio-Isotope und verfeinerte Technik haben eine räumlich exakte Orientierung über die innere Topographie der Leber vermittelt. Es gibt zwei getrennte Leberabschnitte, die einen eigenen arteriellen und einen eigenen Pfortaderzufluß haben, und die jeweils eigene venöse Abflüsse nach der Vena cava besitzen. Wir unterscheiden chirurgisch-anatomisch zwischen einer rechten und linken Leberhälfte. Das Ligamentum falciforme liegt weit außerhalb der Gefäßachse der linken Leberhälfte. Topographische Anatomie und chirurgische Anatomie weichen in grundlegenden Zügen von einander ab. Die rechte Leber besteht aus dem sog. Lobus dexter, die linke Leber aus dem linken Lappen, dem Lobus quadratus und dem Lobus caudatus. Auch in den weiteren peripheren Abschnitten besteht eine wohlgeordnete, gefäßgebundene Leberstruktur und damit eine weitere Differenzierung der Segmente.

Bei den früheren Operationen an der Leber wurde auf diese Grenzen keine Rücksicht genommen. Der Chirurg entfernte krankes Lebergewebe „atypisch“ ohne Beachtung der inneren Anatomie. Die auftretende Blutung wurde rein örtlich durch Umstechung, Abklemmung oder Tamponade gestillt.

Seit etwa 10 Jahren werden die Resektionen anatomiegerecht d. h. typisch durchgeführt. Man sucht die entsprechenden Gefäße der Venae portae und Arteria hepatica, die Lebervene und den Gallengang vorher auf, ligiert und reseziert erst dann, wenn man die großen Gefäße abgeriegelt hat. Man muß zwischen den partiellen und den ausgedehnten Resektionen unterscheiden. Diese umfassen folgende Leberanteile:

1. Die funktionelle linke Leberhälfte, also die linksseitige Hemiresektion,
2. die funktionelle rechte Leberhälfte, also die rechtsseitige Hemiresektion,
3. die Entfernung des anatomischen linken Leberlappens, die Lobektomia sinistra,
4. die Entfernung des rechten anatomischen Leberlappens, die Lobektomie dextra.

Die Entfernung der anatomischen Lappen kommt einer erweiterten Segmentresektion gleich. Die bisherigen Ergebnisse der typischen Leberresektionen sind sehr befriedigend und ermutigend.

Es besteht die Frage, ob man ohne Lebensgefährdung große Leberabschnitte resezieren kann. Seit etwa 80 Jahren ist bekannt, daß $^{3}/_{4}$ einer gesunden Leber ausfallen können, ohne daß ihre Funktionen erlöschen. Ein relativ kleiner Leberrest genügt, um die Funktionen im Organismus aufrecht zu erhalten. Außerdem zeichnet sich die Leber durch ein starkes Regenerationsvermögen aus.

Die Operationsmortalität ist bei entsprechender Vorbereitung, bei anatomiegerechter Operation und bei gezielter Nachbehandlung, gering. Die Intubationsnarkose, Blutbank, Kontrolle des Wasser und Elektrolythaushaltes und die Kontrolle der Nierentätigkeit sind Voraussetzungen für das Gelingen der Resektionstherapie. Die Erfahrungen aus der allgemeinen Chirurgie und die gezielte Anwendung von Antibiotika gehören zum Rüstzeug der modernen Leberchirurgie.

E. Die Tumordiagnostik mit radioaktiven Isotopen

Nach der Einführung radioaktiver Isotope in die Medizin begannen intensive Forschungen nach Substanzen, die sich selektiv in den Tumorgeweben anreichern. Da die radioaktiven Stoffe durch die den Körper durchdringenden Strahlen auf ihrem Weg im Organismus leicht von außen verfolgt werden können, lag es nahe, hierbei Isotope herauszufinden, die durch eine selektive Speicherung in den Tumoren eine Tumordiagnostik gestatten. Bei einer selektiven Speicherung radioaktiver Isotope in den Krebsgeweben sind nicht nur wertvolle diagnostische Möglichkeiten gegeben, sondern es bestehen darüberhinaus durch die Radioaktivität die Voraussetzungen für eine wirksame ausschließlich auf die Tumorzelle beschränkte lokale Krebs-Therapie.

Bei der Anwendung radioaktiver Isotope zur Tumordiagnostik müssen wir zwei Hauptgruppen unterscheiden:

A. das Radioisotop in wasserlöslicher anorganischer Verbindung, meist in Beimischung mit dem entsprechenden inaktiven Element,

B. das radioaktive Isotop in komplexer organischer Verbindung, bei der das künstlich radioaktive Isotop als Markierung durch chemische Synthese eingebaut ist.

Die Voraussetzung für die Tumordiagnostik ist die selektive Anreicherung des betreffenden Stoffes in den Tumorzellen. Bei der Verwendung anorganischer Isotope haben sich bisher nur wenige Stoffe gefunden, die sich selektiv in den Tumorzellen anreichern. Für den meßbaren Nachweis einer selektiven Speicherung ist mindestens eine 20 bis 30%ige Erhöhung der Aufnahmerate notwendig, da nur in diesem Bereich der statistische und der systematische Fehler weitgehend ausgeschaltet werden kann.

Bei der Tumordiagnostik mit radioaktiven Isotopen in anorganischer Form hat sich bisher nur das P-32 gefunden, das sich in den Tumorzellen bis zum zehnfachen Wert gegenüber der Umgebung speichert. Da diese selektive P-32-Aufnahme in den Tumorgeweben vor allem durch den erhöhten Phosphorbedarf der rasch wachsenden Zellen bedingt ist, wäre P-32 das ideale Isotop zur Tumordiagnostik. Der Nachteil liegt in der von diesem Radioisotop emittierten Strahlung. Es handelt sich bei dem P-32 um ein Isotop, das ausschließlich Betastrahlen aussendet (s. physikalischer Teil, S. 14). Die Reichweite dieser Strahlung ist sehr begrenzt. Im Organismus beträgt die Reichweite maximal 7,5 mm. Durch die begrenzte Reichweite der Strahlung können wir durch Messungen von außen nur Krankheitsbezirke erfassen, die nicht mehr als 5 mm von der Körperoberfläche entfernt sind. Die Schwierigkeiten in der Tumordiagnostik liegen jedoch nicht in der Erkennung oberflächennaher Tumoren, sondern vorwiegend in der Beurteilung tiefliegender Krankheitsprozesse.

Wie in den folgenden Kapiteln gezeigt wird, bestehen die Möglichkeiten der diagnostischen Beurteilung tiefliegender Krankheitsprozesse darin, daß man besondere Zählrohre entwickelt hat, die eine Einführung z. B. in den Magen zur Beurteilung eines Magentumors gestatten.

Die zweite Möglichkeit ist die operative Freilegung des erkrankten Bezirkes, eine Methode, die sich nach *Selverstone* bei der Durchführung einer ausreichend radikalen Operation der Hirntumoren bewährt hat.

Von den bisher bekannten reinen Isotopen, die sich zur Tumordiagnostik eignen, ist bisher das Kalium 42 bekannt geworden, das sich nach *Selverstone* und Mitarb. zur Lokalisierung von Hirntumoren als geeignet erwies. Durch die Gammastrahlung ist das K-42 für Messungen außerhalb des Schädels prinzipiell geeignet.

Für die Diagnostik maligner Knochenprozesse ergab sich aus dem Knochenstoffwechsel eine diagnostische Verwendung von radioaktivem Gallium 72 und Gallium 68 (*Dudley*). *Bauer* und Mitarb. fanden eine gute Verwendbarkeit von Strontium 85 und Kalzium 47 zur Diagnostik maligner Prozesse in den Knochen.

Die Tumordiagnostik mit anorganischen künstlich radioaktiven Indikatoren ist noch keineswegs befriedigend. Es sind auf diesem neuen Gebiet zweifellos weitere Möglichkeiten gegeben, da die Untersuchungstechnik ausbaufähig ist und andererseits noch nicht alle künstlich radioaktiven Isotope auf ihre Verwendungsfähigkeit geprüft sind.

Die selektive Anreicherung einer Substanz in der Krebszelle wird sich nur durch Untersuchungen über den Zellstoffwechsel feststellen lassen. Die organischen Substanzen, die mit einem radioaktiven Isotop markiert sind, bieten hierbei bessere Möglichkeiten. Da die Krebszelle in ihrer Funktion von dem normalen Gewebe, aus dem sie entstanden ist, abweicht, kann sie auch durch den Stoffwechselausfall als Aussparung in dem normal funktionierenden Gewebe sichtbar gemacht werden. Die Voraussetzung dafür ist, daß eine radioaktive Substanz gefunden wird, die einige Funktionen des Organs durchläuft. Als einfachstes Beispiel sei hier die Radiojodspeicherung der Schilddrüse angeführt. Während die normale Schilddrüse Radiojod speichert, zeigt das Schilddrüsentumorgewebe je nach dem Grad der Entdifferenzierung eine geringe oder gar keine Radiojodaufnahme. Bei einer Lokalisierung der Aktivitätsverteilung lassen sich die Tumorbezirke als Aussparungen gegenüber der normalen Radiojodanreicherung sichtbar machen. Wir müssen demnach bei der Tumorlokalisation unterscheiden zwischen:

a) positiven Gammastrahlungsfeldern, d. h. Anreicherung von radioaktiven Isotopen im Tumorgewebe und

b) negativen Gammastrahlungsfeldern, d. h. fehlende Aktivitätsaufnahme im Tumorgewebe gegenüber den sonst normalen umgebenden Gewebsbezirken.

Als weiteres Beispiel für die Tumordiagnostik mit negativen Gammastrahlungsfeldern muß die bewährte Lebertumordiagnostik angeführt werden.

Zu den organisch radioaktiv markierten Indikatoren mit positiven Gammastrahlungsfeldern gehört das mit Jod-131 markierte Dijodfluorescein. *Moore* und Mitarb. konnten an Hirntumoren besonders beim Glioblastom eine selektive Speicherung dieses Farbstoffes nachweisen. Die diagnostischen Ergebnisse wurden von *Davis*, *Martin* u. a. bestätigt. Der Nachteil in der Verwendung dieses Stoffes ist die relativ kurz dauernde Speicherung und die relativ hohe Aktivität, die zum Nachweis von Hirntumoren erforderlich ist. Als wesentlich besser erwies sich das mit Jod-131 markierte menschliche Serum-Albumin. Auf diese Methode wird in einem der folgenden Kapitel noch näher eingegangen.

1. Die Hirntumorlokalisation

Bei der Lokalisierung von Hirntumoren muß zwischen zwei Methoden unterschieden werden:

A. Die Darstellung der Hirntumoren durch Messung von außen;
B. Die Feststellung der Tumorausdehnung durch Sondenmessungen während der Operation.

A. Die Darstellung der Hirntumoren durch Messung von außen

Für die Lokalisierung der Hirntumoren durch Messungen außerhalb des Körpers sind folgende Substanzen geeignet:

1. das J-131 Dijodfluorescein,
2. das mit Jod-131 markierte menschliche Serumalbumin, (J-131 HSA),
3. das Kalium-42,
4. das Arsen-74.

Das verwendete radioaktive Isotop J-131 im Dijodfluorescein kann durch die genügend energiereiche Gammastrahlung, die den Schädel durchdringt, leicht von außen gemessen werden. *G. E. Moore* und Mitarb. entwickelten ein umfangreiches Meßgerät, um mit einzelnen Zählrohren in festen Positionen die Gehirnbezirke auf ihre Aktivitätsspeicherung zu untersuchen.

Nach einer intravenösen Injektion von etwa 60 bis 125 mg des Vitalfarbstoffes mit einer Aktivität von 1,5 mC J-131 wird etwa ½ Stunde später der gesamte Schädel punktförmig ausgemessen. Es müssen jeweils symmetrische Zonen miteinander verglichen werden, um aus unterschiedlichen Aktivitätswerten auf Tumorbezirke schließen zu können. Besonders die bösartigsten Tumoren, wie das Glioblastoma multiforme, können hierbei differenziert werden. Auch nahe der Schädelkalotte gelegene Meningiome lassen sich lokalisieren. Allerdings muß ein tiefer gelegener Tumor mindestens 10% mehr radioaktiven Farbstoff enthalten, als das gesunde Gewebe, um erkannt werden zu können. Differentialdiagnostische Schwierigkeiten entstehen auch durch nicht maligne Gehirnveränderungen. So können zum Beispiel lokalisierte Enzephalitisherde eine gewisse Speicherung zeigen. Bei Betrachtung der relativen Anreicherungswerte des Dijodfluoreszein steht an erster Stelle das Glioblastoma multiforme mit einem Speicherwert von 28: 1; dann folgt das Ependymom mit 19,3: 1; dann das Meningiom mit 5,5: 1 und das Ependymoblastom mit 4,0: 1. Mit geringeren Speicherwerten folgen dann die Tumormetastasen, das Acusticus neurinom und das Astrocytom.

Von *Moore* und Mitarbeitern sowie von *L. Davis*, *J. Martin* und *M. Ashkenazy*, *G. Le Roy* und *T. Fields* wurden durch die Lokalisierungsmethode rd. 92% richtige Diagnosen angegeben. Die Abgrenzung der Normalfälle ergab Fehler bis zu 5%.

Von der Verwendung des Dijodfluorescein zur Darstellung von Hirntumoren ist man zugunsten des mit Jod 131 markierten menschlichen Serumalbumins mehr und mehr abgekommen. Der Grund hierfür lag einmal darin, daß die Untersuchung relativ schnell im Anschluß an die Injektion (½ bis 2 Stunden) durchgeführt werden mußte, um eine gewisse Sicherheit der Ergebnisse zu gewährleisten. So haben z. B. englische

Untersucher, die die Messungen zwischen zwei und vier Stunden nach der Injektion durchführten, keine sicheren Ergebnisse erhalten. Der zweite Grund liegt in der Anwendung relativ hoher Aktivitäten.

Das zur Bestimmung des Blutvolumens verwandte Jod-131 markierte menschliche Serumalbumin ergab die Möglichkeit der Diagnostik von Hirntumoren, worauf *Moore* und Mitarbeiter, ***Fields*** u. *Krohmer*, *Magalotti* u. *Hummon* u. a. hingewiesen haben. Sie konnten Anreicherungen des Radiojodalbumins in den Tumoren des Gehirns feststellen, in denen es längere Zeit fixiert bleibt. Die Durchführung von sehr sorgfältigen Messungen war damit erleichtert. Der Zeitpunkt der Messungen liegt im allgemeinen zwischen zwei und 48 Stunden nach der Injektion. Da das jodierte Albumin im Stoffwechsel des Organismus allmählich aufgespalten wird und somit anorganisches Jod wieder im Kreislauf erscheint, empfiehlt es sich, eine Jodsättigung der Schilddrüse durch vorangehende inaktive Jodgaben zu erreichen. Damit kann die Aufnahme des Radiojods in der Schilddrüse auf ein Minimum reduziert werden.

Die Lokalisierung von Hirntumoren kann auf zwei Arten erfolgen:

1. durch die punktförmige Ausmessung möglichst symmetrischer Punkte über dem gesamten Hirnbereich, wie bereits beschrieben,
2. durch die Anwendung des Scanningverfahrens.

Da die Differenz der Zählrate über dem Tumor zu dem umgebenden normalen Gewebe gering ist (sie liegt im allgemeinen zwischen 1: 1,5), sind zur Lokalisierung besondere technische Voraussetzungen erforderlich. Von *Allen* und Mitarb. wurde eine Methode beschrieben, bei der die Nutzimpulse, d. h. die über der Norm liegenden Impulse, um das Fünffache verstärkt werden. Die Autoren erreichten damit eine sehr steile Gradation des Szintigrammes. Wir haben für unseren Scanner Szintophot SP 30 der Fa. Dr. Stamm eine spezielle Kontrastanhebung entwickelt, bei der die Nutzimpulse exponentiell verstärkt werden. Wir erreichen damit eine gute Darstellung der relativ geringen Speicherunterschiede und erhalten eine ausreichende Darstellung der Tumorbezirke. Der Vorteil dieses Verfahrens liegt vor allem in der Möglichkeit der topographischen Zuordnung der Aktivitätsbezirke zu den entsprechenden Gebieten im Bereich des Schädels auf der Röntgenaufnahme des Patienten. Aus der Zahl unserer Hirntumorlokalisationen mit Hilfe des Scanningverfahrens wird ein Beispiel angeführt:

Es handelt sich um einen 56jährigen Patienten, der wegen Verdacht auf einen Hirntumor in die Klinik eingewiesen worden war. Die Hirntumorlokalisation 24 Stunden nach i. v. Injektion von 450 μC J-131 menschlichem Serumalbumin ergab das folgende Bild **(Abb. 119):** Man erkennt auf der seitlichen Ebene im mittleren temporalen Bezirk eine ausgedehnte abgrenzbare Aktivitätsanreicherung durch die vermehrte Schwärzung. Neben dem klinischen Befund ergab das Arteriogramm die Bestätigung des an dieser Stelle befindlichen Hirntumors (Glioblastoma multiforme). In der **Abbildung 120** ist im ap Strahlengang die Darstellung eines Hirntumors durch die Schwärzung im li. oberen Schädelbereich erkennbar.

Das relativ leicht durchführbare Verfahren zur Darstellung der Hirntumoren, besonders mit Hilfe der Scannertechnik, hat besondere Vorteile gegenüber den bisherigen Methoden. Sie liegen vor allem in der ungefährlichen und schmerzlosen Durchführung und in der Zuverlässigkeit der Darstellung.

Das radioaktive Kalium (K-42) wurde von *B. Selverstone*, *W. H. Sweet* und *R. J. Ireton* zur Hirntumorlokalisierung herangezogen. Das Kalium hat außer der Betaenergie noch eine sehr energiereiche Gammastrahlung (1,51 MeV). Der Gewebs-Quotient der Speicherung beim Glioblastoma multiforme liegt im Mittelwert bei 54,8: 1. Die

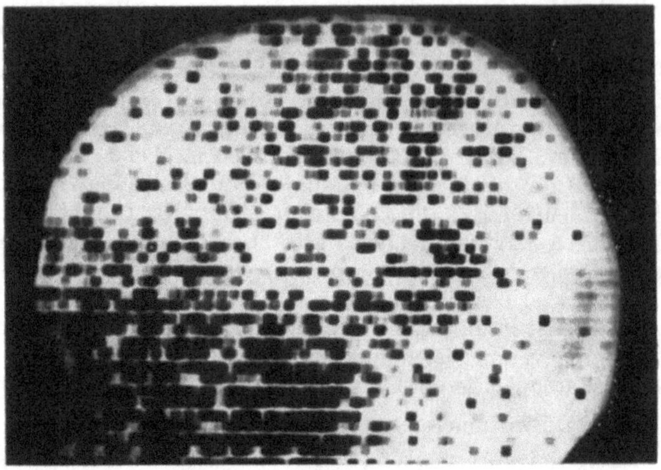

Abb. 119. Photogammagramm des Schädels nach Injektion von 450 μC J-131 HSA. Man erkennt im mittleren temporalen Bezirk eine ausgedehnte abgrenzbare Aktivitätsanreicherung durch die vermehrte Schwärzung, die sich auch im Vergleich mit dem Arteriogramm als Hirntumor ansprechen ließ

Schwierigkeit bei der Verwendung dieses Strahlers zur Darstellung von Hirntumoren liegt einmal in der erheblichen Strahlungshärte, die eine besonders schwere Bleiabschirmung des Zählers bedingt und dadurch die Beweglichkeit der Zählapparatur erheblich beeinflußt. Außerdem weisen die oberflächlich gelegenen Gewebe, insbesondere die Muskulatur und die Kopfschwarte, eine stärkere K-42-Konzentration auf als das normale Gehirn. Von 10 Patienten mit Hirntumoren wurden 8 vor der Operation korrekt diagnostiziert. Bei 5 Patienten mit Tumoren unterhalb vom Tentorium gelang keine Lokalisierung mit K-42. Ein weiterer Nachteil der Verwendung von K-42 ist die kurze Halbwertszeit von nur 12,4 Stunden und die sehr energiereiche Gammastrahlung.

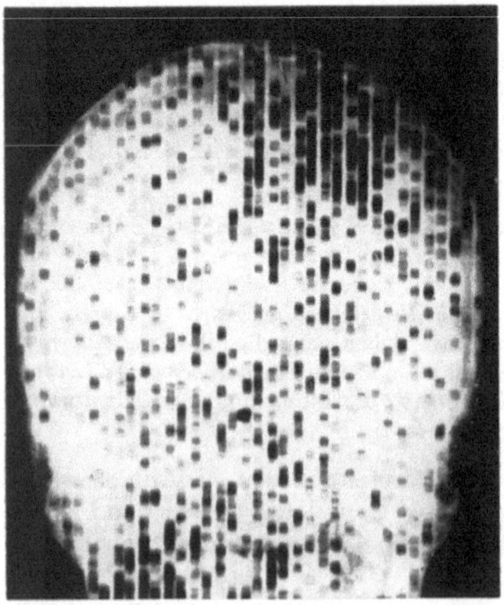

Abb. 120 zeigt die Darstellung eines Hirntumors durch die Schwärzung im Photogammagramm frontal im linken oberen Schädelbereich

Brownell und *Sweet* beschrieben die Verwendung eines Positronen-Strahlers des Arsens As-74 zur Darstellung von Hirntumoren. Bei der Verwendung von zwei Szintillationszählern in Koinzidenzschaltung konnten sie eine vermehrte Speicherung bei Glioblastomen, Meningiomen und Tumormetastasen finden und diese Tumoren mit verhältnismäßig großer Sicherheit nachweisen. Der Nachteil ist hierbei der erheblich erhöhte technische Aufwand.

B. Die Feststellung der Tumorausdehnung durch Sondermessungen während der Operation

B. Selverstone, A. K. Salomon und *W. H. Sweet* konnten schon im Jahre 1949 den Nachweis erbringen, daß es mit Hilfe eines Sondenzählrohres gelingt, genaue Lokalisierungen von Hirntumoren während der Operation durchzuführen. Eingehende Untersuchungen in verschiedenen Tumorgeweben am Menschen und an Versuchstieren von *H. B. Jones, J. L. Chaikoff* und *J. H. Lawrence* haben ergeben, daß maligne Tumoren meist mehr P-32 aufnehmen, als normales Gewebe. Besonders die erhöhten Nukleoprotein- und Phosphorlipoidfraktionen sind an dieser gesteigerten P-32-Aufnahme beteiligt. *Marshak* konnte feststellen, daß die relative Phosphorkonzentration im Bereich des Kerns in den Tumorzellen wesentlich höher liegt als in den normalen Zellen. Die relative Anreicherung des Radiophosphors ist in entzündlichen und auch in rasch wachsenden, nicht malignen Geweben wesentlich geringer als in den meisten bösartigen Geschwülsten. Es zeigte sich, daß der radioaktive Phosphor intensiver in Hirntumoren konzentriert wird, als in der normalen weißen und grauen Hirnsubstanz. Die Radioaktivität des Tumorgewebes beträgt das 5,8 — bis 110fache derjenigen der umgebenden weißen Hirnsubstanz. Dabei kann die graue Hirnsubstanz Speicherwerte bis zum Doppelten der weißen annehmen. Die P-32-Konzentration im Tumorgewebe nimmt mit vermehrtem Zellreichtum zu und zeigt ein Maximum 2 bis 3 Tage nach der Injektion des Isotops. Die Lokalisierung des radioaktiven Phosphors setzt voraus, daß tiefergelegene Hirntumoren in ihrer Lage bereits annähernd bekannt sein müssen, da die Betastrahlung des P-32 nur eine Reichweite von maximal 7,5 mm im Gewebe hat. Die Art der Lokalisierung mit P-32 während der Operation ist im wesentlichen zur Feststellung der Ausdehnung des Tumors gedacht Die Abtastung und Ausmessung des Operationsgebietes mit der Möglichkeit der sofortigen Feststellung noch maligner Bezirke schafft die Voraussetzung für eine ausreichend radikale Operation.

a) Methodik

Zur Durchführung dieser Untersuchungsmethode wird folgendes benötigt:

a) 1 mC P-32,
b) 1 Injektionsspritze mit Betaschutz,
c) 1 betaempfindliches Nadelzählrohr,
d) 1 Dekadenzähler mit Ratemeter und akustischer Impulswiedergabe.

b) Durchführung

1. Der Patient erhält etwa 24 Stunden vor der Operation eine Dosis von 1 mC P-32 intravenös injiziert.
2. Nach Eröffnung des Schädels wird eine normale Gehirnwindung mit dem kanülenförmigen Sondenzählrohr in der Tiefe von 1 cm systematisch ausgemessen. Die Messung über dem normalen Gehirnbereich wird als Normalwert registriert.

   Damit bei diesen Messungen und Untersuchungen nicht zuviel wertvolle Zeit verlorengeht, hat es sich bei uns als zweckmäßig erwiesen, die Impulse über einen Verstärker im Lautsprecher hörbar zu machen. Der Vorteil liegt einmal darin, daß keine Verzögerung durch das Ablesen auf dem Ratemeter eintreten kann. Außerdem kann der Operateur sehr rasch durch die hörbare Zunahme der Impulsrate die Ausdehnung des Tumors mit ausreichender Sicherheit umfahren und abgrenzen.

3. Zwischen den einzelnen Austastungen im Tumorgebiet soll das nadelförmige Zählrohr mit 70%igem Alkohol gereinigt werden, damit Auflagerungen von radioaktivem Tumormaterial, welche das Zählresultat fälschen würden, entfernt werden.
4. Anschließend wird das Tumorgebiet ausgemessen. Im Bereich des Tumors liegt die Impulsrate mindestens 3 bis 10 mal höher. Durch diesen erheblichen Unterschied können die Tumoren in ihrer Ausdehnung genau lokalisiert und abgegrenzt werden.

Wie *Selverstone* berichtete, gelangen ihm bei 100 Patienten 96 mal korrekte Lokalisierungen. Eine erhöhte Impulsrate entspräche in jedem Falle einem Karzinom.

Die Tumorlokalisation innerhalb der Reichweite der Betastrahlung gibt damit einen hohen Sicherheitsgrad, der für die Durchführung einer radikalen Resektion von Bedeutung sein kann.

2. Die Lokalisierung des Brustkrebses einschließlich der Metastasen

P-32 kann auch zur klinischen Tumordiagnostik herangezogen werden. Durch die geringe Reichweite der Beta-Strahlung ist eine zuverlässige Aussage nur bei sehr oberflächlich gelegenen Tumoren möglich. *McCorkle, Marinelli, Goldschmidt, Low-Beer* und Mitarb. verabreichten Patienten mit oberflächlichen Erkrankungen der Brustdrüse P-32 eine Dosis von 300 bis 500 μC und untersuchten die Hautaktivität über den malignitätsverdächtigen Veränderungen. Bei etwa 80 Patienten konnte die größte Anzahl der malignen Mammatumoren durch die höheren Impulszahlen diagnostiziert werden. Die Voraussetzung dafür war, daß die Tumoroberfläche nicht tiefer als ½ cm unterhalb der Hautoberfläche lag. Die Impulsdifferenz gegenüber der gesunden Haut betrug 1 : 1,3. Bei gutartigen Tumoren lag die Impulsdifferenz unter diesem Faktor. Da besonders bei malignen Veränderungen z. B. bei Melanomen die

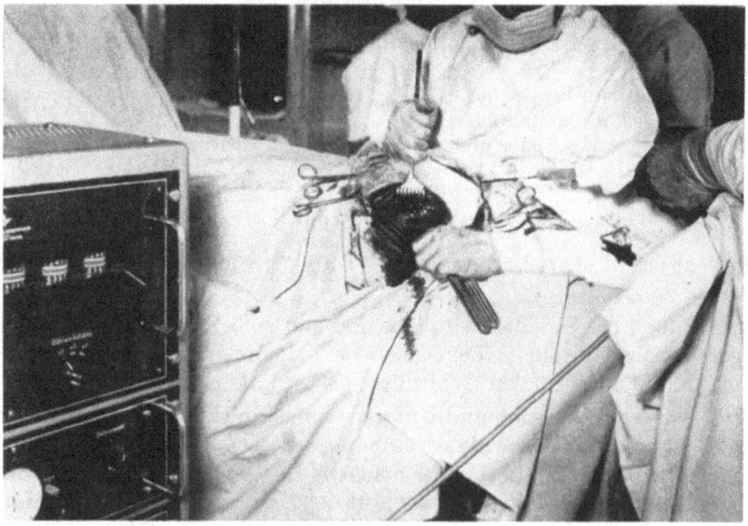

Abb. 121. Ausmessung des Operationsgebietes mit Hilfe der Beta-Meßsonde nach Injektion von P-32

Probeexcision mit einem Risiko behaftet ist, wird jede Methode, die zu einer einigermaßen zuverlässigen Klärung der Diagnose führt, begrüßt werden.

Wenn die Grenzen dieser Methode, die in der Verwendung des Betastrahlers liegen, beachtet werden, dann besitzt diese Tumorlokalisierung nur beim ganz oberflächlich gelegenen Mamma-Karzinom eine Zuverlässigkeit, wovon wir uns neben *Cramer* und *Pabst* überzeugen konnten. Für die radikale Entfernung eines Mammakarzinoms und vor allem für die Feststellung der Ausdehnung eines Tumors während der Operation besitzt die Lokalisierung mit Hilfe der Betasonde Vorteile.

Die Technik wurde im vorangegangenen Kapitel E. 1. (S. 185) beschrieben. Wir haben in einigen Fällen bei der Ablatio mammae Kontrolluntersuchungen von verdächtigen Lymphknoten mit Hilfe der Betameßsonde nach Injektion von P-32 vorgenommen. **(Abb. 121)**. Durch den Anschluß eines Lautsprechers an das Zählgerät wurden die Impulszahlen hörbar gemacht. Auf Grund der festgestellten höheren Impulsrate wurde das entsprechende Gebiet gesondert entfernt und histologisch untersucht. Bezirke mit höherer Aktivitätskonzentration erwiesen sich histologisch als sichere Metastasen **(Tab. 40)**. Diese Lokalisierungstechnik kann bei weitgehender Anwendung zu einer Verbesserung der Operationsergebnisse führen.

Tab. 40. In der Tabelle sind die Impulszahlen der verdächtigen Gewebebezirke dem histologischen Befund gegenübergestellt

Histologische Diagnose	Impulsraten
1. Großzelliges entdifferenziertes Adenokarzinom	1500
2. Quergestreifte Muskulatur	150
3. Metastasen eines entdifferenzierten Adenokarzinoms	2000
4. Lymphknoten, teilweise mit Metastasen	600
5. Lymphknotenmetastasen	1500
6. Hämorrhagisch durchsetztes Fettgewebe	230
7. Quergestreifte Muskulatur	160
8. Lymphknotenmetastasen	2100
9. Lymphknotenmetastasen	2100—3000
10. Fettgewebe, teilweise hämorrhagisch durchsetzt	220
11. Lymphknoten mit kleinen Metastasen	1100
12. Zwei Lymphknoten, der eine mit Metastase	1400
13. Metastase	2400—3000
14. Fettgewebe, außen angelagert Bröckel eines Karzinoms	750

3. Die Diagnose und Lokalisierung von Melanomen und Hauttumoren mit P-32

Die Verwendung von radioaktiven Isotopen zur Erkennung von Geschwülsten auf Grund ihrer Stoffwechselbesonderheiten (*Jones* u. *Kenney*) stellt nach den bisherigen Berichten eine geeignete und schonende diagnostische Methode dar. Nachdem *Selverstone* mit einem Spezialsondenzählrohr intraoperativ durch Kontaktmessungen die Tumorausdehnung bei Hirntumoren relativ genau abgrenzen konnte und *Lowbeer* über eine erfolgreiche Diagnostik bei oberflächlichen Brusttumoren berichtete, wurde dieses Testverfahren auch in die Diagnostik der Hauttumoren insbesondere zur Erkennung der Melanozytoblastome eingeführt (*Cramer*, *Pabst*, *Bauer* u. *Steffen*, *Herzberg* u. *Kimmig* u. Mitarb.).

Die Methode besteht darin, den als anorganisches Salz i. v. applizierten Radiophosphor P-32 als Tracer zum Nachweis der gesteigerten Phosphoraufnahme des

Tumors zu benutzen. Phosphorsäure ist in den energiereichen Phosphor-Verbindungen als Baustein der Nukleinsäuren an allen Vermehrungsvorgängen der Zellen beteiligt. Eine gesteigerte Synthese der Nukleinsäuren, die sich grundsätzlich in allen Geweben mit vermehrter Zellteilung findet, führt daher auch zu einer erhöhten Phosphoraufnahme. Das i. v. gegebene Radiophosphat wird sich nach Ausgleich mit dem vorhandenen inaktiven Phosphat-*Pool* des Organismus entsprechend dem Phosphorstoffwechsel in den einzelnen Organen und Geweben anreichern. Auf Grund der Beta-Strahlung von P-32 läßt sich die P-32-Aufnahme durch ein Geiger-Müller-Zählrohr von außen messen. Die harte Beta-Strahlung von 1,3 MeV besitzt jedoch nur eine Durchdringungsfähigkeit im Gewebe von maximal 7.5 mm. Tiefer liegende Gewebe lassen sich also nicht mehr beurteilen. Hierin liegt die Fehlermöglichkeit der Methode, da Tumoren unterhalb dieser Grenze trotz gesteigerter Stoffwechselaktivität durch das darüberliegende meist normale Gewebe nicht mehr feststellbar sind.

Von unserer Seite (*Schumacher*, *Schwarz* u. *Weise*) wurde auf einen weiteren Fehler hingewiesen, der auf der falschen Interpretation der erhaltenen Ergebnisse beruht, wenn diese gesteigerte Stoffwechselaktivität ohne weiteres als Tumordiagnostikum gewertet wird. Wie wir in unseren Untersuchungen an den verschiedenen Hautaffektionen, die diagnostisch einwandfrei, histologisch gesichert waren, nachweisen konnten, können auch gutartige Hauttumoren eine gesteigerte P-32-Aufnahme zeigen, so daß diese Testuntersuchung im Hinblick auf eine einwandfreie Tumordiagnostik ausscheidet. Gerade im Hinblick auf die Erkennung des malignen Melanoms, bei dem die chirurgischen Maßnahmen in Form einer Probeexzision die Gefahr einer Metastasierung mit sich bringen, wäre die Früherfassung mit Hilfe eines Tumortestes von besonderer Bedeutung. Da eine falsche Deutung der erhaltenen P-32-Meßergebnisse jedoch schwerwiegende nachteilige Folgen bringen kann, muß die Folgerung des Testergebnisses im Sinne eines Tumortestes unterbleiben.

Eine gesteigerte Stoffwechselaktivität ist die Vorbedingung jeder Zellvermehrung. Sie ist aber kein Kriterium für ein malignes Wachstum. Wenn dieser Test auch auf dem Gebiet der Dermatologie als Differentialdiagnostikum zur Erkennung der bösartigen Tumoren ausscheidet, so ist doch die Möglichkeit gegeben, unter sorgfältiger Beachtung der Fehlermöglichkeiten etwas über die Stoffwechselaktivität auszusagen.

Methodik

Der Patient erhält 100 μC P-32 als Ortophosphat in isotonischer Lösung i. v. verabfolgt. Eine Stunde und 24 Stunden nach der Injektion wird der erkrankte Hautbezirk entsprechend seiner Größe ausgeblendet mit einem Beta-Zählrohr gemessen. Zur Feststellung eines Vergleichswertes erfolgt dann die Messung eines gesunden Hautbezirkes, möglichst eine korrespondierende Stelle. Aus den beiden Messungen läßt sich dann der Quotient bilden:

$$Q = \frac{\text{Impulse pro Minute erkrankter Hautbezirke}}{\text{Impulse pro Minute gesunder Vergleichsstellen}}$$

Dieser Quotient gibt den Grad der vermehrten Phosphoraufnahme in dem erkrankten Bereich wieder. Um den statistischen Fehler möglichst klein zu halten, sollen mindestens 1000 Impulse gezählt werden. Da es sich hier um eine Verhältniszahl aus den Messungen von zwei möglichst korrespondierenden Bezirken handelt, ist dieser Wert von den individuellen Verschiedenheiten unabhängig. Werte im Bereich von 1,0 bis 1,3 sind noch als Normalwerte anzusehen. Werte über 1,3 bis 10,0 spiegeln den entsprechenden Grad der Stoffwechselaktivität wieder, wobei allerdings berücksichtigt werden muß, daß schon geringe Schichten von normalem Gewebe die einwandfreie Beurteilung erschweren können.

F. Blutvolumen und Kreislaufdiagnostik

Einleitung. Die Vorteile der Anwendung radioaktiver Isotope zur Kreislaufdiagnostik in der Chirurgie liegen vor allem in der relativ schnellen und zuverlässigen Erfassung der entsprechenden hämodynamischen Werte mit meist größerer Meßgenauigkeit gegenüber der Verwendung der bisher gebräuchlichen Substanzen, wie Farbstoffe, Äther, Decholin u. a. Ein weiterer Vorteil ist bei der Verwendung der außerordentlich geringen Substanzmenge, z. B. bei der Bestimmung des Blutvolumens, die schnelle Wiederholungsmöglichkeit der Untersuchung.

Neben der direkten Feststellung des Erythrozytenvolumens durch die Markierung der roten Blutkörperchen kann auch das Plasmavolumen genau bestimmt werden. Zur Klärung funktioneller Größen der Hämodynamik sind neue zuverlässige diagnostische Untersuchungsmethoden hinzugekommen, die besonders in der Herzchirurgie bei der präoperativen Herzdiagnostik als wesentliche Unterstützung angesehen werden. Die Technik und Durchführung der neuen Methoden sollen im folgenden ausführlich geschildert werden.

1. Die Bestimmung des Blutvolumens und dessen Bedeutung für die Operation

Zur exakten Operationsvorbereitung genügt es heute nicht mehr, für die Beurteilung der Blut- und Plasmaverhältnisse lediglich ein Blutbild anzufertigen und den Hämoglobinwert zu bestimmen. Wie es auch aus den Untersuchungen von *Ziffren, Cole, Reich* und *Wagner* sowie *Guth* und *Zorn* hervorgeht, erzeugen diese Werte allein ein trügerisches Gefühl der Sicherheit. Bei älteren Patienten, insbesondere bei Karzinomträgern, bei denen größere intraabdominelle und intrathorakale Eingriffe vorgenommen werden müssen, sind exakte Bestimmungen des Erythrozyten- und Plasmavolumens erforderlich. Hier haben sich vor allem die Markierung der korpuskularen oder der makromolekularen Elemente (Erythrozyten oder Plasmaeiweißkörper) bewährt. Das Gesamtblutvolumen läßt sich bestimmen, indem man dem venösen Blut eine genau definierte Substanzmenge zusetzt und aus deren Verdünnung dann die zirkulierende Blutmenge errechnet. Im allgemeinen wurde bisher zur Bestimmung der Blutmenge Geigyblau 536 verwandt. Dieser Farbstoff geht mit dem Serumalbumin eine Verbindung ein und wird deshalb sehr langsam eliminiert. Der Nachteil für die Bestimmung des Blutvolumens während der Operation ist neben einigen technischen Mängeln die Unmöglichkeit einer kurzfristigen Wiederholung. Gerade wegen der Unzulänglichkeit der bisherigen Verfahren wurde die Isotopenmarkierung der Blutbestandteile mit der wesentlich erhöhten Meßgenauigkeit in allen größeren Kliniken eingeführt. **Tabelle 41** gibt einen Überblick über die verwendeten radioaktiven Isotope zur Blutvolumen- und Kreislaufdiagnostik. Wir müssen bei der Bestimmung des Blutvolumens unterscheiden zwischen

a) der Plasmavolumenbestimmung und
b) der Erythrozytenvolumenbestimmung.

Zur Plasmavolumenbestimmung eignet sich am besten das mit Jod-131 markierte menschliche Serumalbumin (J-131 HSA). Zur radioaktiven Markierung der Erythrozyten allein wird das Cr-51 oder das P-32 herangezogen. Wenn eine gleichzeitige Bestimmung des Plasmavolumens und des Erythrozytenvolumens erforderlich ist, kann das Plasmavolumen auch durch das Fe-59 bestimmt werden.

Tab. 41. Aufstellung der radioaktiven Isotope, die zur Blutvolumen- und Kreislaufdiagnostik verwendet werden

Isotope	HWZ	Untersuchung
J-131 Serumalbumin	8 Tage	Blutvolumenbestimmung Herz- und Kreislaufdiagnostik
P-32	14,5 Tage	Markierung der Erythrozyten Erythrozytenvolumenbestimmung Kreislaufuntersuchung
Fe-59	45 Tage	Plasmavolumenbestimmung Markierung der Erythrozyten Kreislaufuntersuchung
Cr-51	27 Tage	Markierung der Erythrozyten Erythrozytenvolumenbestimmung Lebensdauerbestimmung der Erythrozyten
Na-24	15 Stunden	Kreislaufuntersuchungen Gewebsclearancebestimmung
J-131	8 Tage	Gewebsclearence, Durchblutungstest
Au-198	2,7 Tage	Selektive Radiokardiographie Leberdurchblutung
J-131 Methyljodid	8 Tage	Selektive Radiokardiographie Prüfung der Hämodynamik im linken Herzen
K-42	12,5 Stunden	Kreislaufdiagnostik

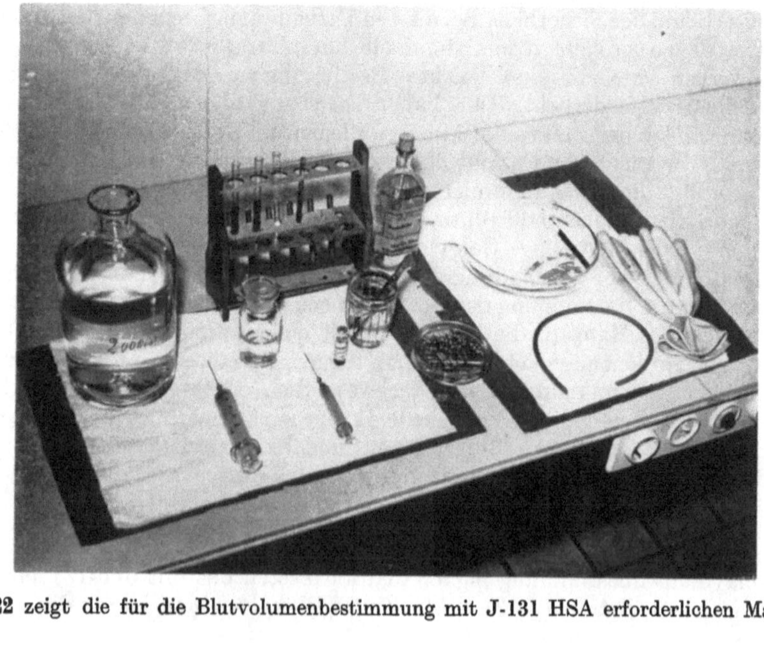

Abb. 122 zeigt die für die Blutvolumenbestimmung mit J-131 HSA erforderlichen Materialien

Methodik. Für die Durchführung einer Blutvolumenbestimmung wird folgendes benötigt **(Abb. 122)**:

a) 7,5 μC Jod-131-HSA,
b) 50 cm³ sterile physiologische Kochsalzlösung,
c) eine 2-l-Flasche, die mit 2 l Leitungswasser gefüllt ist und der 5 cm³ inaktives Plasma zugesetzt wird.
d) 1 sterile 1-cm³-Glasspritze zur Abfüllung der Aktivität,
e) 1 sterile 2-cm³-Spritze, die mit Heparinlösung benetzt ist, zur Aufnahme des Blutes,
f) 1 sterile 2-cm³-Spritze, die mit Heparin benetzt ist zur Blutentnahme für den Hämatokritwert,
g) 1 Hämatokritröhrchen,
h) 1 sterile 20-cm³-Spritze,
i) 2 Röhrchen für Bohrlochkristallmessungen,
k) 1 Szintillationszähler mit NaJ(Tl)-Bohrlochkristall 5,08 ccm (Abmessungen des Bohrlochkristalls möglichst 4,5 × 5 cm),
l) 1 Bleiabschirmung für den Szintillationszähler möglichst mit 5 cm Bleiwandung,
m) 1 Dekadenzähler für den Anschluß von Szintillationszählern mit Impuls- oder Zeitvorwahl.

Durchführung

1. Der Patient, bei dem eine Blutvolumenbestimmung mit J-131-Human- Serumalbumin (J-131 HSA) durchgeführt werden soll, muß sicherheitshalber einen Tag vorher 2 bis 3 Eßlöffel Jodkali erhalten, um die Schilddrüse zu blockieren. Diese Blockierung der Schilddrüse mit Jod ist nur eine Sicherheitsmaßnahme, da nur eine sehr geringe Menge, meist weniger als 1%, in anorganischer Form im Jod-131 HSA vorliegen. Man kann also in dringenden Fällen auch auf die Jodkaligabe verzichten. Will man die Untersuchung möglichst genau gestalten, so kann man zwei Blutproben im Abstand von 10 min entnehmen.
2. In ein steriles Glasgefäß werden 50 cm³ physiologische Kochsalzlösung eingefüllt und dann 7,5 μC des J-131-HSA zugegeben.
3. Mit einer 20 cm³ Glasspritze werden genau 20 cm³ der gut vermischten Lösung aufgezogen. Diese 20 cm³ werden dem Patienten intravenös mit einer 3er-Kanüle injiziert. Es ist hierbei wichtig, daß nicht paravenös injiziert wird, da sonst falsche Werte erhalten werden.
4. Nach genau 15 min wird ohne Stauung aus dem anderen Arm durch eine 3er-Kanüle Blut entnommen. Es hat sich als unbedingt notwendig erwiesen, hierzu eine aktivitätsfreie Kanüle zu verwenden.
5. In einer 5 cm³ Glasspritze, die mit Liquemin zur Verhinderung der Blutgerinnung benetzt sein muß, werden ungefähr 2 cm³ Blut entnommen.
6. Dann wird die Spritze abgesetzt und 2 cm³ Blut werden aus der Kanüle in das Meßröhrchen, das ebenfalls mit etwas Liquemin benetzt sein muß, hineingelassen. In manchen Fällen wird zur Sicherheit nach nochmals 10 min eine weitere Blutentnahme von 2 cm³ Blut in einem vorher mit Liquemin benetzten Meßröhrchen notwendig.
7. Das in der Injektionsspitze aufgezogene Blut wird mit einer Kanüle in ein Hämatokritröhrchen bis zur obersten Marke eingefüllt.
8. Dieses Hämatokritröhrchen wird im Anschluß daran in einer Zentrifuge bei 3000 Umdrehungen genau 30 min zentrifugiert. An den Marken ist dann der Hämatokrit ablesbar. Der Hämatokritwert bei Normalpatienten liegt zwischen 42 bis 47%. (Bei Männern etwa 42 bis 43%, bei Frauen etwa 46 bis 47%.)

9. Die zur Injektion verwendete 20 cm³ Spritze wird unter fließendem Wasser mehrmals gespült. Nun wird genau die gleiche Menge des injizierten Materials in dieser Spritze nochmals aufgezogen, in die mit genau 2 Liter Leitungswasser gefüllte Glasflasche gegeben und damit der sog.Standard hergestellt. Es ist wichtig, diese Standardlösung kräftig zu schütteln, um eine gleichmäßige Mischung zu erlangen.

10. Dann werden 2 cm³ des Standards mit einem Falttrichter aus Ölpapier in ein Meßröhrchen eingefüllt. Jetzt erfolgt die Messung der Standardlösung im Bohrlochkristall eines Szintillationszählers. Die Impulszahl pro Minute abzüglich des Nulleffektes wird notiert.

11. Im Anschluß daran wird die Blutprobe ebenfalls gemessen und die Impulsrate festgestellt.

12. Die Impulse der Standardlösung werden durch die Impulszahlen des Blutes dividiert und dann mit der cm³-Zahl der Standardlösung in diesem Fall mit 2000 multipliziert. Das Ergebnis ist das Gesamtvolumen in cm³.

    Der abgelesene Hämatokritwert ist der sog. Venenhämatokrit. Er muß mit dem Faktor 0,92 multipliziert werden, damit man den Körperhämatokrit erhält.

    Gesamtvolumen × Körperhämatokrit = Erythrozytenvolumen
    Gesamtvolumen — Erythrozytenvolumen = Plasmavolumen.

13. Im Anschluß daran erfolgt die Errechnung des Sollblutvolumens nach dem Normogramm **Abbildung 123** oder nach den Mittelwerten von *Gray* und *Franke*:

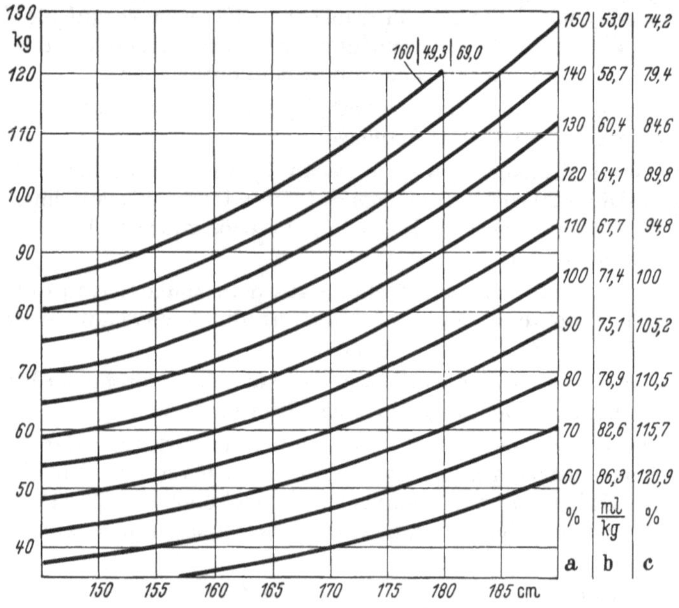

Abb. 123. Nomogramm zur Bestimmung des Sollblutvolumens nach *J. Schröder*, *D. Börner* und *R. Qualo*, Zeitschr. f. Kreislaufforschung, Bd. 47, Nr. 15/16, 1958, S. 717
Spalte a: Abweichung vom Sollgewicht, Spalte b: Zugehörige Blutvolumina/kg Körpergewicht, Spalte c: Zirkulierende Blutmenge in Prozent bezogen auf die Soll-Blutmenge bei Normalgewichtigen (= 100 Prozent).

Gesamtsollvolumen in m cm^3 = 71,4 × kg Körpergewicht
Erythrozytensollvolumen = 30,3 × kg Körpergewicht
Plasmasollvolumen = 41,1 × kg Körpergewicht.

14. Bei Wiederholung der Blutvolumenuntersuchung ist es wichtig, vor der Injektion des J-131-HSA eine Blutprobe als Nulleffekt zu entnehmen. Die Aktivität der Blutentnahme vor Injektion wird dann von der Aktivität im Blut nach Injektion des radioaktiven Materials abgezogen und nun die gleiche Rechnung, wie bereits beschrieben, durchgeführt. Haben Patienten vorher eine Therapie mit radioaktiven Substanzen erhalten, so muß die injizierte Aktivität mindestens den doppelten Wert der Blutaktivität vor der Injektion ausmachen, um brauchbare Meßwerte zu ergeben.

Beispiel:

Größe: 1,60 m Gew. 60 kg

Sollvolumen:

60 × 0,0714 = 4,28 l = Gesamtblutvolumen
60 × 0,0303 = 1,82 l = Erythrozytenvolumen
60 × 0,0411 = 2,46 l = Plasmavolumen

Messung:

Standard:	Blutentnahme:
2 cm^3 = 6543 Imp/min	2 cm^3 = 3050 Imp/min
— NE = 150 Imp/min	— NE = 150 Imp/min
6393 Imp/min	2900 Imp/min

Hämatokrit = 46,8% × Korr. Fakt. 0,92 = 43,1%
(Standardimpulse = S, Blutimpulse = B)

S = Imp/min cm^3 des Standard B = Imp/min cm^3 der Blutprobe

$$\frac{S \cdot 200}{B} = \text{Gesamtblutvolumen}$$

Erythrozytenvolumen = Gesamtblutvolumen × Hämatokrit
Plasmavolumen = Gesamtblutvolumen — Erythrozytenvolumen

$$\frac{6393 \cdot 2000}{2900} = 4410\ \text{cm}^3 = 4{,}41\ \text{l Gesamtblutvolumen}$$

4,41 × 43,1 Hämatokrit = 1,90 l Erythrozytenvolumen
4,41 — 1,90 Erythrozytenvolumen = 2,51 l Plasmavolumen

Etwa 2 bis 3 min nach der Injektion ist im Normalfalle eine vollständige und ausreichende Durchmischung des Blutes erfolgt. Bei den Patienten mit Herz- und Kreislauferkrankungen kann diese Durchmischungszeit verzögert sein. Diese Verzögerung überschreitet relativ selten die Zeitdauer von 10 bis 15 min nach der Injektion. Die Blutentnahme soll daher 10 bis 15 min nach der Injektion erfolgen. Nur in den ganz seltenen Fällen, bei Patienten mit erheblichen kardialen Ödemen, kann die Durchmischungszeit bis auf 25 min verlängert sein. Die Plasmajodaktivität bleibt 25 min konstant und nimmt auch in 24 Stunden nur wenig ab. Wenn keine größere Menge von anorganischem Jod im J-131-HSA vorliegt, erübrigt sich eine zweite Blutentnahme mit der Extrapolierung der Meßwerte auf den Zeitpunkt null.

Diese Extrapolation auf den Zeitpunkt „null" kann erforderlich werden, wenn die markierte Substanz im Sinne einer e-Funktion aus dem Kreislauf verschwindet. In diesem Falle werden die Impulszahlen von 2 oder besser 3 Blutentnahmen, die in Zeitabständen von 5 oder 10 min erhalten wurden, halblogarithmisch aufgetragen. Die durch diese Punkte gelegte Gerade wird bis zum Zeitpunkt „null" verlängert. Dort kann dann die Impulsrate abgelesen werden, die zu diesem Zeitpunkt theoretisch vorhanden war.

Wie *Guth* und *Zorn* u. a. bei Blut- und Plasmavolumenbestimmungen zeigen konnten, war bei 40% der Tumor-Kranken mit normalen Hämoglobin- und Erythrozytenzahlen teilweise das Erythrozyten- und das Plasmavolumen erheblich erniedrigt. Auf Grund der üblichen Bestimmung des Blutstatus war die Reduzierung des Blutvolumens nicht erkennbar. Die Patienten hatten bei normalen Hämoglobin- und Erythrozytenwerten in extremen Fällen ein Defizit bis zu 1,8 Liter.

Eine deutliche Herabsetzung des Plasmavolumens sowie des Erythrozytenvolumens ist bei älteren Patienten im Alter zwischen 50 und 80 Jahren vorhanden. Auch bei Karzinomträgern waren Plasma- und Erythrozytenvolumen z. T. erheblich reduziert. Der Ausgleich des Defizits vor der Operation ist bei älteren Patienten von ausschlaggebender Bedeutung für die Operationsmortalität. Es kann damit dem intraoperativen und dem postoperativen Volumenmangelkollaps vorgebeugt werden. Durch die Zugabe der notwendigen Blutbestandteile, z. B. bei ausschließlichem Mangel an Erythrozyten mit der Transfusion gewaschener Erythrozyten, kann eine optimale Zusammensetzung erreicht werden.

Zur Herabsetzung des Operationsrisikos durch den intra- und post-operativen Volumenmangelkollaps empfiehlt es sich, die Blutvolumenbestimmung mit radioaktiven Isotopen als Routinemethode bei der Klinikaufnahme des Kranken durchzuführen, damit sofort mit der Substitution des Defizits begonnen werden kann. Die letzte Infusion von Blut oder Serum sollte nicht unmittelbar vor dem Operationstag vorgenommen werden.

Die Isotopenuntersuchung besitzt hierbei den Vorteil, daß bei drohenden Kollapszuständen intra operationem die Blutvolumenbestimmungen wiederholt werden können, um noch eine rechtzeitige Substitution der fehlenden Blutbestandteile zu erreichen.

a) Die Markierung der Erythrozyten

Für die Blutvolumenbestimmung, insbesondere für die Erythrozytenvolumenbestimmung, für kreislaufdiagnostische Untersuchungen, sowie für die Klärung einiger Fragen der Lebensdauer roter Blutkörperchen hat sich die Markierung von Erythrozyten mit radioaktiven Isotopen von besonderem Vorteil erwiesen. Inzwischen zeigte es sich, daß mehrere radioaktive Isotope für die Etikettierung der Erythrozyten geeignet sind. Die zur Etikettierung der Erythrozyten verwendeten radioaktiven Isotope sind Radiochrom Cr-51, Radiophosphor P-32 und seltener auch Radioeisen als Fe-55 oder Fe-59. Das Verfahren der Erythrozytenmarkierung besteht im wesentlichen darin, daß eine bestimmte Menge der entsprechenden Substanz einer bestimmten Blutmenge meist in vitro hinzugegeben wird. Das radioaktive Isotop dringt mehr oder weniger schnell in die Erythrozyten ein und wird dort teilweise fest gebunden. Im Anschluß daran werden die so markierten Erythrozyten gewaschen und transfundiert.

Dieses Verfahren der Erythrozytenmarkierung, das erstmalig 1940 von *Hahn* und *Hevesy* mit P-32 in vivo durchgeführt wurde, wandelte sich sehr bald zu einem Verfahren in vitro.

b) Die Markierung mit Cr-51

Das radioaktive Chrom zeigt eine bestimmte Affinität zu den Erythrozyten. Wird Chrom 51 einer Blutlösung zugesetzt, so wandert es sehr rasch bis etwa 80% innerhalb der ersten halben Stunde in die Erythrozyten und wird dort relativ fest gebunden. Anfänglich nahm man an, daß das Chromat an das Globin angelagert wird. Inzwischen konnten jedoch einige Untersucher das radioaktive Chrom auch in den Blutschatten nachweisen, so daß man annehmen muß, daß das Chrom wahrscheinlich an der Membran der roten Blutkörperchen haftet. Diese Haftung des Chroms ist eine ideale Voraussetzung für die Bestimmung des Erythrozytenvolumens. In 30 min sind etwa 80%, und in zwei Stunden etwa 93% der zugesetzten Chrommenge in den Erythrozyten aufgenommen. Durch den Zusatz von Ascorbinsäure ist man in der Lage, den Vorgang der Markierung jederzeit zu unterbrechen. Das ungebundene Chromat wird durch die Ascorbinsäure sofort reduziert und kann dann nicht mehr in die roten Blutkörperchen einwandern. Das in den roten Blutzellen aufgenommene Chrom wird hierbei nicht verändert. *Sterling* und *Gray* konnten nachweisen, daß in die roten Blutkörperchen eingewandertes Chrom schnell in eine nicht diffundierende Form umwandelt wird. Gegenüber der Markierung mit radioaktivem Phosphor P-32 bleibt das radioaktive Chrom fester an das rote Blutkörperchen gebunden.

Chrom 51 hat eine physikalische Halbwertszeit von 26 Tagen. Der größte Teil der Strahlung besteht überwiegend aus nicht meßbarer K-Strahlung. Nur 10% davon bestehen aus einer 0,32 MeV-Gammastrahlung, die etwa ähnlich der Jod-131-Strahlenenergie ist. Für die Messung der geringen Intensität sind daher hochempfindliche, gut abgeschirmte Szintillationszähler empfehlenswert.

Methodik. Zur Durchführung der Erythrozyten-Markierung mit Cr-51 wird folgendes benötigt:

a) 100 μC Chrom-51 als Natriumchromat in isotonischer Kochsalzlösung
b) 1 sterile 50 cm^3 Injektionsspritze mit 0,5 cm^3 Heparin
c) 50 mg Ascorbinsäure
d) 2 Röhrchen für Bohrlochkristallmessungen
e) 1 Szintillationszähler mit NaJ(Tl)-Bohrlochkristall (Abmessungen des Bohrlochkristalls möglichst 4.5 × 5cm)
f) 1 Bleiabschirmung für den Szintillationszähler, möglichst mit 5 cm Bleiwandung
g) 1 Dekadenzähler für den Anschluß von Szintillationszählern mit Impuls- oder Zeitvorwahl.

Durchführung.

1. In eine sterile 50 cm^3 Injektionsspritze werden 0,5 cm^3 Heparin aufgezogen oder eine entsprechende Menge der ACD-Lösung.
2. Danach werden 100 μC Chrom-51 in einer 50 cm^3-Spritze aufgezogen.
3. In der gleichen Injektionsspritze werden aus einer Armvene 40 bis 50 cm^3 Blut des Patienten aufgezogen. Der Chromgehalt entspricht dabei weniger als 10 μg pro cm^3. Die vorhandene Verdünnung während der Markierung ist wichtig. *Ebaugh*, *Nechles* und Mitarbeiter wandten die übliche ACD-Lösung an, *Owen* fand jedoch, daß die spezielle ACD-Lösung, die

   2,5 g Binatriumzitrat,
   0,8 g Zitronensäure und
   1,2 g Dextrose

in 100 cm^3 enthielt, eine bessere Markierung in einer Zeit von 15 bis 20 min ergab. Der *p*H-Wert soll um etwa 5,0 liegen.

4. Die Injektionsspritze wird im Anschluß daran bei Zimmertemperatur eine halbe bis eine Stunde unter gelegentlichem Schütteln aufbewahrt. In dieser Zeit sind etwa 75 bis 85% der Cr 51-Aktivität an die roten Blutzellen fest gebunden. *Read* konnte zeigen, daß nach Hinzufügung von 50 mg Ascorbinsäure das ungebundene Chromat reduziert wird, und daß damit der Markierungsvorgang unterbrochen wird.
5. Im Anschluß daran wird die Spritze gewogen und die gesamte Menge bis auf 5 cm^3 des Blutes wieder in den Patienten injiziert. Zur exakten Bestimmung der injizierten Dosis empfiehlt es sich, die Spritze erneut zu wiegen. Wenn die Aktivität des Plasmas von der gesamt gegebenen Menge abgezogen wird, dann erhält man die eigentliche Impulsrate der roten Blutzellen.
6. Die Probe der verbliebenen 5 cm^3 muß gemessen und der Hämatokrit zur Berechnung der Plasmaaktivität festgestellt werden.
7. Aus diesen Werten läßt sich das Erythrozytenvolumen errechnen.
   Die injizierte Gesamtaktivität G ist gleich der Impulsrate pro cm^3 des Blutes mal dem injizierten Volumen in cm^3.
   Die Impulsrate des injizierten Plasmas ist:
   $$P = \frac{\text{Imp./cm}^3 \text{ des inj. Plasmas} \cdot \text{Volumen} \cdot 100 - \text{Hämatokrit}}{100}$$
   Die Impulsrate der injizierten Erythrozyten ist dann:
   $$E = G - P.$$
   Der Hämatokrit des injizierten Blutes ist durch die verschiedenen Gerinnungsmittel unterschiedlich.
   Das Erythrozytenvolumen kann auch direkt gemessen werden, indem das Serum der injizierten Blutmenge 2 bis 3 mal mit physiologischer NaCl-Lösung ausgewaschen wird.

Im Normalfall ist eine ausreichende Durchmischung nach etwa 15 min erreicht. Es besteht die Möglichkeit, nach der Injektion etwa eine Stunde zu warten, bis das reduzierte Chrom ausgeschieden ist, um Fehler bei den folgenden Untersuchungen auszuschließen. Für die Blutentnahmen ist die Spritze vorher mit Liquemin zu benetzen, um eine Blutgerinnung zu verhindern. Es werden zwei Blutproben, nach 15 min und nach 30 min, entnommen, und von jeder wird der Hämatokrit gemessen.

Die Impulsrate der roten Blutkörperchen R ist dann gegeben durch

$$R = \frac{\text{Impulse im Gesamtblut}}{\text{Volumen der Probe}} \cdot \frac{100}{\text{Hämatokrit}}$$

Das Erythrozytenenvolumen ergibt sich aus

$$V = \frac{E}{R}$$

Falls die roten Blutzellen direkt gemessen wurden, ist keine Hämatokritkorrektion in der Berechnung R notwendig.

Es gibt noch eine andere Methode, bei der die roten Blutkörperchen vor der Infusion gewaschen werden, um jede Aktivität außerhalb der Zelle ausschließen zu können. Die Berechnung des Erythrozytenvolumens ist hierbei einfacher. Durch die Feststellung der absoluten injizierten Impulszahl kann im Anschluß aus der Blutprobe der Grad der Verdünnung und damit das Erythrozytenvolumen direkt berechnet werden.

Nur bei erheblichen Blutverlusten oder Zellzerstörungen etwa infolge schwerer hämolytischer Anämie verändert sich die Größe des Erythrozytenvolumens in den ersten Stunden. Wenn die Bestimmungen nach einer Injektion über eine Anzahl von Tagen erfolgen, so muß der Aktivitätsverlust durch die Auswaschung des Cr. aus den Erythrozyten nach jedem Tag mit etwa 1% korrigiert werden. Es handelt sich hierbei um einen Faktor, der über die gesamte Zeit der Lebensdauerbestimmung der roten Blutkörperchen konstant bleibt. Siehe auch Seite 240: Faktoren, die die Markierung mit Cr 51 beeinflussen.

c) Die Markierung der Erythrozyten mit P-32

Dieses Verfahren der Erythrozytenmarkierung mit P-32 wurde erstmalig 1940 von *Hahn* und *Hevesy* beschrieben. *Nylin* ging von der in vivo Markierung auf die Etikettierung in vitro über. Nach *Jonas* erfolgt die Aufnahme des P-32 in die Erythrozyten durch Adsorption des Phosphats an die Zellen nach einer *Freundlich*schen Adsorptionsisotherme, wobei das Phosphat von einem aus Kalziumionen, Proteinketten und Lecithinmolekülen zusammengesetzten Komplex adsorbiert wird. Gegenüber der Markierung mit radioaktivem Chrom beträgt die Aktivitätsabnahme eine Stunde nach der Injektion etwa 4 bis 8%. Der Aktivitätsabfall innerhalb von 24 Stunden liegt bei 50%. Zu dem Zeitpunkt der Blutentnahme für die Blutvolumenbestimmung, im allgemeinen 15 Minuten nach der Injektion, ist der Aktivitätsabfall der Erythrozyten mit 1% so gering, daß er vernachlässigt werden kann.

Methodik. Für die Durchführung der Erythrozyten-Volumenbestimmung durch die Markierung der Erythrozyten mit P-32 wird folgendes benötigt:

a) 20 μC P-32 als Orthophosphat in isotonischer Lösung.
b) Ein 20 cm^3 Zentrifugenröhrchen steril mit einer sterilen Gummikappe.
c) Eine 20 cm^3 Injektionsspritze steril.
d) Eine Ampulle Heparin steril
e) Eine 2 cm^3 Glasspritze, die mit Heparin benetzt ist zur Blutentnahme.
f) Eine 2 cm^3 Glasspritze, die mit Heparin benetzt ist zur Blutentnahme für den Hämatokritwert.
g) Einige Hämatokritröhrchen.
h) Filtrierpapier und Zellophan.
i) Ein Strahlungsmeßgerät mit Betazählrohr.

Durchführung.

1. Dem Patienten werden 15 bis 20 cm^3 Blut in einer Injektionsspritze, die mit Heparin benetzt ist, venös entnommen. Das Blut wird dann in ein Zentrifugenröhrchen, das ebenfalls mit Heparin benetzt ist, gefüllt.
2. 20 μC P-32 als Orthophosphat in steriler isotonischer Lösung werden dem Blut zugefügt.
3. Das Blut wird eine Stunde bei 37° C unter gelegentlichem Schütteln aufbewahrt.
4. Nach einer Stunde sind ungefähr 50% des Radiophosphors in den Erythrozyten aufgenommen worden. Jetzt werden die Erythrozyten 3 mal mit physiologischer Kochsalzlösung gewaschen.
5. Das Blut wird jetzt reinjiziert. Um die genaue Menge der reinjizierten Aktivität feststellen zu können, ist es erforderlich, entweder die Injektionsspritze vor und nach Injektion zu messen oder das Gewicht festzustellen. In einer gut geeichten Spritze muß die injizierte Menge möglichst genau abgelesen werden.

6. 1 cm^3 von dieser Menge wird in eine Flasche gegeben, die vorher mit 2 Liter Wasser gefüllt wurde.
7. Nach 15 Minuten, die im allgemeinen für eine genügende Durchmischung des Blutes im Patienten ausreichend sind, wird ein Blutprobe von 2 cm^3 dem Pat. aus dem anderen Arm venös entnommen. Zu dieser Zeit beträgt der Aktivitätsverlust der Erythrozyten weniger als 1%.
8. 0,1 cm^3 der Blutprobe und 0,1 cm^3 des Standards werden je auf ein Filtrierpapier aufgetropft und dann in Zellophan eingewickelt. Das Papier wird getrocknet und direkt auf die Meßöffnung des Geiger-Müller-Zählrohrs aufgeklebt.

Aus den Meßwerten ergibt sich bei Kenntnis der Aktivität des Patientenblutes pro cm^3 das Blutvolumen (BV) wie folgt:

$$\mathrm{BV} = \frac{\text{Imp/min von 0,1 cm}^3\text{ Std.} - \text{Nulleffekt} \cdot 2000}{\text{Imp/min 0,1 cm}^3\text{ Blutprobe} - \text{Nulleffekt}}$$

Das Blutkörperchen-Volumen ist dann = BV · Hämatokrit.
Das Plasmavolumen ist = BV — Blutkörperchen-Volumen.

Der Vorteil der P-32-Blutvolumenbestimmung gegenüber der mit Jod-131-HSA und mit Chrom 51 ist, daß die P-32 Markierung nicht die Untersuchungen mit Fe-59 stört. P-32 ist ein reiner Beta-Strahler, während die beiden anderen Gammastrahler sind.

Die Normalwerte des Erythrozytenvolumens liegen bei 24 bis 33 cm^3 pro kg und die Plasma-Volumenwerte bei 32 bis 45 cm^3 pro kg.

Auswertung. Ein erhöhtes Blutvolumen findet sich:

a) bedingt durch einen Anstieg der Zellzahlen:
   1. bei der Herzdekompensation,
   2. bei der Erythrämie (Polycythämia vera),
   3. bei der Leukämie.

b) Bedingt durch ein Ansteigen des Plasmas:
   1. bei der Leberzirrhose,
   2. beim Skorbut,
   3. bei der Splenomegalia.

c) Bedingt durch ein Ansteigen der Zellen und des Plasmas:
   1. nach Anwendung mäßiger Hitze,
   2. bei der Hyperthyreose.

Niedrige Blutvolumenwerte finden sich:

a) bedingt durch ein Absinken der Zellzahlen:
   1. bei chronischer Nephritis,
   2. bei der perniziösen Anaemie.

b) Bedingt durch ein Absinken des Plasmas:
   1. nach Wasserentzug bedingt durch schwere Verbrennungen,
   2. bei der asiatischen Cholera,
   3. nach Exponierung bei großer Hitze und bei dem künstlichen Fieber,
   4. bei verlängerter Exponierung in der Kälte,
   5. nach Aufenthalt in großen Höhen,
   6. beim chirurgischen Schock,
   7. bei der *Addison*schen Erkrankung,
   8. bei der diabetischen Azidose und bei der aufrechten Haltung.

c) Bedingt durch ein Absinken der Zellen und des Plasmas:
   1. bei Blutungen,
   2. beim Myxödem.

Wird nach Trennung der Blutzellen vom Blutplasma in einem bestimmten Erythrozytenvolumen die Aktivität von 1 cm^3 gemessen, so berechnet sich das Erythrozytenvolumen (EV) nach dem einfachen Verdünnungsprinzip:

$$\text{EV [cm}^3] = \frac{\text{injizierte Erythrozytenaktivität}}{\text{Erythrozytenaktivität der Probe in cm}^3}$$

Es kann auch der bereits beschriebene Weg beschritten werden, indem man die Aktivität einer bestimmten Blutmenge mißt und aus der injizierten Aktivität und der vorhandenen Vollblutaktivität das Gesamtvolumen errechnet. Die Bestimmung des Erythrozytenvolumens erfolgt dann über den Hämatokritwert.

Wie von *Nylin* und Mitarb. festgestellt wurde, bleibt die Aktivität der injizierten Erythrozyten innerhalb der ersten 60 min relativ konstant. In diesem Zeitintervall sind also Untersuchungen des Erythrozytenvolumens ohne Korrekturen möglich. Für sehr genaue Erythrozytenvolumen-Bestimmungen hat sich die Verwendung von gewaschenen Erythrozyten als besser erwiesen.

Die Erythrozytenvolumenbestimmungen brachten neue interessante Ergebnisse. So fand *Nylin* bei schweren körperlichen Belastungen ziemlich gleichbleibende Erythrozyten- und Gesamtblut-Volumina. DieseUntersuchungen sprechen gegen das Vorhandensein von größeren Blutdepots beim Menschen. Seine Beobachtungen wurden von *Venrath*, *Bolt* und Mitarb. bestätigt. Auch nach Aderlässen waren weder beim Menschen noch beim Hund größere Abweichungen der bestimmten Volumina gegenüber den berechneten Werten feststellbar. Die Verteilung des Blutes im Körper kann verschieden rasch erfolgen. Im Stehen wird die vollständige Durchmischung viel langsamer erreicht als in liegender Stellung.

Bei der Berechnung des Gesamtblutvolumens aus der radioaktiv markierten Erythrozyten- oder Plasmamenge ist die exakte Hämatokritwertbestimmung ein sehr wesentlicher Faktor. Der von *Vazquez* angegebene Korrekturfaktor bei der Hämatokritbestimmung für das auch nach dem Zentrifugieren noch zwischen den Erythrozyten verbleibende Plasma beträgt 0,98. Dieser Wert gibt jedoch nur eine annähernde Korrektur, die von Fall zu Fall etwas variiert.

d) Isotopenhämatokrit

Durch die von *Zipf* angegebene Bestimmung des Isotopenhämatokrits kann man auf die bisher übliche Hämatokritmessung verzichten.

Nach der Plasmamarkierung wird zunächst in einer bestimmten Menge Vollblut und dann in dem gleich großen Plasmavolumen die Aktivität gemessen. Der Hämatokrit ergibt sich dann aus:

$$\text{Hämatokrit in \%} = 100 \left(1 - \frac{\text{Aktivität pro cm}^3 \text{ Vollblut}}{\text{Aktivität pro cm}^3 \text{ Plasma}}\right).$$

Eine analoge Bestimmung nach radioaktiver Markierung der Blutkörperchen aus der Vollblut- und Erythrozytenaktivität ist nicht möglich, da das zwischen den Erythrozyten verbleibende Plasma eine Fehlermöglichkeit darstellt.

Bazett und *Hevesy* erhielten beim Vergleich der P-32-Blutvolumenbestimmung mit dem Evans-Blau-Verfahren deutliche Unterschiede. Der Grund hierfür kann in der Hämatokritbestimmung liegen. *Stead* und *Ebert* konnten zeigen, daß der Hämatokritwert in den kleineren Gefäßen niedriger ist als in den Gefäßen größeren Kalibers. Daher muß die Zuverlässigkeit aller über den Hämatokritwert berechneten Volumenwerte bezweifelt werden. Hier ermöglicht die Anwendung der radioaktiven Isotope eine Verbesserung der Methodik.

Die Schwierigkeit der Bestimmung eines durchschnittlichen Hämatokritwertes läßt sich durch die gleichzeitige Markierung von Plasma- und Erythrozyten umgehen, indem man die Aktivität und Verdünnung beider Blutbestandteile getrennt voneinander mißt. Näheres darüber ist im Abschnitt Doppelmarkierungen wiedergegeben.

e) Die Markierung der Erythrozyten mit radioaktivem Eisen

Es eignet sich hierfür das Fe-55 mit einer Halbwertszeit von 5 Jahren und das Fe-59 mit einer Halbwertszeit von 47 Tagen. Wegen der leichteren Meßbarkeit und auch auf Grund einer kürzeren Halbwertszeit wird meist das kurzlebige Fe-59 verwendet.

Auf Grund der verschiedenen Strahlungscharakteristik kann man mit Hilfe spezieller Meßtechnik (durch die Verwendung von Differentialdiskriminatoren) beide Isotope im gleichen biologischen Material voneinander unterscheiden (*Peacock* u. Mitarb.) Beim Fe-59 sind höhere spezifische Aktivitäten fast trägerfrei erhältlich, so daß die Verwendung trotz der schwachen Strahlung bei der Eisenbilanz mit Spurendosen wertvoll ist. Hierüber sind ausgedehnte Arbeiten von *Hahn* und *Gibson* und Mitarb. vorhanden, die sich mit dem Eisenstoffwechsel befassen.

Wird Blut mit radioaktiven Eisenionen im Plasma bei 37 Grad Celsius während 24 Stunden geschüttelt, so ist keine Aufnahme in den Erythrozyten feststellbar. Es findet also kein Eisenaustausch statt und daher kann das Eisen nicht wie Chrom oder Phosphor zur Markierung in vitro benutzt werden. Die Markierung der roten Blutkörperchen mit radioaktivem Eisen kann nur der lebende Organismus selbst im Verlauf der Erythropoese im Knochenmark durchführen. Die so im Organismus markierten Blutzellen sind dafür außerordentlich stabil. Das Eisen ist im Hämanteil verankert und kann nur bei völliger Zerstörung des Blutkörperchens wieder herausgelöst werden. Nach 24 Stunden sind die ersten markierten Erythrozyten im Blut nachweisbar. Der Einbau des Eisens in die Erythrozyten geht im Ablauf von etwa 4 bis 7 Tagen vor sich.

Aus dem Auftreten der markierten Erythrozyten kann auch direkt auf die Eisenresorption geschlossen werden. Die markierten Erythrozyten sind bis 3 Tage gegen hypotonische Lösungen etwas weniger stabil als ältere Erythrozyten.

Um mit Eisen markierte Erythrozyten zur Blutvolumenbestimmung verwenden zu können, muß ein Spender für die Markierung der Blutkörperchen herangezogen werden. Dieser Spender kann das radioaktive Eisen entweder als Salz, als Ferrochlorid, Ferrosulfat oder Ferroammonzitrat einnehmen oder er kann durch intravenöse Injektion etwa 1 mg Eisenammonzitrat mit einer Aktivität von 0,5 bis 3 μC Fe-59 in 10 cm^3 physiologischer Kochsalzlösung erhalten. Die ersten markierten Erythrozyten erscheinen nach 24 Stunden im Blut. Die Blutaktivität erreicht nach 21 Tagen das Maximum und nimmt dann nur langsam durch den Abbau der Erythrozyten wieder ab.

Ein Nachteil für die einwandfreie Deutung der Ergebnisse z. B. bei der Bestimmung der Lebensdauer der Erythrozyten ist die Tatsache, daß das abgebaute Eisen, das in den Körperdepots (Leber, Milz, Knochenmark) eingelagert wird, auch wieder in neu gebildetes Hämoglobin eingebaut werden kann.

Solange die Erythrozyten intakt bleiben, wird kein Eisen abgegeben. Nach der völligen Durchmischung der transfundierten Erythrozyten mit dem zirkulierenden Blut läßt sich das Erythrozytenvolumen entsprechend dem Verdünnungsprinzip errechnen:

$$V = \frac{\text{injizierte Aktivität}}{\text{gemessene Aktivität pro cm}^3}.$$

Das so bestimmte Erythrozytenvolumen ist deutlich niedriger als das Ergebnis aus dem mit Farbstoff bestimmten Plasmavolumen und Hämatokritwert.

Nach der vollständigen Durchmischung innerhalb von 10 Minuten bleiben die Blutaktivitätswerte über Stunden und Tage praktisch konstant. Es muß daher angenommen werden, daß fast das ganze Blutvolumen in dauernder Zirkulation ist und keine nennenswerten Reserven zurückbehalten werden. Bei großen Blutverlusten wird zuerst das Blutvolumen durch Einstrom von Körperflüssigkeit und Plasmaneubildung auf das Normalvolumen ergänzt, bis sich durch die dann einsetzende vermehrte Erythropoese auch das Erythrozytenvolumen wieder normalisiert.

Bei der Polycythaemia vera ist das gesamte Blutvolumen hauptsächlich durch die Vermehrung der Erythrozyten erhöht. Hier liefert die direkte Bestimmung mit der Markierung der Blutzellen einwandfreie Resultate.

Da die Markierung der roten Blutkörperchen mit radioaktivem Eisen in jedem Falle über einen Spender gehen muß und die Markierung auch einige Tage in Anspruch nimmt, wird diese Methode zur Bestimmung des Blutvolumens allein kaum herangezogen. Es lassen sich mit den Fe-59 markierten Erythrozyten gleichzeitig Untersuchungen bei bestimmten Erkrankungen des hämatopoetischen Systems durchführen.

f) Die Doppelmarkierungen des Blutes

Bei den sog. Doppelmarkierungen des Blutes kann man die Erythrozyten z. B. mit P-32 einem Betastrahler markieren und das Plasma mit der Evans-Blau-Methode untersuchen. Da das Evans-Blau zum Teil sehr rasch das Gefäß verläßt und andererseits vom RES gespeichert wird, erwies sich dieses Verfahren als nicht zuverlässig. Durch die Möglichkeit der gleichzeitigen Isotopenmarkierung des Plasmas einerseits und der Erythrozyten andererseits, ist eine Methode mit optimaler Bestimmungsgenauigkeit gegeben (*Berson* u. *Yalow*, *Gray* u. *Frank*, *Sterling* u. *Gray*).

Bei diesen Doppelmarkierungen des Blutes kann man die Erythrozyten z. B. mit P-32, einem Betastrahler, markieren und das Plasma mit dem Jod-131 markierten menschlichem Serum-Albumin, einem Gammastrahler. Nach einer entsprechenden Durchmischungszeit lassen sich ohne große Schwierigkeiten beide Strahlungsarten in den Blutproben nebeneinander messen. Es bestehen hier sogar noch andere Kombinatsmöglichkeiten für die Doppelmarkierung. So kann z. B. das Plasma mit dem radioaktiven Eisen Fe-59 markiert werden, da das Eisen nicht in die Erythrozyten einwandert und die Erythrozyten mit P-32. Durch die Verwendung geeigneter Meßapparaturen sogenannter Impulshöhenanalysatoren gelingt es, die Energiespektren mehrerer Isotope qualitativ und quantitativ voneinander zu trennen. Bei Verwendung dieser Geräte können auch zwei Gammastrahler nebeneinander gemessen werden. So kann z. B. das Fe-55 zur Markierung der Erythrozyten mit Hilfe eines Spenders herangezogen werden und das Fe-59 zur Markierung des Plamas gleichzeitig in dem Patienten angewandt werden. Auch die Verwendung von J-131-HSA zur Markierung des Plasmas und die Markierung der Erythrozyten mit Hilfe von Chrom-51 ist gleichzeitig nebeneinander möglich.

Die Doppelmarkierung von Plasma und Erythrozyten stellt die optimale Methode zur Bestimmung des Erythrozyten- und Plasmavolumens und damit auch der des Gesamtvolumens dar. Wird für eine Fragestellung in der Chirurgie z.B. über das zirkulierende Blutvolumen bei verschiedenen Erkrankungen eine Doppelmarkierung erforderlich, so kann nach den bisher angegebenen Vorschriften die Markierung des Serums mit Jod-131-HSA und die Markierung der Erythrozyten mit Hilfe von P-32 gleichzeitig nebeneinander erfolgen.

G. Die Bestimmung der Kreislaufzeit

Die Untersuchungsmethode der Kreislaufzeitbestimmung ist für die Indikationsstellung zu chirurgisch-therapeutischen Maßnahmen von Bedeutung. Auch für die Herzchirurgie werden prä- oder postoperativ hierdurch wertvolle Hinweise erhalten. Die Bestimmung der Kreislaufzeiten mit Hilfe radioaktiver Substanzen ist allen bisher bekannten Methoden an Genauigkeit überlegen. Dies ist durch die hohe Meßgenauigkeit bedingt, die gegenüber den bisherigen Verfahren der sensorischen Perzeption (Decholin, Äther, Saccharin usw.) von der Reaktionsgeschwindigkeit des Patienten abhängig ist.

Im Jahre 1829 injizierte *Hering* in die Jugularvene eines Pferdes Kaliumeisencyanyr und bestimmte die Zeit, nach der dieser Stoff im Blut des entsprechenden Gefäßes der anderen Seite nachweisbar wurde. Zum ersten Male war damit ein Ansatz zur Bestimmung der Kreislaufzeit zwischen zwei verschiedenen Stellen des Blutgefäßsystems gemacht worden. Bei den Experimenten über das Verhalten radioaktiver Stoffe im menschlichen Blut nach intravenöser Injektion wurde erstmalig 1927 von *Blumgardt* und *Weiss* die Kreislaufzeit zwischen rechtem und linken Arm mit Radium C bestimmt. Die Methoden beruhen alle auf dem Prinzip, daß ein radioaktiver Stoff an einer bestimmten Stelle des Gefäßsystems schnell und in einem kleinen Lösungsvolumen injiziert wird, und daß die eintreffende Substanz an einer anderen Stelle des Kreislaufsystems registriert wird. Die meist außerordentlich empfindlichen Meßanordnungen erfassen schon die ersten strahlenden Teilchen, bevor die Hauptmenge der injizierten Substanz eingetroffen ist. Man unterscheidet daher zwischen einer minimalen Kreislaufzeit, die dem Eintreffen der ersten strahlenden Teilchen entspricht und einer mittleren Kreislaufzeit, bei der die Hauptmenge der Aktivität feststellbar wird.

Aus dem zeitlichen Verlauf der Strahlungsintensität kann auch auf das Durchflußvolumen und andere hämodynamische Größen geschlossen werden.

Die Aufzeichnung der Kreislaufgrößen mit Hilfe der radioaktiven Isotope bezeichnet man als Radio-Zirkulographie. Dieses Verfahren wurde von *Waser* und *Hunzinger* eingeführt und ausgebaut **(Abb. 124)**. Zur Messung der Kreislaufzeit werden ausgeblendete Zähler zentral am Herzen und an den peripher liegenden Gebieten, wie Hand- und Fußgelenken angebracht. Nach der intravenösen Injektion zeigt sich an den Extremitäten entsprechend der Durchblutungszeit über eine mehr oder weniger lange Zeit ein Nulleffekt. Die Kurve steigt dann beim Eintreffen der ersten aktiven Blutwelle bis zu einem flachen Maximum an und sinkt anschließend auf eine konstante Höhe als Folge der dann eingetretenen Vermischung.

Die periphere Durchblutung ist vom Herzminutenvolumen und vom Zustand der Gefäße abhängig. Von *Waser* und *Hunzinger* sind Untersuchungen über die Kreislaufzeit nach Injektion von Natrium-24 vorgenommen worden. Sie beobachteten außer den Kreislaufzeiten für einzelne Herz- und periphere Gefäßabschnitte die gesamte Umlaufzeit beim ruhenden Patienten. Die Umlaufzeit bei normalen Versuchspersonen

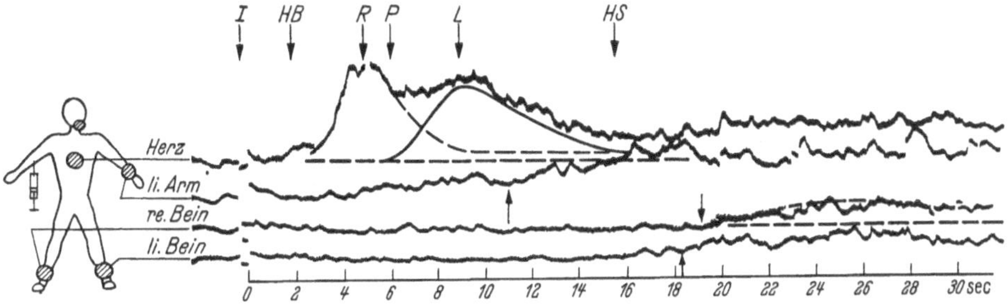

Abb. 124. Radiozirkulographie mit Na-24 Cl. Normalkurven der Strahlungsaktivitäten über Herz und Extremitäten. Ordinate: Strahlungsintensität, Abszisse: Zeit, Pfeil = Markierung entsprechend der Wahrnehmung des Äthergeruchs durch Versuchsperson bei gleichzeitiger Ätherinjektion (nach *Waser* u. *Hunzinger*). I Injektion, HB Herzbeginn, R Rechtsgipfel, L Linksgipfel, P Pulmonalzeit HS Herzschluß

beträgt 15 bis 20 sec. Für die Feststellung von Behinderungen im Kreislaufsystem können auch andere Durchströmungswerte wichtig sein, wie z. B. die Durchblutungszeit der Lunge oder die Durchströmungsgeschwindigkeit zwischen rechtem und linkem Herz-Ventrikel. Besonderer Wert wurde von *Waser* und *Hunzinger* auf die sog. Leistungszeit gelegt, die vom Maximum des Linksgipfels bis zum Schluß der Herzphase vergeht. Sie gibt darüber Aufschluß, was das Herz an der Peripherie leistet. Aus den von den verschiedenen Stellen peripher erhaltenen Aktivitätskurven der Zähler lassen sich Aussagen über die Schwere der einzelnen Kreislaufstörungen machen.

Nylin und *Malyn* konnten zeigen, daß die verlängerte Kreislaufzeit bei kardialer Dekompensation nicht nur durch die verlangsamte Zirkulation bedingt ist, sondern daß vielmehr die Menge des Restblutes im Herzen eine maßgebliche Rolle bei der Verlängerung der Kreislaufzeit spielt.

Eine besondere Bedeutung besitzt die Bestimmung der Kreislaufzeit bei den peripheren, arteriellen und venösen Durchblutungsstörungen. Es sind auch hier, wie bei der Bestimmung des Blutvolumens 2 Möglichkeiten gegeben:

a) die Verwendung markierter Erythrozyten,
b) die Verwendung radioaktiver Substanzen, die dem Serum zugefügt werden.

1. Die Verwendung von markierten Erythrozyten

Für die Bestimmung von Kreislaufzeiten sind die mit P-32 markierten Erythrozyten weniger geeignet, da bei diesem Betastrahler kaum Messungen von außen möglich sind. Die Untersuchungen mit P-32 setzen zur exakten Bestimmung eine fortlaufende Entnahme von Blutproben in schnellem Wechsel, meist alle 2 sec, voraus. Außerdem ist eine Arterienpunktion in jedem Falle notwendig. Die Aktivität dieser Proben gibt dann eine Verdünnungskurve, aus der das Eintreffen des ersten radioaktiven Materials, beim Normalen nach 12 bis 15 sec und das Eintreffen der Hauptmenge nach etwa 20 sec abgelesen werden kann (*Nylin*). 35 sec nach der Injektion sinkt die Strahlungsaktivität dann wieder auf ein Minimum, bei dem nach 40 sec durch den zweiten Umlauf der rezirkulierenden Erythrozyten ein zweites Maximum zu erkennen ist. Etwa nach 1 min erreicht die Aktivitätskurve eine konstante Höhe.

Die Kreislaufzeiten bis zur vollständigen Durchmischung zeigen bei den verschiedenen Kreislaufkrankheiten mehr oder weniger starke Veränderungen. Bei einer Herzdilatation gelangen die markierten Erythrozyten durch die vergrößerte Restblutmenge, mit der sich das Blut vermischen muß, sehr viel langsamer in den peripheren Kreislauf. Hierbei zeigt sich eine deutliche Rechtsverschiebung der Normalkurve. Bei einer Herzinsuffizienz mit peripherer Stauung findet man ebenfalls einen verlangsamten allmählichen Abfall der Aktivitätskurve. Bei zunehmender Kompensation wird die Normalisierung durch die Verschiebung des Gipfels nach links wieder sichtbar. Das Herzvolumen bei Patienten mit orthostatischer Reaktion ist im Stehen kleiner als im Liegen. Die Kreislaufzeiten sind daher im Stehen kürzer und erscheinen gegenüber der Norm noch verlängert.

Sehr viel einfacher sind die Untersuchungen der Kreislaufzeit bei der Markierung der Erythrozyten durch Gammastrahler. Es eignen sich hierzu entweder mit Cr-51 oder mit Fe-59 markierte Erythrozyten. Nur 10% der Aktivität beim Chrom-51 ist meßbare Gammastrahlung, daher werden bei der peripher einsetzenden Verdünnung für die Untersuchung höhere Aktivitätsmengen erforderlich. Da die spezifische Aktivität pro cm^3 beim Chrom 51 nicht zu hoch sein darf, werden unter Umständen sehr hohe Blutkörperchenvolumina erforderlich.

Bei der Markierung mit Fe-59 ist ein gewisser Aufwand durch die Markierung der Erythrozyten in einem Spender gegeben. Größere Volumina erschweren darüberhinaus eine exakte Zeitbestimmung. Nach gleichzeitiger Injektion von gefärbtem Plasma und mit Fe-59 markierten Erythrozyten in die Vena cava cranialis konnte festgestellt werden, daß in der Aorta die Blutzellen dem Farbstoff um einige Kubikzentimeter vorauseilen.

2. Die Verwendung von markiertem, menschlichem Serumalbumin (J-131-HSA)

Von vielen Autoren wie *Quimby* und *Smith* sowie von *Waser* und *Hunzinger* u. a. wurden anfänglich die Untersuchungen über die Kreislaufzeit mit Natrium 24 durchgeführt. Es handelt sich beim Natrium-24 um ein radioaktives Isotop mit einer Halbwertzeit von 14,9 Stunden und einer sehr hohen Gammastrahlenenergie von 2,76 MeV. Der Vorteil der Verwendung dieser strahlenden Salzlösung im Plasma liegt in der leichten Nachweisbarkeit und der geringen Patientenbelastung durch die kurze Halbwertszeit. Der Nachteil liegt darin, daß sich das Natrium durch die Permeabilität der Kapillarwände sehr rasch aus der Blutbahn in allen Gewebsflüssigkeiten verteilt. Diese Verteilung erfolgt unterschiedlich rasch, am schnellsten in den extrazellulären Flüssigkeitsraum der Muskeln und der Organe. Bei den sehr schnell ablaufenden Zirkulationsuntersuchungen tritt dieser Vorgang noch nicht störend in Erscheinung. Von der Verwendung von Natrium-24 ist man bei der Bestimmung durchschnittlicher Durchblutungsgrößen, die in pathologischen Fällen eine längere Untersuchungszeit bedingen, abgekommen. Als wesentlich besser geeignet erwies sich hier die Verwendung von Jod-131-HSA. Dabei ist von Vorteil, daß dieses Serumeiweiß mit Sicherheit über längere Zeit im Blutgefäßsystem verbleibt und als Gammastrahler gut zu messen ist. Da J-131-HSA nach einer längeren Zeit durch den Stoffwechsel abgebaut wird, ist es zur Vermeidung einer größeren Jodspeicherung in der Schilddrüse erforderlich, diese durch 1 bis 2 Eßlöffel Jodkali (4%ige Lösung) für die weitere Jodaufnahme zu blockieren.

Das Jod-131-HSA wird mit einer Aktivität von 50 bis 100 μC in 0,5 bis 2 cm^3 physiologischer Kochsalzlösung intravenös injiziert. Für den größten Teil aller Untersuchungen hat sich diese Aktivität als ausreichend erwiesen. Messungen des gesamten Umlaufes ergaben für den großen Kreislauf bei Ruhe eine mittlere Zeit von 20 sec. Bei Messungen im Stehen, nach Anstrengungen und bei kongenitalen Vitien sind kürzere Zeiten möglich. Bei steigender Herzfrequenz werden die Kreislaufzeiten entsprechend dem beschleunigten Blutstrom kürzer.

Außer den Kreislaufzeiten für einzelne Herz- und periphere Gefäßabschnitte können auch noch andere Kreislaufzeiten bestimmt werden, so z. B. die minimale Lungenzeit, d. h. die Zeit, die das Blut zur Durchströmung des kleinen Kreislaufes auf dem schnellsten Wege braucht. Über die Bedingungen der Strömung und die Verteilung des Blutes im Lungenkreislauf wurden von *Horsters* eingehende Untersuchungen durchgeführt. Er fand bei Kreislaufgesunden eine sog. Anströmzeit (die Zeit, die vom Beginn der Injektion der Isotopenlösung bis zum Auftreten der ersten Impulse über der gemessenen Stelle verläuft) von der rechten Kubitalvene bis zum rechten Vorhof von etwa 4 bis 5 sec, was einer Strömungsgeschwindigkeit im zentralen Venensystem von durchschnittlich 5 bis 8 cm pro sec entspricht. Bei stärkerer Einflußstauung, insbesondere beim dekompensierten Emphysem und bei Vitien kann die rechtsseitige Anströmzeit verlängert sein. Da beim Kreislaufgesunden die kürzeste Passagezeit über das alveoläre Gefäßsystem zwischen 3 und 4 sec liegt, kommt *Horsters* zu dem Schluß, daß physiologischerweise neben dem normalen Lungenstromweg auch der Kurzschlußgefäßapparat an der Förderung des Blutes dauernd beteiligt ist und daß bei vielen Kreislaufdekompensationen sowie auch bei schweren Belastungen des Kreislaufs durch Arbeit und Sport dieses Nebenschlußsystem eine wesentliche Rolle spielt. Die Verweildauer des Blutes im rechten Herzen wird bei Normalpersonen mit etwa 8 sec angegeben. Beim schwer dekompensierten Herzfehler ist diese Zeit stark verlängert. Aus der Einströmgeschwindigkeit und der Verweildauer werden Rückschlüsse auf das Restvolumen in den betreffenden Kammern möglich.

Aus den Bestimmungen der Kreislaufzeit sind neue und wichtige Anhaltspunkte für die Herz- und Kreislaufdiagnostik gegeben. Es läßt sich hierbei etwas über die Blutströmung und daher indirekt auch etwas über organische Veränderungen des Zirkulations apparates aussagen. Wird z. B. ein verbreiterter Herzgipfel festgestellt, so kann hierbei nicht auf eine Erweiterung der entsprechenden Kammer geschlossen werden, sondern es kann nur ausgesagt werden, daß sich an dieser Stelle mehr radioaktives Blut ansammelt. Hier kann die Folge einer vergrößerten Restblutmenge bei Erweiterung des Ventrikels oder eine Klappeninsuffizienz ohne Ventrikelerweiterung oder eine Rückstauung des Blutes durch einen erhöhten peripheren Widerstand (Lungenstauung, Arteriosklerose, Hypertonie usw.) vorliegen. Die kurvenmäßige, objektive Erfassung der Hämodynamik und der Herzleistung besitzt besondere Anwendungsmöglichkeiten zur Kontrolle einer medikamentösen oder operativen Herztherapie.

Nachdem *Blumgart* und Mitarb. über ihre Messungen der Blutzirkulation mit Hilfe von Radium C (1927) berichtet hatten, sind verschiedene Methoden zur Untersuchung der peripheren Durchblutung mit Hilfe von künstlich radioaktiven Isotopen beschrieben worden. *Quimby* und *Smith* verwendeten bei ihren intravenösen Injektionen Natrium-24 und erhielten ansteigende Kurven, die zeigten, wie das radioaktive Material in den Geweben an der Fußsohle konzentriert wurde. Bei ihren Messungen wurde ein Geigerzählrohr gegen die Fußsohle gesetzt und die ansteigende Zählrate gegenüber der Zeit aufgetragen. Die Konzentration im Gewebe ist abhängig von der Menge des Natrium-24, das aus dem Gefäßbereich in das Gewebe diffundiert. Die

Konzentration ist abhängig von der Blutmenge, die das Natrium-24 transportiert und die durch das Meßgebiet in der Zeiteinheit hindurchfließt. Bei einer gleichen Technik verwandten *Friedell* und Mitarb. P-32 und Na-24. Dabei wurde die Permeabilität der Kapillaren gegenüber Phosphat und die Anreicherung von P-32 in den Geweben aufgezeichnet.

Bei allen diesen Methoden wurden freie diffundierbare Elektrolyte verwendet. Der gemessene Effekt ist hierbei nicht nur von der Durchblutung abhängig, sondern auch von der Diffusion des betreffenden Elektrolyten durch die Kapillarmembran nach oder vom extra-vaskulären Raum. *Veall* wies bereits auf die Schwierigkeiten hin, die bei der Auswertung entstehen, um den Gewebsraum von der intravaskulären Durchblutung bei derartigen Aufnahmekurven zu trennen. Nach eigenen Informationen ist man von diesen Methoden für die Routineuntersuchungen abgekommen. Dagegen hat sich die von *McIntyre* und Mitarb. angegebene Untersuchung mit J-131-HSA zur Erfassung der peripheren Durchblutung bewährt, da hierbei nur ein vernachlässigbar geringer Prozentsatz das Gefäßsystem während der Untersuchung verläßt. In jedem gefäßreichen Gewebe überschreitet die Blutmenge in den Kapillaren diejenige innerhalb der Arteriolen und Venen. Wird der Szintillationszähler direkt auf die Hautoberfläche aufgesetzt, so erfaßt er entsprechend dem steilen Strahlungsabfall nur noch in geringem Maße die tieferen Gebiete. Es muß daher hervorgehoben werden, daß die gemessene Radioaktivität des markierten Albumin weitgehend dem Gehalt der oberflächlichen Kapillaren entspricht.

Nach der intravenösen Injektion läßt sich aus den Aktivitätskurven der Szintillationszähler an den Fußsohlen eine Durchblutungsgröße in den Extremitäten feststellen **(Abb. 125)**. Die markierte Blutwelle zeigt in den ersten zwei bis drei Minuten normalerweise einen ziemlich raschen Anstieg der Aktivität bis zu einem Maximum. Die periphere Durchblutung ist jedoch neben dem Gefäßzustand auch vom Herzminutenvolumen abhängig. Beide Faktoren können die arterielle Versorgung vermindern, so daß bei der Herzinsuffizienz ähnliche Zeichen wie bei einer Gefäßerkrankung vorhanden sein können. Bei beiden Erkrankungen finden sich verlängerte Zeiten bis zum Eintreffen des radioaktiven Materials. Da sich bei den vielen möglichen Störungen keine einwandfreien Absolutwerte ermitteln lassen, ist es zur Beurteilung einer erkrankten Extremität besser, als Kontrolle auch die andere Extremität heranzuziehen. Hierdurch lassen sich meist Störungen, die außerhalb des Gefäßsystems der Extremität liegen, ausschließen.

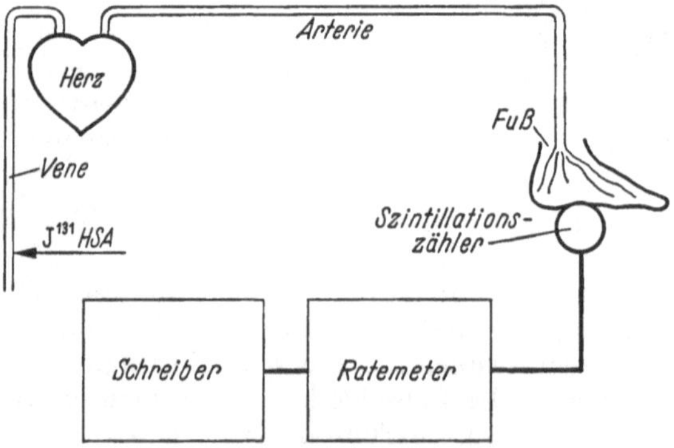

Abb. 125. Schematische Darstellung der Versuchsanordnung zur Untersuchung der peripheren Durchblutung

3. Die Untersuchung der peripheren Durchblutungsstörungen

Zur Durchführung dieser Untersuchungsmethode wird folgendes benötigt:

a) 20 μC Jod-131-HSA.
b) Eine sterile 2 cm^3 Injektionsspritze.
c) Zwei Szintillationszähler mit NAJ (Tl)-Kristallen, nicht unter 2,5 × 2,5 cm.
d) Zwei Bleiabschirmungen, die bis zu den Frontflächen der Kristalle reichen.
e) Zwei Ratemeter mit Linienschreiberanschluß.
f) Zwei Linienschreiber mit den Vorschubgeschwindigkeiten von 120, 300 und 600 mm pro Stunde.

a) Durchführung

1. Die Vorbedingung für diese Untersuchung ist ein Raum mit konstanter Temperatur, oder mindestens ein windzugfreier Raum mit gleichmäßiger Temperatur.
2. Zwei Szintillationszähler, die in Art und Leistung möglichst übereinstimmen müssen, werden je auf eine Fußsohle des Pat. gerichtet (**Abb. 126**). Zur Prüfung der Übereinstimmung empfiehlt es sich, mit einem Standard-Präparat im gleichen Abstand Messungen vorzunehmen, damit die Gewähr gegeben ist, daß beide Zählraten identisch sind.
3. Einschalten der Zähler und Schreiber zur Markierung des Nulleffektes über eine Zeit von etwa 2 min.

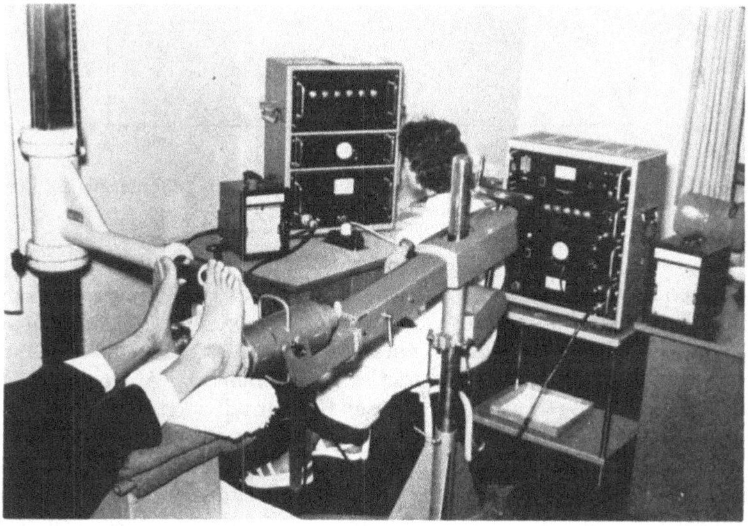

Abb. 126. Versuchsanordnung zur Messung der peripheren Durchblutung. Zwei Szintillationszähler sind auf die Fußsohlen gerichtet. Über die Ratemeter mit Linienschreiberanschluß wird die Durchblutung registriert

4. I. v. Injektion von 20 bis 50 μC J-131-HSA in einem Volumen von 1,5 cm^3 physiologischer Kochsalzlösung. Während der Injektion gleichzeitiges Einschalten der Zählapparatur.
5. Nach 7 Minuten Abschalten der Zählgeräte und Auswertung der erhaltenen Schreiberkurven.

b) Auswertung

Nach der intravenösen Injektion von 20 bis 50 μC J-131-HSA zeichnet der Linienschreiber eines über der Fußsohle angebrachten Zählers die eintreffende Blutwelle und die Höhe der peripheren Durchblutung innerhalb von 7 Minuten kontinuierlich auf. Aus dem Verlauf der Aktivitätskurve und aus der Höhe der Aktivität lassen sich Werte gewinnen, die Aufschluß über Art und Umfang der Durchblutungsstörung geben. Die Mischungszeit innerhalb der Arterien, der Venen und der Kapillaren steht in einer bestimmten Beziehung zur Durchflußmenge. Die Latenzperiode bis zum Eintreffen der Aktivität im Arm oder im Fuß beträgt normalerweise etwa 10 bis 20 sec. Danach kommt es zu einem mehr oder weniger steilen Anstieg innerhalb der ersten zwei bis drei Minuten. Diese Zeit kennzeichnet die Durchmischungsrate. Nach

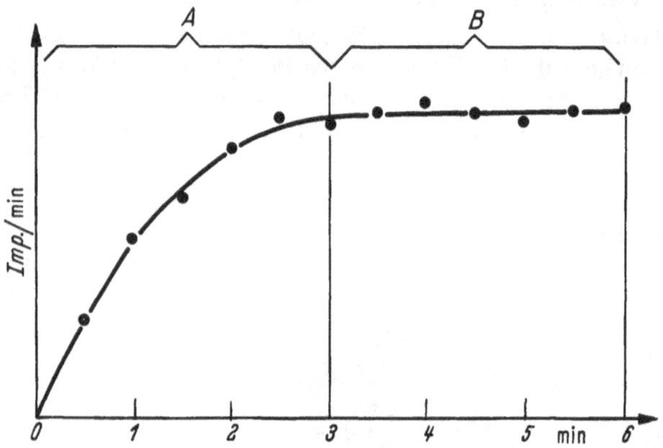

Abb. 127. Typischer Kurvenverlauf der Messung der peripheren Durchblutung an der Fußsohle bei einem Normalfall

2 bis 3 Minuten ist ein Plateau erreicht. Die Höhe dieses Plateaus gibt Aufschluß über das durchströmte periphere Gefäßvolumen. In der **Abbildung 127** ist die Messung der peripheren Durchblutung am Fuß bei einem Normalfall wiedergegeben. Die normale Kurve zwischen A zeigt das charakteristische exponentielle Ansteigen in dem Zeitabschnitt der ersten Durchmischung. Dieser Kurventeil zeigt vornehmlich die Rate an, mit der das markierte Albumin sich im normalen Plasma mischt. Der Kurvenverlauf zwischen B gibt eine Höhe des gemessenen Volumens im Gefäßgebiet an. Das Plateau ist erreicht, wenn eine vollständige Mischung zwischen dem injizierten und dem normalen Plasma vorhanden ist. Die verschiedenen Veränderungen, die mit Hilfe dieser Methode erfaßt werden, können bedingt sein

1. durch die Erweiterung der peripheren Arteriolen und Kapillaren, die den Widerstand im Gefäßgebiet herabsetzen,
2. durch eine Verengung der Arterie
3. durch eine Verengung der Venen.
   2. und 3. reduzieren den Durchfluß durch den ansteigenden Widerstand
4. durch das Ansteigen des Druckes bei steigendem Herzvolumen, infolge Arbeit oder anderer Maßnahmen.

Verschiedene Untersuchungen von *McIntyre* und *Krieger* und Mitarb., die den Einfluß von Wärme, Kälte, arterieller und venöser Stauung ermittelten, sollen Aufschluß über die durch das Kapillargebiet oder durch das Volumen der Gefäße hervorgerufenen Veränderungen geben.

Nach einer Erwärmung des Unterschenkels auf 42° C erkennt man den deutlichen Effekt einer beschleunigten Blutwelle und das höhere Plateau als Folge des vergrößerten Gefäßvolumens (**Abb. 128**).

Die Unterkühlung des Unterschenkels zeigt den gegensätzlichen Effekt. Hier findet sich bei etwa 20 bis 21° C eine deutlich herabgesetzte und verzögerte Blutwelle.

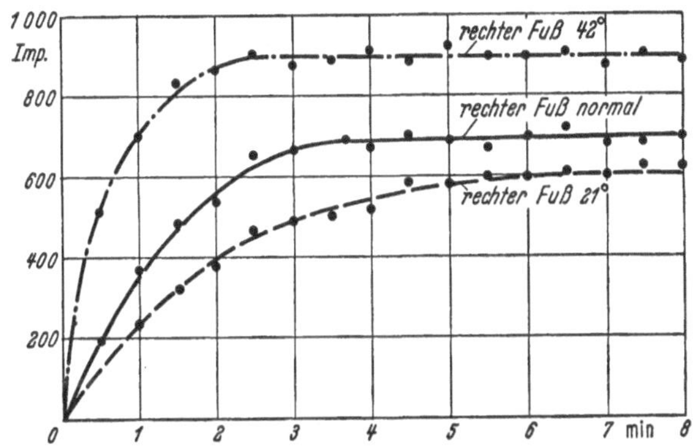

Abb. 128. Darstellung der Messung der peripheren Durchblutung bei einem Normalfall mit und ohne Erwärmung und auch nach Unterkühlung auf 21° C. Der Einfluß von Wärme und Kälte auf die periphere Durchblutung wird deutlich erkennbar. Nach Erwärmung wird die Durchmischung und das höhere Plateau schneller erreicht

Für die Beurteilung der Aktivitätskurven, die bei der Untersuchung erhalten werden, ist es wichtig, die einzelnen Faktoren zu kennen, die den Verlauf der Aktivitätskurve verändern können. In der **Abbildung 129** sind die Wirkungen der arteriellen und venösen Behinderungen auf die periphere Gefäßdurchblutung wiedergegeben. Kurve 1 zeigt den normalen Aktivitätsablauf und Kurve 2 gibt den Aktivitätsablauf nach arterieller Behinderung durch Staubinde wieder. Nach 3 Minuten wurde die Stauung aufgehoben und es findet sich dann eine höhere Aktivitätsaufnahme, die durch die Gefäßerweiterung verständlich wird. Im Anschluß daran wurde nach 7 Minuten eine Staubinde zur Behinderung des venösen Abflusses angesetzt. Hier erkennen wir deutlich die allmähliche Aktivitätszunahme durch die Abflußbehinderung. Nach Öffnen der Stauung kommt es zu einem raschen Aktivitätsabfall.

Bei Betrachtung der experimentellen Ergebnisse wird verständlich, welche peripheren Durchblutungsstörungen wir mit Hilfe dieser Untersuchungsmethode erfassen können.

Bei einer vorliegenden arteriellen Durchblutungsstörung im Sinne eines Stops innerhalb einer entscheidenden Arterie wird die Blutwelle, die in den ersten zwei bis drei Minuten normalerweise ihr Maximum erreicht, erst sehr viel später einsetzen und je nach dem Grad des Ausgleichs durch die Anastomosen mehr oder weniger den Durchblutungsgrad einer normalen Extremität erreichen.

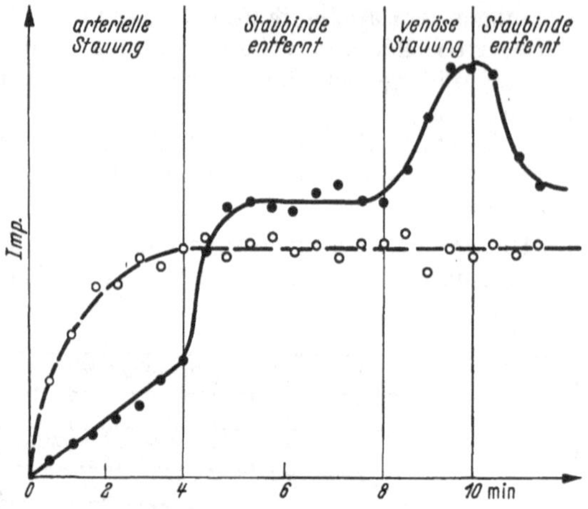

Abb. 129. Prüfung der peripheren Durchblutung mit J-131 HSA. - - - - - - Normalkurve 1 ———— nach arterieller Stauung, nach Entfernung der Staubinde, nach venöser Stauung und nach Entfernung der venösen Stauung (Nach *Mac Intyre* u. Mitarb., Radiology 59 (1952) 849)

Die venöse Durchblutungsstörung mit Behinderung des Abflusses zeigt nach 8 bis 10 Minuten noch einen weiteren Aktivitätsanstieg, der von dem Grad der Stauung abhängig ist.

Um vergleichbare Werte zu erhalten, empfiehlt es sich, das Blutvolumen des Patienten vorher zu bestimmen und möglichst immer die gleiche Aktivitätskonzentration entsprechend dem Blutvolumen anzuwenden.

Diese Testmethode hat sich bei den folgenden Untersuchungen bewährt:

1. Zur Beurteilung des Zustandes der peripheren Durchblutung bei der Arteriosklerose.
2. Zur Feststellung venöser Abflußbehinderungen.
3. Zur Beurteilung, ob eine Symphatektomie als chirurgische Maßnahme bei Durchblutungsstörung noch erfolgversprechend ist.
4. Für die Beurteilung der Therapieerfolge, wie z.B. der Symphatektomie oder der Entfernung von Verschlüssen und Abflußbehinderungen.

Zu 1. ist bei der Auswertung der Durchblutungskurven folgendes zu sagen: Wie schon auf Seite 208 beschrieben wurde, läßt sich im allgemeinen die Durchblutungskurve in 2 Abschnitte unterteilen. Der erste Abschnitt A (s. Abb. 127) zeigt den mehr oder weniger steilen exponentiellen Anstieg, der einer Durchmischung der markierten Substanz entspricht. Diese Durchblutungswelle ist in erster Linie von der arteriellen Versorgung des entsprechenden Gefäßgebietes abhängig. Findet sich in den oberen Gefäßabschnitten z. B. ein arterieller Stop, so wird die Durchmischungszeit, die dann über die kollateralen Gefäße erfolgt, je nach der Auswirkung der Störung mehr oder weniger verzögert sein. Die Durchblutungswelle zwischen A, die normalerweise bei 2 bis 3 Minuten ein Plateau erreicht, wird bei einer arteriellen Störung diesen Punkt erst nach 5 bis 7 Minuten erkennen lassen. Die Höhe des sich daran anschließenden Plateaus, (Kurvenverlauf zwischen B) die der erreichten Blutfülle entspricht, gibt einen Anhalt für den erreichten Grad der Durchblutung.

In der **Abbildung 130** ist auch die Durchblutungskurve bei einem Patienten mit einer arteriosklerotischen Gangrän wiedergegeben. Man erkennt hier die Verzögerung der Durchblutungszeit,

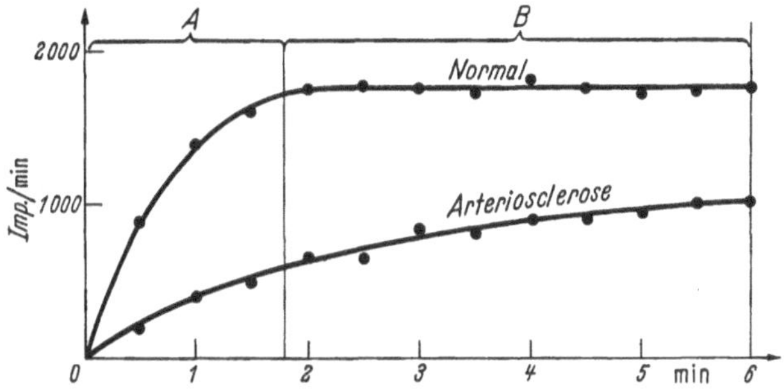

Abb. 130. Gegenüberstellung der Messung der peripheren Durchblutung bei einem Normalfall und bei einem Pat. mit einer arteriosklerotischen Gangrain

die erst nach 4 Minuten ein Plateau erreicht, das entsprechend der herabgesetzten Durchblutung wesentlich tiefer liegt als im Normalfall. Da mit dieser Methode reproduzierbare Durchblutungswerte erhalten werden können, lassen sich therapeutische Erfolge weit besser beurteilen, als durch die bisherigen Untersuchungsmethoden, z. B. mit Hilfe des Oszillogramms.

Zu 2. Die Feststellung venöser Abflußbehinderungen ist, wie es sich aus der Abbildung 129 nach venöser Stauung erkennen läßt, ebenfalls möglich. Wenn nach der Durchmischungszeit keine Plateaubildung erkennbar wird, sondern ein weiterer stetiger Aktivitätsanstieg zu beobachten ist, der unter Umständen die Aktivität der meist vergleichbaren anderen Extremität

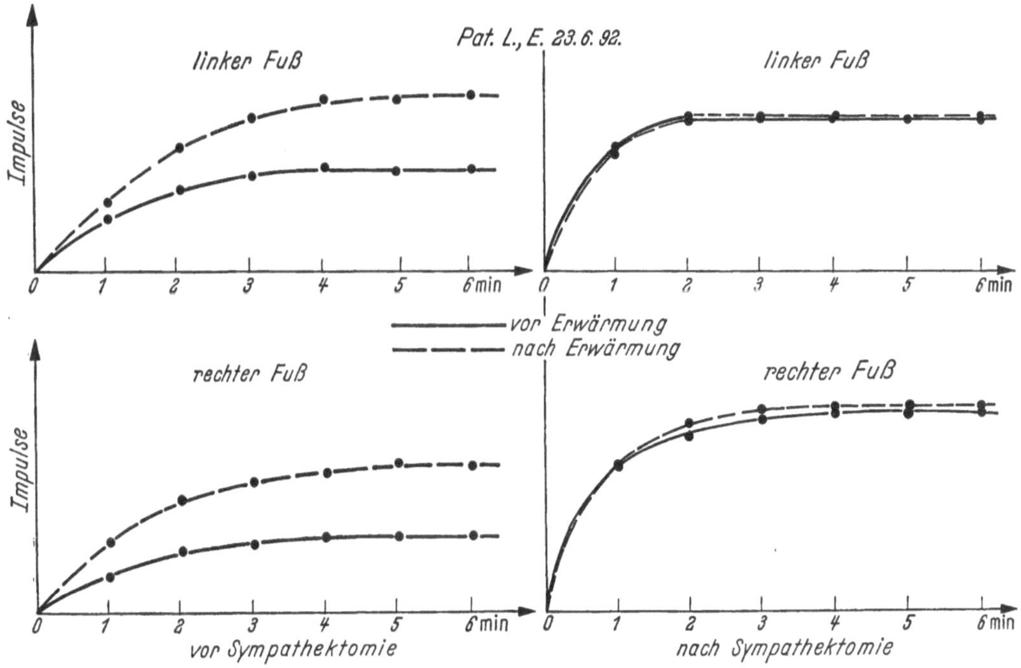

Abb. 131. Messung der peripheren Durchblutung mit J-131 HSA bei einem Pat. mit schweren peripheren Durchblutungsstörungen vor und nach Erwärmung mittels Lichtkasten über dem Thorax, vor und nach Sympathektomie

übersteigt, so kann hier mit ziemlicher Sicherheit auf eine venöse Abflußbehinderung geschlossen werden.

Zu 3. Neben der diagnostischen Beurteilung der peripheren Durchblutungsstörungen erlaubt diese Methode auch eine prognostische Beurteilung, ob eine Sympathektomie als therapeutische Maßnahme bei der peripheren Durchblutungsstörung erfolgversprechend ist.

Nach der Prüfung der peripheren Durchblutung (**Abb. 131 ——**) Durchblutungskurve erhält der Pat. eine Lichtkastenbestrahlung des Thorax, während der übrige Körper mit Ausnahme der Beine abgedeckt wird. Nach der Bestrahlung wird dann die Durchblutung erneut getestet. Es empfiehlt sich hierbei, die doppelte Menge der eingangs applizierten Aktivität zu verwenden und die Meßwerte durch 2 zu dividieren, um Fehler infolge der erhöhten gesamten Gewebeaktivität auszuschließen.

Liegt nach dem Lichtkastenversuch die periphere Durchblutung deutlich über den Werten vor der Lichtkastenbestrahlung (**Abb. 131 – –**), so resultiert daraus der Hinweis, daß noch eine Gefäßerweiterung nach Ausschaltung des Sympathikus möglich ist. In diesem Falle verspricht die Sympathektomie einen therapeutischen Erfolg. Liegt die Durchblutung im gleichen Bereich, so läßt sich daraus schließen, daß dieser Fall für eine Sympathektomie nicht geeignet ist.

Zu 4. Auch für die Beurteilung der Therapieerfolge, wie z. B. nach der Sympathektomie und anderen chirurgischen Maßnahmen, wie der Entfernung von Thromben und Abflußbehinderungen, kann diese Methode mit Erfolg angewandt werden. In **Abbildung 131** (rechts) ist die Nachuntersuchung des Patienten mit den Ergebnissen wiedergegeben. Es findet sich nach der Sympathektomie eine deutliche Besserung der peripheren Durchblutung, die maximale Werte erreicht hat und keine weitere Verbesserung mehr im Lichtkastenversuch erkennen läßt.

4. Die Prüfung der Gewebedurchblutung

Ein anderer Weg zur Beurteilung der Leistung des Zirkulationsapparates, z. B. in der Haut, in der Subkutis und im Muskel, ist die Bestimmung der Resorptionsgeschwindigkeit des in die entsprechenden Gewebe injizierten radioaktiven Materials (Clearencebestimmung). Ursprünglich wurde von *Kety*, von *Eichler*, *Linder* und *Schmeiser* auch hier Natrium 24 in einen entsprechenden Gewebebezirk injiziert und der Abtransport durch den einsetzenden Aktivitätsabfall gemessen. *Kety*, *Eichler* und Mitarb. sowie *Pabst* und Mitarb. bestimmten die Resorptionsgeschwindigkeit einer intramuskulär injizierten radioaktiven Elektrolytlösung. Sie erhielten dadurch Aufschluß über die aktuelle Durchströmung des betreffenden Gewebsgebietes. Hierüber sind zahlreiche Arbeiten von *Elkins* und Mitarb., von *McGirr*, *Philipp* und Mitarb., *McGirr*, *Philipp* und *Ruf*, *Cooper* und Mitarb., *Reese* und Mitarb., *Miller* und *Wilson* und anderen vorhanden.

Mit Hilfe dieser Methode ist es auch möglich, die Blutversorgung von Hautplastiklappen nach Transplantation zu erfassen.

Sehr viele Arbeiten (*Elkins* u. Mitarb., *Kety*, *Nylin* u. a.) befaßten sich mit dem Abtransport radioaktiven Materials aus der Muskulatur. Bei Tierversuchen fand sich 1,1% der injizierten Aktivität in der gesammelten Lymphe des Ductus thoracicus. Die gesamte abtransportierte Menge wurde nach Untersuchung von *Stone* im Femoralvenenblut nach Unterbindung der übrigen Venen nachgewiesen. Die Unterbindung der zuführenden Arterie hat einen verzögerten, die reaktive Hyperämie nach der Lösung des arteriellen Stops einen gesteigerten Abtransport zur Folge.

Ein gesteigerter Abtransport ist bei der Hyperthyreose, bei Hypertension und vor allen Dingen bei der Muskeltätigkeit vorhanden. Verzögerungen des Abtransportes fanden sich bei der Arteriosklerose und der Thrombangitis obliterans.

Nach Verwendung von Na-24 wurden analoge Untersuchungen mit P-32 und J-131 vorgenommen. *Pabst* befaßte sich in letzter Zeit mit der Messung der Resorptionsgeschwindigkeit eines intramuskulär gesetzten Radiojoddepots, um damit etwas über die aktuelle Gewebsdurchströmung auszusagen. Mit Hilfe des Arbeitstestes, d. h. nach Muskelarbeit konnte die muskuläre Durchblutung bei Belastung geprüft werden. Nach *Eichler*, *Linder* und *Schmeiser* wurde das Verfahren etwas abgewandelt. Mit dem reaktiven Hyperthermietest, d. h. nach Lösen einer arteriellen Stauung, ist nach ihren Ergebnissen eine Aussage über die Reaktionsfähigkeit der terminalen Strombahn möglich. Es fanden sich besonders bei Arteriosklerose charakteristische Abweichungen von der Norm.

Von *Lang* wurden ähnliche Untersuchungen am Fußrücken nach Injektion von Jod-131 subkutan vorgenommen. Er benutzte diesen Test der Jodresorption zur Beurteilung venöser Rückflußstörungen und konnte bei Varicosis nach Injektion von Roßkastanienextrakten eine Normalisierung der Rückstromverhältnisse nachweisen. Von *Ludes* und *Lehnert* wurde eine Methode beschrieben, die nach ihren Untersuchungen eine Aussage über die koronare Durchblutung des Herzens erlaubt. Nach einer intravenösen Injektion von 25 μC Jod-131 wird die Aktivität über dem Herzen mit Hilfe eines Szintillationszählers laufend bis zu 45 Stunden gemessen. Wenn die Aktivität im Blut schon den Nulleffekt erreicht hat, findet sich besonders in pathologischen Fällen noch eine höhere Strahlenintensität über dem Herzen. Diese verzögerte Ausflutung erscheint für die Erfassung der koronaren Durchblutungsverhältnisse von Bedeutung.

5. Die Untersuchung arterieller Durchblutungsstörungen

Periphere Durchblutungsstörungen können auch durch intraarterielle Injektionen mit Bestimmung der Aktivitätsänderungen an mehreren Punkten über der Extremität lokalisiert werden (*Waser* u. *Hunzinger*). Bei chirurgischen Maßnahmen auf Grund schwerer Erkrankungen, z. B. bei einer thrombotischen Grangrän, ist es wichtig, die Lage des arteriellen Stops zu erfassen. Für eine erforderliche Amputation ist es ebenfalls von Bedeutung, wie weit das Gebiet noch gut ernährt ist. Gerade auf diese Fragestellung kann die Isotopenmethode eine schnelle und zuverlässige Auskunft geben. Nach einer intraarteriellen Injektion von etwa 100 μC J-131-HSA, die möglichst weit oberhalb des erkrankten Gebietes vorgenommen werden soll (Punktion der Aorta oder der Femoralarterie), vermitteln die Zeit-Aktivitätskurven der Szintillationszähler über Leistengegend, Knie, Wade und Ferse, oder den fraglichen Störungsgebieten ein Bild über Lage und Umfang der Störung.

Von uns wird diese Methode mit Erfolg bei der Arteriographie verwendet, um optimale Expositionszeiten für die röntgenologische Gefäßdarstellungen zu erhalten:

Nach der Punktion der Aorta oder Arterie werden kurz vor Injektion des Kontrastmittels 50—100 μC J-131-HSA injiziert. Je nach dem darzustellenden Gefäßabschnitt sind vorher die Szintillationszähler auf die Inguinalgegend, Oberschenkel, Knie, Wade oder auf das Fußgelenk gerichtet. Das Eintreffen der Aktivität ist nach entsprechender Einstellung durch den Zeigerausschlag auf dem Ratemeter erkennbar. Die Zeitdifferenz von der Injektion bis zum Eintreffen der Aktivität gibt die Durchströmungsgeschwindigkeit und damit die optimale Zeit für die Exposition des Films zur Darstellung der Gefäße an. Werden mehrere Szintillationszähler über den Oberschenkel verteilt, so läßt sich der Bereich des arteriellen Stops schon durch diese Untersuchung aus der Zeitverzögerung feststellen **(Abb. 132)** (*Schumacher* u. *Witt*).

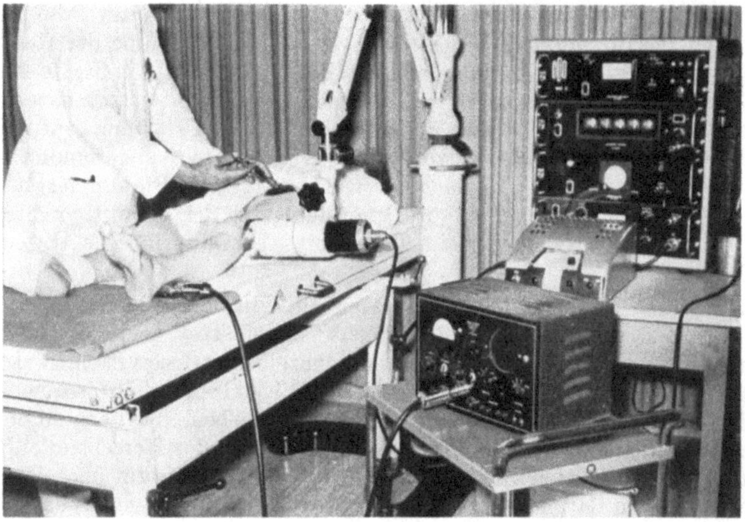

Abb. 132. Untersuchungsanordnung zur Lokalisierung und Feststellung arterieller Durchblutungsstörungen oder zur Ermittlung optimaler Expositionszeiten für die Röntgenkontrastdarstellung der arteriellen Gefäße

Die Untersuchungen über die Zirkulationsgeschwindigkeit in den Extremitäten haben sich auf dem Gebiet der Chirurgie für die Prognose und Therapie von Vorteil erwiesen.

6. Die Organdurchblutung

Die Erfassung der Durchblutung einzelner Organe im physiologischen Zusammenhang ist eines der Hauptgebiete der diagnostischen Anwendung radioaktiver Isotope. Nach der intravenösen Injektion des Strahlers in das Blutgefäßsystem wird nach vollständiger Durchmischung die flächenmäßige Messung eines Gewebsbezirkes quantitative Rückschlüsse auf die Blutfülle des entsprechenden Gewebes erlauben. Diese Untersuchung setzt voraus, daß die radioaktive Substanz längere Zeit im Gefäßsystem verbleibt.

7. Die Leberdurchblutung

Intravenös injizierte radioaktive Kolloidlösungen von geeigneter Partikelgröße werden fast ausschließlich (über 80%) von Leber und Milz aufgenommen. Ihre Verschwinderate aus dem Blut kann bei Beachtung der technischen Voraussetzungen als Maß für das Leber-Minutenvolumen, das als jene Blutmenge ausgedrückt wird, die die Leber pro Minute durchfließt, gelten. Für derartige Untersuchungen sind verschiedene Radiokolloide, so z. B. P-32 markiertes Chrom-Phosphat, kolloidales Radiogold und hitzedenaturiertes J-131-HSA verwendet worden.

Sheppard und Mitarb. 1951, *Dobson* und *Jones*, 1952, *Biozzi* und Mitarb. 1953, *Halpern* und Mitarb. 1954, *Vetter* und Mitarb. 1954, befaßten sich mit der Verwendung von Radiokolloiden zur Bestimmung der Leberdurchblutung.

Bei der von *Vetter* und Mitarb. angegebenen Methode wird nach intravenöser Injektion von etwa 50 μC Au-198 (in nicht mehr als 150 μ g Au-197) in Abständen bis zur 45. Minute die Registrierung der Aktivität im Bereich des Kopfes vorgenommen. Aus der Abnahme der Aktivität läßt sich eine Konstante der Verschwinderate berechnen. Durch Eintragung der Werte in ein halblogarithmisches Koordinatensystem und Subtraktion der langsamen Komponente infolge extrahepatischer Ausscheidung erhält man in halblogarithmischer Darstellung eine Gerade. Es hat sich als besonders vorteilhaft erwiesen, diese Methode mit einer gleichzeitigen Bestimmung der Verschwinderate von Bromsulfalein zu kombinieren. Durch die Berechnung des sog. Bromsulfalein-Extraktionsfaktors kann der Einfluß des Leberminutenvolumen auf die Bromsulfalein-Clearence ausgeschaltet werden, so daß eine bessere Einsicht in den Funktionszustand des Leberparenchyms gewonnen werden kann.

Dividiert man die Bromsulfalein-Clearence durch den Leberplasmafluß, dann läßt sich ein Bromsulfalein-Extraktionsfaktor angeben, der ein genaues Maß für das Extraktionsvermögen der Leberzelle ist (s. Aufstellung).

Normalwerte für die Konstante der Verschwinderate des kolloidalen Radiogoldes und Bromsulfaleins, der aus dieser berechneten Blut- und Plasma-Leberminutenvolumina sowie der Bromsulfalein-Clearance und des Extraktionsfaktors (M = Durchschnitt, SD = Standard-Deviation) (nach *R. Höfer* u. *H. Vetter*).

Normalwerte

	M	M ± 2 SD	
^{k}Au	0.227	0.132—0,322	min^{-1}
Blut — LMV	17.5	10.9—24.3	ml/min/kg
Plasma — LMV	10.9	6.7—15.1	ml/min/kg
^{k}BSP	0.109	0.059—0.159	min^{-1}
BSP — Clearance	5.25	2.85—7.65	ml/min/kg
EF	55.0	34.2—75.8	%

Die Bestimmung der Verschwinderate des Bromsulfaleins erfolgt nach i. v. Injektion von 5 mg BSP pro kg Körpergewicht durch Blutentnahme aus einer Vene des anderen Armes in Abständen von 5, 10, 20, 30 und 45 Minuten und Messung der BSP-Konzentration im Plasma mittels eines Stufenphotometers bei Filter 61.

Von erheblichem Vorteil bei der Durchführung der Leberminutenvolumenbestimmung mit Radiokolloiden ist die Möglichkeit, daß die Bestimmung im Verlauf einer Lebererkrankung beliebig oft wiederholt werden kann. Bei einer Reihe von Leberzirrhosen ließ sich mit Hilfe dieser Untersuchungsmethode eindeutig erkennen, daß die Erniedrigung des Leberminutenvolumens nicht durch die Gabe von Rohleberextrakten beeinflußt werden konnte, sondern daß diese in der Mehrzahl der Fälle weiter fortschritt. Die BSP-Clearence verhielt sich uncharakteristisch, während dagegen das Verhalten des Extraktionsfaktors anzeigte, daß die Rohleberextraktbehandlung das Extraktionsvermögen gebessert hatte. Die Verfasser verweisen darauf, daß die Partikelgröße des Radiogoldkolloides für die Auswertung entscheidend ist. *Nardi* und *Palazzi* bestimmten die Leberdurchblutung mit Hilfe von kolloidalem Chrom-Phosphat. Sie fanden bei ihren Untersuchungen, daß die Milzexstirpation einen Rückgang der Leberdurchblutung von größerem Ausmaß bei Patienten mit Leberzirrhosen als bei Lebergesunden verursacht. Bei der Unterbindung von Ösophagusvarizen wurde eine beachtliche Verbesserung der Leberdurchblutung festgestellt.

Die Milzexstirpation und Milz-Nierenshunts erzeugen nicht voraussehbare Veränderungen in der Leberdurchblutung.

Nach den Untersuchungen von *Wolf*, *Henning* und *Kinzelmeier* läßt die J-131-Bengalrosa-Untersuchung Schlüsse auf die Durchblutung und Zellfunktion der Leber zu. Sie injizieren 5 μC J-131 Bengalrosa und verfolgen die Bengalrosaaufnahme der Leber und durch Messungen über dem Oberschenkel die Elimination des Farbstoffes aus dem Blut. Die registrierte Kurve über dem Oberschenkel wird als fortlaufend gemessene Plasmaclearence gedeutet. Sie prüften das Verhalten der Aktivitätskurven bei Muskelarbeit sowie unter dem Einfluß von lokaler Erwärmung und Abkühlung der Lebergegend bei gesunden Versuchspersonen. Die Muskelarbeit führte nicht zu einer signifikanten Änderung der Farbstoffaufnahme durch die Leber, die Exkretionsgeschwindigkeit ließ sich dagegen durch Belastung steigern. Lokale thermische Hautreize ergaben eine beschleunigte Ausscheidung der Testsubstanz durch die Leberzelle. Bei weiteren Untersuchungen konnten *Henning*, *Kinzelmeier* und *Wolf* feststellen, daß verschiedene Pharmaka (Adrenalin, Regitin, Histamin und Atropin) zu keiner Änderung des Leberzeitvolumens führten. Alle Pharmaka bewirkten eine beschleunigte Elimination des Radiobengalrots aus der Leberzelle. Die Verf. schließen daraus, daß die Durchblutung der Leber durch koordinierte Regulationsmechanismen in jedem Falle gesichert ist, und daß die Leberzelle hinsichtlich ihrer exkretorischen Funktion sehr gleichförmig reagiert.

Die Lungendurchblutung kann durch Einatmen von radioaktiven Gasen oder durch Injektion von markierten Makromolekülen bestimmt werden (*Bucher* u. Mitarb., *Cook* u. Mitarb., *Jones* u. Mitarb., *Waser* u. *Hunzinger*).

Die Gehirndurchblutung läßt sich durch Messungen über den beiden Hirnhemisphären erfassen (*Klingler*, *Waser* und *Hunzinger*). Bei einer Karotisthrombose können krankhafte Veränderungen nach intravenöser oder intraarterieller Injektion von J-131 HSA festgestellt werden.

8. Die Bestimmung des Herzminutenvolumens

Die Herzchirurgie stützt sich im wesentlichen auf eine gute präoperative Herzdiagnostik, wie z. B. die Angiokardiographie und die Herzkatheterdiagnostik. Neben der rein morphologischen Diagnostik ist aber gerade bei diesem Organ für eine Beurteilung die Kenntnis der effektiven hämodynamischen Leistung erforderlich. Die radiokardiographische Technik von *Prinzmetal* nach der Methode von *Hamilton*, von *Veall*, *Pearson* und Mitarb. erlaubt auch Messungen außerhalb des Körpers ohne Arterienpunktionen, so daß diese Methode praktisch keine Belastung für den Herzkranken darstellt.

Nach den von *Huff* und Mitarb., *Donato*, *Bartholomei* und *Bianchi* sowie von *Lammerant* und *De Visscher* durchgeführten kreislaufphysiologischen Untersuchungen muß auch wegen der leichten Durchführbarkeit und der Möglichkeit wiederholter Bestimmungen innerhalb kurzer Zeiträume diese Methode zur Messung der systolischen Herzleistung als Methode der Wahl angesehen werden.

Die Kenntnis der Förderleistung des Herzens ist für die exakte klinische Beurteilung des kardiovaskulären Systems erforderlich. Die Messungen des Herzminutenvolumens nach dem *Fick*schen Prinzip, die erstmals 1886 von *Gréhant* und *Quinquaud* beim Hund durchgeführt wurden, erfordern bei der heute allgemein üblichen Technik die Sondierung des rechten Herzens mit einem Katheter. Hierdurch wird die Zahl der bei einem Patienten durchführbaren Bestimmungen sehr begrenzt. Die Messung des Herzminutenvolumens nach dem *Fick*schen Prinzip, der Anwendung von Fremdgasen, oder die radiologischen ballistokardiographischen und kymographischen Meßverfahren haben sich auf Grund der technischen Schwierigkeiten nicht als Routineuntersuchung einführen lassen.

Von *Hamilton, Moore, Kinsmann* und *Spurling* wurde 1932 die Farbstoffverdünnungsmethode mit Evans-Blau zur Bestimmung des Herzminutenvolumens eingeführt. Der Nachteil des Verfahrens ist durch die langsame Elimination des Farbstoffes bedingt, wodurch wiederholte Messungen nur in sehr großen Zeitabständen möglich sind.

Die ersten Untersuchungen mit radioaktivem Material wurden von *Nylin* und *Celander* mit P-32 markierten roten Blutkörperchen durchgeführt. Die wechselnde Konzentration des injizierten Materials im Blut wurde durch kurzfristige Entnahme zahlreicher Blutproben nach arterieller Punktion erfaßt. Spätere Untersucher wie *McIntyre* und Mitarb. und *Pritschard* und Mitarb. verwendeten J^{131}HSA für ihre Untersuchungen. Der Vorteil gegenüber den mit P-32 markierten Erythrozyten ist der, daß die zur Markierung erforderliche Inkubationszeit entfällt. Auch hier liegt der Hauptvorteil darin, daß das markierte Material bei den Kreislaufuntersuchungen eine sehr geringe Verschwinderate aus dem Gefäßsystem zeigt. Sie liegt nach den Untersuchungen von *Pritschard* und Mitarb. unter 3% innerhalb der ersten 10 Minuten nach der Injektion.

Die Verwendung von J^{131}HSA, einer Gammastrahlen aussendenden markierten Verbindung, hat den weiteren Vorteil, daß sie nach Untersuchungen von *Huff* und Mitarb., *Donato* und Mitarb. die unblutige Messung des Herzminutenvolumens erlaubt. Es besteht hier die Möglichkeit, durch einen ausgeblendeten Szintillationszähler, der auf die Aorta oder auf ein großes Gefäß aufgesetzt wird, eine für die Bestimmung des Herzminutenvolumens erforderliche Verdünnungskurve zu erhalten. Aus dieser Verdünnungskurve läßt sich unter Berücksichtigung der möglichen Fehler das Herzminutenvolumen errechnen. Der ausgeblendete Szintillationszähler muß dabei möglichst auf ein großes Gefäß gerichtet werden, zweckmäßigerweise auf den Aortenbogen im ersten Interkostalraum mit einem Winkel von 10 Grad, um zu verhindern, daß die primäre Verdünnungskurve durch ein Zusammenspiel mehrerer Gefäße mit verschiedenen Verdünnungsphasen zu verschiedenen Zeiten verfälscht wird. Auch der endgültige Verdünnungszustand kann durch die Füllung der darunterliegenden Venen und Kapillaren verändert sein.

Wie die Herzminutenvolumenbestimmung von *Hamilton* durch intravenöse Injektion von Farbstoffen unter Verfolgung der Konzentration im arteriellen Blut, kann auch mit den radioaktiven Isotopen eine ähnliche Konzentrationskurve aufgenommen und daraus die Durchflußmenge in der Zeiteinheit berechnet werden. Mit den P-32 markierenden Erythrozyten sind von *Nylin* und mit J^{131}HSA von *McIntryre* entsprechende Untersuchungen vorgenommen worden.

Bei der Verwendung von P-32-markierten Erythrozyten ist in jedem Falle die Punktion der Arterie erforderlich. Das Blut wird in den verschiedenen Gläsern alle 2 sec. aufgefangen und gemessen. Bei der Verwendung von J^{131}HSA kann auch nach Arterienpunktion das Blut mit Hilfe eines PVC-Schlauches durch einen Szintillationszähler geleitet werden, so daß ein Linienschreiber kontinuierlich die Aktivitätskurve schreibt. Bei der Verwendung eines Direktschreibers muß daran gedacht werden, daß bei den schnell ablaufenden Vorgängen die Schreibung weitgehend trägheitslos oder ungedämpft erfolgen muß.

Das Herzminutenvolumen läßt sich mit der von *Hamilton* angegebenen Formel aus der Verdünnungskurve errechnen. Dabei ist das Herzminutenvolumen:

$$\text{HMV} = \frac{\text{injizierte Aktivität}}{\text{mittl. Konzentration d. Isotops} \cdot \text{Zeit f. d. ersten Umlauf}}$$

Gegenüber der von *Hamilton* eingeführten Farbstoffverdünnungsmethode erlaubt die Verwendung radioaktiver Isotope mehrmalige Messungen des Herzminutenvolumens innerhalb beliebiger Zeiträume.

Wird eine Testsubstanz rasch intravenös injiziert und werden dann im Abstand weniger Sekunden mehrere arterielle Blutproben entnommen, so zeigt die arterielle Konzentration in Abhängigkeit von der Entnahmezeit einen charakteristischen Verlauf (**Abb. 133**). 5 bis 6 sec nach der Injektion wird die intravenös verabreichte Testsubstanz im Arterienblut nachweisbar und erreicht nach 12 sec ein Maximum. Das Zeitintervall zwischen der Injektion und dem ersten Kurvengipfel ist die mittlere Kreislaufzeit zwischen Injektionsstelle und Kontrollstelle. Da sich das Isotop im zirkulierenden Blut bei der ersten Kreislaufpassage meist nicht vollkommen mischt, entsteht kurz danach ein zweiter niedrigerer Gipfel, sobald die Hauptmenge des injizierten Stoffes diese Kontrollstelle zum zweiten Male erreicht. Das Zeitintervall zwischen dem ersten und dem zweiten Gipfel entspricht der mittleren Kreislaufzeit, d. h. also der Zeit, die die Hauptmenge des Indikators für eine gesamte Kreislaufpassage benötigt. Entsprechend der zunehmenden Vermischung der Testsubstanz mit dem Blut erreicht die Blutaktivität dann einen gleichbleibenden Wert.

Das Herzminutenvolumen ergibt sich analog der *Hamilton*schen Gleichung aus der injizierten Gesamtaktivität $I =$ in Impulsen pro min und dem Integral der arteriellen Aktivitätskonzentration während der ersten Herzpassage, $C =$ in Impulsen pro min pro Liter Blut über die Zeit T in Minuten, wobei die Zeit T entsprechend der Gleichung die Dauer der Herzpassage bedeutet. Um eine Angabe über den absoluten Verlauf der Aktivitätskonzentration im arteriellen Blut machen zu können, wird nach vollständiger Durchmischung eine venöse Blutprobe entnommen. Die Aktivitätskonzentration dieser Probe ist der Bezugswert für die Umrechnung der Verdünnungskurve auf absolute Werte, da nach gleichmäßiger Verteilung des Indikators die Isotopenkonzentration im Arterienblut und im Venenblut gleich groß ist. Das Herzminutenvolumen kann bei der indirekten Bestimmung durch die Messung über dem Herzen im ersten Interkostalraum parasternal links (Aortenbogen) wie bei der blutigen Bestimmungsmethode ermittelt werden, wenn man die Verdünnungskurve auf absolute Werte umrechnet. Gleichzeitig läßt sich durch die Kenntnis der injizierten Aktivität die notwendige Errechnung des Blutvolumens vornehmen.

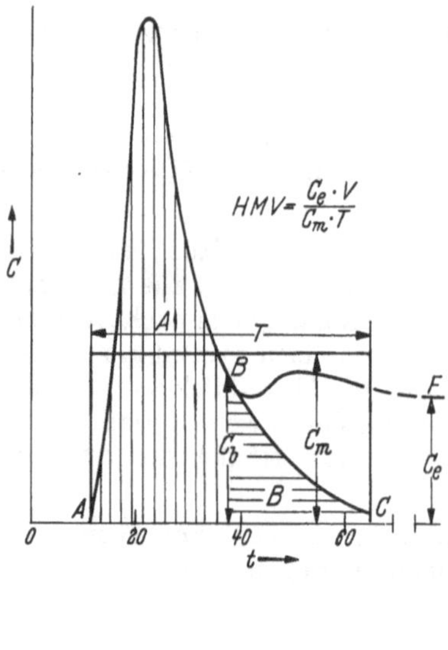

Abb. 133. Darstellung der arteriellen Konzentration von J-131 HSA in Abhängigkeit von der Zeit. Der gemessene Kurvenverlauf ist durch die Punkte A, B, F angegeben. Die Strecke BC zeigt den extrapolierten Kurvenverlauf der ersten Zirkulation. (Nach *McIntyre* u. Mitarb., Radiology **59**, 851 (1952)

a) Methodik

Für die Bestimmung des Herzminutenvolumens wird folgendes benötigt:

a) 100 μC Jod-131 HSA,
b) Eine 2 cm^3 Injektionsspritze.
c) Ein Szintillationszähler mit NaJ(Tl)-Kristall nicht unter einmal 2,5 × 2,5 cm Größe.
d) Eine Bleiabschirmung für den Szintillationszähler.
e) Ein konischer Kollimator, dessen Aufnahmecharakteristik in 10-cm-Abstand von der Kollimatorspitze ein Feld von 2 cm Durchmesser ausblendet.
f) Ein Dekadenzähler mit Anschluß für die Zehnerdekade.
g) Ein trägheitsloser Schnellschreiber (z. B. Firma Dr. Stamm-GK. Berlin). Es kann auch ein Linienschreiber verwendet werden, der jedoch weitgehend ungedämpft auf 0,1 sec. eingestellt werden muß.
h) Eine Bleiabschirmung für die Injektionsspritze nicht unter 10 mm Wandstärke.
i) Ein Stativ zur Aufhängung des Szintillationszählers.

b) Technische Erläuterung

Die gesamte Messung findet in einer Zeit von etwa 20 bis 60 sec statt. Die zeitrichtige Aufzeichnung der Signale setzt eine trägheitslose Schreibung voraus. Diese ist mit Ratemeter und Linienschreiber nicht optimal möglich, denn entweder arbeitet das Ratemeter ungedämpft, dann ist die statistische Schwankung so groß, daß keine Kurve abgelesen werden kann, oder das Ratemeter arbeitet mit starker Dämpfung, dann wird eine saubere Kurve geschrieben, die jedoch durch die Verschleppung der Signale über 1 bis 2 sec keinen exakten Zeitmaßstab ergibt. Daher haben wir einen Schnellschreiber entwickelt (*Frost*), der jeden zehnten Impuls zeitrichtig auf Registrierpapier aufdruckt. Der Papiervorschub beträgt 10 mm pro sec. Die Häufung der Registriermarken als Zeiteinheit muß graphisch in einer Kurve dargestellt werden.

c) Durchführung

1. Der Szintillationszähler wird über dem Herzen im ersten Interkostalraum parasternal links mit einem Winkel von etwa 10 Grad auf den Aortenbogen gerichtet.
2. Der Zähler wird zur Schreibung des Nulleffektes über einen Zeitraum von 10 bis 20 sec. eingeschaltet.
3. Schnelle i.v. Injektion von 100 μC J^{131}HSA in den abgewinkelten nicht gestauten Arm mit einer maximalen Flüssigkeitsmenge von 1 bis 2 cm^3.
4. Mit dem Zeitpunkt der Injektion gleichzeitige Einschaltung der Zählapparatur.
5. Abschaltung der Zählapparatur, wenn eine gleichmäßige Impulshöhe erkennbar ist (in etwa 1 bis 2 Minuten).
6. Graphische Darstellung der Meßwerte für die Auswertung.

d) Auswertung

Die allgemeine Form einer Verdünnungskurve ist in der Abbildung 133 wiedergegeben. Wir finden nach einer Zeit von 5 bis 7 sec. einen charakteristischen steilen Anstieg mit einem daran anschließenden Abfall in der Konzentration entsprechend der Zeit, die die Hauptmenge des radioaktiven Materials benötigt, um die Meßstelle zu passieren. Der daran anschließende geringere Aktivitätsanstieg und -abfall ist, wie schon vorher beschrieben, bedingt durch die Rezirkulation der Hauptmenge des radioaktiven Materials, das sich noch nicht völlig vermischt hat und die Meßstelle bereits zum zweiten Mal passiert. Mehr oder weniger breite kleinere Gipfel, die den späteren Rezirkulationen entsprechen, oder die durch die Koronargefäße bedingt sind, können vorhanden sein. Sie sind jedoch meist zu gering, um noch deutlich sichtbar zu werden. Um das Volumen zu erfassen, das die Verdünnung verursacht, ist es erforderlich, die Kurve aufzuschreiben bis das injizierte Material den Zähler passiert hat und der Null-Wert wieder erreicht ist. Wie die **Abb. 133** zeigt, tritt die Rezirkulation bereits in Erscheinung bevor das gesamte injizierte Material den Zähler passiert hat. Da jedoch die Konzentration gegenüber der Zeit exponentiell abfällt, läßt sich die erste Zirkulation vervollständigen, indem man den ersten exponentiellen Abfall bis auf Null extrapoliert. Dieser Vorgang ist in der Abbildung als BC-Linie wiedergegeben.

Da das gesamte injizierte Material (I) auch aus dem Herzen herauskommen muß, wie es in den einfließenden Teil injiziert wurde, so ist die Menge des injizierten Materials gleich dem Produkt der Austreibung (F) ausgedrückt als Volumen in der Zeiteinheit multipliziert mit der Konzentration des markierten Materials (c), das im Blut über die gesamte Zeit der ersten Zirkulation integriert ist. Das wird durch die folgende Gleichung ausgedrückt.

$$I = \int_0^\infty c\, F\, dt$$

Und wenn F konstant ist

$$I = F \int_0^\infty c\, dt$$

$$\text{Für} \qquad I_v = F \int_A^C c\, dt$$

gibt das Integral das Gebiet unter der ersten Zirkulationskurve und der Extrapolationslinie an. Das Gebiet A kann mittels Planimeter gemessen werden und das Gebiet B läßt sich durch folgende Gleichung berechnen:

$$B = \int_0^\infty C_{be}{}^{-\lambda t}\, dt = \frac{C_b}{\lambda}$$

wobei C_b die Konzentration bei Punkt B und die Strecke B—C der konstante Abfall ist.

Das Herzminutenvolumen ist dann:

$$F = \frac{I}{A + B} = I_v$$

Da die injizierte Dosis I gleich der endgültigen Verdünnung C_e multipliziert mit dem Blutvolumen ist, ergibt sich

$$F = I_v = \frac{C_e}{A + B}$$

Graphisch läßt sich das Herzminutenvolumen etwa angenähert folgendermaßen ausdrücken. Die Integration der Kurve, die der ersten Zirkulation entspricht und durch die Zeit T begrenzt ist, erlaubt eine Information über die mittlere Konzentration C_m während dieser Zeiteinheit. Die mittlere Konzentration ergibt sich aus der Höhe des rechteckigen Feldes, das der Fläche $A + B$, wie es aus der Abbildung ersichtlich ist, entspricht. Diese Konzentration entspricht dem Teil des gesamten Blutvolumens, der während der Zeit der ersten Zirkulation hindurchgeflossen ist.

Wenn z. B. die mittlere Konzentration, gekennzeichnet durch die Linie C_m doppelt so groß ist wie die Endkonzentration — gekennzeichnet durch die Linie C_e — so muß die Hälfte des gesamten Blutvolumens während der ersten Zirkulationszeit T hindurchgeflossen sein. Durch die Messung des gesamten Blutvolumens V in Litern kann das Volumen, das durch das Herz während der Zeit der ersten Zirkulation hindurchgeflossen ist, errechnet werden. Da die injizierte Aktivität auch als Produkt aus Blutvolumen V und Aktivitätskonzentration im Blut nach vollständiger Durchmischung C_e ausgedrückt werden kann, ergibt sich die Formel:

$$\text{HMV} = \frac{C_e \cdot V}{C_m \cdot T}$$

Die von *Veall* und *Huff* mit Hilfe der Verdünnungstechnik mit radioaktiven Substanzen erhaltenen Werte für das Herzminutenvolumen ergeben beim Vergleich mit den gleichzeitig durchgeführten Bestimmungen nach der Methode von *Fick* eine relativ gute Übereinstimmung. Die Differenz zwischen den Ergebnissen beider Verfahren liegt innerhalb $\pm$ 10% der Meßwerte, wobei noch nicht sicher ist, durch welche Methode diese Abweichung bedingt ist. Zur Errechnung des Herzminutenvolumens ist die Bestimmung des Gesamtblutvolumens erforderlich. Bei Kenntnis der injizierten Aktivität läßt sich nach der Durchmischung 10 Minuten nach der Injektion die vorhandene Aktivität im ccm-Blut bestimmen. Aus dem Grad der Verdünnung, d. h. injizierte Aktivität durch vorhandene Aktivität im cm^3 ergibt sich das Gesamtblutvolumen in cm^3 (vgl. Blutvolumenbestimmung S. 189).

Aus der Aktivitätskurve zur Errechnung des Herzminutenvolumens läßt sich die mittlere Gesamtkreislaufzeit durch den zeitlichen Abstand der beiden Kurvengipfel ablesen. Die mittlere Gesamtkreislaufzeit, die in erster Linie vom Funktionszustand des Herzens abhängig ist, gibt einen Anhalt für den Kreislaufzustand.

In einzelnen Fällen kann auch die durchschnittliche Kreislaufzeit vom Ort der Injektion bis zum Meßpunkt Hinweise für eine in diesem Bereich liegende Störung geben.

9. Die Radiokardiographie

Unter Radiokardiographie versteht man die graphische Aufzeichnung des Durchflusses radioaktiv markierten Blutes durch die Herzkammern. Diese Untersuchungsmethode wurde von *Prinzmetal* mit radioaktivem Natrium zur Untersuchung der Herz- und Kreislaufphysiologie eingeführt. Durch die graphische Registrierung des Durchflusses radioaktiv markierten Blutes durch die Herzkammern gelingt es, früher nicht zugängliche Kreislauffunktionen und Kreislaufveränderungen zu erfassen.

Es lassen sich mit Hilfe dieser Methode wichtige hämodynamische Größen wie das Herzminutenvolumen, der Herzindex, das Schlagvolumen, die Entleerungsrate der Ventrikel, das enddiastolische Volumen, das Restvolumen und die Entleerungsrate des rechten Vorhofes ermitteln.

Gerade in Verbindung mit anderen klinisch diagnostischen Verfahren zur Abgrenzung von Herzerkrankungen gegenüber Zuständen mit ähnlichen Symptomen erweist sich die Untersuchungsmethode von besonderem Wert. So kann z. B. bei der röntgenologisch nicht immer mit Sicherheit zu entscheidenden Frage, ob eine konzentrische Hypertrophie des Herzens oder eine Dilatation mit hämodynamischer Insuffizienz vorliegt, dieses Verfahren einwandfreie Hinweise geben. Bei einer konzentrischen Hypertrophie findet man einen normalen radiokardiographischen Kurvenverlauf, dagegen bei der Dilatation mit hämodynamischer Insuffizienz deutliche Anhaltspunkte für diese Erkrankung.

a) Methodik

Für die Radiokardiographie wird Folgendes benötigt:

a) 100 μC Jod-131-HSA.
b) Eine 2 cm³ Injektionsspritze.
c) Ein Szintillationszähler mit NaJ(Tl)-Kristall nicht unter 2,5 × 2,5 cm Größe.
d) Eine Bleiabschirmung für den Szintillationszähler.
e) Ein konischer Kollimator, dessen Aufnahmecharakteristik in 10 cm Abstand von der Kollimatorspitze ein Feld von 8 cm ausblendet.
f) Ein Dekadenzähler mit Ratemeter und Linienschreiber, der einen Zeitvorschub von 300 mm pro Minute oder ein trägheitsloser Schnellschreiber.
g) Eine Bleiabschirmung für die Injektionsspritze nicht unter 10 mm Wandstärke.
h) Ein Stativ zur Aufhängung des Szintillationszählers.

b) Durchführung

1. Der Patient soll zur Vermeidung einer Radiojodspeicherung in der Schilddrüse einen Tag vor der Untersuchung anorganisches Jod zur Blockierung der Schilddrüse erhalten haben, z. B. 3mal einen Eßlöffel einer zehnprozentigen Jodkalilösung.
2. Der Szintillationszähler wird nach perkutorischer Lagebestimmung des Herzens auf die Herzmitte gerichtet.
3. Einschaltung des Zählers zur Schreibung des Nulleffektes über einen Zeitraum von 10 bis 20 sec.
4. Schnelle i. v. Injektion von 100 μC Jod-131 HSA in den abgewinkelten nicht gestauten Arm innerhalb einer Sekunde. *Bartolomei* und *Bianchi* fanden eine bessere Beurteilungsmöglichkeit nach Injektion von 0,2 bis 0,3 cm³ in die Jugularvene während der Inspiration.
5. Mit dem Zeitpunkt der Injektion gleichzeitige Einschaltung der Zählapparatur.
6. Abschaltung der Zählapparatur, wenn eine gleichmäßige Impulshöhe erkennbar wird (in etwa 1 bis 2 Minuten).

c) Auswertung

Bei Normalpersonen zeigt die Aktivitätskurve 2 Gipfel, die mit R und L bezeichnet werden **(Abb. 134)**. Die R-Welle zeigt den Blutdurchfluß durch die rechte Herzkammer an, während die L-Welle mit ihrem Gipfel auf die Blutpassage in dem linken Herzen zurückzuführen ist. Nach der Injektion geht dem ersten Kurvenanstieg die Null-Linie voraus, die dem Intervall zwischen Injektion und dem Eintreffen der radioaktiven Substanz in der rechten Herzkammer entspricht. Der erste Aktivitätsanstieg durchschnittlich etwa nach 1 bis 1,5 sec nach der Injektion zeigt den Eintritt der radioaktiven Substanz in die Vena cava sup., den rechten Vorhof und die rechte Kammer an. Nach Erreichung des Maximum, etwa 2 bis 3 sec nach der Injektion, fällt die Kurve exponentiell ab und erreicht einen Tiefpunkt T (Übergangszone). Im Tiefpunkt befindet sich der größte Teil des radioaktiven Stoffes im Lungenkreislauf, auf dem Wege zwischen rechtem und linkem Herzen. Ein kleiner Rest, abhängig vom Restblutvolumen der rechten Kammer, befindet sich dabei noch im rechten Herzen, während ein vorauseilender Teil bereits das linke Herz erreicht. Der ab-

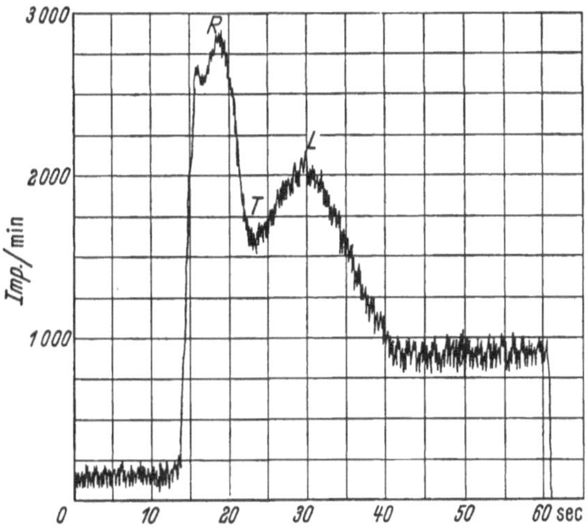

Abb. 134. Radiokardiogramm einer Normalperson. Der mit *R* bezeichnete Gipfel zeigt den Blutdurchfluß durch die rechte Herzkammer und der mit *L* bezeichnete Gipfel den Durchfluß der Radioaktivität durch die linke Herzkammer an

steigende Schenkel der *R*-Welle gibt somit den Austritt der Hauptmenge aus dem rechten Herzen in den Lungenkreislauf an. Bei Eintritt der Hauptmenge des Blutes in das linke Herz beginnt der aufsteigende Schenkel der *L*-Welle, die gewöhnlich etwas niedriger ist als die *R*-Welle und etwa die doppelte Länge der *R*-Welle von 7 bis 10 sec hat. Der *L*-Gipfel ist durch die zunehmende Verdünnung im kleinen Kreislauf niedriger und der absteigende Schenkel ist länger und mehr oder weniger flach. Der absteigende Kurvenverlauf nach dem Maximum bei *L* gibt die Entleerung des linken Ventrikels wieder. Für das Zeitintervall zwischen dem *R*- und *L*-Gipfel fanden *Shipley* und Mitarb. bei Normalpersonen einen Durchschnittswert von 5,8 sec.

Die Radiokardiographie wurde zuerst von *Prinzmetal* und Mitarb. und von *Waser* und *Hunzinger* 1948 beschrieben. Inzwischen sind weitere zahlreiche Untersuchungen auf diesem Gebiet durchgeführt worden (*Shipley* u. Mitarb., *Luisada* u. Mitarb., *Goldring* u. Mitarb., *Newman* u. Mitarb., *Doyle* u. Mitarb. u. a.). *Goldring* und Mitarb. berichteten über Untersuchungen an Kindern mit angeborenen Herzerkrankungen. Untersuchungen von *Zacks* über die experimentelle Radiokardiographie, die er mit einem künstlichen Dreikammersystem durchführte, ergaben, daß auch ein erhöhtes Kammervolumen eine Veränderung der beiden Kurven im Sinne einer Abflachung und Verlängerung bewirken kann, obwohl das Minutenvolumen nicht reduziert ist. Er weist darauf hin, daß die Verdünnung der Spurendosis durch das erhöhte Volumen in den Herzkammern oder durch andere Faktoren, wie z. B. ungenügende Austreibung des Blutes durch das linke Herz oder durch die Lage des linken Herzens zum Szintillationszähler bei der Beurteilung des Radiokardiogramms berücksichtigt werden sollte.

Besondere Beachtung verdienen die Untersuchungen von *Bartolomei*, *Bianchi*, *Monasterio* und Mitarb., die durch theoretische und mathematische Auswertung der erhaltenen Kurven eine sogenannte selektive quantitative Radiokardiographie begründet haben. Es handelt sich hier um eine Technik, die aus der Bestimmung des Kurvenverlaufs eine Beurteilung der Volumenverteilung des Blutes in den verschiedenen Abschnitten der zentralen Zirkulation erlaubt. Um verwertbare Größen über den Bluttransport im Bereich des Herzens zu erhalten, wurden kleine Flüssigkeitsmengen von 0,2 bis 0,3 cm^3 in die Vena jugularis während der Inspiration injiziert. Da die zeitliche Aktivitätsveränderung das Ergebnis des Ein- und Ausflusses der Spurendosis ist, wurde dadurch die Komponente, die den Einfluß beeinträchtigt, weitgehend verringert. Die Aktivitätsänderungen nach dem ersten Gipfel geben dann ein besseres Bild über das Ausfließen der Substanz. Die R-Kurve kann durch Extrapolation des abfallenden Schenkels vervollständigt werden. Eine einwandfreie L-Kurve wird erhalten, wenn man die R-Kurve von der Gesamtaktivität abzieht.

Bei den Injektionen in die Jugularvene sind die Aktivitätsveränderungen nach dem rechten Gipfel ausschließlich eine Funktion der hämodynamischen Änderungen im rechten Herzen. Für die L-Kurve gilt nicht das Gleiche, da dieser Kurvenverlauf maßgeblich durch die Entleerungsrate des rechten Herzens und durch die Blutzirkulation in der Lunge beeinflußt wird.

Die Injektion in die Jugularvene ergibt nach *Monasterio* und Mitarb. nur das „rechte selektive Radiokardiogramm".

Um ein ähnliches „linkes selektives Radiokardiogramm" zur Beurteilung des linken Ventrikels zu erhalten, ist die Verwendung eines gasförmigen Gammastrahlers und die Schreibung des Radiokardiogramms nach der Inhalation erforderlich, um den vorherigen Verdünnungseffekt des rechten Herzens auszuschalten (*Donato*).

Für diesen Zweck hat sich die Verwendung von Jod-131-markiertem Methyljodid als sehr brauchbar erwiesen (*Donato* in Zusammenarbeit mit *Debus* u. Mitarb.). Hierbei wird nach einem einzigen Atemzug bei Einatmung des Gases eine entsprechende Kurve über dem Herzen geschrieben. Die erhaltene Kurve gibt den Gastransport durch das linke Herz und die verbleibende Aktivität im linken Bronchus wieder, soweit sie im Szintillationszählerbereich liegt. Nach Abzug des Nulleffektes, der auch durch den Bronchialbaum erhöht ist, kann die entstandene Kurve als „selektives linkes Radiokardiogramm" betrachtet werden. Die Form entspricht dem ersten Gipfel, wie er vom rechten selektiven Radiokardiogramm erhalten wird.

Die theoretische Analyse der Kurven ergibt gute Hinweise für vorliegende hämodynamische Veränderungen.

Bei Normalfällen zeigt der absteigende Ast nach Erreichen des Gipfelpunktes nach einem Zeitintervall von weniger als 2 sec einen exponentiellen Verlauf. Bei Beachtung der Tatsache, daß Vorhof und Ventrikel gleichzeitig von dem Szintillationszähler erfaßt werden, kann die Kurve keinen exponentiellen Verlauf zeigen, bevor nicht die gesamte Spurendosis im Ventrikel vorhanden ist. Tatsächlich wird zu dieser Zeit ein konstanter Teil den Szintillationszählerbereich bei jeder Systole verlassen. Die gegebene Menge wird während der folgenden Diastole bis zur maximalen Verdünnung entsprechend dem enddiastolischen ventrikulären Blutvolumen aufgelöst. Aus dem exponentiellen Teil der Kurve kann die Entleerungsrate der Ventrikel berechnet werden. Die Entleerungsrate des Ventrikels ist der Teil des enddiastolischen Ventrikelvolumens, der in die Lungenzirkulation bei jeder Systole ausgestoßen wird. Wenn die Dauer eines Herzschlages als Zeiteinheit betrachtet wird, so läßt sich die Entleerungszeit T aus einer exponentiellen Funktion errechnen. Damit ist die Konstante der Entleerungsrate:

$$\mathrm{K} = \frac{0{,}693}{T}$$

Die Entleerung des Herzventrikels pro Systole läßt sich dann angeben:

$$R = 1 - e^{-k}$$

Wenn das Schlagvolumen SV bekannt ist, kann das enddiastolische Kammervolumen EKV berechnet werden als

$$\text{EKV} = \frac{SV}{R}$$

und das postsystolische Restvolumen

$$\text{PSV} = \text{EKV} - SV$$

Die entsprechenden Berechnungen bei den Normalfällen von *Gigli* und Mitarb. und von *Donato* und Mitarb. ergaben für das rechte Herz und für das linke Herz fast gleiche Werte. Das enddiastolische Ventrikelvolumen betrug 350 cm^3 bei einem postsystolischem Volumen von 280 cm^3.

Wie bereits beschrieben, wurde der Abstand der beiden Gipfel ursprünglich als Maß der Lungenzirkulationszeit betrachtet. *Lammerant* und *De Visscher* kritisierten diese Schlußfolgerung und berechneten aus beiden Kurven die mittleren Zirkulationszeiten entsprechend der Methode von *Hamilton*. Die Differenz wurde als mittlere Lungenzirkulationszeit angesehen. Nach dem *Steward Hamilton*-Prinzip schlugen sie vor, das zirkulierende Lungenblutvolumen aus dem Produkt der mittleren Lungenzirkulationszeit und dem Herzminutenvolumen zu berechnen.

Von anderer Seite (*Newman* u. Mitarb.) wurde versucht, die Errechnung des Lungenblutvolumens aus dem Grad der Verdünnungskurve vorzunehmen. Von *Donato* und *Debus* wurde auf die Schwierigkeiten hingewiesen, da sie beobachtet hatten, daß der Abstand zwischen den beiden Gipfeln weitgehend von der Funktion des rechten und des linken Herzens abhängig ist. Die Berechnung der Lungenzirkulationszeit oder des Lungenblutvolumens auf Grund des Abstandes der beiden Gipfel ist theoretisch und praktisch ungenau.

10. Die selektive quantitative Radiokardiographie

Bei dieser Methode müssen die mit dem Linienschreiber erhaltenen Kurven auf halblogarithmisches Papier übertragen werden **(Abb. 135)**. Hierbei zeigt der ansteigende und der absteigende Schenkel einen exponentiellen Verlauf. Wenn der extrapolierte Schenkel der *R*-Kurve von dem extrapolierten Teil der Gesamtaktivitätskurve abgezogen wird, dann erhält man eine zweite Kurve mit einem ansteigenden und absteigenden Schenkel, der ebenfalls einer annähernd exponentiellen Funktion entspricht Es können die folgenden Zeitintervalle bestimmt werden:

1. die Füllungszeit des rechten Herzens, in der Abbildung als A bezeichnet,
2. die geringste Lungenzirkulationszeit $= B$,
3. die Füllungszeit des linken Herzens $= C$.

Der exponentielle Schenkel der ersten Kurve, mit R bezeichnet, gibt die Entleerungsrate des rechten Ventrikels wieder und der zweite absteigende Schenkel, mit LV bezeichnet, nach Subtraktion der ersten Kurve die Entleerungsrate des linken Ventrikels.

Durch die Auswertung dieser Kurve können die folgenden hämodynamischen Größen quantitativ erfaßt werden:

a) Das Herzminutenvolumen

Da für die Errechnung des Herzminutenvolumens die injizierte Aktivität sehr genau bestimmt werden muß, empfiehlt es sich, nach der Injektion die Restaktivität in der Spritze zurückzumessen und diese von der Gesamtaktivität abzuziehen.

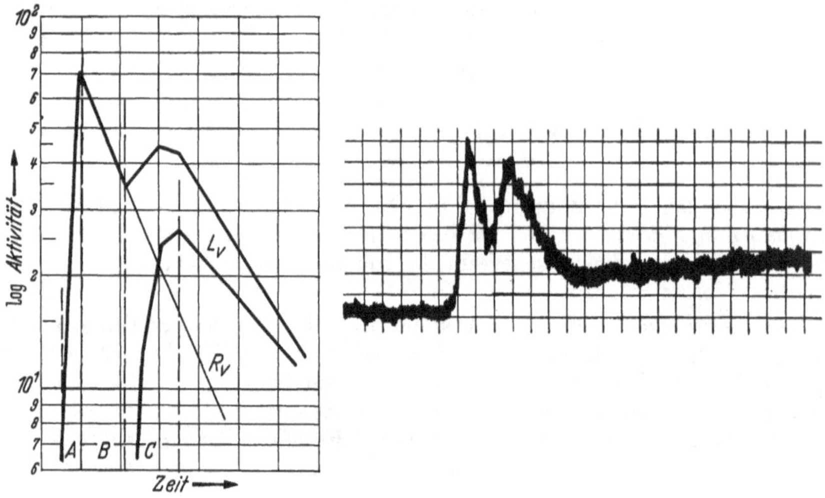

Abb. 135 zeigt rechts die erhaltene Schreiberkurve eines Radiokardiogramms bei einer Normalperson. Die Darstellung links zeigt die Übertragung der Schreiberkurve auf halblogarithmisches Papier. *A* rechte Füllungszeit, *B* linke Eintreffzeit, *C* linke Füllungszeit, *Rv* rechte Kammerentleerungsrate, *Lv* linke Herzkammerentleerungsrate (*Donato*, *Bartolomei* u. *Bianchi*, Strahlentherapie **38**, 167 (1959)

Die unter normalen Bedingungen erhaltenen Werte des Herzminutenvolumens betragen nach *Gigli* und Mitarb. bei normalen Männern im Mittel 7.265 $\pm$ 1.747 cm^3 pro Minute bei einem Herzindex von 4,05 $\pm$ 0,91 Liter pro Minute pro m^2 Körperoberfläche, bei normalen Frauen liegt der Mittelwert des Herzminutenvolumens bei 6.365 $\pm$ 895 cm^3 pro Minute entsprechend einem Herzindex von 4,17 $\pm$ 0,80 lt. pro Minute pro m^2.

b) Die Entleerungsrate des rechten Ventrikels

Vom Gipfel der rechten Kurve ausgehend läßt sich durch den absteigenden Schenkel die Entleerungsrate des rechten Ventrikels errechnen. Durch die prozentuale Änderung der Aktivität während einer Herzkontraktion fand man bei Herzgesunden im Mittel eine Entleerungsrate von 26,3% $\pm$ 6,83 pro Herzkontraktion. Diese Rate drückt das prozentuale Verhältnis zwischen Schlagvolumen und dem ventrikulären diastolischen Volumen aus.

c) Das Blutvolumen des rechten Ventrikels

Das enddiastolische Blutvolumen im rechten Ventrikel wird durch Division des Schlagvolumens durch die berechnete Entleerungsrate des rechten Ventrikels erhalten (*Donato* 1958). Die Subtraktion des Schlagvolumens ergibt das Restblutvolumen im rechten Ventrikel. Bei Herzgesunden wurde ein enddiastolisches Kammervolumen des rechten Herzens von 317,1 cm^3 $\pm$ 74 bei Männern und 331,1 cm^3 $\pm$ 82 bei Frauen gefunden. Das entsprechende endsystolische Volumen beträgt 240,9 cm^3 $\pm$ 69 und 249 cm^3 $\pm$ 71. Werden die Zahlen entsprechend der Körperoberfläche korrigiert, so ergibt sich 209,6 cm^3 pro m^2 $\pm$ 52 und 159,3 cm^3 pro m^2 $\pm$ 47,8 für Frauen und 188,7 cm^3 pro m^2 $\pm$ 40,6 und 143 cm^3 pro m^2 $\pm$ 39,2 bei Männern.

d) Die Entleerungsrate des linken Ventrikels

Wie von *Donato* gezeigt werden konnte, ist die Zeit zwischen dem Gipfel der rechten Kurve und dem Beginn der exponentiellen Funktion bedingt durch den Verbleib einer entsprechenden Aktivität im Vorhof. Die Dauer dieser Vorhofverzögerungszeit liegt bei normalen Fällen zwischen 0 und 2 sec. Die Vorhofentleerungsrate entspricht in diesem Falle einer prozentualen Entleerung des Vorhofes von 70%. Das Entleerungsvolumen des rechten Vorhofes, das auf Grund dieser Entleerungsrate berechnet wurde, beträgt weniger als 100 cm^3.

Die minimale Lungenzirkulationszeit, die sich durch den Abstand des rechten Gipfels bis zum Wiedereintreffen der Aktivität messen läßt, beträgt bei Normalen im Mittel 2,83 $\pm$ 0,29 Herzkontraktionen (*Bianchi* u. Mitarb.)

Die Füllungszeit des linken Ventrikels, die sich durch das Eintreffen der ersten Aktivität im linken Ventrikel bis zum Gipfelpunkt der linken Kurve erfassen läßt, beträgt im Mittel 5,36 $\pm$ 1,63 Herzkontraktionen.

Der absteigende Schenkel der linken Kurve ist nicht ein reines Ergebnis der Entleerungsrate des linken Ventrikels, sondern er ist durch die Verdünnung der Aktivität in den vorangegangenen Abschnitten beeinflußt. Aus diesem Grunde ist der geringere Abfall der linken Kurve nicht durch den Unterschied zwischen rechtem und linkem Ventrikel bedingt, sondern mehr auf den Verdünnungsgrad der Aktivität zurückzuführen. *Thode* und Mitarb. konnten durch die Inhalations-Radiokardiographie zeigen, daß die Größe des rechten und linken Ventrikels etwa gleich sind. Die Umsatzrate der Aktivität im linken Herzen, die durch den exponentiellen Teil der Kurve bei 41 Normalen berechnet wurde, betrug 4,71 $\pm$ 1,71 sec. Sie war damit beachtlich länger als die der rechten Umsatzrate bei den gleichen Versuchspersonen, bei denen sie 3,26 $\pm$ 1,92 sec. betrug (*Bartolomei* u. Mitarb.).

Die Zeitabschnitte und die Kurvenverläufe ändern sich unter pathologischen Bedingungen. Es muß immer daran gedacht werden, daß alle Werte, die sich aus der Radiokardiographie ergeben, aus Durchfluß- und Volumenraten in den verschiedenen Abschnitten der Herz-Lungen-Zirkulation zusammengesetzt sind. Es können also aus diesem Grunde Veränderungen im Kurvenverlauf und in der Zeit durch Veränderungen des Durchflußes im System bedingt sein, ohne daß das Volumen verändert ist. In der **Abbildung 136** von *Donato, Bartolomei* und *Bianchi* ist die Kurve bei einem Normalen, der bei einem Patienten mit schwerer Koronarsklerose gegenübergestellt. Bei dem Patienten mit Koronarsklerose fand sich keine Veränderung der Herzform und Größe, jedoch eine beachtliche Reduzierung des Herzminutenvolumens. Es ist zu erkennen, daß beide Kurven erheblich reduziert sind und daß alle Zeitintervalle deutlich verlängert sind. Diese Veränderungen sind allein durch die Reduzierung der Durchflußrate und der Entleerungsrate in jedem Abschnitt der Herz-Lungen-Zirkulation bedingt.

Bei angeborenen Herzfehlern ist die Beurteilung des rechten selektiven Radiokardiogramms mitunter schwierig, da der kurze Zeitabschnitt des rechten absteigenden Astes keine einwandfreie Möglichkeit zur Extrapolation ergibt. Dies liegt an der Rezirkulation des radioaktiven Materials durch Shunts im Herzen. In diesen Fällen kann das rechte selektive Radiokardiogramm durch ein anderes radioaktives Isotop, wie z. B. Radiogold (Au-198) adsorbiert an 30 bis 50 μ Kohleteilchen ersetzt werden. Diese Technik, die von *Donato, Bartolomei* und *Bianchi* erfolgreich angewandt wurde, hat sich zur Beurteilung angeborener Herzfehler als besonders wertvoll erwiesen. Das radioaktive Material, das ursprünglich zur Lungenkrebsbehandlung benutzt

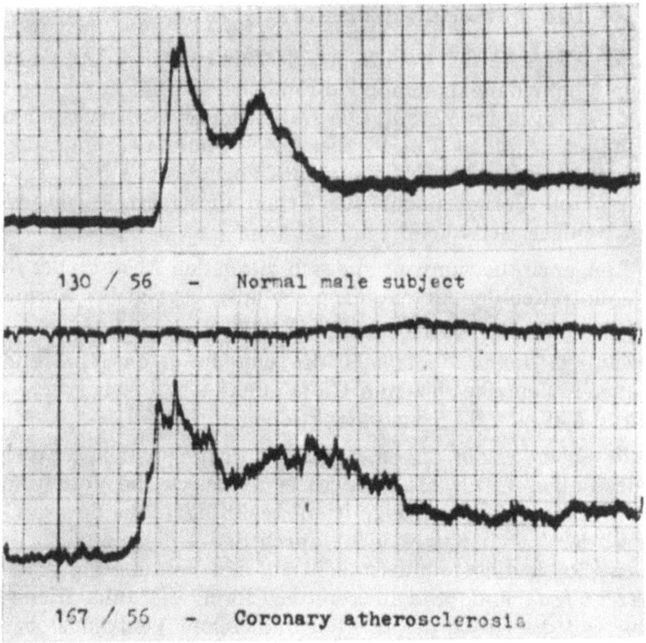

Abb. 136. Radiokardiographiekurven oben von einer Normalperson und unten von einem Patienten mit Koronar-Arteriosklerose. Bei dem Pat. mit Arteriosklerose war eine deutliche Herabsetzung des Herzminutenvolumens vorhanden. Die Kurven erscheinen gegenüber der Normalperson weitgehend verflacht, die Zeitintervalle sind deutlich verlängert. (*Donato, Bartolomei* u. *Bianchi*, Strahlentherapie 38, 167 (1959)

wurde, wird in den Lungenkapillaren festgehalten und erlaubt damit die einwandfreie Beurteilung des rechten Ventrikels.

Für die Beurteilung des linken Ventrikels hat sich die Verwendung von gasförmigem J-131 Methyljodid als erfolgreich für die Beurteilung von zentralen hämodynamischen Veränderungen bei den verschiedenen Herzkrankheiten bewährt (*Donato* u. *Jaimet*). Als Beispiel für die selektive quantitative Radiokardiographie wird von *Monasterio* und Mitarb. ein Fall von Mitralstenose mit Herzdekompensation und Herzflimmern wiedergegeben (**Abb. 137**). Die aus der radiokardiographischen Kurve erhaltenen Daten sind:

Herzminutenvolumen 3.554 cm^3 pro Minute
Herzindex: 2,3 lit. pro Minute pro m^2
Schlagvolumen: 48 cm^3
Rechter Ventrikel: Entleerungsrate 8% pro sec. enddyastolisches Volumen 739 cm^3,
Restvolumen 681 cm^3
Rechter Vorhof: Entleerungsrate 25% pro sec.
Vorhofentleerungsvolumen 236 cm^3
Erscheinungszeit im linken Ventrikel 13 sec.
Zeitabstand der beiden Gipfel 24 sec.

Die Herzdekompensation wird deutlich durch die Verzögerungszeit im rechten Vorhof. Nach der Valvulotomie zeigt das Radiokardiogramm (**Abb. 138**) nach 3 Monaten eine normale Entleerungsrate des Vorhofes.

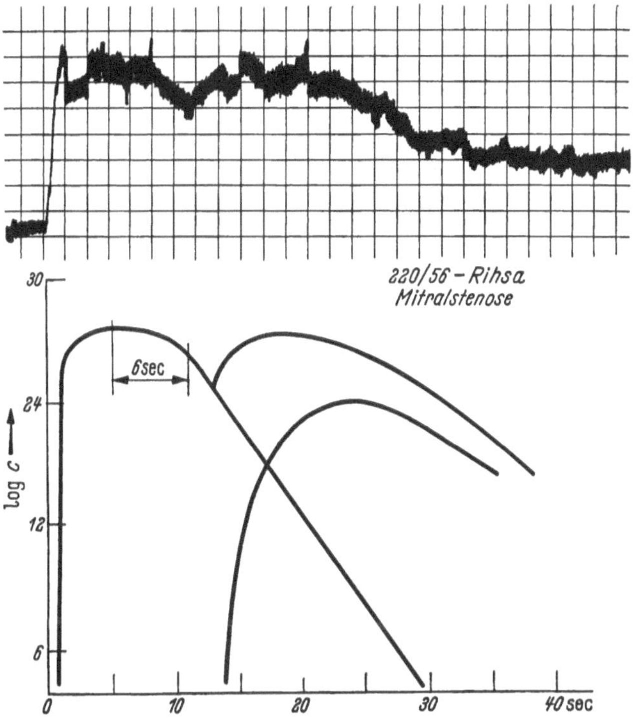

Abb. 137. Radiokardiogramm eines Patienten mit Mitralstenose, Herzinsuffizienz, Kammerflimmern Herzminutenvolumen 3554 cm³/min, Herzindex 2,3 /min/m², Schlagvolumen 48 cm³, rechter Ventrikel: Entleerungsrate 8% pro sec, Enddiastolisches Volumen 739 cm³, Restvolumen 681 cm³, rechter Vorhof: Entleerungsrate 25% pro sec, Vorhofentleerungsvolumen 236 cm³, Erscheinungszeit im linken Ventrikel 13 sec (*Monasterio* u. Mitarb.)

Die quantitative Radiokardiographie erlaubt als relativ einfache und reproduzierbare Technik die quantitative Erfassung hämodynamischer Größen, die differentialdiagnostisch für die Erkennung primärer Veränderungen auch für die Indikation chirurgischer Maßnahmen von Bedeutung sind.

Zur genauen zeitlichen Erfassung der Herz-Lungen-Zirkulation kann auch nach dem Vorschlag von *Huff* und Mitarb. durch die Ausblendung von 4 oder 5 Szintillationszählern über den entsprechenden Herz- und Lungenabschnitten bei gleichzeitiger Messung und Schreibung der genaue zeitliche Ablauf und Wechsel im Herz-Lungen-Kreislauf erfaßt werden.

Von *Fucks*, *Knipping* und Mitarb. wurden interessante Versuche unternommen, die Ausdehnung und Größe eines intrakardialen Kurzschlusses mittels einer sogenannten Gamma-Retina bildlich darzustellen. Hierbei werden zahlreiche Zählrohre auf den Körper eines Patienten gesetzt. Die von den Zählrohren abgegebenen Impulse werden Verstärkern mit nachgeschalteten Integriergliedern zugeführt, die Lampen, in entsprechender Anordnung zum Aufleuchten bringen. Der Vorteil dieser Methode liegt darin, daß bei den rasch ablaufenden Kreislauffunktionen der Ablauf der Funktion und eine mögliche Störung sofort festgestellt werden kann. Diese Entwick-

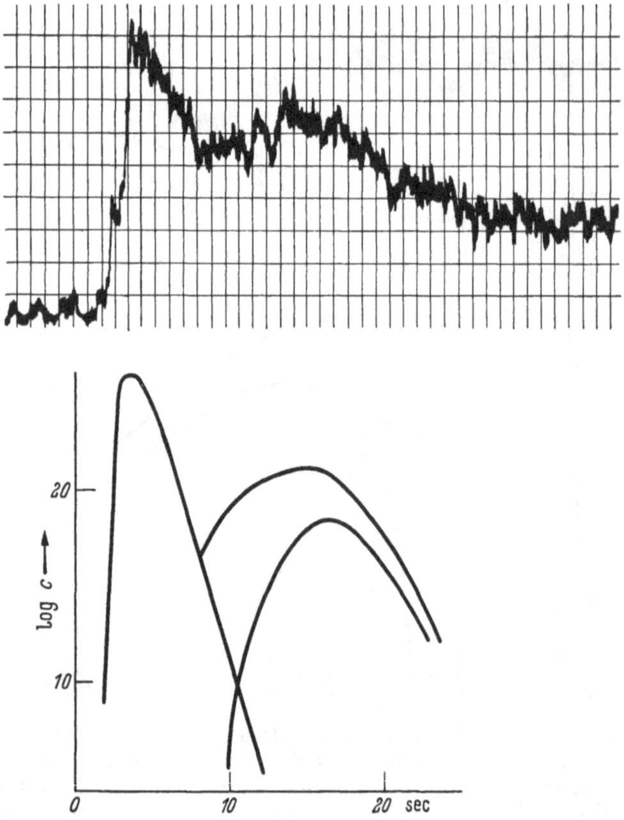

Abb. 138. Radiokardiogramm des gleichen Pat. wie Abb. 112 3 Monate nach Valvulotomie. Die Entleerungsrate des rechten Vorhofes ist normal. Die Höhe der linken Kurve ist gegenüber der Abb. 137 verringert als Zeichen einer besseren Entleerung des linken Herzens (*Monasterio* u. Mitarb.)

lung verspricht die bisherige Röntgenkontrastmittel-Angiographie sinnvoll zu ergänzen. Siehe auch Radioisotope in der Herzdiagnostik von *Ludes* und *Lehnert.*

Nachdem 1931 *Forssman* durch Einführung eines Herzkatheters in den rechten Vorhof die Bluträume sichtbar machen konnte, wurde die Angiographie am Menschen durch *Ruf* und *Steinberg* eingeführt. Nach der Entwicklung der Scanningtechnik, die Substanzen innerhalb des Körpers durch Messung von außen sichtbar machen konnten, gewann diese Methode auch für die Feststellung der Bluträume, deren Größe und Lage, zunehmendes Interesse. *Rejali* und Mitarb. konnte mit Hilfe einer besonderen Technik zeigen, daß es relativ leicht möglich ist, die Ausdehnung und Größe der Bluträume, wie Herz und Aorta, sichtbar zu machen. Mit Hilfe dieser Methode gelang ihnen die einwandfreie differentialdiagnostische Unterscheidung zwischen Herzhypertrophie und Perikarderguß. Durch die Markierung der Blutflüssigkeit mit Jod-131 HSA lassen sich relativ leicht auch Aneurysmen, mit mehr oder weniger großen Bluträumen, nachweisen und abgrenzen. Diese Methode

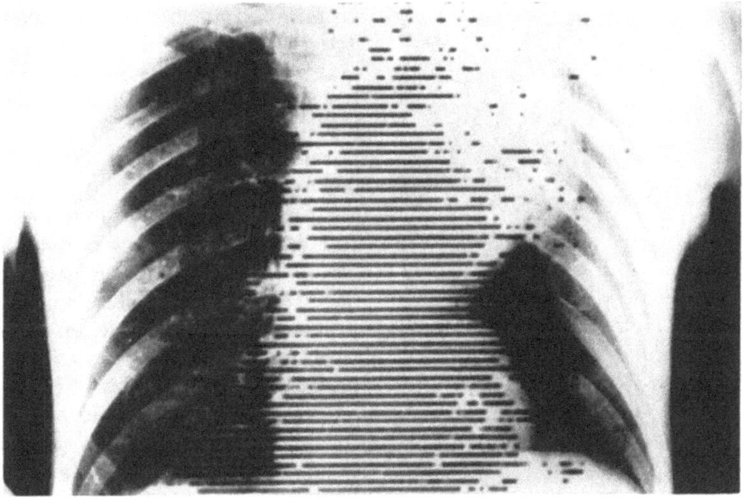

Abb. 139. Photogammagramm zur Darstellung der Bluträume nach i. v. Injektion von 300 μC J-131-HSA. Durch spezielle Kontrastanhebung gelingt es, die Bluträume im Photogammagramm durch den Nachweis der Blutaktivität sichtbar zu machen. Die fehlende Aktivität in dem als Aneurysma gedeuteten Bezirk schließt ein Aneurysma an dieser Stelle aus

kann als den Patienten wenig beeinträchtigende Messung gute Informationen über Umfang und Ausmaß des Blutinhaltes in den röntgenologisch darstellbaren Blutgefäßen ermöglichen (**Abb. 139**).

e) Methodik

Zur Darstellung der Bluträume im Herzen und in der Aorta wird folgendes benötigt:

a) 300 μC J-131-HSA.
b) Ein Scanner mit Kontrastanhebung und Pegelunterdrückung (z. B. SP 30 der Fa. Dr. Stamm).

f) Durchführung

1. Wie S. 116, 3a.
2. I.v. Injektion von 300 μC J-131-HSA.
3. Nach 5 min: Aufnahme des Szintigramms bei Unterdrückung der Impulsrate des Gewebsaktivitätsspiegels. Anhebung des Kontrastes oberhalb dieses Wertes.

Für den diagnostischen Wert der Abgrenzung großer Bluträume gegenüber Tumoren wird das folgende Beispiel angeführt:

Der 55jährige Patient *W. E.* suchte wegen seiner schon 3 Wochen bestehenden Schmerzen in Brust und Rücken den Arzt auf, der eine Röntgenuntersuchung der Lunge veranlaßte. Die Röntgenuntersuchung ergab im linken Ober-, Mittel- und Spitzenfeld eine über kindskopfgroße, starke Verschattung, die konvexbogig begrenzt war. Differentialdiagnostisch wurde an einen großen Tumor aber auch an ein bestehendes Aneurysma gedacht. Da die Bronchoskopie außer einer Einengung des linken Stammbronchus keinen Hinweis für einen Tumor ergab, wurde ein Aneurysma für wahrscheinlicher gehalten. Zur Klärung des Befundes wurde uns der Patient zur Darstellung der Bluträume überwiesen.

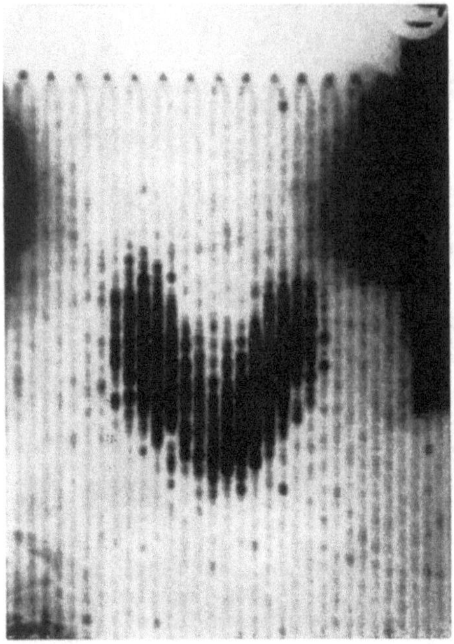

Abb. 140. Photogammagramm der Schilddrüse des Pat. wie Abb. 139 zum Ausschluß einer retrosternalen Struma. Wie die Lokalisierung erkennen läßt, findet sich eine schmetterlingsförmige Schilddrüse ohne Anhalt für eine retrosternale Struma

15 Minuten nach Injektion von 300 μC Jod-131-HSA wurde ein Photogammagramm über dem Thoraxgebiet geschrieben (**Abb. 139**). Das Photogammagramm läßt durch die Schwärzung deutlich die normale Konfiguration des Herzens und der Aorta erkennen, während sich in dem als Aneurysma gedeuteten Bezirk keine Aktivitätsanreicherung findet. Dieses Ergebnis spricht eindeutig gegen das Vorliegen eines Aneurysmas, da keinerlei Ausweitung der Bluträume im Bereich der Aorta ascendens und -descendens erkennbar ist. Eine retrosternale Struma konnte durch die Jod-131- Lokalisierung im Photogammagramm ebenfalls ausgeschlossen werden. Die Schilddrüse war in normaler Funktion und Größe (**Abb. 140**) gegenüber der Verschattung abgrenzbar. Entsprechend der Wahrscheinlichkeit kam auf Grund der Ergebnisse ein Lungen- oder Bronchialtumor in Frage. Die Thorakotomie ergab die Bestätigung der auf Grund der Voruntersuchungen angenommenen Verdachtsdiagnose. Es war ein stark zerfallenes Bronchialkarzinom ausgehend von einem Oberlappenbronchus mit massiver Infiltrierung aller hilusnahen Lungenteile.

H. Der Schock

Untersuchungen und Ergebnisse mit radioaktiven Isotopen

Für die Klärung der vielseitigen Reaktionen, die einen Schockzustand im Organismus einleiten und hervorrufen, war die Verwendung radioaktiver Isotope in Form markierter Erythrozyten oder markierter Plasma-Eiweißlösungen im Hinblick anf das Kreislaufsystem von großem Vorteil. Diese Untersuchungen haben einige Aufklärung über den Mechanismus des Schockzustandes gebracht. In der Verständigung zwischen Physiologen, Pharmakologen und Klinikern ergibt sich eine gewisse Schwierigkeit durch die recht unterschiedliche Nomenklatur der verschiedenen Phasen und Stadien, die mit Ohnmacht, Präkollaps und Kollaps sowie mit Schock und Schocksyndrom bezeichnet werden.

Aus chirurgischer Sicht interessieren bestimmte Schockformen, die nach Blutverlust oder als Folge verschiedenartiger traumatischer Schädigungen unter dem Bild pathophysiologischer Kreislaufregulationen auftreten.

Unabhängig von den verschiedenen theoretischen Erwägungen können wir in praxi zwei wesentliche Formen des Schocks unterscheiden:

1. den primären oder neurogenen Schock,
2. den sekundären oder hämatogenen bzw. hämorrhagischen Schock.

Auch der Begriff Wundschock hat sich in vielen chirurgischen Kliniken eingebürgert, unter dem man den gleichartigen Effekt des Traumas mit Blutverlust und der durch unblutige Traumen erzeugten reflektorischen Einflüsse, also eine Kombination von primärem und sekundärem Schock, versteht.

Unter physiologischen Bedingungen werden Ökonomie und Kontinuität des normalen Kreislaufs durch nervöse, humorale und hormonelle Faktoren gesichert, die gleichzeitig für das Einsetzen und den Ablauf von Reflexvorgängen gegen exo- und endogene Insulte verantwortlich sind.

Bestimmte Stressformen können sich zu Situationen entwickeln, die mit dem Begriff Schock oder besser Schocksyndrom bezeichnet werden. Unabhängig von der Genese findet sich bei jedem Schocksyndrom eine akute schwere Verminderung des Schlagvolumens des linken Ventrikels, und zwar bis auf Werte, die für den Bedarf einer normalen Zellfunktion und für den Ablauf physiologischer Stoffwechselvorgänge nicht mehr ausreichen.

Die Ursache der Schlagvolumenverminderung liegt in dem unzureichenden Rückfluß von venösem Blut zum rechten Herzen, zur Lunge und letzten Endes zum linken Ventrikel, hauptsächlich entweder als Folge eines Blutvolumenverlustes oder infolge eines Absinken des Blutes in vasodilatierte periphere Gewebe. Ganz allgemein gesprochen, dokumentiert sich das Schocksyndrom in einem Mißverhältnis zwischen zirkulierender intravasaler Blutmenge und der Breite des Gefäßstrombettes, wobei die Dauer dieses Mißverhältnisses eine entscheidende Rolle für die Schwere des Schocks spielt.

1. Der neurogene Schock

Im allgemeinen führt ein nocizeptiver Reiz, z. B. ein Trauma zur Vaguserregung mit Blutdruckabfall und Bradykardie zu einer Reaktion, die in vielen Fällen zunächst nicht als Versagen, sondern als Schonungsmaßnahme aufzufassen ist, da sie sich wenigstens für kurze Zeit auf den Organismus ökonomisch auswirkt. Hier können Überreaktionen, die zu extremen Sympathikotonus führen, wie z. B. nach psychischem Trauma ausgeglichen werden.

Beim neurogenen Schock kommt es zu einem Absinken großer Blutmengen in das Splanchnikusgebiet (*Osten*) und zur Stagnierung von etwa $^1/_5$ des Gesamtblutes in den Kapillaren. Dieser Vorgang führt zu einer erheblichen Verminderung der zirkulierenden Blutmenge. *Nylin* und *Pannier* konnten mit P-32 markierten Erythrozyten beim Menschen im Schock nach einer Lumbalanästhesie nachweisen, daß das Gesamtvolumen und auch das Erythrozytenvolumen nicht verändert waren. Sie fanden jedoch eine erhebliche Verzögerung der Durchmischung der Blutkörperchen. Gegenüber einer normalen Durchmischungszeit von 1 bis 2 Minuten war hier erst nach 75 Minuten eine vollständige Durchmischung vorhanden. Es muß daher eine bedeutende Verlangsamung des Blutstromes in den verschiedenen Kapillargebieten angenommen werden. *Friedel* und Mitarb., *Wangk* und Mitarb. fanden auch bis auf das 6fache verlängerte periphere Kreislaufzeiten, während die Lungenzirkulationszeit nur wenig verzögert war. Das Absinken größerer Blutmengen in den verschiedenen Kapillargebieten der Milz, Leber, Lunge, Muskel, Mesenterium und Herz wurde von *Gibson* und Mitarb. durch die Markierung der Erythrozyten mit Fe-55 und Fe-59 sowie durch markiertes Plasma-Protein nachgewiesen.

2. Der hämorrhagische Schock

Beim hämorrhagischen Schock fand *Hahn* nach großen Aderlässen bei Hunden mit Fe-59 markierten Erythrozyten, daß das gesamte Blutvolumen durch die sofortige

Erhöhung des Plasmavolumens weitgehend konstant gehalten wurde. Durch die Zellregeneration nimmt das Plasmavolumen dann später wieder langsam ab. Es hat sich auch herausgestellt, daß keine nennenswerte Speicherung der transfundierten Erythrozyten in der Milz oder im Knochenmark stattfindet.

Im hämatogenen bzw. hämorrhagischen Schock findet man gewöhnlich Blutverluste von 30 bis 50%. Bei Blutverlusten unter 15% wird eine rein hämatogene Schocksituation nicht mehr beobachtet. Bei dem Verlust an zirkulierender Blutmenge vergrößert sich unter dem fallenden Blutdruck die Atemfrequenz. Der Lufthunger, die Sauerstoffnot nimmt zu, die Atmung wird schnappend bis im Terminalstadium ein Atemrhythmus von *Cheyne-Stokes*schem Typ auftritt.

In den irreversiblen Schockstadien versagt letzten Endes der portale Kreislauf einschließlich der gesamten Leberfunktion. Mit großen Transfusionen kann man die leergelaufene Gefäßbahn wohl auffüllen, doch hat der Organismus die Fähigkeit zur Wiederherstellung eines Homoistasis verloren. Eine ausreichende Erholung der Leber ist in dem letzten Schockstadium nicht mehr möglich. Von *Osten* wurde in tierexperimentellen Arbeiten nachgewiesen, daß das Splanchnikusgebiet an dem fliessenden dynamischen Wechsel kompensatorischer und dekompensierter Phasen weitgehend beteiligt ist, da bis 50% der Erythrozyten nicht mehr im aktiven Kreislauf vorhanden waren. Der Kapillarstrom war gegenüber dem Normalzustand um etwa 20 bis 40% verringert. Die erhebliche Herabsetzung des Kapillarstromes wird als eine der Hauptursachen des irreversiblen Schocks angesehen. Während der hämatogene Schock infolge kompensatorischer Mobilisierung von Interstitialflüssigkeit überwiegend unter Hämodilution und höchstens vorübergehend mit Hämokonzentration abläuft, kommt es bei Verbrennungen, Crushverletzungen und Intoxikationen fast regelmäßig zur Hämokonzentration durch Plasmaverlust infolge einer erhöhten Kapillarpermeabilität.

Als Folge des Verlustes an zirkulierendem Blut treten an erster Stelle Zirkulationsstörungen auf, wie Abnahme des systolischen und diastolischen Blutdruckes mit kompensatorischer Beschleunigung der Pulsfrequenz, Verminderung des Venendruckes, Verschlechterung der allgemeinen Gewebsdurchblutung, sowie der speziellen Kapillardurchblutung, z. B. im Koronarbereich, in den Parenchymorganen und im Nervensystem.

Die zusätzlichen Plasmaverluste durch Austritt aus dem kapillaren Gewebe sind nach den Untersuchungen von *Fine* und *Seligman* mit S-35, Br-82 und J-131-HSA gering.

Die Kapillarpermeabilität erscheint gemessen an der Abnahme der Radioaktivität des Plasmas im Schock gegenüber der Norm nicht verändert. Nur im traumatisierten Gewebe in einer späteren Phase werden die Kapillaren für Plasmaproteine besonders permeabel. Für diese Untersuchungen verwendeten *Cope* und *Moore* radiobromiertes Evans- und Trypan-Blau sowie jodierte Plasmaproteine. Der meist geringe Plasmaverlust ist kaum die Ursache des Schockzustandes, die bedingt durch reversible und irreversible Kreislaufveränderungen letzten Endes terminal in eine fortschreitende Myokardschädigung übergeht.

Die Elektrolytverschiebungen im Schock sind in zunehmendem Maße geklärt worden. Der Natriumionenaustausch durch die Kapillarmembran ist beim Schock auf die Hälfte reduziert und ändert sich auch nach Salz- und Seruminfusionen nicht. Etwa die Hälfte des extrazellulären Natriums, das extravasal im Gewebe abgelagert wird, kann nicht mehr in den Kreislauf zurückdiffundieren. Diese Erscheinung ist eine Folge sowohl der verlangsamten Kapillarströmung als auch der veränderten Kapillarpermeabilität. *Fox* und *Keston* stellten in den traumatisierten Extremitäten von

Mäusen einen erhöhten extra- und intrazellulären Radionatriumgehalt fest. Fast die gesamte injizierte Natriummenge wurde in den ersten 24 Stunden von den Tieren retiniert. Ähnliche Ergebnisse wurden von *Bollmann* und *Flocks* gefunden, da nach intravenösen P-32 Injektionen nur das geschädigte Muskelgewebe in Folge erhöhter Membranpermeabilität Radiophosphor aufnahm und auch vermehrt anorganische Phosphate aus den traumatisierten Zellen in den Kreislauf abgaben. Bei ausgedehnten Parenchymschädigungen wird die einsetzende Hyperkaliämie durch den Kaliumaustritt aus den Zellen durch die erhöhte Membrandurchlässigkeit erklärt.

Die Untersuchungen mit radioaktiven Isotopen zeigen, daß die Kapillaren eines traumatisierten Gebietes für bestimmte Kationen und Anionen sowie für Plasmaproteine erhöht durchlässig werden.

Wesentlich für das Verstehen der Schocksituation ist die Erkenntnis, daß das Schocksyndrom ein zentraler Vorgang ist, bei dem die vielseitigen Einzelsymptome unter fließendem Wechsel in unterschiedlicher Stärke ausgeprägt sein können. Für die weitere Klärung dieser Vorgänge ist die Anwendung radioaktiver Stoffe besonders geeignet.

I. Die Bestimmung der Lebensdauer der Erythrozyten

Die Möglichkeit der Markierung von Erythrozyten mit Hilfe radioaktiver Isotope besitzt nicht nur Vorteile in der genauen Bestimmung des Gesamtblutvolumens und des Erythrozytenvolumens, sondern sie ermöglicht auch die Bestimmung der Lebensdauer der Erythrozyten. Neben den wertvollen Informationen über Erkrankungen, die die Lebensfähigkeit der Erythrozyten beeinflussen, konnten mit Hilfe dieser Methode auf dem Gebiet der Chirurgie viele Fragen über die Blutkonservierung geklärt werden. Für die großen Blutbanken ist damit eine relativ leicht durchführbare Testmethode gegeben, die eine sichere Beurteilung verschiedener Blutkonserven oder neuer Konservierungsmethoden zur Verlängerung der Haltbarkeit erlaubt.

Vor der Einführung der radioaktiven Isotope war die Messung der Lebensdauer der roten Blutzellen nur durch die *Ashby*-Differentialagglutinationstechnik möglich. Diese Methode hat einige praktische Schwierigkeiten und verlangt darüberhinaus die Transfusion von einem entsprechenden Spender. Die Bestimmung der Lebensdauer der individuellen eigenen roten Blutkörperchen in deren natürlicher Umgebung ist mit dieser Methode jedoch nicht möglich.

Shemin und *Rittenberg* (1945) fanden bei der Markierung von Glycin mit dem inaktiven Isotop N-15, daß dieser Stoff von den Vorstadien der roten Blutzellen im Knochenmark aufgenommen wird. Durch die Entnahme mehrerer Blutproben zur Bestimmung des N-15-Gehaltes im Hämoglobin der zirkulierenden roten Blutkörperchen mittels der Massenspektrographie kann die Lebensdauer durch das Verhalten der in vivo markierten Zellen bestimmt werden, ohne eine Transfusion vornehmen zu müssen. Die Autoren konnten hierbei zeigen, daß die Lebensdauer der roten Blutkörperchen annähernd 120 Tage beträgt.

Später wurde diese Methode durch die Substitution von C-14, einem radioaktiven Kohlenstoff, vereinfacht (*Bale* u. Mitarb.). *Berlin*, *Meyer* und *Lazarus* (1951), *Berlin* und *Lawrence* (1955) konnten bei Patienten mit einer Leukämie und auch bei anderen Blutkrankheiten die deutlich verkürzte Lebensdauer der Erythrozyten feststellen.

Auf Grund der Schwierigkeiten durch die geringe und langsame Inkorporation des markierten Glycins in die zirkulierenden roten Blutkörperchen, wurde zur Lebensdauerbestimmung der Erythrozyten von *Ross* und *Chaplin* radioaktives Eisen Fe-59 verwandt.

Nach der parenteralen Gabe von Fe-59 wird dieses relativ rasch in das Hämoglobin der Erythroblasten im Knochenmark eingebaut. *Ross* und *Chaplin* sowie *Gibson* und Mitarb. prüften die Überlebenszeit markierter Erythrozyten nach Bluttransfusionen und stellten fest, daß die nicht funktionsfähigen Erythrozyten sehr rasch nach der Transfusion aus dem Kreislauf innerhalb von 24 Stunden, mit einem Maximum von 2 Stunden, verschwinden.

Die Markierungstechnik mit Fe-59, die bereits im Kapitel 16 beschrieben wurde, ist für die Bestimmung der Lebensdauer der Erythrozyten dadurch begrenzt, daß nach dem Absterben der roten Blutkörperchen deren Eisen zum großen Teil wieder in den neuen Erythrozyten eingebaut wird und wieder im Kreislauf erscheint. Eine einwandfreie Beurteilung der Lebensdauer der Erythrozyten aus dem Aktivitätsabfall des Fe-59 im zirkulierenden Blut ist dadurch nicht möglich.

Um die Wiederverwendung des abgebauten Eisens zu blockieren, kann man große Mengen inaktiven Eisens geben, wie Tierversuche gezeigt haben. Dieser Weg ist aber für die klinische Anwendung nicht geeignet. Da für die vollständige Untersuchung mehrere Monate benötigt werden, scheidet diese Technik für die klinische Routineuntersuchung aus.

Die Verwendung von Crom-51 zur Markierung der roten Blutkörperchen in vitro ist dagegen als Routinetest zur Lebensdauerbestimmung der Erythrozyten geeignet (*Ross* u. *Miller*). Wenn die roten Blutkörperchen in vitro mit Chrom-51 markiert und dann reinjiziert werden, dann läßt sich das Verhalten der markierten Zellen im Ablauf von 2 Wochen durch die Entnahme mehrerer Blutproben genau erfassen.

Von *Ebaugh, Emerson* und *Ross* (1953), *Necheles, Weinstein* und *Le Roy* (1953), *Read, Wilson* und *Gardner* (1954), *Sutherland* und Mitarb. (1954), *Donohue* und Mitarb. (1955), *Mollison* und *Veall* (1955) wurde die Chrommarkierung der Erythrozyten zur Feststellung der Lebensdauer entwickelt. Das Chromation besitzt eine hohe spezifische Affinität zum Erythrozyten. Es wandert innerhalb kurzer Zeit (in einer Stunde 70 bis 80%) in den Erythrozyten und lagert sich dort an die Globinkomponente an. Eine relativ geringe aber konstante Rate an Chrom (täglich 1%) geht durch die Auswaschung verloren. Die Halbwertszeit der Auswaschung des Chrom-51 aus den Erythrozyten beträgt 75 bis 80 Tage. Während dieses Zeitabschnittes kann die Aktivität leicht gemessen werden, da die physikalische Halbwertszeit von Chrom-51 26,5 Tage beträgt. Eine Wiederaufnahme des Chrom-51 in neue entstehende Erythrozyten findet nicht statt.

1. Methodik

Die Markierungstechnik ist die gleiche wie im Abschnitt F, b Seite 195 bereits beschrieben. Für die Bestimmung der Lebensdauer der Erythrozyten ist ein mehrmaliges Auswaschen in physiologischer Kochsalzlösung jedoch nicht erforderlich.

Bei der Lebensdauerbestimmung der Erythrozyten geht man folgendermaßen vor:

1. Injektion der nach Abschnitt F, b radioaktiv markierten Blutmenge.
2. 24 Stunden nach Injektion der markierten Erythrozyten: Blutentnahme in das entsprechende Meßglas zur Aktivitätsmessung. Da nach 24 Stunden die im Serum enthaltene reduzierte Chromaktivität über die Nieren ausgeschieden ist, und da auch die nicht lebensfähigen Erythrozyten durch die Leber und Milz eliminiert sind, kann der Meßwert nach 24 Stunden als Ausgangswert zur Berechnung der

prozentualen Überlebenszeit der roten Blutkörperchen herangezogen werden. Dieser Meßwert stellt den 100%-Wert dar.

3. Am 3., 5., 7., 10. und 14. Tag nach der Injektion werden ebenfalls Blutproben entnommen und Aktivitätsmessungen durchgeführt. Die prozentuale Überlebensrate R errechnet sich dann aus der Aktivität am Tag n dividiert durch die Aktivität am Tag Null × 100.

$$R = \frac{A_n}{A_0 \cdot 100}$$

Bei der Bestimmung der prozentualen Überlebenszeit muß zur Errechnung der radioaktive Abfall entsprechend der physikalischen Halbwertszeit mit dem entsprechenden Faktor korrigiert werden (S. 238).

4. Die so erhaltenen prozentualen Meßwerte werden halblogarithmisch aufgetragen, und zwar auf der Ordinate die prozentuale Überlebensrate und auf der linearen

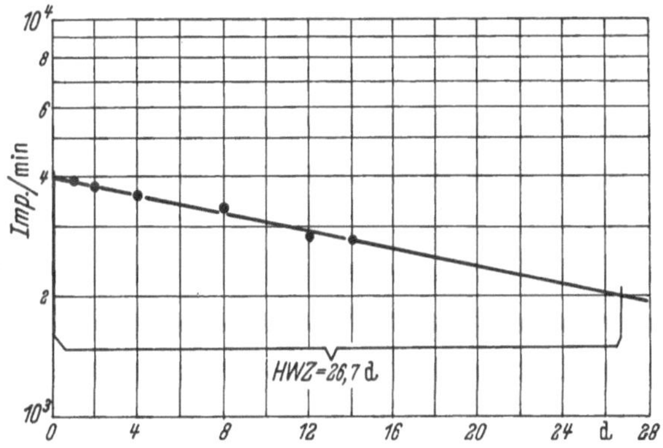

Abb. 141. Halblogarithmische Auftragung der mit dem Faktor der Halbwertzeit korrigierten Blutaktivitätswerte. Die durch diese Punkte gezogene Gerade ergibt eine Halbwertzeit von 26,7 Tagen

Abzisse die Zeit in Tagen. Werden die erhaltenen Meßpunkte mit einer Geraden verbunden, so läßt sich in Höhe des 50%-Wertes die halbe Überlebenszeit in Tagen auf der Abzisse ablesen **(Abb. 141)**.

Die aus den Aktivitätsmessungen feststellbare Überlebenshalbwertszeit der Chrom-51-markierten Erythrozyten läßt sich als das Zeitintervall definieren, in dem die Hälfte der Chrom-51-Aktivität aus der Blutzirkulation verschwunden ist. Eine Korrektur der physikalischen Halbwertszeit des Isotops wurde vorgenommen. Die durch die Auswaschung des Chroms aus den roten Blutkörperchen vorhandene Verschwinderate wurde jedoch nicht korrigiert. Da die konstante Rate der Auswaschung des Chroms-51 von täglich 1% noch zu berücksichtigen ist, gibt diese Methode nur dann einen absoluten Wert der mittleren Überlebenszeit, wenn dieser Aktivitätsverlust korrigiert wird. *Read*, *Wilson* und *Gardner* sowie *Donohue* und Mitarb. konnten zeigen, daß der Aktivitätsverlust der zirkulierenden Chrom-51-Aktivität annähernd linear verläuft.

Tab. 42. Korrekturfaktoren für Erythrozytenlebensdauerbestimmung mit Cr^{51}

Aus: RADIOISOTOPE TECHNIQUES IN CLINICAL RESEARCH AND DIAGNOSIS von: N. VEALL und H. VETTER London, Butterworth u. Co. (Publishers) Ltd., 1958

Tag	(1) Prozentsatz des im Kreislauf verbleibenden Chroms bei Normalen	(2) Korrekturfaktor des ersten Chromverlustes und der Chromauswaschung	(3) Korrekturfaktor für die Chromauswaschung ($T_{1/2}$ = 64 Tage)	Tag	(1) Prozentsatz des im Kreislauf verbleibenden Chroms bei Normalen	(2) Korrekturfaktor des ersten Chromverlustes und der Chromauswaschung	(3) Korrekturfaktor für die Chromauswaschung ($T_{1/2}$ = 64 Tage)
0	100	1.00	1.000	23	53	1.50	1.283
1	94	1.05	1.011	24	51.5	1.52	1.297
2	90.5	1.08	1.022	25	50	1.54	1.312
3	87	1.12	1.032	26	49	1.56	1.325
4	84.5	1.14	1.043	27	48	1.57	1.339
5	82	1.16	1.057	28	47	1.59	1.354
6	80	1.18	1.068	29	46	1.61	1.369
7	78	1.20	1.079	30	44.5	1.63	1.384
8	76	1.22	1.091	31	43.5	1.65	1.399
9	74	1.24	1.102	32	42.5	1.67	1.414
10	72	1.26	1.114	33	41.5	1.69	1.429
11	70.5	1.28	1.127	34	40.5	1.71	1.445
12	69	1.30	1.139	35	39.5	1.73	1.461
13	67	1.32	1.151	36	38.5	1.75	1.476
14	65.5	1.33	1.164	37	37	1.78	1.493
15	64	1.35	1.176	38	36	1.81	1.509
16	62.5	1.37	1.189	39	35	1.83	1.526
17	61	1.38	1.202	40	34.5	1.85	1.542
18	59.5	1.40	1.216	41	33.5	1.87	1.559
19	58.5	1.42	1.228	42	32.5	1.90	1.576
20	57	1.44	1.242	43	32	1.92	1.594
21	55.5	1.46	1.256	44	31	1.94	1.611
22	54	1.48	1.269				

Er ist durch die mittlere Clearence-Zeit charakterisiert. Zu ihrer Berechnung müssen die Aktivitätsmessungen mit dem Faktor der konstanten Auswaschung korrigiert werden **(Tab. 42)**:

$$\frac{1}{T_{1/2\,\text{korr.}}} = \frac{1}{T_{1/2}\,\text{Cr}} - \frac{1}{T_{1/2}\,\text{Auswaschung}}.$$

Donohue und Mitarb. nehmen einen Wert von 46 Tagen als Halbwertzeit für die Auswaschung beim Menschen an und finden einen Normalwert von 26 Tagen als Halbwertszeit der Aktivität des Chroms im Blut. Diese Korrektur erlaubt die Bestimmung der absoluten Lebensdauer der Erythrozyten. Für viele Erkrankungen genügt die Angabe der Halbwertzeit der Chrom-51-Aktivität im Blut. Die normale Halbwertszeit der Chromaktivität markierter Blutzellen liegt zwischen 26 und 35 Tagen. Der Abfall der Überlebenskurve wird vor allen Dingen durch das Altern der roten Blutkörperchen hervorgerufen. Es muß allerdings auch daran gedacht werden, daß Veränderungen im Blutkörperchenvolumen während der Beobachtung die Überlebenskurve beeinflussen kann. Die Halbwertzeit der Chromaktivität der markierten roten Blutkörperchen wird durch verschiedene Erkrankungen des hämatopoetischen Systems beeinflußt. Besonders deutliche Veränderungen finden sich bei der kongenitalen hämolytischen Anämie, die vor der Splenektomie Überlebenszeiten zwischen 11 und 15 Tagen zeigen. Nach der Splenektomie liegen die Überlebenszeiten wieder im Bereich der Norm.

Diese Methode der Markierung der Erythrozyten ist etwa der *Ashby*-Differentialagglutinationstechnik dadurch vergleichbar, daß die markierte Zellgruppe Blutzellen jeden Alters enthält. Man kann also hierbei nur die mittlere Überlebenszeit aller Blutzellen ohne Berücksichtigung ihrer Verteilung feststellen. Ein wichtiges Ergebnis ist die Tatsache, daß bei Krebspatienten die Lebensdauer der roten Blutkörperchen signifikant verkürzt ist. So konnten *Ross* und *Miller* 1955 berichten, daß bei 18 von 22 Patienten mit Krebserkrankungen die mit Chrom-51 gemessene Lebensdauer zwischen 25 bis 85 Tagen variierte, im Gegensatz zu dem normalen Wert von 112 bis 120 Tagen.

Ein wichtiges Gebiet der Anwendung der Chrom-51-Technik ist die Untersuchung der Lebensfähigkeit der roten Blutkörperchen bei den verschieden alten Konserven, oder nach unterschiedlicher Konservierungstechnik.

Die Markierung der Erythrozyten mit Chrom-51 hat gerade auf diesem Gebiet einige neue Erkenntnisse gebracht. Mindestens 70% der transfundierten Erythrozyten müssen im Augenblick der Transfusion noch lebensfähig sein. Dieser Wert wurde als Grenze für die Verwendbarkeit von Blutkonserven festgesetzt. Bei Verwendung des ACD-Stabilisators wird bei einer entsprechenden Lagerung im Kühlschrank zwischen + 4°C und + 6°C die Blutkonserve diesen Grenzwert etwa nach 3 Wochen erreichen. Wir haben an unserer Blutbank Untersuchungen mit markierten Erythrozyten vorgenommen und sind zu ähnlichen Ergebnissen gekommen, wie sie bereits in der Literatur beschrieben wurden.

Wir sehen in der **Abbildung 142**, daß bei 4 Wochen alten Blutkonserven ein Abfall der Erythrozyten von über 30% innerhalb von 24 Stunden zu verzeichnen war. Auch die Lebensdauer der verbleibenden Erythrozyten ist bereits bei der 4 Wochen alten Konserve entsprechend dem Lebensalter der Erythrozyten gegenüber frischen Blutkonserven deutlich verkürzt. Sie beträgt 22 Tage.

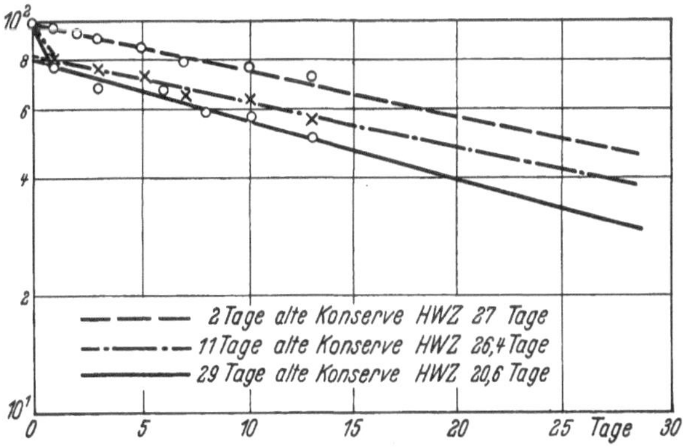

Abb. 142. Bestimmung der Lebensdauer der mit Chrom-51 markierten Erythrozyten bei einer 2, 11 und 29 Tage alten Blutkonserve. Die Bestimmung der Halbwertzeit im Blut ergibt eine zunehmende Verkürzung der Lebensdauer. Die Auswaschung des Cr-51 ist hierbei nicht berücksichtigt.

Es sind viele Anstrengungen gemacht worden, um die Lebensfähigkeit der Erythrozyten innerhalb der Blutkonserven zu verlängern. So sind z. B. von *Wescott*, *Donohue* und *Finch* Untersuchungen mit Adenosin vorgenommen worden. Wird Adenosintriphosphorsäure den Blutkonserven zugefügt, so läßt sich eine Verlängerung der Lebensfähigkeit um etwa 2 bis 3 Wochen erreichen. Der Nachteil beim Adenosin liegt darin, daß dieser Effekt nur bei einer etwas größeren Menge Adenosin wirksam ist und daß diese Menge für den Menschen nicht ganz unschädlich ist. Es sind gelegentlich Kreislaufstörungen beobachtet worden.

Inzwischen werden weitere Stoffe auf ihre Verwendbarkeit zur Erhaltung der Lebensfähigkeit der Erythrozyten in den Blutkonserven geprüft.

Von *Jackson* (1953) wurde die Markierung mit Dijodophenylhydroxylamin beschrieben. Wenn diese Substanz injiziert oder in vitro im Blut vermischt wird, dann dringt dieses Mittel sehr rasch in die roten Blutkörperchen ein und wird von deren Hämoglobin ziemlich fest gebunden. Diese Methode entspricht etwa der Cr-51-Technik. Es hat sich aber gezeigt, daß die Auswanderungsrate des Stoffes größer als die des Chrom-51 ist.

In weiteren Versuchen wurden auch andere Blutzellen markiert, um deren Lebensdauer im Blutkreislauf zu messen. *McCall* und Mitarb. (1955) haben Leukozyten bei leukämischen Patienten in vitro mit Chrom-51 markiert. *Lajtha*, *Ellis* und *Oliver* (1953) konnten zeigen, daß die myeloischen Zellen von Kulturen menschlichen Knochenmarks S-35-Sulfat in vitro aufnehmen, wogegen die lymphozytischen und erythropoetischen Elemente keine Aufnahme zeigen. *Morgan*, *Keating* und *Reisner* (1955) haben Thrombozyten in vitro mit Chrom-51 markiert. *Leeksma* und *Cohen* (1955) haben gleichfalls P-32-Diisopropylfluorophosphat zur Markierung von Thrombozyten herangezogen.

Wir befinden uns auf dem Gebiete der Markierung der Thrombozyten noch im Versuchsstadium, aber es besteht die Möglichkeit, daß auch hier neue diagnostische Untersuchungsmethoden entstehen.

2. Faktoren, die eine Markierung der Erythrozyten mit Chrom-51 beeinflussen können

a) Der chemische Zustand.

Die Erythrozyten werden selektiv durch das Chromat-Ion markiert. Das reduzierte Chromat ist nach *Gray* und *Sterling* unwirksam und kann nur zur Markierung des Plasmas herangezogen werden (*Frank* u. *Gray*).

b) Die Konzentration des Chromats.

Zwischen 0,25 und 10,0 μg pro cm³ Blut ist die prozentuale Bindung des Chromatins nicht sehr unterschiedlich (*Ebaugh*, *Emerson* u. *Ross*). Die prozentuale Bindung sinkt mit ansteigender Konzentration des Chromats (*Gray* u. *Sterling*). In Konzentrationen über 37,5 μg Chromat pro cm³ Erythrozyten sinkt die prozentuale Bindung von 98% bis auf 10% bei 1800 μg Chromat (*Reilly* u. Mitarb.). Ein 20 bis 30faches Ansteigen des Trägerchromats erhöht nach *Necheles* und Mitarb. die Empfindlichkeit der Erythrozyten und setzt die Überlebenszeit nach *Ebaugh* und Mitarb. herab.

c) Die Zeitdauer der Markierung.

Die Markierung der Erythrozyten geht bei höheren Temperaturen schneller vor sich. Bei 39° C sind 90% der Aktivität innerhalb von 5 Minuten an die Erythrozyten gebunden, gegenüber 50 bis 75% bei 26° C und 10 bis 20% bei + 1,8° C. Die prozentuale Markierung bei 26 und 39° C steigt nicht wesentlich über den 5-Minuten-Wert an, wenn die Untersuchung nach 30 Minuten vorgenommen wird.

d) Die Wasserstoffionenkonzentration.

Die Chromaufnahme in den Erythrozyten steigt bei sauren *p*H-Werten deutlich an. Die Chromaufnahme bei einem *p*H-Wert von 6,0 ist drei- bis viermal rascher als bei einem *p*H-Wert von 7,3 (*Ebaugh* u. Mitarb.).

e) Das Alter der Erythrozyten.

Wenn das Blut bei 4 bis 6° C über eine Zeit von 29 Tagen aufbewahrt wird, so ist die Fähigkeit, das Chromat zu binden, kaum herabgesetzt, sondern im Gegenteil noch etwas vermehrt, was wahrscheinlich auf das Absinken des *p*H-Wertes von Konservenblut zurückzuführen ist.

f) Der Einfluß verschiedener Suspensionsmedien.

Die Inkorporation von Chromat ist bei Kochsalzsuspensionen deutlich besser als im Vollblut. Die prozentuale Bindung von 98% in Kochsalzlösung entspricht einer Bindung von 85 bis 90% beim Vollblut (*Read*).

g) Die Art der Bindung des Chromats am Erythrozyten.

Untersuchungen von *Gray* und *Sterling* haben gezeigt, daß das Chromat am Globin des Hämoglobin gebunden ist. Das Hämoglobin zeigt eine höhere Affinität zum reduzierten Chrom als zum Chromat und beeinflußt die Undurchlässigkeit der roten Blutkörperchen gegenüber dem reduzierten Chrom.

h) Die Stabilität der Chromat-Erythrozyten.

Das gebundene Chromatin in den Erythrozyten wird nicht gegen das Chromat im Suspensionsmedium ausgetauscht. Kationen- und Anionenaustauscher können die Chrombindung an das Hämoglobin nicht verändern. In vitro ist die Bindung so stabil, daß die Halbwertszeit der Auswaschung des Chroms der roten Blutkörperchen 77 ± 12 Tage beträgt (*Ebaugh* u. Mitarb., *Necheles* u. Mitarb.).

i) Die Wiederaufnahme von Chrom-51 von den zerstörten Erythrozyten.

Bisher konnte von den Untersuchern eine Wiederaufnahme des Chrom-51 in den neuen Zellen nicht nachgewiesen werden (*Ebaugh* u. Mitarb.).

K. Weitere Methoden der diagnostischen Anwendung radioaktiver Stoffe in der Chirurgie

1. Die Bestimmung des extrazellulären Raumes

Die Untersuchungen über die Bestimmung des extrazellulären Raumes und des Gesamtkörperwassers besitzen ihre Bedeutung für die Chirurgie als diagnostische Methoden nach schweren Veränderungen im Wasserhaushalt bei dem Auftreten von Ödemen und Wasserentzug während der Erholungszeit nach Trauma und auszehrenden Krankheiten. Unter extrazellulärem Raum versteht man die Körperflüssigkeit, in welche stoffwechselunwirksame Substanzen aus dem Plasma leicht diffundieren (*Hunzinger* u. *Waser*). Die Zerebrospinalflüssigkeit, Glaskörper und Drüsensekrete gehören nicht zu diesem Begriff und bleiben daher bei der Bestimmung des extrazellulären Raumes unberücksichtigt. Die Bestimmung des extrazellulären Raumes mit Hilfe der Isotopenverdünnungsanalyse wird im allgemeinen mit dem Isotop Natrium-24 durchgeführt. Die Bestimmungsmethoden wurden von *Kaltreider* und Mitarb. (1941) ,von *Moore* (1946), *Forbes* und *Perley* (1951) und *Miller* und *Wilson* (1953) beschrieben. Nach einer intravenösen Injektion von etwa 20 bis 100 μC Natrium-24 werden nach einem entsprechenden Durchmischungsintervall von etwa 2 bis 3 Stunden mehrere Blutproben entnommen und gemessen. Der extrazelluläre Raum (ER) ergibt sich dann aus

$$ER = \frac{\text{gesamte injizierte Menge}}{\text{Konzentratioon im Plasma}} \cdot \frac{100}{\text{Körpergewicht}}$$

Diese Idealformel gilt nur, wenn der injizierte Stoff die folgenden Eigenschaften besitzt:

1. Er muß in Wasser leicht und in Fett unlöslich sein.
2. Er darf nicht toxisch sein und muß sich genau bestimmen lassen.
3. Seine Konzentration im extrazellulären Raum muß aus der Plasmakonzentration meßbar sein, d. h. er muß sich im Gleichgewicht mit allen Körperflüssigkeiten befinden.
4. Während der Dauer der Untersuchung darf keine oder nur geringe Ausscheidung eintreten.
5. Er soll an Stoffwechselreaktionen nicht teilnehmen, da diese meist seine Bestimmung beeinflussen.
6. Dieser Stoff darf weder im Körper gebildet noch abgebaut werden.

Für Natrium-24 ist die Bedingung der Löslichkeit erfüllt. Eine aktive Teilnahme der Natriumionen an Stoffwechselreaktionen ist nicht bekannt. Die Hälfte des Gesamtkörpernatriums befindet sich in den Knochen, zum Teil im unlöslichen Mineralgerüst. Ein langsamer Austausch mit dem Plasmanatrium besteht. Von *Kaltreiter* und Mitarb. wird die Aufnahme von Natrium-24 in den Knochen 12 Stunden nach Injektion bis zu 20% angegeben. Bis auf die langsame Knochenspeicherung und den relativ langsamen extrazellulären Natriumaustausch mit dem intrazellulären Natrium werden alle Bedingungen eines Stoffes zur Bestimmung des extrazellulären Raumes erfüllt. Die frühen Untersuchungen von *Kaltreider* und Mitarb. (1941) zeigten, daß sich das injizierte Natrium nach einer gewissen Zeit mit dem extrazellulären Flüssigkeitsraum des Körpers vermischt und dann durch die Bestimmung des Natriumgehaltes im Serum gemessen werden kann. Die Natrium-24-Konzentration im extrazellulären Raum ist nach etwa 2 bis 3 Stunden gleich derjenigen im Plasma. Eine annähernd gleiche Volumenverteilung konnte auch bei Anwendung anderer Isotope gefunden werden, z. B. Cl-36 oder Cl-38 als Chloride, oder Br-82 bzw. S-35. *Burrows* und *Ross* (1955) nehmen die Volumenverteilung 18 min nach Injektion von Natrium-24 als Index zur Bestimmung des extrazellulären Flüssigkeitsraumes. Nach der beginnenden Durchmischungsphase beginnt ein geringer Austausch zwischen Knochen und anderen Geweben, der allerdings noch besser mit dem Isotop Natrium-22 (2,6 Jahre Halbwertszeit) bestimmt werden kann.

Diese Messungen zur Bestimmung des extrazellulären Flüssigkeitsraumes sind auch bei Schwangeren und Patienten mit abnormen Flüssigkeitsansammlungen von Bedeutung. Bei der Bestimmung des gesamten extrazellulären Raumes im Körper mit Natrium-24 wird meist auf die Korrektur für das nicht extrazelluläre Knochennatrium verzichtet. Das ausgeschiedene Natrium wird mit berücksichtigt. So ergibt sich (*Hunzinger* u. *Waser*)

$$R_E = \frac{\text{inj. Na-24} - \text{ausgeschiedenes Na-24}}{\text{Plasmanatrium pro cm}^3} \cdot \frac{100}{\text{Körpergewicht in g}} \cdot \frac{0{,}93}{0{,}95}$$

Die Korrektur von 0,93 zur Berücksichtigung des mittleren Wassergehaltes des Plasmas und das Donnangleichgewicht des Natrium 0,95 braucht nicht berücksichtigt zu werden, da sich die beiden Faktoren gegeneinander praktisch aufheben.

Von Interesse ist die Tatsache, daß Stress und Trauma der meisten operativen Maßnahmen keine Veränderungen in der extrazellulären Verteilung des Natrium-24 hervorrufen. Das Verteilungsgleichgewicht tritt bei diesen Patienten langsamer ein als bei Normalen.

In der letzten Zeit sind Untersuchungen über den Natriumraum und über das Gesamtkörpernatrium an Normalfällen und bei Patienten mit kardialen Ödemen durchgeführt worden (*Warner* u. Mitarb., *Prentice* u. Mitarb.). Die Untersuchungen von *Warner* und Mitarb. über den extrazellulären Raum und den Körpernatriumgehalt durch austauschbares Natrium-24 bei Normalfällen und bei Patienten mit Aszites ergaben einen deutlichen Anstieg des extrazellulären Natriumraumes und des Gesamtkörpernatriumgehaltes grob proportional dem klinisch vorliegenden Aszites. Es wurden insgesamt 20 Patienten mit Aszites, bei Leberzirrhose, mit den Werten von Normalpersonen gleichen Alters verglichen.

Nach diesen Untersuchungsergebnissen entspricht der extrazelluläre Raum mit Natrium-24 bei Patienten mit Leberzirrhosen und Aszites weitgehend dem Anstieg der Körperflüssigkeit, die durch das Aszitesvolumen bedingt ist. Bei ödematösen Patienten wurde keine Beziehung zwischen der Serum-Natriumkonzentration und dem Körpernatriumgehalt gefunden. Der extrazelluläre Raum ist meist im Zusammenhang mit dem gesamten Wasser- und Elektrolythaushalt des Körpers von Interesse. Bei einer Toleranzdosis von 0,1 r liegen die verabfolgten Mengen für diese Untersuchungen mit 2 bis 3 μC pro kg Körpergewicht weit unterhalb dieser Dosis.

2. Die Bestimmung des Gesamtkörperwassers

Das Totalkörperwasser kann aus der Verdünnung eines injizierten Stoffes ähnlich dem Plasmavolumen mit Farbstoffen oder mit Natrium 24 bestimmt werden (*Hunzinger* u. *Waser*). Für diese Bestimmung sind Antipyrin und dessen Derivate verwendet worden (*Soberman* u. Mitarb. 1949, *Berger* u. Mitarb.). Dieser Bestimmungsmethode sind aber durch die Bindung des Antipyrins an das Plasmaprotein gewisse Grenzen gesetzt. Die idealen Verdünnungsmittel für Wasser sind die Isotope des Wasserstoffes, das Deuterium und das Tritium. Das stabile Deuterium kommt im natürlichen Wasserstoff zu 0,0156% vor. Untersuchungen mit diesen Isotopen wurden von *Edelmann* und Mitarb. (1952), *Moore* und Mitarb. (1952), *Bradley* und Mitarb. (1956) durchgeführt. Der Nachweis des Deuteriums gelingt durch die Massenspektralanalyse. Tritium ist ein künstlich radioaktives Isotop des Wasserstoffs. Es ist ein sehr schwacher Betastrahler mit einer Halbwertszeit von 11 bis 12 Jahren. Die niedrige Zerfallenergie von 0,015 MeV erschwert den Nachweis. Die Aktivitätsmessungen erfolgen daher mit Hilfe von Durchflußzählern.

Nach i. v. Injektion ist etwa in 1 bis 2 Stunden der Gesamtaustausch des markierten Wassers mit dem Gesamtwasser des Körpers erfolgt. Die Ausscheidung beträgt etwa 0,1% pro Stunde. Die Bestimmungen des Gesamtkörperwassers mit Deuterium ergaben nach *Schloerb* und Mitarb. (1950) bei männlichen Normalpersonen einen Gehalt von 61,8%. Bei weiblichen Normalpersonen betrug das totale Körperwasser 51,9% des Körpergewichts. Derartige Untersuchungen sind bei großen Flüssigkeitsverlusten, bei Änderungen im Wasserhaushalt des Körpers durch Ödembildung und Wasserentzug oder während der Erholungszeit nach schwerer Abmagerung und Trauma von Bedeutung.

3. Die Feststellung von Magen- und Darmblutungen

Die einwandfreie Bestimmung gastrointestinaler Blutungen durch die üblichen chemischen Untersuchungsmethoden ist gerade im Hinblick auf ihre quantitative Erfassung begrenzt. Wenn man z. B. die sehr empfindliche chemische Bestimmungsmethode — die Benzidinreaktion — anwendet, so kann durch die Nahrung aufgenommenes Fleisch bereits eine positive Reaktion ergeben, ohne daß eine Blutung vorliegt. Bei der Anwendung einer unempfindlichen Methode können andererseits gerade geringe Blutungen im Stuhl nicht mehr erfaßt werden.

Die Markierung der Erythrozyten mit einer radioaktiven Substanz, so z. B. mit Chrom-51, ermöglicht durch die relativ leichte Aktivitätsmessung der Ausscheidungen, die quantitative Feststellung jeder Blutung mit großer Sicherheit.

Owen, *Bollaman* und *Grendlay* haben die Verwendbarkeit von Chrom-51-markierten Erythrozyten zur Erfassung gastrointestinaler Blutungen experimentell geprüft. Sie entnahmen Hunden eine bestimmte Menge Blut und markierten diese in vitro mit Chrom-51. Eine bestimmte Menge wurde den Versuchstieren dann parenteral verabreicht. Die Aktivität im Stuhl innerhalb der nächsten 2 bis 3 Tage wurde mit der injizierten Aktivität im Blut dazu prozentual in Beziehung gesetzt. Auch die Aktivitätsausscheidung im Urin wurde gemessen.

Zur Bestimmung der Radioaktivität wurde unter Hinzufügung einer entsprechenden Menge Wasser der Stuhl homogenisiert. Die gemessene Radioaktivität im Stuhl entsprach mit über 90% der parenteral zugeführten Menge. Nur etwa 1% der intravenös verabfolgten Dosis wurde im Urin ausgeschieden.

Die Markierung der Erythrozyten mit radioaktivem Chrom-51 erwies sich als relativ einfache Testmethode zum Nachweis okkulter Blutungen im Stuhl. Da die Erythrozytenausscheidung im Stuhl nach den letzten Untersuchungen von *Jones* etwa 0,5 bis 1 cm^3 pro Tag beträgt, kann sehr genau jede Blutmenge erfaßt werden, die 1 cm^3 pro Tag überschreitet. Auch die Untersuchungen von *Roche* ergaben, daß die Markierung der roten Blutkörperchen eine qualitative und quantitative Messung gastrointestinaler Blutungen erlaubt.

Es können auch Blasenblutungen mit der gleichen Methode, jedoch mit geringerer Genauigkeit erfaßt werden, da die Chrom-51-Ausscheidung der Niere, die Stuhlausscheidung um das Zehnfache übersteigt.

Von *Gerritsen* und Mitarb. wurde auf die Schwierigkeit der Messungen bei Verwendung von radioaktivem Eisen zur Bestimmung des Blutverlustes bei gastrointestinalen Blutungen hingewiesen. Die technischen Schwierigkeiten ,die sich bei der Messung von Radioeisen im Stuhl ergeben, sind bei der Radiochrommethode nicht vorhanden.

Methode. Die Markierung der Erythrozyten erfolgt nach der auf Seite 195 angegebenen Methode. Für genaue Bestimmungen empfiehlt es sich, die Erythrozyten vor der Reinfusion einmal mit physiologischer Kochsalzlösung zu waschen. *Owen* und Mitarb. fanden nach i. v. Injektion von nicht gebundenem Natrium-Chromat keine größere Menge von Chrom-51 im Stuhl.

Der innerhalb von 24 Stunden ausgeschiedene Stuhl wird unter Zusatz einer bestimmten Wassermenge homogenisiert und entsprechend der Größe des Bohrlochkristalls gemessen. Nach Messung der Aktivität in cm^3 Blut läßt sich aus der vorhandenen Gesamtaktivität im Stuhl der Blutverlust leicht errechnen.

4. Frühzeitige Erkennung von Gefäßzerstörungen im Femurkopf bei Frakturen, die zur Femurkopfnekrose führen

Nach der Entwicklung erfolgreicher Methoden zur Behandlung der Schenkelhalsfrakturen durch die Schenkelhalsnagelung stellt die Femurkopfnekrose durch die Zerstörung der ernährenden Gefäße noch ein Problem dar. Die frühzeitige Feststellung einer unvollständigen Blutversorgung des Femurkopfes bei einer Schenkelhalsfraktur würde hier die Indikation für die erfolgreiche chirurgische Maßnahme geben.

Von *Tucker* (1950) wurde ein Test zur Feststellung der Gefäßversorgung des Femurkopfes bei Schenkelhalsfrakturen entwickelt. Die Methode basiert auf einem Austauschphänomen zwischen Knochenphosphor und zirkulierendem Phosphor, das von der Gefäßversorgung des Femurkopfes abhängig ist. Obwohl die Nachteile dieser Methode in den Schwierigkeiten begründet liegen, vergleichbare Meßwerte für den Knochen und für das Knochenmark zu erhalten, reichen die Ergebnisse nach den Beobachtungen von *Veall* und Mitarb. doch aus, um die Durchblutung des Femurkopfes zu beurteilen.

Methode

Ungefähr eine Stunde vor der Operation erhält der Patient 200 μC P-32 i. v. verabfolgt.

Die Bohrung durch den Femurkopf erfolgt in der üblichen Weise. Anschließend wird das Geiger-Müller-Sondenzählrohr in den Bohrkanal eingeführt und seine Lage durch Röntgendurchleuchtung bzw. Röntgenaufnahme kontrolliert. Die Messungen werden vorgenommen, sobald sich das Zählrohr an der Spitze des Femurkopfes oder in der Trochanterregion befindet. Das Bohrloch muß zwischen den Messungen mit einer Kochsalzlösung durchgespült werden, um radioaktives Blut zu entfernen, das zu falschen Ergebnissen führen kann. Wenn die Impulsrate der Trochantermessung zu der des Femurkopfes kleiner als 2:1 ist, dann kann die Blutversorgung als ausreichend betrachtet werden. Liegt die Messung zwischen 2:1 und 3:1, so kann es noch zu einer Ausheilung kommen. Liegt sie dagegen höher als 3:1, dann ist die Nagelung nicht mehr erfolgreich, da eine Femurkopfnekrose durch die mangelnde Blutversorgung eintritt. Bei diesem Ergebnis ist die Indikation zur Absetzung des Femurkopfes gegeben.

Die Methode der rechtzeitigen Erkennung einer ausreichenden Gefäßversorgung im Femurkopf nach Schenkelhalsfrakturen ist für die erfolgreiche chirurgische Maßnahme von Bedeutung. Die Messung ist bei Vorhandensein eines Sondenzählrohres ohne größeren Aufwand möglich.

5. Untersuchungen über den Knochenstoffwechsel

Ein Vergleich der Einlagerung von radioaktiven Isotopen unter normalen und krankhaften Verhältnissen eröffnet neue Einblicke in die verschiedenen Vorgänge der Knochenneubildung. Gerade bei der Beurteilung schlecht heilender Knochenfrakturen kann zur Klärung der Entstehungsursachen die Einlagerung der verschiedenen Kalksalze im Knochen erfaßt werden. Aus den Untersuchungen von *Bohr* und *Sörensen* geht hervor, daß sowohl die Einlagerung von P-32 als auch die von Ca-45 im frakturierten Knochen beträchtlich höher ist, als im gesunden Vergleichsknochen, wenn man die radioaktive Substanz 1 bis 3 Wochen nach der Fraktur gibt *(Cremer* und *Herr)*.

Greenberg und *Copp* beobachteten in frakturierten Knochen die Einlagerung von Radiostrontium. Nach einer Fraktur der Fibula wurde der Mineraleinbau nach Gabe von radioaktivem Strontium in Abständen von 4 Tagen verfolgt. Vitamin-D-Mangel vermindert die Strontiumeinlagerung in der gesunden und auch in der frakturierten Extremität. Nach Vitamin-D-Zulagen steigt die Strontiumeinlagerung besonders in der Bruchstelle an.

Ein recht guter Überblick über die Lokalisierung von den radioaktiven Isotopen Kalzium und Phosphor in Knorpelknochen und Zehen läßt sich aus Autoradiographien gewinnen. Mit Hilfe dieser Methode können große Speicherunterschiede zwischen Kalzium und Phosphor einerseits und Schwefel andererseits nachgewiesen werden. Die Technik dieser autoradiographischen Analyse besteht darin, daß Dünnschliffe von frischem, in Äthanol oder Formalin fixierten Knochen einige Stunden oder Tage in $Ca^{45}Cl_2$-Lösung gehalten werden. Anschließend wird eine photographische Platte durch die Strahlung des präparierten Dünnschliffes exponiert. Eine deutlich stärkere Schwärzung zeigt sich in der Umgebung der Haversschen Kanäle, bei denen der Kalziumgehalt zwar 10 bis 12% niedriger ist als in der schon ausgebildeten Knochensubstanz, die aber noch einem stärkeren Austausch unterliegt.

Die Auswahl der radioaktiven Isotope für die Untersuchung des Knochenstoffwechsels

Kalzium 45 hat auf Grund der weichen Beta-Strahlung einige Nachteile für die Durchführung der Messungen. Die Halbwertzeit von 160 Tagen ist für klinische Untersuchungen ungewöhnlich lang.

Kalzium 47 hat eine HWZ von 5 Tagen. Auf Grund der harten Gammaemission von 1,30 MeV ist dieses Isotop für die Untersuchungen des Skelettstoffwechsels besonders gut geeignet. Es erlaubt durch die Gammaemission Messungen von außen. Erfahrung aus der klinischen Anwendung radioaktiver Isotope auf anderen Gebieten machen es wahrscheinlich, daß auch noch gleichzeitig andere Isotope z. B. in Doppelmarkierung verwendet werden können. Von *Bauer* und Mitarb. wurden einige Untersuchungen mit Kalzium-47 durchgeführt. Die Herstellung des Kalzium-47 macht technische Schwierigkeiten, so daß dieses Isotop auf kommerzieller Basis schwer zu erhalten ist. Der hohe Preis gestattet kaum die Durchführung routinemäßiger klinischer Untersuchungen. Das Isotop kann auf verschiedene Methoden hergestellt werden. Der beste Weg scheint die Zyklotronbestrahlung von angereichertem Kalzium-48 zu sein. Ein anderer wesentlich kostspieligerer Weg ist der der Bestrahlung von Kalzium-48 im Reaktor. Die Reindarstellung ist schwierig und daher sehr kostspielig.

Strontium 85 hat eine brauchbare Halbwertzeit von 65 Tagen und ist ein harter Gammastrahler, der leicht meßbar ist. Untersuchungen an Ratten und Menschen zeigen, daß das Skelett das Strontium auf dem gleichen Wege umsetzt wie das Kalzium. Die Hauptschwierigkeit der Verwendung von Strontium-85 liegt in dem Ausscheidungsmechanismus. Strontium wird ungefähr 5mal stärker ausgeschieden als Kalzium.

Strontium 89 ist ein Beta-Strahler mit einer Energie von 1,5 MeV, seine HWZ beträgt 54,5 Tage Es zerfällt in stabiles Yttrium-89. Aus der Uranspaltung kann das Strontium-89 in hoher spezifischer Aktivität isoliert werden. Es enthält stets geringe Verunreinigungen von Strontium 90.

Strontium-90 zerfällt unter Beta-Strahlung von 0,61 MeV in das radioaktive Yttrium-90. Es hat eine HWZ mit 19,9 Jahren. Das radioaktive Folgeprodukt von Strontium-89 und Strontium 90 ist das radioaktive Yttrium-90, das sich chemisch und biologisch anders als Strontium verhält. Auf Grund der langen physikalischen HWZ ist es für medizinische Untersuchungen nicht verwendbar.

Barium 140 ist leicht meßbar und hat eine Halbwertzeit von 14 Tagen. Bei Untersuchungen an Ratten und Menschen scheint es, daß Barium-140 etwa 1,5 bis 2mal schneller aufgenommen wird als Kalzium. Das kann ein Vorteil sein, da es bei der

Messung den Nachteil der hohen Ausscheidungsrate ausgleicht. Es bleibt aber zu bestimmen, ob der Knochenclearencefaktor Barium zu Kalzium konstant ist.

Phosphor 32 ist durch die reine Beta-Strahlung nicht von außen meßbar. Auch durch den hohen Phosphorgehalt stoffwechselaktiver Substanzen außerhalb des Skeletts ist es unmöglich, die Rolle des Skeletstoffwechsels durch P-32-Blutverschwinderaten zu erfassen. Dagegen ist es möglich, die Anlagerungsrate des Knochensalzes durch Knochengewebsuntersuchungen festzustellen. Diese Methode gibt einen Einblick in die Stoffwechselveränderungen bei Untersuchungen des normalen und rachitischen Knochenstoffwechsels. Bei Krankheiten, die das Skelett und dessen Stoffwechsel beeinflussen, ist die Verwendung dieses Isotops von sehr begrenztem Wert.

Im Vergleich zu der Ablagerung von radioaktivem Kalzium und Strontium in Knochen und Zähnen sind die in den übrigen Organen nachgewiesenen Mengen Kalzium und Strontium außerordentlich gering. Während wir im Skelett etwa 10 bis 20% der verabreichten Kalzium- oder Strontium-Menge nachweisen können, finden sich in den verschiedenen Organen, so z. B. in Lunge, Leber, Gehirn, Hoden und Harnblase weniger als 0,05%, in Muskulatur und Haut weniger als 0,1% der gegebenen Menge.

Die innersekretorischen Drüsen, vor allen Dingen die Epithelkörperchen, stehen in enger Beziehung zum Mineralstoffwechsel. *Weissberger* und *Harris* (1943) untersuchten den Einfluß von Parathormon auf Ratten, denen vorher radioaktiver Phosphor gegeben worden war. Bei den mit Parathormon behandelten Ratten trat ein Phosphorverlust in den Knochen auf. Nach Entfernung der Nebenschilddrüsen fanden die Autoren nach Gabe von radioaktivem Phosphor eine vermehrte Ausscheidung in den Nieren. Bei Verabreichung von 5 bis 10 μC Ca-45 waren die in Harn und Kot ausgeschiedenen Kalzium-45-Mengen bei den einzelnen Tiergruppen außerordentlich verschieden.

Auf den Mineralstoffwechsel besitzen auch die Keimdrüsen und die Hypophyse, wie durch Ca-45 nachgewiesen, einen Einfluß. *Dallemagne* und andere fanden Resorption und Einlagerung von Kalzium durch Follikelhormongaben beschleunigt. Auch das Wachstumshormon der Hypophyse übt Einflüsse auf den Knochenstoffwechsel aus. *Marx* und *Reinhardt* konnten nach der Hypophysektomie an Versuchstieren eine deutlich geringere Kalziumaufnahme in den Knochen nachweisen.

Bauer und Mitarb. haben Untersuchungen über den Knochenstoffwechsel mit P-32, Ca-45, Ba-140, Sr-85 und vor allem mit dem Isotop Ca-47 durchgeführt. Die radioaktiven Isotope wurden mit einer einmaligen schnellen i. v. Injektion von hoher spezifischer Aktivität gegeben. In bestimmten Fällen verwandten sie auch zwei verschiedene radioaktive Isotope, die gleichzeitig appliziert wurden. Im Anschluß daran wurden Messungen im Serum, im Urin und im Stuhl eine Woche oder länger vorgenommen.

Die Ergebnisse der Spurenuntersuchungen mit Ca-45 lassen erkennen, daß zwei Hauptvorgänge voneinander unterschieden werden müssen. Ein relativ geringer Teil befindet sich mit dem Kalzium der Körperflüssigkeit im Gleichgewicht, der Hauptteil des Skelett-Kalziums dagegen nicht. Wenn radioaktives Kalzium in die Blutbahn gelangt, wird es als Ergebnis des schnellen Gleichgewichts des austauschbaren Kalziums mit dem Kalzium der Körperflüssigkeit durch den Knochen aufgenommen. Außerdem erfolgt gleichzeitig durch den Einbau und die Bildung neuer Knochensalze eine Aufnahme in das nicht austauschbare Knochenkalzium. Wenn die Konzentration des Isotops ein Gleichgewicht zwischen Körperflüssigkeit und dem austauschbaren Skelettkalzium erreicht hat, kann das Absinken der Aktivität im

Blutkalzium durch die Ausscheidung und durch den Einbau des Isotops in die nicht austauschbaren Knochensalze bestimmt werden. Vorausgesetzt, daß das inkorporierte Isotop aus dem nicht austauschbaren Skelettkalzium nicht wieder im Blutstrom auftaucht, besteht die Möglichkeit, die Größe des austauschbaren Körperkalziumraumes zu bestimmen. Außerdem kann die Menge festgestellt werden, die durch Anlagerung von Kalzium an Knochensalzen aus dem Blutstrom entfernt wird.

Für die Untersuchungen des Knochenstoffwechsels erscheint die Verwendung von Kalzium-47 mit einer HWZ von 5 Tagen und einer harten Gammastrahlung geradezu ideal. Nach der Gabe einer einmaligen Dosis von Kalzium-47 wird in 48 Stunden ein Gleichgewicht zwischen den Körperflüssigkeiten und dem austauschbaren Kalzium erreicht. Von diesem Zeitpunkt ab ist der Abfall der Blutaktivität durch die Ausscheidung und die Anlagerung des Kalziums bedingt. Halblogarithmisch aufgetragen ergibt sich eine Gerade. Wenn Resorption und Ausscheidung des Knochens ein Gleichgewicht bilden, so ergibt sich eine Abweichung der Geraden. Wird dieses als Kriterium betrachtet, dann beträgt die minimale Lebensdauer der Knochensalze weniger als 10 Tage. In den Fällen der Paget-Erkrankung erscheint die Lebensdauer wesentlich kürzer als 10 Tage.

Gerade auf dem Gebiet des Knochenstoffwechsels sind mit Hilfe radioaktiver Isotope neue Erkenntnisse für die Chirurgie und die Orthopädie bei den komplizierten Vorgängen, z. B. der Heilung pathologischer Frakturen, möglich.

6. Die Bestimmung des Flüssigkeitsvolumens intrakavitärer Ergüsse und größerer Zysten

Es ist vielfach notwendig, intrakavitäre Flüssigkeitsvolumen z. B. bei Aszites, bei einer Zirrhose, oder bei einer Karzinose zu erfassen. Differentialdiagnostisch kann z. B. bei einem Mantelerguß im Pleuraraum, der durch eine Verschwartung röntgenologisch nicht sicher erkennbar ist, die Kenntnis des Flüssigkeitsvolumens ebenfalls von Vorteil sein. Auch bei größeren zystischen Tumoren gibt die Bestimmung des Flüssigkeitsvolumens Hinweise für die chirurgischen Maßnahmen.

Das Flüssigkeitsvolumen in den Hohlräumen läßt sich durch die Injektion einer bestimmten Menge Jod-131-HSA verhältnismäßig schnell und sicher bestimmen. Darüberhinaus ist nach Injektion der intravenösen Spurendosis die Möglichkeit gegeben, mit Hilfe der Lokalisierungstechnik die Lage, Größe und Ausdehnung der Zyste oder des intrakavitären Ergusses abzugrenzen (*Warter*, *Baker* u. a.).

Diese Untersuchung hat sich als relativ leicht durchführbare, und den Patienten wenig beeinträchtigende Maßnahme bewährt.

a) Methodik

Für die Durchführung dieser Untersuchung wird folgendes benötigt:

a) 7 μC J-131-HSA.
b) 50 cm^3 physiologische Kochsalzlösung.
c) Eine Flasche mit 2000 cm^3 Leitungswasser.
d) Eine sterile 1 cm^3 Tuberkulininjektionsspritze.
e) Eine sterile 20 cm^3 Injektionsspritze.
f) Eine sterile 5 cm^3 Injektionsspritze, dazu die entsprechenden 2er Kanülen steril.
g) 2 Röhrchen für Bohrlochkristallmessungen.
h) Ein Szintillationszähler mit NaJ (Tl)-Bohrlochkristall
(Abmessungen des Bohrlochkristalls möglichst 4,5 $\times$ 5 cm).

i) Eine Bleiabschirmung für den Szintillationszähler möglichst mit 5 cm Bleiwandung.
k) Ein Dekadenzähler für den Anschluß von Szintillationszählern mit Impuls- oder Zeitvorwahl.

b) Durchführung

1. Mit der sterilen Tuberkulinspritze werden 7 μC J-131-HSA aus der gelieferten Ampulle unter sterilen Bedingungen entnommen und in die Flasche mit 50 cm^3 steriler physiologischer Kochsalzlösung injiziert. Das injizierte Volumen findet hierbei keine Berücksichtigung, da es gewöhnlich kleiner als 1 cm^3 ist.
2. Punktion des Kavums durch eine 2er-Kanüle mit der üblichen Technik und Aspiration von 20 cm^3 Flüssigkeit entsprechend der Menge des zur Flüssigkeitsbestimmung zu injizierenden Volumens.
3. Der 50 cm^3-Flasche mit physiologischer Kochsalzlösung und Jod-131-HSA werden 20 cm^3 entnommen und durch die gleiche Nadel in das Kavum injiziert.
4. Entfernung der Kanüle und Verteilung des injizierten Materials über 15 Minuten durch Lageveränderungen und ballottieren.
5. Mehrmaliges Spülen der 20 cm^3 Injektionsspritze, erneutes Aufziehen von 20 cm^3 der physiologischen Kochsalzlösung und Injektion dieser Menge als Standard in die 2-Literflasche mit Leitungswasser.
6. Nach 2 Stunden erneute Punktion des Kavums in einem 15 bis 25 cm von der ersten Injektionsstelle entfernten Gebiet. Entnahme einer entsprechenden Menge Flüssigkeit für die Bohrlochmessung.
7. Entnahme einer gleichen Menge aus der Standardlösung in der 2-Literflasche.
8. Messung der beiden Proben. Der statistische Fehler beträgt bei diesen Aktivitäten gewöhnlich weniger als $\pm$ 1%.
9. Errechnung des gesamten Flüssigkeitsvolumens nach der folgen Gleichung:

$$\text{Flüssigkeitsvolumen} = \frac{\text{Impulse pro min vom Standard}}{\text{Impulse pro min vom Punktat}} \cdot 2000$$

Im allgemeinen sind 2 Stunden für die ausreichende Vermischung des Testmaterials in der Flüssigkeit ausreichend. Das Flüssigkeitsvolumen liegt innerhalb der Fehlergrenze von $\pm$ 10%. Irgendwelche Nebenreaktionen wurden bei der Anwendung dieser Technik nicht beobachtet.

7. Die Beurteilung der Nierenfunktion mit radioaktiv markierten Substanzen

Von *Kimbel* (1956) wurde auf Grund eingehender Untersuchungen auf die klinische Bedeutung einer externen Messung der individuellen Nierenfunktion hingewiesen. *Taplin*, *Meredith*, *Kade* und *Winter* (1956) entwickelten das radioaktive Diodrast-Renogramm. Das bekannte Röntgenkontrastmittel Diodrast wurde mit Jod-131 markiert. Da das Diodrast durch seine besondere Nierenaffinität alle Phasen der Nierenausscheidungsfunktion innerhalb kurzer Zeit durchläuft, vermittelt die über den Nieren gemessenen Aktivitätsänderungen der radioaktiv markierten Substanz einen Einblick in die Nierenfunktion. Mit Hilfe dieser Testmethode lassen sich reproduzierbare charakteristische Aktivitätsveränderungen in dem mit Hilfe eines kontinuierlichen Linienschreibers festgelegten Renogramm erfassen. Erkrankungen im Nierenbereich werden durch typische Veränderungen im Renogramm erkennbar. Von *Oeser* und *Bleich* wurden schon 1951 Untersuchungen mit J-131 markiertem Proselektan durchgeführt.

Für die Chirurgie hat sich diese relativ leicht durchführbare wenig beeinträchtigende Testmethode bereits als wertvoll erwiesen (*Schumacher*). So konnte z. B. bei einer Patientin mit einem einseitigen Ureterverschluß durch Adhäsionen der Nachweis noch vorhandener Nierenfunktion zum sofortigen Eingriff und damit zu einer funktionellen Erhaltung der Niere führen. Die Patientin hatte sich geweigert, sich operieren zu lassen, sofern nicht die Sicherheit gegeben ist, die Nierenfunktion zu erhalten. Die Röntgenkontrastdarstellung sowie die retrograde Füllung der Niere erbrachten keinen brauchbaren Hinweis.

Der Vorteil dieser Methode liegt vor allem darin, daß Bruchteile der sonst üblichen Kontrastmenge ausreichen, um eine einwandfreie Diagnose zu stellen. Bei schweren Störungen der Funktion einer oder beider Nieren ist diese Möglichkeit von Bedeutung weil die großen Mengen des Röntgenkontrastmittels zu einer weiteren Beeinträchtigung der schon geschädigten Nieren führen können.

Das mit Hilfe dieser Methode erfaßte Renogramm gibt einen qualitativen Hinweis auf die 3 wirksamen Komponenten.

1. Die Kapazität der Nierendurchblutung.
2. Die Funktion der tubulären Zellen.
3. Die Fähigkeit der Nieren und des Ureters, den Urin auszuscheiden.

Die außerhalb des Körpers durchführbare Messung der Nierenfunktion gestattet durch die Ausrichtung von je einem Szintillationszähler auf eine Niere die unabhängige Beurteilung der Organe.

a) Methode

Zur Durchführung dieser Untersuchungsmethode wird folgendes benötigt:

a) 3 μC J-131-Diodrast pro 10 kg Körpergewicht.
b) 1 sterile 2 cm³ Injektionsspritze.
c) 2 Stück Szintillationszähler mit NaJ (Tl)-Kristall, nicht unter 2,5 × 2,5 cm.
d) 2 Stück Bleiabschirmungen mit Bleikollimatoren, die in 6 cm Tiefe ein Feld von 5 cm Durchmesser ausblenden.
e) 2 Stück Ratemeter mit Linienschreiberanschluß.
f) 2 Linienschreiber mit der Vorschubgeschwindigkeit von 300 mm pro Stunde.
g) 1 Stativ zur Befestigung der 2 Szintillationszähler.

b) Durchführung

1. Der Patient wird auf einen Stuhl gesetzt und beugt sich mit dem Oberkörper über einen Tisch. Die Szintillationszähler werden nach caudal auf die Nieren gerichtet, deren Lage vorher im Röntgenbild ermittelt wurde. Es muß darauf geachtet werden, daß die Zähler nicht auf die Leber oder die Blase gerichtet sind **(Abb. 143).**
2. Einschaltung der Szintillationszähler zur Schreibung des Nulleffektes über einen Zeitraum von $^1/_2$ bis 1 Minute.
3. 3 μC Jod-131-Diodrast pro 10 kg Körpergewicht werden intravenös injiziert. Zur gleichen Zeit Einschaltung der Szintillationszähler.
4. Wenn nach etwa 15 bis 25 Minuten ein gleichmäßiges Plateau auf den Linienschreibern erkennbar ist, werden die Zähler abgeschaltet.

c) Auswertung

Im Normalfall kann die erhaltene Registrierkurve in drei Phasen unterteilt werden. In der **Abbildung 144** ist die Aktivitätskurve einer normalen Niere wiedergegeben

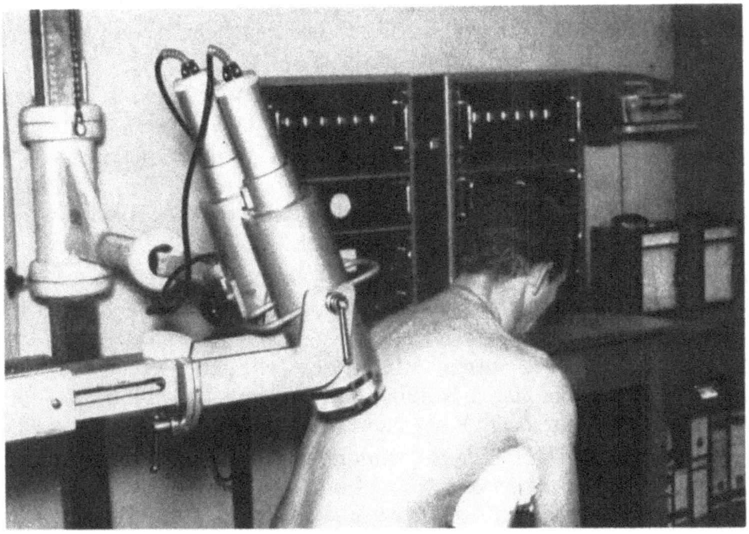

Abb. 143. Anordnung zur Messung der Nierenfunktion

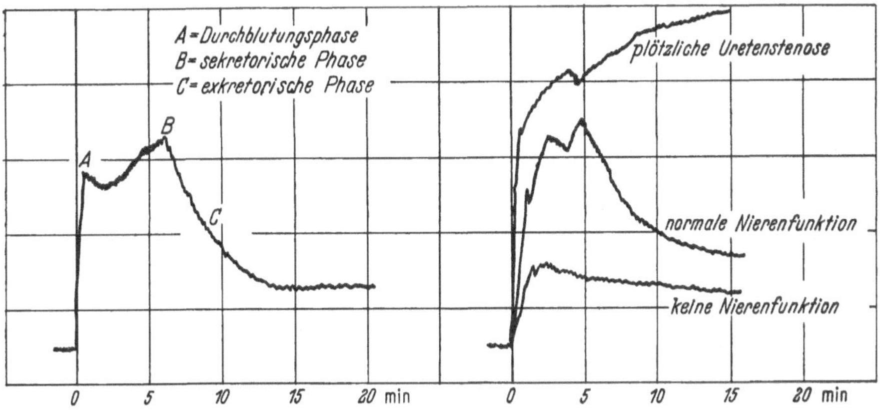

Abb. 144. Das linke Bild zeigt die Registrierkurve einer Messung über der Niere nach Injektion von Jod-131 Diodrast bei einem Normalfall. Das rechte Bild zeigt die Gegenüberstellung der Registrierkurven bei einer uretheren Stenose, einer normalen Nierenfunktion und bei einem Patienten ohne Nierenfunktion nach *C. C. Winter*

und die drei Phasen sind durch A, B und C markiert. Wir unterscheiden das vaskuläre Segment, das sekretorische Segment und die exkretorische Phase. Der erste Abschnitt A zeigt einen deutlichen Anstieg der Radioaktivität, die innerhalb von 1 bis 2 Minuten ein Plateau erreicht. Dieser Abschnitt entspricht der Verteilung des radioaktiven Diodrast innerhalb der Blutgefäße der Niere. In der nachfolgenden sekretorischen Phase B kommt es zu einem langsamen Aktivitätsanstieg durch die Konzentrierung und Sezernierung des Kontrastmittels in den Nierentubuli. Dieser sekretorische Abschnitt ist normalerweise 5 Minuten nach der Injektion beendet. Dann beginnt die

Aktivität deutlich abzunehmen, da die Substanz in die Blase ausgeschieden wird. Als exkretorische Phase zeigt der Abschnitt *C* eine deutliche Abnahme der Aktivität bis nach 10 bis 15 Minuten ein Plateau erreicht ist.

Bei älteren Personen oder bei Patienten mit Gefäßerkrankungen ist die Gesamthöhe des ersten Aktivitätsanstiegs *A* niedriger als bei normalen Personen.

Bei Patienten ohne Niere oder ohne Nierenfunktion ist das Gefäßsegment *B* herabgesetzt und das Ausscheidungssegment *C* nicht vorhanden. Der sekretorische Abschnitt *B* ist bei unvollständiger tubulärer Funktion oder bei Reduktion des gesamten Nierenparenchyms deutlich niedriger oder flacher.

Bei einem Ureterverschluß ist der dritte Abschnitt *C* der exkretorischen Phase entweder nicht vorhanden oder die Radioaktivität steigt sogar noch weiter an.

In der Abbildung 144 sind 3 Kurven einander gegenübergestellt.

1. Die Aktivitätskurve einer normalen funktionstüchtigen Niere.
2. Die Aktivitätskurve bei einem plötzlichen Uretheren-Verschluß.
3. Die Aktivitätskurve bei Ausfall der Nierenfunktion.

Aus den gegebenen Beispielen ist leicht erkennbar, daß diese Untersuchungsmethode wertvolle Informationen über die Nierenfunktion und über das Vorliegen von Funktionsstörungen im Nierenbereich vermittelt. Die Indikation zur chirurgisch-therapeutischen Maßnahme läßt sich mit Hilfe dieser Methode sichern.

Neben der Funktionsuntersuchung erlaubt die Darstellung mit dem Scanningverfahren *(Schumacher)* die Abgrenzung funktionsuntüchtiger Nierenbezirke.

8. Diagnostische Untersuchungen mit Hilfe von markiertem Vitamin B-12

Nach der erforderlichen Ganz- oder Teilresektion des Magens kann der Mangel an Intrinsicfaktor zu einer Vitamin B-12-Resorptionsstörung führen, die dann durch die perniziöse Anämie klinisch in Erscheinung tritt.

Die folgende relativ leicht durchführbare Testuntersuchung mit Hilfe von markiertem Vitamin B-12 ermöglicht die einwandfreie Erkennung derartiger Störungen meist schon im Frühstadium der Erkrankung. Besonders wertvoll wird die Testuntersuchung dadurch, daß vorangegangene Behandlungen mit Vitamin B-12, die meist schon bei dem geringsten Verdacht des Vorliegens einer derartigen Erkrankung durchgeführt werden, diese nicht beeinflussen. Der nachfolgend angegebene Vitamin B-12-Test ermöglicht darüberhinaus eine einwandfreie differentialdiagnostische Unterscheidung zwischen Vitamin B-12-Mangel durch Fehlen des Intrinsicfaktors und den durch Resorptionsstörungen bei Darmerkrankungen auftretenden B-12-Mangel. Da in der Chirurgie nach Magenresektionen derartige Fragestellungen auftreten, ist diese relativ leicht durchführbare Testmethode in dem folgenden Abschnitt beschrieben. Zum besseren Verständnis, auch für die Auswertung der Ergebnisse, ist eine kurze Beschreibung der physiologischen Vorgänge, soweit sie das Vitamin B-12 betreffen, notwendig.

Die tägliche Nahrung enthält durchschnittlich ungefähr 10 μg Vitamin B-12, das sich in Fleisch und anderen tierischen Eiweißen besonders angereichert findet. Unter normalen Verhältnissen werden von dieser Menge ungefähr 1 bis 3 μg vom Dünndarm resorbiert. Die Resorption, d. h. die Aufnahme von Vitamin B-12 in die Blutbahn, kann nur erfolgen, wenn eine adäquate Menge des „Intrinsicfaktors“ gleichzeitig vorhanden ist. Bei dem Intrinsicfaktor handelt es sich um eine Substanz, die von der Magenschleimhaut sezerniert wird. Eine perniziöse Anämie entsteht erstens, wenn der Magen nicht in der Lage ist, die adäquate Menge des Intrinsicfaktors zu sezernieren und zweitens durch Erkrankungen des Dünndarms (Enteritis, Sprue), die die Resorption von Vitamin B-12 + Intrinsicfaktor verhindern.

Die normale Resorption von Vitamin B-12 durch die Darmschleimhaut erfordert 6 bis 14 Stunden (*Best* u. Mitarb.). Kurz nach der Resorption findet sich das Vitamin B-12 in geringer Konzentration zum größten Teil an Eiweiß gebunden im zirkulierenden Blut (**Abb. 145**). Obwohl wahrscheinlich Zwischenablagerungen in der Leber möglich sind, wird innerhalb von 4 bis 7 Tagen der größte Teil des resorbierten Vitamin B-12 in der Leber gespeichert und verbleibt dort für Monate oder Jahre. Die Abgabe

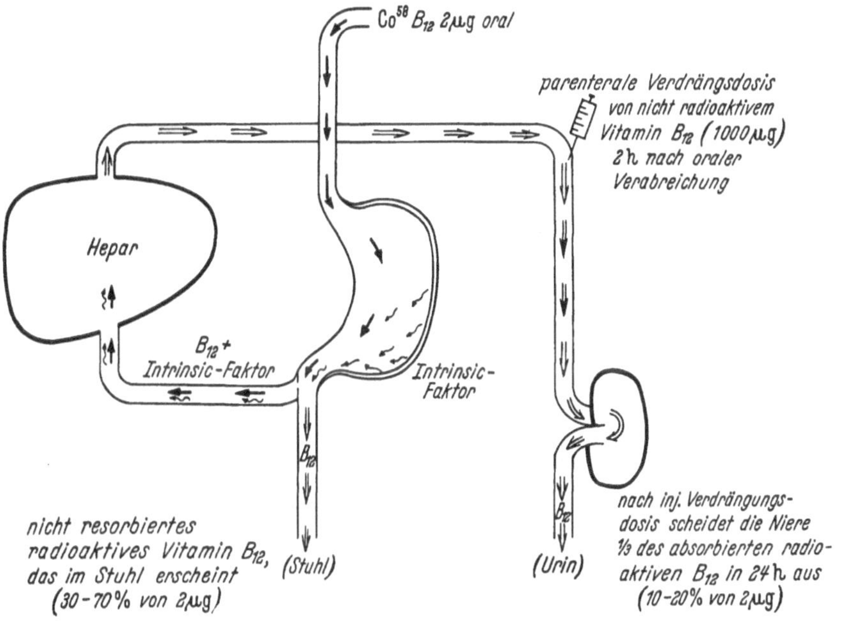

Abb. 145. Der Vitamin-B-12-Kreislauf bei einem Normalfall nach *Kaplan*, *Kruger* und *Best*

von Vitamin B-12 durch die Leber erfolgt langsam zur notwendigen Aufrechterhaltung der normalen Zellstoffwechselfunktionen. Vitamin B-12 ist bei der Methylierung zur Synthese der Nukleinsäurevorstufen ebenfalls erforderlich. Ein Vitamin B-12-Mangel in der Zelle, wie er bei der perniziösen Anämie auftritt, führt zur fehlerhaften Reifung und ungenügenden Funktion verschiedener Körpergewebe. Der ausgesprochene Mangel manifestiert sich als Megaloblasten-Anämie, als entzündete und atrophische Zunge, als Unterfunktion des zentralen Nervensystems und führt zu Magen- und Darmstörungen. Der eigentliche Vitamin B-12-Stoffwechsel ist unbekannt. Unter normalen Umständen wird Vitamin B-12 nicht im Urin ausgeschieden. Wenn jedoch die Fähigkeit des Serums, Vitamin B-12 zu binden, durch große Vitamin-B-12-Gaben parenteral überschritten wird, so erscheint mehr als die Hälfte der injizierten Menge im 24-Stunden-Urin (*Mollin* u. *Ross*).

a) Die verschiedenen Testmethoden

Es gibt z. Z. 4 Testmethoden zur Diagnostik der perniziösen Anämie mit Unterscheidung der Resorptionsstörungen von Seiten des Darmes.

1. Die prozentuale Feststellung des nicht resorbierten Vitamin B-12 im Stuhl, der über 5 bis 10 Tage gesammelt werden muß (*Heinle* u. Mitarb.).
2. Die Messung des resorbierten radioaktiven Vitamins B-12 5 bis 10 Tage nach der oralen Verabfolgung mit Hilfe eines Szintillationszählers direkt über der Leber (*Glass* u. Mitarb.).
3. Die Messung der Radioaktivität im Blut in entsprechenden Zeitabständen 8 bis 12 Stunden nach der Verabreichung (*Doscherholmen* u. *Hagen*).
4. Der Nachweis des bereits resorbierten radioaktiven Vitamins B-12 im Urin, das nach Injektion von 1000 μg nicht radioaktivem Vitamin B-12 durch die Niere ausgeschieden wird. Hierbei muß der Urin innerhalb von 24 Stunden gesammelt werden.

Die vierte Testmöglichkeit hat sich als klinischer Routinetest durchgesetzt. Sie wird im einzelnen besprochen.

b) Methodik

Für die Durchführung des Vitamin B-12-Testes wird folgendes benötigt:

a) 1 Szintillationszähler mit einem NaJ(Tl)-Bohrlochkristall (Abmessungen des Bohrlochkristalls 4,5 × 5 cm.)

b) Eine Bleiabschirmung für den Szintillationszähler, möglichst mit 5 cm Bleiwandung.

c) Ein Dekadenzähler für den Anschluß des Szintillationszählers mit Impuls- oder Zeitvorwahl.

d) Zwei Röhrchen für Bohrlochkristallmessungen.

e) ½ μg Co-60-Vitamin B-12, oder Co-58-Vitamin B-12.
Ursprünglich wurde das Vitamin B-12 mit Co-60 markiert. Auf Grund der relativ langen Halbwertzeit von 5,3 Jahren beträgt die zumutbare Dosis für diesen Test nur 1 μC Kobalt-60. Seit der Möglichkeit der Herstellung von Kobalt-58 wird dieses vornehmlich zur Markierung von Vitamin B-12 herangezogen. Durch die Verwendung empfindlicher Szintillationszähler und vor allem durch die Ausmessung größerer Flüssigkeitsmengen kann die verabfolgte Aktivität sehr gering gehalten werden. Sie beträgt im allgemeinen 0,5 bis 1 μC Kobalt-58. Die häufig angewandte Menge von radioaktivem B-12 beträgt 2,0 μg (*Schilling*), 1,0 μg (*Schilling* u. Mitarb.) und 0,66 μg (*Klayman* u. *Brandborg*). Diese Dosisunterschiede ergeben auch Veränderungen in der absoluten und in der prozentualen Ausscheidung. Wenn 2 μ g verabfolgt werden, dann beträgt die Ausscheidung etwa 10 bis 20% dieser Dosis innerhalb von 24 Stunden. Dieser Wert entspricht etwa einem Drittel der insgesamt aufgenommenen Dosis (*Callender* u. *Evans*). Um eine Menge von 1 μg B-12 herzustellen, die 0,33 μC Kobalt-58 enthält, muß zusätzlich nicht aktives Vitamin B-12 hinzugegeben werden.

f) Eine Ampulle nicht radioaktives Vitamin B-12, die 1000 Gamma B-12 enthält.

g) Intrinsicfaktorkonzentrate. Es gibt einen besonders gereinigten Extrakt des Schweinemagens ohne Vitamin B-12 in Pulverform, bei dem 35 mg einer I. E. entspricht. Präparate des Intrinsicfactors, die für die orale Behandlung der perniziösen Anaemie gebraucht werden, sind für den Test nicht zu empfehlen, da diese außerdem noch 15 μ g Vitamin B-12 enthalten und dieses Vitamin die Ergebnisse beeinflussen kann.

h) Zwei 2 cm^3 Injektionsspritzen.

i) Eine 1-Literflasche zum Herstellen des Standards.

j) Eine 2-Literflasche zum Sammeln des Urins.

c) Durchführung

1. Der Test soll nur an einem nüchternen Patienten durchgeführt werden. 2 Tage vor dem Test darf der Pat. keine Vitamin-B-12-Injektionen erhalten haben. Es ist auch wichtig, darauf zu achten, daß der Pat. vorher keinerlei radioaktive Substanzen aus diagnostischen oder therapeutischen Gründen erhalten hat.

2. Der Nachturin vor dem Test muß zur Kontrolle gesammelt und im Bohrlochkristall gemessen werden. Dieser Wert stellt den Nulleffekt dar, der von den Messungen nach Verabfolgung der Testdosis abgezogen werden soll.
3. Der Patient erhält die Testdosis von 0,5 μC Kobalt-58 und 2 μg B-12 mit etwa 30 cm³ Wasser verdünnt oral verabfolgt. Das Trinkglas soll zweimal mit der gleichen Menge Wasser ausgespült werden, die der Pat. ebenfalls austrinken soll.
4. Der Pat. erhält im Anschluß daran eine 2-Literflasche, in der der Gesamturin der folgenden 24 Stunden gesammelt wird.
5. 2 Stunden nach der oralen Gabe werden dem Pat. 1000 Gamma nicht radioaktives Vitamin B-12 subkutan oder intramuskulär injiziert.
6. 2 Stunden nach der oralen Gabe von Co-58 Vitamin B-12 kann der Pat. ein Frühstück ohne Fleisch einnehmen.
7. Die Menge des in 24 Stunden gesammelten Urins wird bestimmt und eine entsprechende Probe, die der Größe des Bohrlochkristalls entspricht, mit Hilfe des Szintillationszählers ausgemessen. Die prozentuale Urinausscheidung der Dosis ergibt sich aus den folgenden Werten:

   1. Die Gesamtaktivität des gesammelten Nachturins (vor Verabreichung des Co-58 — B-12-Trunkes) im Bohrlochkristall messen:

   z. B.

   $$\begin{aligned} \text{Gesamtmenge} &= 800\ \text{cm}^3 \\ 1\ \text{cm}^3 &= 150\ \text{Imp/min} \\ -\ \text{Nulleffekt} &= \underline{150\ \text{Imp/min}} \\ & \quad \pm 0 \end{aligned}$$

   Gesamtaktivität = 150 Imp/min = Nulleffekt (aktivitätsfrei)

   2. Gesamtaktivität des 24-Std.-Urins (nach Verabreichung des Trunkes) ebenfalls im Bohrlochkristall messen:

   z. B.

   $$\begin{aligned} \text{Gesamtmenge} &= 1830\ \text{cm}^3 \\ \text{Messung der Aktivität in } 1\ \text{cm}^3 &= 400\ \text{Imp/min} \\ -\ \text{Nulleffekt} &= \underline{150\ \text{Imp/min}} \\ & \quad 250\ \text{Imp/min} \end{aligned}$$

   $1830 \cdot 250 = 457\,500$ Imp/min

   a = Gesamtaktivität = 457 500 Imp/min

   3. Messung des Standards im Bohrlochkristall (die Standardlösung wird durch Verdünnung des verabreichten Trunkes auf 1000 ccm hergestellt

   z. B.

   $$\begin{aligned} 1\ \text{cm}^3\ \text{Standard} &= 34\,950\ \text{Imp/min} \\ -\ \text{Nulleffekt} &= \underline{\quad 150\ \text{Imp/min}} \\ & \quad 34\,800\ \text{Imp/min} \end{aligned}$$

   1000 cm³ = $34\,800 \cdot 1000$ = 34 800 000 Imp/min = verabfolgte Dosis = 100%

   b = Standard = 34 800 000 Imp/min = 100%

   Durch die gleichzeitige Messung des Standards entfällt die Berücksichtigung der physikalischen HWZ.

Rechenbeispiel: $\frac{a}{b} \cdot 100 = \%$ der verabfolgten Dosis

$$\frac{475\,500}{34\,800\,000} \cdot 100 = 1{,}31\%\ \text{der verabf. Dosis}$$

8. Herstellung eines Standards. Die gleiche Menge der oralen Gabe wird in 1000 cm^3 Wasser gelöst. Von dieser Standardlösung wird 1 cm^3 im Bohrlochkristall gemessen und zu der Urinmessung in Beziehung gesetzt, um die prozentuale Ausscheidung zu ermitteln (siehe Beispiel).

Auswertung. Es hat sich als nützlich erwiesen, die prozentuale Ausscheidung von Kobalt-58-Vitamin-B-12 in 3 Gruppen einzuteilen.

a) Den Normalbereich über 10%.
b) Den Zwischenbereich von 4 bis 8%.
c) Den Mangelbereich unter 4%.

Die Ergebnisse in dem Zwischenbereich finden sich relativ selten, sie sollten daher zweckmäßigerweise durch eine Kontrolluntersuchung bestätigt werden. Wenn niedrige Zwischenwerte auftreten, so sollte man an Erkrankungen denken, die zu einem B-12-Mangel führen. Zwischenbereich und Normalbereich können sich an ihren Grenzen überschneiden.

Die Grenzen der 3 verschiedenen Bereiche wechseln sowohl prozentual als auch absolut je nach der Menge der oralen Gabe des Kobalt-58 Vitamin B-12. Es ist unwahrscheinlich, im Urin mehr als 25% Ausscheidung der gegebenen Dosis zu erreichen.

Wird ein niedriger Wert oder ein Zwischenwert erhalten, so ist anschließend die Testuntersuchung mit der gleichzeitigen Gabe von Intrinsicfaktor-Konzentrat durchzuführen. Diese Untersuchung ist erforderlich, um festzustellen, ob die geringere B-12-Resorption auf einem Intrinsicfaktormangel beruht, oder durch eine intestinale Resorptionsstörung bedingt ist.

d) Der Intrinsicfaktor-Test

Bei dem Intrinsicfaktor-Test wird der vorher beschriebene Vitamin-B-12-Test unter gleichzeitiger peroraler Gabe von Intrinsicfaktor-Konzentrat wiederholt. Diese Wiederholung soll frühestens 4 Tage nach dem vorausgegangenen Test erfolgen. Der Patient soll auch keine Kumulationsdosis von mehr als 3,0 μC Co-58-B-12 erhalten haben.

Bis auf die Gabe von Intrinsicfaktor-Konzentrat von etwa 35 mg soll die gleiche Technik wie beim vorangegangenen Test angewendet werden. Das Intrinsicfaktorpulver wird kurz vor der Verabreichung mit Kobalt-58-Vitamin-B-12 gemischt. Die Gabe kann auch in einer Gelatinekapsel erfolgen, die sich im Magen auflöst.

Auswertung. Kontrolluntersuchungen haben gezeigt, daß Wiederholungsteste durch biologische oder technische Veränderungen etwas variieren, jedoch gibt es keine grundsätzliche Abweichung. Es können einige Patienten alle typischen klinischen Zeichen einer perniziösen Anämie haben, aber auf Grund dieser beiden Testuntersuchungen normale Reaktionen zeigen. Von diesen haben einige freie Magensäure nach Histamin und andere Zeichen einer Unterernährung oder einer schweren Lebererkrankung. In diesen Fällen sind die klinischen Anomalien auf verdeckte Resorptionsstörungen, auf Ernährungsstörungen (*Pollycove*) auf einen fehlerhaften B-12-Transport, auf Veränderung der Speicherung oder des B-12-Stoffwechsels oder auf eine Veränderung anderer biochemischer Systeme wie der Folsäure (*Best* u. Mitarb.) zurückzuführen.

Eine intestinale Resorptionsstörung schließt nicht immer notwendigerweise eine Blockierung des B-12-Transportes in der Mucosa ein. Sie kann möglicherweise einen Verbrauch, eine Absorption oder eine Zerstörung entweder von B-12 oder von Intrinsicfaktor in Darmlumen anzeigen (*Best* u. Mitarb.). In einigen Fällen war die

Resorptionsstörung auf eine besondere bakterielle Flora des Darmes zurückzuführen, die durch die Behandlung des Patienten mit Breitspektrum-Antibiotika, wie Tetrazyklin behoben werden konnte (*Halsted* u. Mitarb.).

Wenn in einigen Fällen die Diagnose zweifelhaft ist, können 25 bis 50 cm³ des Magensaftes des Patienten als Intrinsicfaktor getestet werden (*Best* u. Mitarb.). Diese Menge ist einer Gabe von Intrinsicfaktor-Konzentrat gleichzusetzen (*Schilling* u. Mitarb.). Gelegentlich traten scheinbar positive Ergebnisse auf. Folglich werden von einer großen Anzahl untersuchter Patienten, die nach Histamin eine Achylie aber keine Anämie haben, einige in den Bereich der perniziösen Anämie fallen (*McLean*, *Schilling*). Vermutlich sind diese Patienten in einem präperniziösem Anämiestadium. Eine ungenügende Diät und verschiedene Belastungen können ausreichen, um die ausgeprägte Krankheit hervorzurufen.

Bei Patienten mit schweren Nierenschäden kann durch die verzögerte Ausscheidung des markierten Vitamins das Ergebnis unter Umständen nicht im Normalbereich liegen (*Ruth* u. Mitarb.). *Best* und *Limarzi* fanden bei einigen Patienten mit Myxödem Reaktionen in der Art einer gestörten Darm-Resorption.

Diese Testuntersuchung hat sich von großem Vorteil für die Klinik erwiesen, da bei zweifelhaften Befunden die Hälfte der verdächtigen Patienten keine perniziöse Anämie hat (*Best* u. Mitarb.). Die Feststellung einer perniziösen Anämie bedeutet die lebenslange Injektion von Leberextrakten oder Vitamin B-12. Daher ist die Testuntersuchung zur einwandfreien Diagnosestellung erforderlich. Gerade die Feststellung einer maskierten perniziösen Anämie mit subakuten degenerierenden Veränderungen des Rückenmarks ist bei den Patienten mit verborgenen neurologischen Erkrankungen von besonderem Wert.

Beispiel. Patient 1 erhielt 1,0 µg Kobalt-58 B-12 peroral, im Anschluß daran 1,0 mg B-12 parenteral. Der 24-Stunden-Urin enthielt **2,1%** der Dosis. Dieses Ergebnis ist entweder auf einen Intrinsicfaktormangel oder auf eine Resorptionsstörung zurückzuführen. Der Bereich dieser Feststellung liegt zwischen 0 bis 4%. Die Wiederholung des Testes mit der gleichzeitigen Gabe von Intrinsicfaktor zur weiteren diagnostischen Unterscheidung ist erforderlich.

Kontrollversuch mit Intrinsicfactor.

Der Pat. erhielt 1,0 µg Kobalt-58—B-12 oral mit Intrinsicfactor, der 24-Stunden-Urin enthielt **14.1%** der gegebenen Dosis. Das Resultat ist typisch für den Mangel an Intrinsicfactor. Es liegt hier also eine perniziöse Anämie vor. Alle Werte über 8% nach einer Gabe von Intrinsicfactor-Konzentrat sprechen für eine perniziöse Anämie.
Die zusätzliche Verabfolgung von Intrinsicfaktor zeigt normale Werte, daher kann hier keine intestinal bedingte Resorptionsstörung vorliegen.

Patient 2 erhielt 1,0 µg Kobalt-58—B-12 oral mit einer anschließenden Gabe von 1,0 mg B-12 parenteral. Der 24-Stunden-Urin enthielt 13,5% der gegebenen Dosis. Dieses Resultat liegt innerhalb der Norm, die mehr als 10% der gegebenen Dosis enthalten muß. Hier liegt also kein Intrinsicfaktormangel und auch keine intestinale Fehlresorption von Vitamin B-12 vor.

9. Untersuchungen über die Fettverdauung und Fettresorption mit Hilfe radioaktiv markierter Fette

Der klinische Wert der Verwendung markierter Fette zur Feststellung von Fettverdauungs- und Fettresorptionsstörungen wurde von *Ruffin* und Mitarb. sowie von *Shingleton* und Mitarb. ausführlich beschrieben. Inzwischen hat sich diese Methode als einfache, zuverlässige und genaue Beurteilungsmethode der Fettresorption erwiesen.

Differentialdiagnostisch spielen die Störungen der Fettresorption nach Magen- und Darmoperationen und die Störungen, die durch beginnende Pankreas-Erkrankungen auftreten, in der Chirurgie eine wesentliche Rolle. Da bei unklaren Bauchbeschwerden immer an die Möglichkeit einer Pankreaserkrankung gedacht werden muß, bedeuten hier die Testmethoden ein wertvolles Hilfsmittel.

Testuntersuchungen von *Ruffin* und Mitarb. über die Fettresorption von Jod-131-markiertem Triolein und Jod-131-markierter Ölsäure an insgesamt 556 Patienten ergaben, daß eine mangelhafte Resorption von J-131-Triolein für organische Erkrankungen spricht. Wenn keine Magenoperation vorausgegangen ist, zeigt die mangelhafte Resorption von Triolein bei normaler Oleinsäureresorption eine Pankreas-Erkrankung an. Bei einer fehlerhaften Resorption von Triolein und Oleinsäure ist das Ergebnis ein deutlicher Hinweis für Erkrankungen im Dünndarm.

Erst durch die Möglichkeit der Herstellung radioaktiv markierter Fette ist die genaue und routinemäßige klinische Untersuchung der Fettverdauung möglich. Während man bisher darauf angewiesen war, eine bestimmte Fettmenge täglich zu verabfolgen und den gesamten Stuhl quantitativ auf den Fettgehalt zu untersuchen, genügt es jetzt, mit Hilfe der radioaktiv markierten Verbindungen, insgesamt 3 Aktivitätsmessungen im Blut vorzunehmen, um einen Überblick über die Fettresorption zu gewinnen. Nach den Ergebnissen von *Ruffin* und Mitarb. hat sich gezeigt, daß die Blutaktivitätswerte sehr gut mit der Ausscheidung im Stuhl übereinstimmen.

a) Methodik

Für die Untersuchung der Fettresorption wird folgendes benötigt:

a) 50 bis 100 μC Jod-131-Triolein. Bei differentialdiagnostischen Kontrolluntersuchungen die gleiche Aktivitätsmenge J-131 Oleinsäure.
b) 15 cm³ nicht markiertes Olivenöl (0,25 bis 0,5 cm³ pro kg Körpergewicht). Anstelle von Olivenöl können auch 240 cm³ Milch verabfolgt werden.
c) 20 Tropfen Lugolscher Lösung.
d) 4 Meßröhrchen für Bohrlochkristallmessungen.
e) 4 cm³ 20%ige Trichloressigsäure.
f) 5 cm³ 5%ige Trichloressigsäure.
g) 1 cm³ 4%ige Kaliumjodatlösung.
h) 1 Szintillationszähler mit NaJ(Tl)-Bohrlochkristall
i) 1 Bleiabschirmung für den Szintillationszähler, möglichst mit 5 cm Bleiwandung.
k) 1 Dekadenzähler für den Anschluß von Szintillationszählern mit Impuls- oder Zeitvorwahl.

b) Durchführung

1. Der Patient bekommt 50 bis 100 μC J-131-Triolein in 15 cm³ unmarkiertem Olivenöl mit dem Frühstück.
2. Nach dem Frühstück erhält der Patient 20 Tropfen Lugolscher Lösung oral.
3. 4 Stunden, 5 Stunden und 6 Stunden nach der Testmahlzeit werden dem Patienten je 5 cm³ Blut aus der Vene entnommen, die Meßröhrchen sollen etwas Oxalat enthalten.
4. Dem Blut werden 5 cm³ einer Kaliumjodatlösung (1 mg Kaliumjodat pro ccm Lösung) zugegeben. Die Lösung wird umgerührt und bleibt 5 Minuten stehen.
5. 4 cm³ einer 20%igen Trichloressigsäure werden mit dem Gesamtblut gut vermischt. Es muß darauf geachtet werden, daß keine Verklumpung eintritt. Das Präzipitat bleibt 30 Minuten stehen und wird nach Vermischung 2 bis 3 Minuten zentrifugiert.

6. Die klare überstehende Flüssigkeit, die anorganisches Radiojod enthält, wird entfernt. 1 cm^3 Kalium-Jodatlösung wird hinzugefügt, und eventuell auftretende Konglomerate müssen verteilt werden.
7. 5 cm^3 einer 5%igen Trichloressigsäure werden mit dem Inhalt des Röhrchens vermischt und wieder zentrifugiert.
8. Die überstehende Flüssigkeit wird entfernt und der Waschvorgang wiederholt.
9. Das 2mal gewaschene Präzipitat wird im Bohrlochkristall gemessen.
10. Um die gegebene Aktivität zu bestimmen, wird die gleiche Menge der verabfolgten Lösung auf 1:1000 verdünnt und eine entsprechende Probe ebenfalls im Bohrlochkristall gemessen.
11. Das im Präzipitat vorhandene Radiojod wird prozentual der verabfolgten Dosis pro cm^3 Blut nach der Formel:

$$\text{prozentuale Radioaktivität pro cm}^3\text{ Blut} = \frac{\text{Impulse pro min im Präzipitat} \cdot 100}{\text{Gesamtimpulse pro min der verabf. Dosis}}$$

errechnet.
12. Die Gesamtaktivität im Blut läßt sich dann aus der Aktivität in cm^3 Blut, multipliziert mit dem Blutvolumen errechnen.

Sollte die Bestimmung der Ausscheidung im Stuhl in besonderen Fällen erforderlich werden, so läßt sich diese leicht in der folgenden Weise bestimmen:

1. Der Stuhl wird in einem gesonderten Behälter gesammelt.
2. Homogenisierung des Stuhls mit einer bestimmten Wassermenge und Messung eines entsprechenden Teiles im Bohrlochkristall.
3. Die prozentuale Ausscheidung läßt sich aus der verabfolgten Dosis leicht errechnen.

Will man die Homogenisierung des Stuhls und die Entnahme einer Probe umgehen, so empfiehlt es sich, einen Szintillationszähler mit großem Kristall zu verwenden, der die Messung größerer Mengen ermöglicht.

c) Auswertung

Ergeben die Messungen der Aktivität im Blut nach der 4., 5. und 6. Stunde vom Zeitpunkt der Applikation von Jod-131-Triolein im Mittel 8% oder mehr der verabfolgten Dosis, so ist die Fettresorption als normal anzusehen. Liegt das Mittel dieser 3 Proben unterhalb von 5%, so ist eine Störung der Fettresorption vorhanden. Mittelwerte zwischen 5 und 8% deuten auf leichte und vorübergehende Fettresorptionsstörungen hin. Diese Grenzen haben sich nach den Untersuchungen von *Ruffin* und Mitarb. als ausreichend für die Klassifizierung der Ergebnisse an einem großen Krankengut bewährt.

Wenn die Aktivität im Stuhl 2% beträgt oder noch darunter liegt, so kann die Resorption als normal betrachtet werden. Wie von *Ruffin* und Mitarb. gezeigt werden konnte, liegt eine gute Übereinstimmung der Ergebnisse aus den Blutaktivitätsmessungen und Stuhlmessungen vor. Bei hohen Blutaktivitätsmessungen finden sich entsprechend geringe Stuhlaktivitätsmessungen und umgekehrt.

Von *Ruffin* und Mitarb. wurde auf eine gute differentialdiagnostische Unterscheidungsmöglichkeit durch die Verwendung von Jod-131 Triolein und Jod-131-Oleinsäure hingewiesen. Liegt kein Zustand nach Magenoperation vor, so zeigt eine unvollständige Resorption von Triolein bei normalen Oleinsäuretest das Vorliegen einer

Pankreas-Erkrankung an. Bei unvollständiger Resorption beider Fette Triolein und Oleinsäure kann eine Erkrankung des Dünndarms angenommen werden. Daraus ergibt sich, daß man bei Verwendung dieser beiden markierten Fette in nacheinander durchgeführten Testuntersuchungen am gleichen Patienten zwischen Verdauungsstörungen und Resorptionsstörungen unterscheiden kann. Für die Klärung dieser entsprechenden Fragen ist die Testuntersuchung von klinisch-praktischem Wert.

L. Die Tumortherapie mit radioaktiven Isotopen unter chirurgischen Gesichtspunkten

1. Die Chirurgie des Schilddrüsenkarzinoms unter Berücksichtigung der Radiojodtherapie

Wenn ein Karzinom der Schilddrüse eine genügende hormonelle Aktivität besitzt, um ausreichend Jod aufzunehmen, so ist die Möglichkeit seiner Zerstörung gegeben. Zur Beurteilung der Radiojodaufnahme müssen die Schilddrüsenkarzinome entsprechend ihrer Histologie in 3 Gruppen unterteilt werden (*Seed* u. Mitarb.).

1. Das papilläre Karzinom. Es umfaßt nach *Fitzgerald* und *Foote* etwa 50% aller Krebsformen und ist die gutartigste Form dieser Tumorarten. Histologisch findet sich hier ein großer Teil papillärer Veränderungen, aber keinerlei Kolloidbildung. Wie *Fitzgerald* zeigen konnte, fand sich in 80% der papillären Krebsformen eine geringe Jodaufnahme, jedoch reichte bei den reinen papillären Tumoren die Jodaufnahme für eine Radiojodtherapie nicht aus.

2. Das follikuläre oder alveoläre Karzinom, das ungefähr 10% aller Krebsformen umfaßt. Bei dieser Tumorform finden wir Ansätze zur Produktion von normalen kolloidhaltigen Follikeln, bei denen in 74% der Fälle eine geringe Jodaufnahme vorhanden ist. Diese Fälle sind häufig für eine Radiojodtherapie geeignet.

3. Der undifferenzierte solide Krebs. Diese Tumorform umfaßt etwa 30% aller Fälle. Der Hürthle-Zelltumor ist zu 9% daran beteiligt. Obwohl knapp die Hälfte dieser Tumoren eine gewisse Jodaufnahme zeigen, sind sie für eine Radiojodtherapie nicht geeignet. Eine gewisse Überlappung der 3 Hauptgruppen ist dadurch möglich, daß ein papilläres Karzinom oder ein undifferenzierter Tumor einige Ansammlungen von kolloidhaltigen Follikeln zeigen kann.

2. Die Indikation zur Therapie

Weniger als 10% aller Schilddrüsenkarzinome sind für die Jod-131-Therapie geeignet (*Fitzgerald* u. Mitarb. sowie *Meckstroth*). Die Hauptindikation für die Jod-131-Therapie ist ein Tumor, der chirurgisch nicht radikal operiert werden kann, der aber doch Jod-131 aufnimmt oder zur Jodspeicherung angeregt werden kann. Die Radiojod-Therapie hat als prophylaktische Maßnahme keine Bedeutung.

Die Zerstörung der Krebszellen ist durch die Betastrahlen des Jod-131 bedingt, die eine wirksame Reichweite von etwa 2 mm haben. Dadurch wird bei kleinen abgetrennten Bestrahlungsgebieten die Wirkung abhängig vom Speichervolumen. Sie ist verringert bei Tumoren von geringer Ausdehnung, da die zusätzliche Umgebungsstrahlung fehlt. Bei Speichergebieten in Zellgröße ist es unmöglich, daß die J-131-Aufnahme in der Tumorzelle ausreichend ist, um sich selbst zu zerstören. Wenn eine große Menge normalen Schilddrüsengewebes eine Zerstörungsdosis erhält, können die etwas außerhalb dieses Bezirks im Abstand von 1 bis 2 mm liegenden Abschnitte ein weiteres Wachstum durch die geringere Umgebungsstrahlung zeigen. Bei dieser Betrachtung taucht die Frage auf, ob es überhaupt möglich ist, das gesamte Schilddrüsengewebe zu zerstören, wenn die Jod-131-Aufnahme so gering ist, wie sie beim Schilddrüsenkrebs vorliegt.

Von der Radiojod-Therapie sind die Patienten auszuschließen, deren Schilddrüsenkarzinom radikal exstirpiert wurde und bei denen kein Anhalt für Rezidiv oder Metastasierung vorhanden ist. Für die Radiojod-Therapie sind alle die Patienten nicht geeignet, bei denen keine Anzeichen von Follikelbildung vorhanden sind. Wenn diese Patienten von der Therapie ausgeschlossen werden, so bleiben weniger als 20% für die Untersuchung über die Anwendung von Jod-131 übrig. Davon ist etwa die Hälfte der Patienten für die Radiojodbehandlung geeignet (*Seidlin*).

3. Die Radiojodaufnahme beim Schilddrüsenkarzinom

Um die Radiojodaufnahme eines Schilddrüsentumors zu testen, werden zweckmäßig größere Testdosen von 100 bis 2000 μC (im Mittel etwa 500 μC) verwendet. Bei routinemäßig durchgeführten Thyreoidektomien können diese Testdosen eine Strahlenbelastung der Finger des Chirurgen verursachen. Vor einer Operation sollte daher keine sehr hohe Testdosis verabfolgt werden, wenn hier normales und aktives Schilddrüsengewebe vorhanden ist. Ausgenommen sind davon die vorgenannten speziellen Indikationen. Die Dosis sollte jedoch dann so klein sein, wie die Umstände es gerade eben erlauben.

Die Radiojodaufnahme kann quantitativ durch 4 verschiedene Methoden erfaßt werden.

1. Die direkte Messung der Jodaufnahme des Schilddrüsenkarzinoms oder der Metastasen nach möglichst vollständiger Beseitigung der normalen Schilddrüsenbezirke. Zu ihrer Lokalisierung empfiehlt sich die Verwendung eines gut abgeschirmten, ausgeblendeten Szintillationszählers oder die Verwendung eines Szintiscanners. Die vorhandene Aktivität pro Gramm Tumorgewebe läßt sich näherungsweise aus der Ausdehnung und der Tumortiefe berechnen.
2. Eine Probeexzision mit nachfolgender Autoradiographie läßt Jodspeicherungen bis herunter zu 2 μC pro Gramm erfassen. Diese Methode hat zur Beurteilung des Verteilungsgrades einen gewissen Vorteil, jedoch sind einwandfreie quantitative Messungen schwierig.
3. Die am meisten angewendete Methode bei vollständiger Zerstörung der normalen Schilddrüse ist die Bestimmung der Jod-131-Retention im Tumorgewebe durch die Messung der Urinausscheidung des Patienten. Hierbei läßt sich nicht immer die gesamte Größe der Metastasen erfassen. Die Konzentration von zurückgehaltenem Jod-131 in dem malignen Gewebe kann ganz erheblich variieren. *Rawson* und Mitarb. fanden, daß eine Urinausscheidung von weniger als 40% der Testdosis bei thyreoidektomierten Patienten als ausreichenden Hinweis für die Radiojodtherapie gelten können.
4. Die Probeexzision mit Veraschung des Gewebes und Berechnung der Radioaktivität pro Gramm ist die einfachste und beste Methode. Nach einer Testdosis wird mittels Probeexzision ein etwas größerer Gewebeteil entnommen und in konz. Natronlauge gelöst. Die Probe wird in einem Bohrlochkristall gemessen. *Seidlin* errechnete, daß eine Konzentration von 0,03% der gegebenen Dosis pro Gramm

Gewebe für die nachfolgende Jod-131-Therapie eine ausreichend krebszerstörende Wirkung ergibt. Es ist unwahrscheinlich, daß eine Jodkonzentration unterhalb 0,03% pro Gramm noch wirksam ist. Bei einer hyperplastischen strahlenempfindlichen Schilddrüse wird eine Konzentration von 100 μC pro Gramm für die Teilzerstörung als erforderlich gehalten. Da die effektive Halbwertzeit von Jod-131 in Krebsgeweben wahrscheinlich geringer ist als die in den hyperplastischen Schilddrüsen, so kann man kaum annehmen, daß geringere Konzentrationen wirksam sind. Bei einer Konzentration von 0,1% pro Gramm Tumorgewebe ist eine Aktivität von 100 mC erforderlich, um 100 μC pro Gramm als spezifische Aktivität zu erreichen.

Die vorherige Zerstörung von normalem Schilddrüsengewebe ist die Vorbedingung für eine Radiojodtherapie des Schilddrüsenkarzinoms. Für die Zerstörung des Schilddrüsengewebes ist eine zweifache Indikation gegeben:

1. Um die normalen Schilddrüsenbezirke auszuschalten, die von einer gegebenen Aktivität den größeren Teil aufnehmen würden.
2. Um das Tumorgewebe anzuregen, weitgehend die Schilddrüsenfunktion wieder aufzunehmen. Eine totale Thyreoidektomie kann verschiedentlich zu einer vermehrten Jodaufnahme bei einem metastatischen follikulären Karzinom führen. *Dobyns* und *Maloof*. *Rall* und Mitarb. fanden, daß die Thyreoidktomie in 60% aller Fälle ein deutliches Ansteigen der Jodspeicherung im Tumorgewebe bewirkt. Nach einer Thiouracilbehandlung wird bei 70% der Patienten, gegenüber 31% mit dem schilddrüsenstimulierenden Hormon eine Zunahme der Radiojodspeicherung erreicht.

Die operative Thyreoidektomie ist keine einfache Maßnahme, da sie in einem hohen Prozentsatz zu einer parathyreopriven Tetanie oder zu einer Rekurrensparese führt. Gegenüber der J-131-Therapie hat sie den Vorteil der sofortigen und vollständigen Ausschaltung der Schilddrüse.

Für die Zerstörung des normalen Schilddrüsengewebes mit J-131 wird die Verabfolgung einer Aktivität von 25 bis 50 mC im allgemeinen ausreichen. Es empfiehlt sich dann, ein Zeitintervall von 4 bis 8 Wochen bis zur nächsten Therapie abzuwarten.

Von *Rawson* und Mitarb. wurde durch die Behandlung mit Thyreostatika bei 25 von 42 Patienten eine deutliche Erhöhung der Jodaufnahme nach täglicher Gabe von 1 bis 1,5 g Thiouracil für die Dauer von 30 Tagen erreicht.

Diese Behandlung war bei den Patienten erfolgreich, bei denen nach einer Thyreoidektomie in den Metastasen noch eine Jodaufnahme vorhanden war.

Die Verwendung von thyreotropem Hormon brachte nach *Rall* und Mitarb. eine Erhöhung der prozentualen Aufnahme bei 5 von 16 Patienten.

Es gibt 2 Methoden in der Behandlung des Schilddrüsenkarzinoms mit J-131.

Bei der üblichen Methode wird der Tumor zur größtmöglichen Schilddrüsenfunktion angeregt und anschließend eine sorgfältig berechnete Jod-131-Dosis verabfolgt, um den Tumor ohne Schädigung für den Patienten zu zerstören.

Bei der zweiten Methode werden wiederholt kleinere Aktivitätsmengen (30 mC 2mal monatlich) verabfolgt, in der Hoffnung, den Tumor allmählich zu zerstören. Größere Bedenken haben sich inzwischen gegen die zweite Methode erhoben, da die geringen Bestrahlungsdosen nur das funktionierende Gewebe zerstören, aber den Tumor mit seinen regenerativen Veränderungen nicht wesentlich beeinflussen. Bei einem follikulären oder alveolären Karzinom können einige Follikel Jod aufnehmen, während andere Follikel ähnlicher Natur diese Funktion nicht zeigen (*Fitzgerald*).

Es ist bekannt, daß die J-131-Aufnahme meist eine unterschiedliche Verteilung zeigt und daß die Anwendung großer Dosen daher nicht immer eine vollständige Zerstörung bedeutet. Diese Tatsache macht eine mehrmalige Verabfolgung notwendig, ganz gleich, ob wir große oder kleine Aktivitätsmengen anwenden. Entgegen der logischen Grundvorstellung, daß hohe Einzeldosen besser sind, wurde beobachtet, daß wiederholte kleine Dosen einen längeren palliativen Effekt haben.

Marinelli und *Hill* stellten fest, daß eine Dosis von 100 mC Jod-131 einer Gesamtkörperbestrahlung von 108 rep entsprechen. *Seidlin* dagegen fand, daß diese Zahl bei einer Verabfolgung von 100 mC in einem Bereich von 25 bis 228 rep variierte. Es ist außerordentlich schwierig, durch die großen Unterschiede in der Jodaufnahme der Metastasen und des Schilddrüsengewebes eine für den allgemeinen Organismus unschädliche Dosis zu bestimmen, ohne bei jedem Patienten nach *Seidlin* Blutuntersuchungen vorzunehmen. Bisher konnten Einzeldosen von 200 mC und Gesamtdosen bis 2000 mC verabfolgt werden, ohne daß Nebenerscheinungen auftraten. Demgegenüber zeigten Blutuntersuchungen, daß die Einzeldosis 100 mC nicht überschreiten sollte, und daß diese Dosis nicht ohne Untersuchung des Blutbildes wiederholt werden sollte. Wenn die Gesamtaktivität 500 mC überschreitet, muß die therapeutische Indikation für die weitere Verabfolgung von Jod-131 besonders sorgfältig geprüft werden. *Trunnell* berichtete über einen Fall von Pancytopenie bei einer Gesamtdosierung von 638 mC, die einen Monat nach einer Einzeldosis von 250 mC auftrat. Bei wiederholten Verabfolgungen ist es unbedingt erforderlich, auf fortbestehende Leukopenien zu achten, die *Seidlin* bei 2 Patienten mit einer Gesamtdosierung von 1000 mC über eine Zeit von 8 Monaten und bei einem anderen Patienten nach 450 mC über einen Zeitablauf von 6 Monaten fand. Im allgemeinen werden nur selten Komplikationen im hämatopoetischen System und andere Nebenerscheinungen beobachtet. Eine Anfangsdosis von 25 bis 50 mC kann eine Thyreoiditis in dem gesunden Schilddrüsengewebe erzeugen. Geringe Erscheinungen eines Strahlenkaters oder einer vorübergehenden Parotitis werden manchmal beobachtet. Ein lokalisiertes Geschwür in der Harnblase wurde bei einem Patienten festgestellt. Die Amenorrhoe nach Jod-131-Therapie trat bei 3 Frauen im Alter unter 41 Jahren auf. Ein Patient starb an myeloischer Leukämie nach einer Jod-131-Behandlung des Schilddrüsenkarzinoms.

Das von *Rawson* und Mitarb. im Memorial-Hospital von New York verwendete Schema schließt eine relativ große Erfahrung ein. Die Therapie ist auf Patienten mit metastasierenden Schilddrüsenkarzinomen beschränkt. Vor der Therapie wird eine Testdosis verabfolgt und die Urinausscheidung in den folgenden 96 Stunden gemessen. Die Schilddrüsengegend und die Metastasen werden in ihrer Jodaufnahme über 48 Stunden gemessen. Wenn irgend möglich, werden die normalen Anteile der Schilddrüse durch eine Thyreoidektomie entfernt. Danach werden Testuntersuchungen alle 4 bis 6 Wochen bis zu 6 Monaten durchgeführt. 1 bis 1,5 g Thiouracil wird täglich gegeben. Alle 6 bis 8 Wochen wird das Medikament ausgesetzt und ein Radiojodtest über 48 Stunden durchgeführt. Wenn die Urinuntersuchung eine Ausscheidung von weniger als 40% der verabfolgten Dosis ergibt, dann wird der Patient für eine Therapie vorgesehen. Nach einer größeren Testdosis sollte der Blutspiegel täglich über einen Ablauf von 7 Tagen aufgezeichnet werden.

Seidlin empfiehlt, die maximale Dosis möglichst schnell nach einer Thyreoidektomie zu geben. Auf Grund seiner Ergebnisse soll nach einer Testdosis von 1 bis 2 mC Jod-131 mindestens eine Konzentration von 0,03% der gegebenen Dosis pro Gramm Schilddrüsengewebe vorhanden sein.

Meckstroth und *Curtis* geben eine Anfangsdosis von 25 bis 50 mC J-131. Etwa 6 bis 8 Wochen später wird dann eine Dosis von 100 mC verabfolgt. Diese Dosierung soll alle 4 bis 6 Wochen wiederholt werden, bis die Tumorbezirke nachweislich kein Jod-131 mehr aufnehmen.

Clark berichtete über Ergebnisse, die weitgehend denen der anderen Autoren entsprachen. Seine Methode besteht darin, 30 mC Jod-131 alle 2 Wochen über einen Zeitabschnitt von mehreren Monaten zu verabfolgen. Die Dauer der Therapie wird von dem klinischen Ergebnis und der Fähigkeit der Metastasen, Jod-131 aufzunehmen, sowie von der Wirkung auf das hämatopoetische System bestimmt. *Linder* und *Ruf* berichteten über gute Wirkungen nach der Radiojodtherapie von insgesamt 330 mC und 430 mC J-131.

M. Die Therapie des Lungen- und Bronchialkarzinoms

Die Gesamtheilungsrate durch die operative Therapie mit oder ohne postoperative Röntgenbestrahlung beträgt beim Bronchialkarzinom insgesamt 5% oder weniger *(Hahn)*.

Da gerade im Bereich der Lunge ein Tumor erst sehr spät durch irgendwelche Beschwerden in Erscheinung tritt, ist die Hälfte der Patienten, wenn sie das erste Mal vom Arzt untersucht werden, bereits inoperabel, da Fernmetastasen vorliegen. Von den operablen Patienten läßt sich nur bei einem Drittel bis zur Hälfte der Patienten eine Lungenresektion durchführen. Die Therapie der Wahl ist z. Z. die Pneumonektomie mit gleichzeitiger Entfernung der sichtbaren Lymphknoten. Trotzdem finden sich relativ häufig mikroskopische Tumorzellimplantationen in den Lymphabflußgebieten, die auch bei der heutigen chirurgischen Technik nicht erreichbar sind und die die Hauptursache der Rezidivhäufigkeit darstellen. Die neue Anwendung künstlich radioaktiver Isotope in Form von Kolloiden, die nach experimentellen Untersuchungen auf dem gleichen Wege transportiert werden wie die Tumorzellen, stellen eine Möglichkeit dar, die geringe Heilungsquote zu erhöhen.

Bei der Therapie des Lungen- und Bronchialkarzinoms mit künstlich radioaktiven Isotopen müssen wir zwischen den folgenden Möglichkeiten unterscheiden:

1. Die Verwendung von radioaktiven Kolloiden als präoperative Maßnahme bei der operativen Therapie der Bronchialkarzinome.
2. Die Verwendung von radioaktiven Isotopen als postoperative Nachbestrahlung nach operierten Lungen- und Bronchialkarzinomen.
3. Die Therapie des inoperablen Bronchialkarzinoms mit radioaktiven Isotopen.

Da bei den verschiedenen Anwendungsgebieten größere methodische Unterschiede bestehen, werden sie im einzelnen näher beschrieben.

1. Die Verwendung von radioaktiven Kolloiden als präoperative Maßnahme bei der operativen Therapie der Bronchialkarzinome

Hahn und Mitarb. beschrieben 1947 die Anwendung von Radiogold Au-198 und Radiosilber Ag-111 zur Infiltration in Tumoren. In den daran anschließenden Arbeiten von *Meneely* und Mitarb. wurden experimentelle Untersuchungen über die Verteilung von radioaktivem Goldkolloid beschrieben, das über den Tracheal- oder Bronchialweg in die Lungen eingeführt wurde. Der Hauptvorteil dieser Maßnahme wird in der erfolgreichen Bestrahlung des Lymphabflußgebietes gesehen. Die Autoren fanden bei ihren Untersuchungen, daß das radioaktive Goldkolloid relativ langsam in das lymphatische System, in die mediastinalen-, bronchialen-, trachealen- und andere

Lymphknoten in ungefähr 2 Wochen einwandert. Da die Halbwertzeit beim Au-198 mit 2,7 Tagen demgegenüber relativ kurz ist, kann die Strahlung bereits entscheidend abgefallen sein, bevor eine Ablagerung in den gewünschten Gebieten erfolgt. Auf der Suche nach anderen Radiokolloiden fanden *Hahn* und Mitarb. das radioaktive Silberkolloid Ag-111, das in relativ kurzer Zeit in die entsprechenden Lymphabflußgebiete transportiert wird. Das Silberisotop wird aus Palladium-110 durch n, γ-Reaktion hergestellt, das sich entsprechend dem Zerfall des angeregten Palladiumisotop in Ag-111 in trägerfreien Zustand umwandelt. Die Reindarstellung des Silbers aus dem Palladium ist technisch noch etwas schwierig. Es ist aber anzunehmen, daß diese Schwierigkeiten überwunden werden, da es sich gezeigt hat, daß Ag-111 sich als besonders brauchbar in der Tumortherapie einschließlich der Bronchialkarzinome erwiesen hat. Bei der Zugabe von Silbernitrat zu einer hochspezifischen radioaktiven Goldkolloidlösung bei nachfolgender Reduktion des Silbers in Anwesenheit eines stabilisierenden Schutzkolloids läßt sich ein Silberkolloid herstellen, das einen radioaktiven Goldkern enthält. Das so hergestellte Silberkolloid mit einem radioaktiven Goldkern ließ bei den experimentellen Untersuchungen erkennen, daß dieses Material sehr schnell zu einer gewünschten Konzentration in den Lymphabflußgebieten führt (*Hahn* u. Mitarb.). Aus den Untersuchungen geht hervor, daß die Konzentration in den verschiedenen Lymphknoten nach intrabronchialer Injektion sich nicht sicher vorausbestimmen läßt. Es ist möglich, daß nach Verschluß von Lymphwegen durch Tumorgewebe ein einsetzender kollateraler Lymphkreislauf in diesen Gebieten trotzdem die Ablagerung radioaktiven Materials in den gewünschten Gebieten ermöglicht.

Die Bedeutung der Injektionsmethode als präoperative Maßnahme ist nicht durch die ungenügende Au-198-Aufnahme in den schwer veränderten Lymphknoten oder Lymphknotenkonglomeraten beeinträchtigt, da diese Herde durch die folgende Lobektomie oder Pneumonektomie entfernt werden. Der Wert der Methode beruht hauptsächlich auf der Bestrahlung der mikroskopisch kleinen Karzinomimplantate innerhalb des Lymphgefäßsystems.

Aus der von *Hahn* wiedergegebenen Tabelle über Aktivitätsmessungen 5 und 18 Tage nach Injektion in die Lunge und in die Lymphabflußgebiete ist zu erkennen, daß die Aktivitätsanreicherungen in den verschiedenen Lymphabflußgebieten die schon relativ hohen Speicherwerte überschreiten, die physiologischerweise von der Schilddrüse bei der Aufnahme von radioaktivem Jod erreicht werden.

Wenn eine Aktivität von 25 mC Silberkolloid mit Au-198-Kernen in die Lunge eines Hundes infiltriert wird, so erhält die Leber durch die transkapillare Drainage eine Dosis von 1 000 bis 2 500 rad. Die Dosisbestimmungen am behandelten Lungenlappen ergaben Werte von 30 000 bis 50 000 rad, während die Lymphknoten eine Strahlendosis von 100 000 bis 500 000 rad erhielten. Es ist schwierig, die genauen Werte zu ermitteln, da in den Geweben meist nur eine vorübergehende Ablagerung des radioaktiven Materials stattfindet. Genauere quantitative Bestimmungen sind weiteren experimentellen Untersuchungen vorbehalten.

Hahn und Mitarb. betonten in ihren Arbeiten, daß selbst große nekrotisierende Veränderungen durch das radioaktive Material innerhalb der Lunge ohne wesentliche klinische Erscheinungen vertragen wurden. Selten fanden sich Symptome wie Atemnot, Dyspnoe, Husten oder Anorexie.

Auf Grund dieser Ergebnisse haben *Hahn* und Mitarb. die Injektion von silberüberzogenen radioaktiven Goldkolloiden als präoperative Methode für die Operation von primären Lungentumoren entwickelt. Diese Methode berücksichtigt nicht den Lungentumor selbst, der einen oder mehrere Lappen angegriffen hat, sondern sie ist lediglich als Bestrahlungsmethode der Lymphabflußgebiete gedacht.

Methode

Wenn die nicht angegriffenen Lungenlappen der gesunden Seite für die Beatmung ausreichen, wird 14 Tage vor der geplanten Pneumonektomie das radioaktive Kolloid instilliert. Diese Zeit ist aus zwei Gründen notwendig,

1. soll in dieser Zeit die Bestrahlung des Lymphabflußgebietes, insbesondere die der mikroskopischen Tumorimplantate in den Lymphknoten und der Transport in die schwer veränderten Lymphkonglomerate stattfinden,
2. wird diese Zeit benötigt, damit der Chirurg bei der lang dauernden Operation der Entfernung der Lunge nicht unnötig einer Bestrahlung ausgesetzt wird. 10 Tage sind im allgemeinen ausreichend, um eine Reduzierung der Gesamtaktivität innerhalb des Thorax auf 5% zu erreichen. Die Strahlenexposition des Operateurs kann noch durch ein weiteres Abwarten von einer Woche um den Faktor 3 reduziert werden. Bei der Operation ist es von Interesse, Anteile des Lungenlappens, in die das radioaktive Material injiziert wurde und auch Lymphknotenkonglomerate sowie isolierte Lymphknoten zur histologischen Untersuchung und zur Bestimmung der Radioaktivität zu erhalten. Es ist zweckmäßig, die spezifische Aktivität des frischen Gewebes zu bestimmen. Diese Untersuchung ist nicht nur zur Feststellung der Aktivität in den Lymphabflußgebieten erforderlich, sondern sie erlaubt auch die Bestimmung der Strahlendosis des Lymphgefäßsystems.

Die Instillationsmethode selbst ist relativ einfach (*Hahn, Hilliard* u. *Carothers*). Die Injektion kann unter Allgemeinnarkose aber auch unter Lokalanästhesie mit Pantocain erfolgen, um den Hustenreflex auszuschalten. Es sind dieselben Vorsichtsmaßnahmen erforderlich, wie für jede Bronchoskopie einschließlich der Verwendung einer durchsichtigen Scheibe zum Schutz des Operateurs. Als weitere Vorsichtsmaßnahme sollte ein Gummituch unter die Schulter des Patienten gelegt werden, um eine Kontamination des Fußbodens oder des Assistenten, der das Bronchoskop hält, zu vermeiden. Wenn das Bronchoskop in die ausreichende Lage bei 53 cm gebracht ist, wird die Injektionskanüle durch das Bronchoskop wenige Millimeter am unteren Ende in den Bronchialbaum eingeführt. Der untere Abschnitt der Kanüle ist je nach Bedarf winklig abgebogen, um eine gezielte Injektion zu erlauben. Das proximale obere Ende ist ebenfalls etwas abgebogen, um seitlich injizieren zu können und einen genügenden Schutz des Arztes zu ermöglichen. Das Kolloid wird in einem Volumen von 5 cm^3 verabfolgt. Die Injektion erfolgt so schnell es der Widerstand erlaubt.

Nach der Injektion wird der Patient auf die Seite der Instillation gelegt. Der Patient bleibt so etwa eine halbe Stunde, oder bis zum vollständigen Erwachen aus der Narkose liegen. Das wäßrige Vehikel der kolloidalen Lösung ist innerhalb von 15 Minuten absorbiert.

Diese Injektion wird bei allen Patienten durchgeführt, die noch als operabel angesehen werden. Bei den nicht operablen Patienten kann ein guter palliativer Effekt durch die gleiche Maßnahme hervorgerufen werden. Durch die Art der Anwendung radioaktiver Isotope sind keine pleuralen Adhäsionen oder andere nicht wünschenswerte Folgezustände zu beobachten. Die Methode selbst ist relativ einfach und bedingt lediglich die Durchführung einer Bronchoskopie. Eine zusätzliche Röntgenbestrahlung ist hierbei nicht notwendig, ganz abgesehen davon, daß große Bestrahlungsfelder verwendet werden müßten, in der Hoffnung, alle in Frage kommenden Lymphabflußgebiete zu bestrahlen. Ein möglicher Nachteil dieser Methode kann die unterschiedliche Speicherung in den verschiedenen Lymphgebieten sein. Meist ist es jedoch möglich, ausreichend hohe Strahlendosen zu verwenden, die das Zehn- bis Fünfzigfache der Krebsvernichtungsdosis erreichen. Die schwer veränderten Tumorgebiete selbst nehmen das Radiogoldkolloid nicht in ausreichendem Maße auf. Hier muß man sich auf die erfolgreiche chirurgische Entfernung derartig vergrößerter Lymphkettenkonglomerate und auf die Möglichkeit einer kollateralen Zirkulation verlassen.

2. Die Anwendung radioaktiver Isotope als postoperative Maßnahme

Als strahlentherapeutische postoperative Maßnahme erwies sich die Verwendung radioaktiver Isotope nach Segmentresektionen, nach Lobektomien und bei nicht radikal durchführbaren Lungenoperationen von Vorteil. *Becker* und *Scheer*, *Schlungbaum* und *Ruf* berichteten über die postoperative Anwendung von Kobaltperlen zur Nachbestrahlung des Bronchialstumpfes nach Segmentresektionen.

Von ihnen werden Kobalt-60-Perlen mit einem Durchmesser von 6 mm auf einen Faden aufgereiht und dann in den Bronchialstumpf eingeführt. Die Verwendung von Kobaltperlen wurde als technische Methode von *Becker* und *Scheer* auch zur Behandlung von Tumoren anderer Lokalisation entwickelt. Je nach der Größe des Bronchialstumpfes und des zu bestrahlenden Herdes werden 2 bis 10 Kobaltperlen mit einer relativ hohen Aktivität von 5 bis 25 mC Co-60 in den Bronchialstumpf

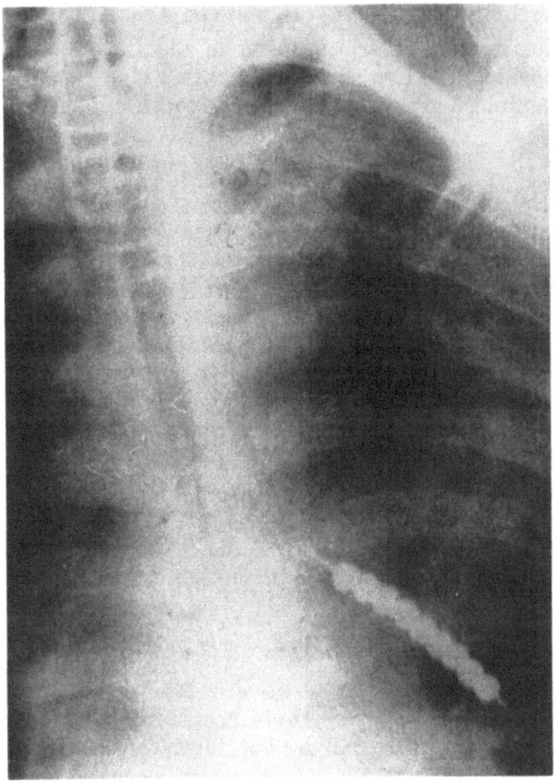

Abb. 146. zeigt die Lage von 9 Kobalt-60-Perlen im linken Bronchus zur Therapie eines Bronchialkarzinoms

gelegt. **Abb. 146** zeigt die Einlage von Co-60-Perlen an einem flexiblen Draht bei einem Pat. mit einem Zwischenbronchus-Karzinom *(Tosch)*. Während der Bestrahlungszeit von 2 bis 3 Stunden bleibt der Patient in Intubationsnarkose. Die verabfolgte Oberflächendosis beträgt 6 000 bis 12 000 r. Je nach Ausdehnung des Prozesses kann diese lokale postoperative Bestrahlungsmethode noch mit einer externen Röntgenbestrahlung kombiniert werden.

Neben der Einlage von Radiokobaltperlen in den Bronchialstumpf besteht natürlich die Möglichkeit, als postoperative Maßnahme die Injektion und Infiltration des betreffenden Gebietes mit einer kolloidalen Radiogoldlösung vorzunehmen oder auch Radiogoldseeds durch das Bronchoskop in die entsprechenden Gebiete zu implantieren. Der Vorteil dieser Methode liegt darin, daß die Patienten nicht während der ganzen Zeit der Bestrahlung in Narkose gehalten werden müssen, da diese kurzlebigen radioaktiven Strahler nicht entfernt werden. Gegenüber einer Oberflächenkontaktbestrahlung hat die Anwendung radioaktiver Strahler in Form der Injektions- oder Implantationstechnik den Vorteil, daß die progredienten meist tiefliegenden Tumorbezirke ausreichend bestrahlt werden können.

Auch für die postoperative Therapie lokaler Rezidive haben diese Methoden, soweit sie das Tumorgebiet ausreichend erfassen können, ihren Wert. Für den erfolgreich einzuschlagenden Weg bleibt zu überlegen, ob die Mitbestrahlung des Lymphabflußgebietes erforderlich ist. In diesem Falle bietet die Injektion von kolloidalen Lösungen, wie im vorigen Abschnitt beschrieben, die besseren Aussichten.

Wie weit die Infusion kolloidaler Lösungen in die Pleurahöhlen nach Segmentresektion oder Lobektomie durch den Lymphabfluß eine Nachbestrahlung der gefährdeten Lymphabflußgebiete erlaubt, wird z. Z. noch untersucht.

3. Die Therapie des inoperablen Bronchialkarzinoms

Bei der Radio-Isotopentherapie inoperabler Lungen- und Bronchialkarzinome, deren Wert erst nach ausreichender Erfahrung beurteilt werden kann, bietet sich beim Bronchialkarzinom der natürlichen Zugang durch Trachea und Bronchialbaum für die Injektions- und Implantationsmethoden an. Mit Hilfe der ohne Schwierigkeiten durchführbaren Bronchoskopie gelingt es relativ leicht, entweder radioaktive Perlen an den Ort des Bronchialverschlusses heranzubringen **(Abb. 146)** oder durch entsprechend geformte Kanülen, radioaktives Material in den Prozeß zu injizieren. Technische Schwierigkeiten ergeben sich durch Lage und Ausdehnung des Prozesses, der meist nur zum kleineren Teil in den Bronchialbaum hineinragt.

Wir müssen bei dieser Therapie 4 Methoden unterscheiden:

A. Die Anwendung von Kobalt-60-Perlen,
B. die Injektion von Kolloiden,
C. die Implantation von Seeds,
D. Die Infusion von Radiogold in die tumorösen Lungenlappen mit Hilfe eines Herzkatheters.

A. Die Anwendung von Kobalt-60-Perlen

Die Einlage von Kobalt-60-Perlen in die Stenose des Bronchialbaumes, möglichst in direktem Kontakt mit dem Tumor, ist bronchoskopisch relativ leicht möglich. Die Schwierigkeit liegt lediglich darin, daß der Pat. für die gesamte Zeitdauer der Einlage in Narkose gehalten werden muß. Selbst bei relativ hochaktiven Perlen von 25 mC Kobalt-60 beträgt die Dauer der Einlage 2 bis 3 Stunden. Die Reaktion des Tumors ist bei entsprechender Dosierung immer gut. Die Rückbildung der Stenose oder des

Bronchialverschlusses läßt sich bei einer nicht zu großen Ausdehnung fast immer erreichen. Bei der Kontakt-Therapie muß jedoch immer an den steilen Dosisabfall gedacht werden, der die therapeutisch wirksame Reichweite der Strahlung sehr begrenzt.

B. Die Injektion von radioaktiven Kolloiden

Über gute klinische Ergebnisse seiner erstmals 1946 durchgeführten Infiltration ausgedehnter Portio-Tumoren mit radioaktiven Kolloiden konnte *Müller* 1950 bereits berichten. Inzwischen wird diese therapeutische Methode zur Behandlung von Tumoren verschiedener Lokalisation durchgeführt. Der therapeutische Erfolg ist abhängig von der angewandten Technik, die durch mehrfache Injektion in dem entsprechenden Abstand und Zwischenraum je nach der vorhandenen Strahlenenergie eine relativ gleichmäßige Verteilung in dem gesamten Tumorgebiet erreichen muß. Die Schwierigkeit liegt in der Art des Tumorwachstums selbst begründet, die sich durch frühe Metastasierung in weit entfernte Gewebsbezirke einer ausreichenden Bestrahlung entzieht. Wie in dem vorigen Abschnitt bereits beschrieben wurde, ist durch die Verwendung kolloidaler Lösungen die Möglichkeit gegeben, eine schon vorhandene Karzinomaussaat durch den Transport der kolloidalen Teilchen auf dem gleichen Wege der Krebsmetastasierung zu beseitigen. Der Erfolg dieser Methode ist daher vom Tumor selbst, von der Injektionstechnik und von der Dosierung abhängig.

Die intratumorale Radiogold-Applikation beim Bronchialkarzinom stellt im Czerny-Krankenhaus der Universität Heidelberg (*Becker* u. *Scheer*) die häufigste Indikation dar. Anfänglich wurde von *Becker* und *Scheer* die Infiltrationsbehandlung der Tumoren mit Radiophosphor als Magnesium-Ammonium-Phosphat-Fällung in 5%iger Gelatineaufschwemmung vorgenommen. Gemeinsam mit *Seiffert* wurden mit Hilfe des Bronchoskops und einer entsprechend langen Spezialkanüle Bronchialkarzinome, die in das Lumen hineinragten, infiltriert und zur Rückbildung gebracht.

a) Methode

Durch Bronchoskopie und mit Hilfe der Anfertigung von Röntgenaufnahmen in 2 Ebenen wird die Lage, Ausdehnung und Erreichbarkeit des Bronchialkarzinoms bestimmt. Die erforderliche Aktivität wird auf Grund der Voruntersuchungen errechnet. Als Dosierung für die Radiogoldinfiltrations-Therapie wurde von *Sherman* 300 $\mu C/cm^3$ Tumorgewebe angegeben. Nach der Berechnung von *Marinelli* kann man annehmen, daß bei gleichmäßiger Verteilung eines Beta-Strahlers in weichem Gewebe die Dosis

$$D\beta_{(rep)} = 88 \cdot E\beta_{(MeV)} \cdot T_{(d)} \frac{A_{(\mu C)}}{V_{(g)}}$$

$E\beta$ = mittlere Energie der β-Strahlung (bei Au-198 = 0,32 MeV)
T = Halbwertszeit (für Au-198 = 2,7 Tage)
A = Aktivität in μC
V = Volumen des infiltrierten Gewebes in Gramm

Die Gammastrahlendosis ergibt sich aus:

$$D\gamma = K\gamma \cdot g \cdot \frac{A_{(\mu C)}}{V_{(g)}}$$

$K\gamma$ = Dosiskonstante (für Au-198 = 0,24)
g = Geometriefaktor

Bei der Berechnung der Dosis in rep für 300 $\mu C/cm^3$ Tumorgewebe ergibt sich danach

$$D\beta = 88 \cdot 0{,}32 \cdot 2{,}7 \cdot \frac{300}{1} \approx 22\,800 \text{ rep}$$

Für etwa 100 g Tumorgewebe kommt eine Gammadosis von 2500 rep hinzu

$$D\gamma = 0{,}22 \cdot 37{,}8 \cdot \frac{300}{1} \approx 2\,500 \text{ rep}$$

Die Gesamtdosis würde also dabei 25 300 rep betragen. Diese Berechnung ist nur unter der Voraussetzung gültig, daß die infiltrierte Aktivität im Tumorgewebe bis zum gesamten Strahlungsabfall verbleibt. Bei der intratumoralen Infiltration gelangt ein wechselnder Prozentsatz der Aktivität in den Kreislauf, der sich dann zu 80% in der Leber speichert. Durch den Transport der Aktivität innerhalb des infiltrierten Gebietes muß also die Gesamtaktivität erhöht werden. Die als ausreichend angesehene mittlere Dosierung beträgt 1 bis 1,5 mC Au-198 pro Gramm Gewebe.

b) Durchführung

Die Applikation erfolgt wegen der Gefahr des Abhustens radioaktiven Materials in Narkose. Nur in besonderen Fällen ist bei Ausschaltung des Hustenreizes die Applikation in Lokalanästhesie möglich. Nach Einführung des Bronchoskops wird die Spezialkanüle, die an der Spitze zweckmäßigerweise winkelig abgebogen ist, eingeführt Bei der Punktion des Tumors ist darauf zu achten, daß die Spitze der Kanüle mindestens 0,5 cm unterhalb der Tumoroberfläche liegt. Zweckmäßiger ist es, die Kanülenspitze so tief als möglich bis an den Tumorrand einzustechen und sie dann während der Injektion des Kolloids bis 5 mm unter die Oberfläche zurückzuziehen. Im Abstand und Zwischenraum von je 1 cm erfolgen dann weitere Injektionen in der gleichen Weise. Tritt beim Zurückziehen etwas kolloidales Radiogold aus der Punktionsöffnung aus, so muß dieses sofort abgesaugt werden.

Nach der Punktion bleibt der Patient bis zum Erwachen aus der Narkose auf der Tumorseite liegen.

Das Instrumentarium wird auf Radioaktivität geprüft und bei einer Verunreinigung unter den entsprechenden Vorsichtsmaßnahmen unter fließendem Wasser gereinigt.

c) Vorsichtsmaßnahmen

Vor der intrabronchialen Injektion ist es zweckmäßig, zur leichten Beseitigung möglicher Kontaminationen Kopf und Oberkörper des Patienten auf Ölpapier zu lagern, das mit einer Schicht Filtrierpapier bedeckt ist. Um in den ersten Stunden ein Abhusten des radioaktiven Materials zu vermeiden, erhält der Patient die entsprechenden Betäubungsmittel.

d) Kontrolle des Patienten

Da sich mit Hilfe des Scanningverfahrens Lage und Konzentration des radioaktiven Strahlers bestimmen lassen, kann festgestellt werden, ob das radioaktive Material in genügender Konzentration in den entsprechenden Tumorgebieten vorliegt. Durch diese Kontrolluntersuchung läßt sich beurteilen, in welchem Gebiet eventuell weitere Injektionen notwendig sind. Nach 24 Stunden, nach 3 Tagen und nach 7 Tagen sollte eine Kontrollaufnahme mit Hilfe des Scanners in 2 Ebenen erfolgen. In dieser Zeit besteht die Nachbehandlung in möglichster Ruhigstellung des Thorax und Linderung des Hustenreizes. Die im allgemeinen gering ausgeprägten Allgemeinerscheinungen lassen sich durch Vitamine und entsprechende Medikamente günstig beeinflussen.

Bei der transbronchialen Radiogoldinfiltration, die relativ schnell und ohne wesentliche Beeinträchtigung des Patienten erfolgen kann, muß daran gedacht werden, daß eine exakte homogene Infiltration der Tumoren, die sich meist dem Auge bei der Bronchoskopie entziehen, nur sehr bedingt möglich ist.

Eine bessere therapeutische Möglichkeit ist bei der Thorakotomie gegeben, da sich die Ausdehnung und das Tumorvolumen exakt bestimmen lassen. Hierbei ist die einwandfreie homogene Infiltration der Tumoren einschließlich der Metastasen möglich.

Die Infiltration des Tumorgebietes soll bei der operativen Therapie bis auf den Wundverschluß die letzte Maßnahme darstellen, damit die zulässige Strahlenexposition des Operateurs nicht überschritten wird.

Bei der Durchführung der Injektionstechnik während der Thorakotomie unter Sicht kann auch mit gutem Erfolg anstelle des Kolloids die Implantation von Radiogoldseeds vorgenommen werden.

Die Implantation der Radiogoldseeds hat den Vorteil, daß kein unkontrollierbarer Abtransport erfolgen kann, wie er bei der Anwendung der Kolloide möglich ist. Die Gefahr einer Kontamination entfällt bei den Radiogoldseeds, da diese durch Strahlungsmeßgeräte leicht nachweisbar sind.

Die bisherigen Ergebnisse der verschiedensten Autoren rechtfertigen die zunehmende Anwendung dieser Methode.

C. Die Implantation von radioaktiven Seeds

Die Suche nach einem geeigneten Implantat für die direkte lokale interstitielle Therapie führte 1948 zur Verwendung von Kobalt-60 in Form von Nadeln und Körnern. Gegenüber den bekannten Radiumnadeln hatten die Implantate den großen Vorteil, daß es sich um feste Metalle ohne gasförmige Emanation handelte, die auch bei Undichtigkeit keine Schädigung des Personals herbeiführen konnte. Ein weiterer Vorteil waren die geringen Abmessungen der Nadeln und Körner, so daß die Applikation wesentlich leichter und einfacher durchgeführt werden konnte. Anfänglich wurden Kobaltkörner und mit Radon gefüllte Seeds in Nylonschläuche eingelegt und diese in den Tumor eingenäht *(Henschke)*. Der Vorteil der Verwendung von Nylonschläuchen mit Kobaltkörnern war der, daß die Implantate relativ leicht entfernt werden konnten. 1951 wurde von *Colnery* mit der Herstellung von Seeds begonnen, die aus radioaktivem Golddraht zurechtgeschnitten wurden. Der radioaktive Golddraht entsteht im Reaktor durch Neutronenbestrahlung von stabilem Gold. Der Vorteil der Verwendung von Au-198 gegenüber Kobalt-60 und Radium ist der, daß das Radiogoldseed wegen seiner kurzen Halbwertzeit im Organismus verbleiben kann. Damit entfällt die Entfernung des Implantats, ein Verfahren das besonders bei tiefen Lagen durch die neu entstehende Wunde und durch die Eröffnung der Lymphspalten zu Entzündungen führen kann. Nach der Verwendung von Nylonfäden, in denen das Implantat untergebracht war, entwickelten *Meyers*, *Colnery* und *Henschke*, *Sinclair* und von *Smithers* einen Goldkornapplikator, der durch eine Kanüle die Implantation der Seeds erlaubt **(Abb. 147a)**.

Der von *Hodt*, *Sinclair* und *Smithers* entwickelte Goldkornimplantator ist pistolenartig gebaut und schiebt durch die Betätigung der Abzugseinrichtung jeweils ein

Goldkorn durch die Kanüle in das Gewebe ein. Da der englische Implantator eine Injektionskanüle von beachtlichem Durchmesser hat und dadurch für eine Reihe von Tumoren nicht besonders geeignet ist, weil der Stichkanal zu weit wird und die Grains sich infolge ihres erheblich kleineren Durchmessers leicht verlagern können, wurde von *Hellriegel* ein eigener Implantator mit einer feinen Kanüle entwickelt **(Abb. 147b)**. Die für diesen Implantator verwendbaren Radiogoldkörner haben eine Länge von 2,5 mm und einen Durchmesser von 0,8 mm. Die aus *Harwell* gelieferten Radiogoldseeds haben einen Radiogoldkern, der von einer Platinschicht umgeben ist und der

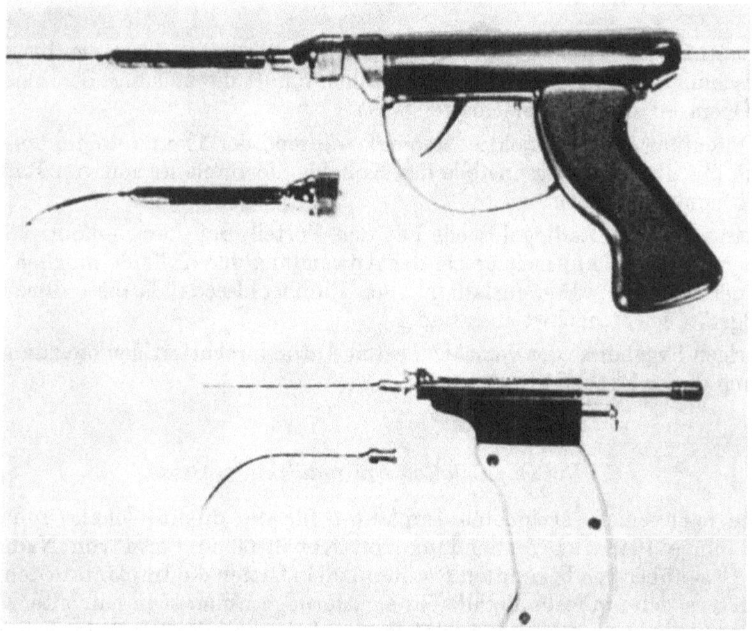

Abb. 147 a u. b. *a*) Der englische Implantator für radioaktive Goldseeds (gold-grain-gun), *b*) Der deutsche Radiogold-Implantator. Hier ist der Kanülendurchmesser wesentlich geringer als beim englischen Implantator (aus Strahlentherapie **102**, Heft **4** [1957] nach *W. Hellriegel*)

die Betastrahlenkomponente des Radiogolds abfiltriert, so daß nur die homogene Gammastrahlung von 0,411 MeV zur Wirkung gelangt.

Die Verwendung von fertig präparierten Radiogoldgrains bzw. Seeds in dem entsprechenden Applikator macht die Bestellung der Aktivität auf den entsprechenden Verwendungstag notwendig. Es können Aktivitäten bis zu 70 mC pro Seed bestellt werden. Je nach Größe und Ausdehnung des Tumors werden im allgemeinen Aktivitäten von 10 und 20 mC Au-198 pro Seed verwendet. Etwas weniger kostspielig und weniger kritisch im Hinblick auf die genaue termingemäße Belieferung ist die Verwendung von Radiogolddraht, der erst vor der Applikation entsprechend der geforderten Aktivität zu Seeds zurechtgeschnitten wird (*Becker* u. *Scheer*).

Bei dieser Methode werden die Kanülen entsprechend der erforderlichen Verteilung in den Tumor eingeführt. Dann wird jeweils ein Radiogoldkorn in die Kanüle eingelegt und mittels eines Mandrains an der Spitze ausgestoßen. Durch zentimeterweises Zurückziehen der Kanüle läßt sich eine relativ gleichmäßige Verteilung der Seeds erreichen.

Der Erfolg der Behandlung ist von der richtigenVerteilung der Radiogoldkörner im Tumorgewebe abhängig. Es ist daher empfehlenswert, sich vor derImplantation einen Verteilungsplan der Radiogoldseeds im Tumor anzufertigen und sich genau daran zu halten. Zeigen die nach der Implantation in 2 Ebenen angefertigten Röntgenaufnahmen, daß der Tumor nicht genügend mit Grains ausgefüllt ist, dann kann jederzeit eine Nachimplantation erfolgen. Daß die Implantate gegenüber den Radium- oder Kobaltnadeln nicht mehr entfernt werden können, ist kein Nachteil, da die Radiogoldgrains klein sind und nur relativ kleine konzentrische Nekrosebezirke erzeugen können. Von dem umgebenden Bindegewebe werden diese mehr oder weniger schnell resorbiert.

Für die Verteilung der Radiogoldseeds läßt sich kein starres Verteilungssystem angeben, da die Dosisverteilung von der Größe und Form des implantierten Tumors und auch von der Gesamtaktivität abhängig ist. Nach dem von *Frost* angegebenen Dosierungsschema bei der interstiellen Radiogoldanwendung, kann als Richtlinie gelten, daß die Seeds bei einer Aktivität von 10 mC pro Seed nicht dichter als 1 cm und nicht weiter als 2 cm voneinander zu implantieren sind, um eine Dosis von 4000 r bis 6000 r pro cm^3 Gewebe zu erhalten.

Für die Implantationsmethode sind besonders Tumoren geeignet, die von außen zugänglich sind und bei denen man die Größe und Ausdehnung hinsichtlich der einwandfreien Implantation übersehen kann. Auf Tumoren anderer Lokalisation, wie Karzinome der Mundhöhle, der Zungen- und der Mundschleimhaut, der Tonsillen, der Nasennebenhöhlen usw., wird in einem gesonderten Kapitel eingegangen.

Auf Grund der röntgenologischen Kontrolle, am besten mit Hilfe eines Bildverstärkers, eignen sich aber auch die peripher gelegenen abgegrenzten Lungentumoren für die Implantationstechnik.

Für die Implantation eines peripher gelegenen Lungentumors wird das folgende Beispiel wiedergegeben:

Es handelt sich um einen 68jährigen Patienten *W. P.*, bei dem auf Grund geringer Allgemeinbeschwerden die Röntgenkontrolle der Lunge zur Feststellung eines rundlichen, pflaumengroßen, peripher gelegenen Lungentumors führte **(Abb. 148)**. Da der Patient eine Operation ablehnte, wurde die perkutane Radiogoldimplantation des Lungentumors unter Schirmbildkontrolle vorgenommen.

Nachdem die Punktionslage und Punktionsebene unter dem Röntgenschirm in seitlicher Ebene markiert war, führten wir unter Kontrolle im ap-Strahlengang mit Hilfe des Bildverstärkers die Punktion in Richtung der markierten Wege durch. Die Punktion erfolgte in Lokalanästesie. In der **Abbildung 149** erkennt man die Lage der Seeds 6 Wochen nach der Therapie. Da bei der Größe des Lungentumors bereits mit einer beginnenden Metastasierung in die Lymphabflußgebiete des Hilus zu rechnen war, wurde zusätzlich eine Röntgenpendelbestrahlung des Hilusgebietes mit 6000 r Herddosis vorgenommen. Bereits 6 Wochen nach der Implantation vor Abschluß der Pendelbestrahlung war eine deutliche Rückbildung des Tumors erkennbar **(Abb. 149 und 150)**.

Wie weit hier ein Dauererfolg erzielt wurde, läßt sich auf Grund der kurzen Beobachtungszeit noch nicht endgültig beurteilen. Auf jeden Fall erscheint uns diese Behandlungstechnik bei den Patienten, die jeden operativen Eingriff ablehnen, allein schon durch den Anfangserfolg berechtigt.

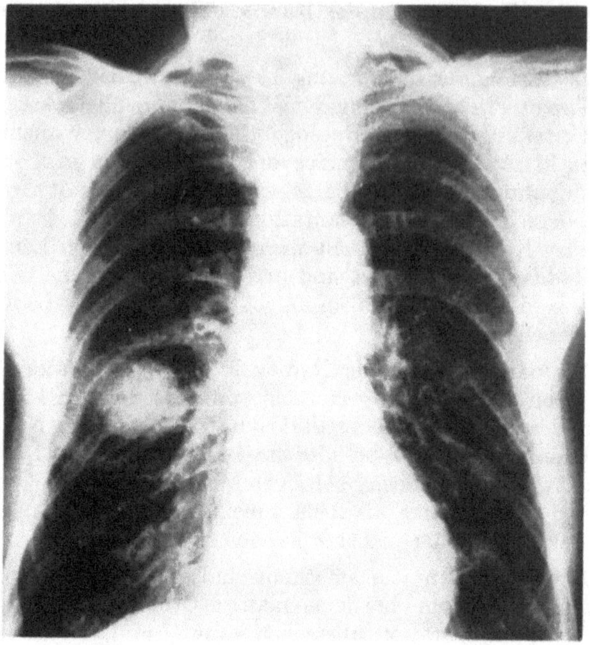

Abb. 148. Apfelsinengroßer peripher gelegener Lungentumor rechts bei dem 68jährigen Pat. *W. P.*

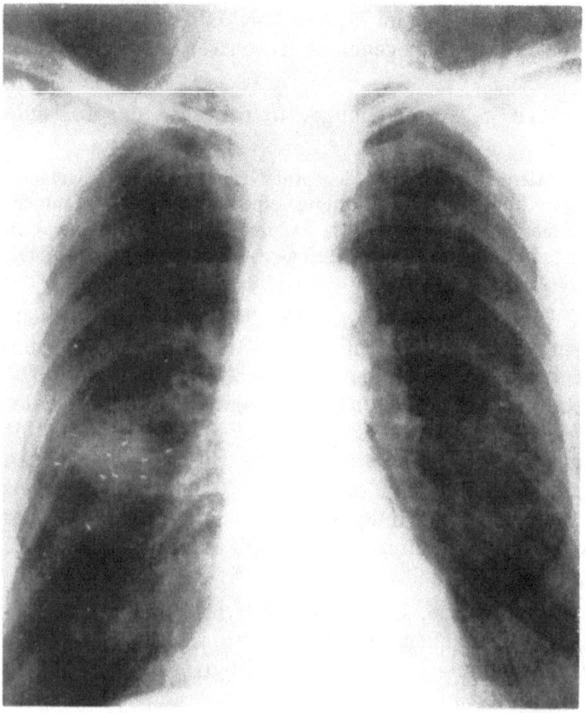

Abb. 149. Lungenkontrollaufnahme des Pat. *W. P.* wie Abb. 148 3 Monate nach Implantation von 9 Au-198-Seeds. Deutlicher Tumorrückgang, zusätzlich lokalisierte Röntgen-Pendelbestrahlung des Hilusgebietes

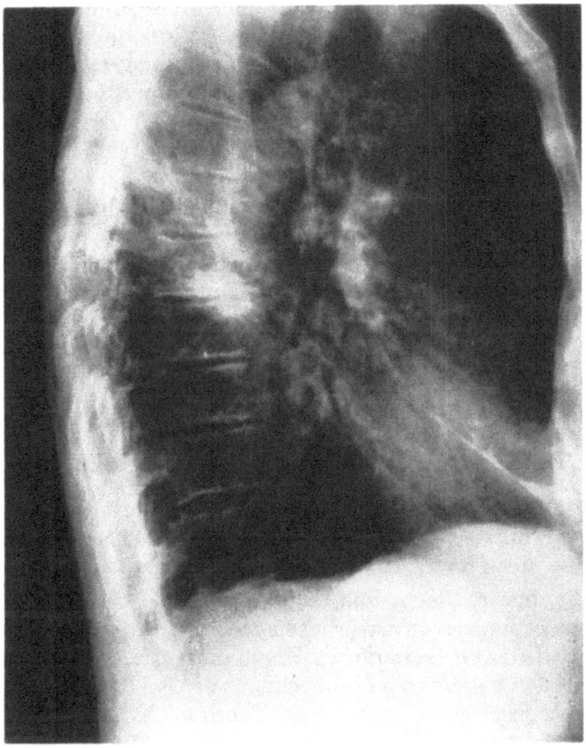

Abb. 150. Röntgenkontrolle des Pat. *W. P.* wie Abb. 149 in seitlicher Ebene. Gute Lage der Radiogoldseeds im Tumor

Wir haben inzwischen auch bei den inoperablen *Pancoast*tumoren, die teilweise erhebliche Beschwerden verursachten, derartige Radiogoldimplantationen durchgeführt und gute Rückbildungen sowie deutliche Besserungen der Beschwerden beobachten können. Gerade die Kombinationstherapie der Radiogoldimplantation des Tumors mit der Röntgenpendelbestrahlung des Lymphabflußgebietes erscheint uns besonders günstig.

D. Die Infusion von Radiogold in die tumorösen Lungenlappen mit Hilfe eines Herzkatheters

Müller, *Rossier* und *Mayer* berichteten über das mittels eines Herzkatheters in die Pulmonalarterie injizierte Radiogoldkolloid und seine Fixation im Lungengewebe. Zur Erzielung einer vollständigen Fixierung in dem entsprechenden Lungenlappen müssen die radioaktiven Teilchen so groß gewählt werden, daß sie im Kapillargeflecht in Form einer multiplen Mikroembolie steckenbleiben. Die Autoren stellten ein Radiogoldpräzipitat mit Hilfe von Holzkohlepartikelchen mit Teilchendurchmessern von 30 bis 50 μC als Träger her. Dieses Präzipitat wurde in 4%iger Pektinlösung suspendiert. Mittels eines Herzkatheters, der in die Kubitalvene eingeführt wird, gelingt die Einführung in einen Zweig der Lungenarterie, um einen entsprechend erkrankten Lungenabschnitt isoliert mit der radioaktiven Substanz zu füllen. Durch die dichte Verzweigung des Kapillarnetzes ist die Durchstrahlung des entsprechenden Gewebsabschnittes relativ gleichmäßig. Mit dieser Methode konnte, wie an 2 Fällen bei der Sektion festgestellt wurde, ein hoher Selektivitätsgrad erreicht werden. Nach den Erfahrungen der Autoren genügt eine berechnete und gemessene Aktivität von 7000 rep im Tumorbereich, um einen strahlensensiblen Tumor, wie ein Lymphogranulom, eindeutig zu beeinflussen. Für die eindeutige Wirkung an einem strahlenresistenten Karzinom der Bronchien wird eine Dosis von 4000 bis 4500 r der Gammakomponente des Radiogoldes benötigt. Da die biologisch wirksame Gammastrahlung des Radiogolds nur 10% beträgt, wird durch die Beta-Komponente eine Gesamtdosis von 40 000 bis 45 000 rep erreicht. Die Indikation für diese Behandlungsmethode wird von den vorgenannten Autoren bei den mehr diffusen Lungenprozessen, wie z. B. bei der Lymphogranulomatose und auch bei den primären oder metastatischen Karzinosen und Sarkomatosen angegeben. Wieweit diese Anwendung eine allgemeine Verbreitung erfährt, bleibt noch abzuwarten.

N. Die Therapie der Pleura- und Peritonealkarzinose

Die mögliche Anwendung radioaktiver Substanzen in Form von Suspensionen oder Kolloiden hat sich inzwischen zu einer erfolgreichen Therapie der Pleura- und Peritonealkarzinose entwickelt.

Schon 1911 beschrieben *v. Czerny* und *Caan* sowie 1914 *R. Werner* intrapleurale und intravesikale Applikationen von natürlichen radioaktiven Substanzen in Form von Suspensionen, nach denen ein Sistieren der Ergußbildung und eine merkliche Besserung des Wohlbefindens der Patienten zu beobachten war. Bei der Anwendung natürlicher radioaktiver Substanzen hatte dabei das Thorium X eine gewisse Bedeutung. *J. H. Müller* verwendete erstmals 1945 das kurzlebige „künstliche" Isotop Zn-63 bei der Peritoneal-Karzinose, das nach Ausfällung als Sulfid in einer 4%igen Pektinlösung suspendiert wurde. Von *Hahn* und *Sheppard* wurde 1946 radioaktives Au-198 intraperitoneal bei metastasierenden Hypernephromen angewendet.

Für die routinemäßige klinisch-therapeutische Anwendung hat sich inzwischen das Radiogold Au-198 in kolloidaler Form und das kolloidale Radiochromphosphat $CrP^{32}O_4$ bewährt. Wenn z. B. kolloidales Radiogold in einen serösen Hohlraum injiziert wird, so schlägt sich der größte Teil des Kolloids in relativ kurzer Zeit auf der serösen Oberfläche nieder. Ein Teil davon wird von den Phagozyten aufgenommen und ein anderer lagert sich an den malignen Zellen der Flüssigkeit an (*Andrews* u. Mitarb.). Eine geringe Menge des Radiogoldes dringt in den Tumor und in das normale Gewebe ein und eine unbedeutende Menge wird durch den Blutstrom oder durch das lymphatische System aufgenommen und in Milz und Leber abgelagert (*Andrews* u. Mitarb. u. *Kniseley*). Geringe Mengen können auch von einem Hohlraum in den anderen übergehen (*Cowan* u. Mitarb.). Im Stuhl und Urin dagegen erfolgt keine Ausscheidung. Durch die wirksame Beta-Strahlung von 0,38 MeV beträgt die maximale Eindringtiefe 3,8 mm mit einer mittleren Halbwertschicht von 0,4 mm. Die maßgebende Wirkung wird also an den frei in der Flüssigkeit schwimmenden Krebszellen, an der Oberfläche der serösen Häute und an der Tumoroberfläche gefunden. Man erkennt meist eine oberflächliche Fibrose und Veränderungen der oberflächlich liegenden Kapillaren, aber keine schweren pathologischen Gewebszerstörungen.

Die intrakavitäre Radiogoldinfusion kann auf Grund der geringen Eindringtiefe nicht die Zerstörung größerer Tumoren bewirken, sondern sie ist als therapeutische Maßnahme zur Beeinflussung der karzinogenen Exsudatbildung zu betrachten.

1. Die Indikationsstellung

Für die Therapie sind alle Karzinosen geeignet, die durch die Sekretion der Tumorzellen zu einer Exsudatbildung führen. Die Genese der Karzinose ist dabei nicht entscheidend. Besonders gut geeignet sind nach *Müller* die peritonealen Karzinosen, die von Ovarialkarzinomen ausgehen. Dabei sind besonders die Tumoren empfindlich, die vom Typ des Flimmerepithelkrebses ausgehen, der oft frühzeitig ausgedehnte oberflächliche Impfmetastasen in die ganze Bauchhöhle setzt. Bei azinösen Blastomen, die zu einem ausgedehnten Pseudomyxoma peritonaei führen, hat sich die prophylaktische Anwendung bei dem geringsten Verdacht einer Aussaat als erfolgreich erwiesen. Die Radiogold- oder Chromphosphatinfusion ist bei Patienten mit einer Pleura-Peritoneal- oder Perikardkarzinose indiziert. In einem relativ guten Zustand der Patienten lassen sich bei zunehmender Flüssigkeitsansammlung wiederholt Infusionen durchführen (*Rose* u. Mitarb.).

Die Infusion ist von geringem Erfolg, wenn Thorax oder Abdomen mit großen knotenförmigen Krebsmassen ausgefüllt sind.

Die Therapie ist kontraindiziert, wenn sich der Patient im Endzustand der Krebserkrankung befindet, da sich der therapeutische Effekt erst nach 8 bis 14 Tagen einstellt. Bei einem frühzeitigen letalen Ausgang nach der Infusion muß auch an die erforderlichen Strahlenschutzmaßnahmen gedacht werden, die bei der Sektion für den Pathologen erforderlich sind.

Die Therapie ist kontraindiziert bei allen intrakavitären Ergüssen, so z. B. bei Stauungstranssudaten, soweit sie nicht durch Krebszellen entstehen. Aus diesem Grunde empfiehlt sich grundsätzlich, vor der Therapie der Nachweis von Tumorzellen im Exsudat.

2. Die Dosierung

Über die einwandfreie optimale Wirkungsdosis lassen sich nur ungefähre Anhaltspunkte geben, da die Verteilung der kolloidalen Lösung, wie wir durch Verteilungsmessungen nachweisen konnten, ganz erheblich variiert. Etwas nachteilig ist hier, daß sich das Kolloid relativ rasch an den serösen Oberflächen niederschlägt und dort fest haftet. Um einen ungefähren Überblick über die mögliche Verteilung der kolloidalen Lösung zu erhalten, empfiehlt es sich, nach Gabe einer Testdosis eine Scanningaufnahme anzufertigen und daraus die erforderliche therapeutische Dosis zu errechnen.

Wie *Chamberlain* feststellen konnte, erhält ein Gebiet von 30 000 cm^2, das etwa der Oberfläche des Peritoneums entspricht, bei einer Gabe von 100 mC kolloidalem Radiogold Au-198 etwa 3000 rad. Sollen also etwa 4500 rad gegeben werden, so ist es erforderlich, 150 mC Au-198 zu verabfolgen. Hierbei kann es sich jedoch nur um annähernde Werte handeln, da die Dichte der Golddepots auf der Serosa etwa um das zwei- bis dreifache variieren kann. Die mittlere Dichte im Bereich der Pleura ist auf Grund der geringeren Ausdehnung entsprechend größer. Hierbei ergeben 100 mC Au-198 etwa 10 000 rad. Von *Walton* und *Sinclair* sind entsprechende Berechnungen über die Dosierung von Au-198 nach intrakavitärer Applikation aufgestellt wor- *Müller* fand bei seinem Autopsiematerial nach intraperitonealer Anwendung von 140 mC kolloidalem Au-198 eine Dosis von ungefähr 4000 rad an der viszeralen peritonealen Serosa, 6000 rad am Omentum, 25 000 rad in den retroperitonealen Lymphknoten und 10 000 bis 30 000 rad an den verschiedenen mediastinalen, praösophagealen und paratrachealen Lymphknoten. Dabei kommen noch 750 rad diffuser Gammastrahlung bei den intraabdominalen Organen hinzu. Auf Grund seiner mikroautoradiographischen Untersuchungen konnte er zeigen, daß keine nennenswerte Gefahr an lebenswichtigen Organen, wie Leber und Milz festzustellen waren. Hier ergaben sich 1000 rad an der Leber, 500 rad an der Milz und 100 bis 250 rad an Lungen und Nieren. Die Aktivität an Wirbel und Sternalmark war besonders gering, sie betrug 100 bis 150 rad.

Übereinstimmend beträgt bei der überwiegenden Mehrzahl der Autoren die Einzeldosis bei der intrapleuralen Infusion 75 mC Au-198. Bei der intraperitonealen Infusion liegt die Dosis bei 100 bis 150 mC Au-198. Nach *Müller* kann die Wiederholung der Einzeldosis in Abständen von 2 bis 4 Wochen bis zu einer Gesamtdosis von 500 mC ohne allgemeine nachteilige Wirkung erfolgen. Von *Bachmann* und Mitarb. wurde bei der Karzinose des Perikards über gute Ergebnisse nach Infusion von 12,2 mC intraperikardial berichtet.

Bei der Anwendung von kolloidalem Radiochromphosphat $CrP^{32}O_4$ beträgt die übliche Dosis 7 mC. Die maximale Dosis bei der intrapleuralen Anwendung beträgt 20 mC und 30 mC für die intraperitoneale Applikation. Es können auch hier wiederholte Einzelgaben bis zu 6 mal erfolgen. Da das hier verwendete radioaktive Isotop P-32 keine Gammastrahlung besitzt, ist die Handhabung in bezug auf den Strahlenschutz wesentlich einfacher. Nach den Untersuchungen von *McCormick* sind die kolloidalen Eigenschaften etwa ähnlich denen von Au-198.

3. Methodik

Für die Durchführung dieser Methode wird das folgende Material benötigt:

a) 75 mC-Au-198 für die intrapleurale- oder 150 mC Au-198 für die intraperitoneale Infusion.
b) Ein Infusionsbesteck.
c) 500 cm^3 physiologische Kochsalzlösung.
d) Ein Bleitopf mit einer Wandstärke von 2 cm.
e) Drei 2-Kanülen und ein Gummischlauch von 1 m Länge.

4. Durchführung

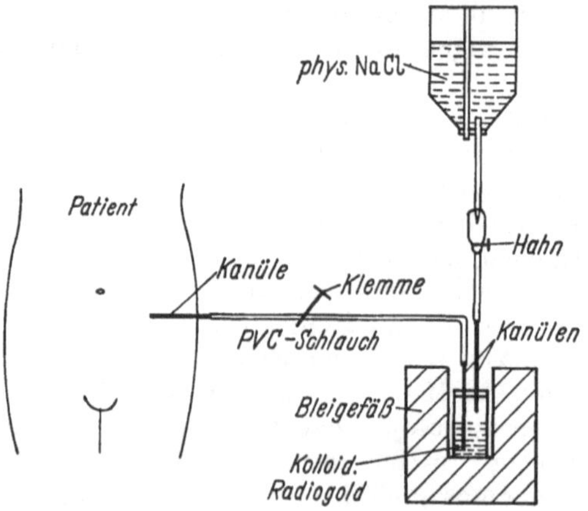

Abb. 151. Schematische Darstellung der intrakavitären Radiogoldinfusionsmethode

1. Einsetzen von 2 Kanülen durch den Gummistopfen der gelieferten Ampulle Au-198 mit Hilfe einer Injektionsspritze, da sonst durch den möglichen Überdruck in der Ampulle eine Versprühung des radioaktiven Materials erfolgen kann. Die erste Kanüle wird zweckmäßigerweise so eingesetzt, daß sie über dem Flüssigkeitsspiegel steht. Die zweite Kanüle wird bis zum Boden geführt **(Abb. 151).**
2. Punktion der Pleura- oder des Peritoneums in der üblichen Weise. Liegt ein Aszites vor, so empfiehlt es sich, die gesamte Flüssigkeitsmenge bis auf etwa 300 cm³ abzulassen. Die Strahlenwirkung der kolloidalen radioaktiven Substanz ist weitgehend vom Grad der Verdünnung abhängig.
3. Liegt kein Erguß vor, so kann die einwandfreie Punktion der Brust- oder Bauchhöhle gewisse Schwierigkeiten bereiten. Da man bei der Infusion von radioaktiven Substanzen sicher sein muß, daß die Punktionsnadel richtig liegt, empfiehlt es sich, eine geringe Menge der kolloidalen Lösung etwa 1 bis 2 mC durch die Kanüle zu injizieren und nach Lageveränderung mit einem abgeschirmten Streustrahldosismesser festzustellen, ob die radioaktive Substanz sich entsprechend der Lageveränderung verteilt. Diese Methode hat sich bei uns besonders bei den fortgeschrittenen Karzinosen bewährt, bei denen Kammerungen oder Darmadhäsionen am Peritoneum vorliegen können.
4. Liegt die Kanüle einwandfrei im Kavum, dann wird mittels eines sterilen Schlauches die Verbindung zwischen Ampulle und Punktionskanüle hergestellt.
5. Öffnen der Klemme oder des Hahns, so daß die physiologische Kochsalzlösung das Radiogold unter entsprechender Verdünnung in den Bauchraum spült **(Abb. 152).**
6. Da das Radiogold immer mit einem Farbstoff angefärbt geliefert wird, läßt sich aus dem allmählichen klar werden der Flüssigkeit in der Ampulle leicht erkennen, wann die gesamte Radiogoldmenge ausgespült ist. Liegt ein Aszites vor, bei dem nicht die gesamte Menge abpunktiert wurde, so empfiehlt es sich, sofort nach dem Klarwerden der Flüssigkeit durch die Infusion von 50 bis 100 ccm physiologischer Kochsalzlösung die Infusion zu beenden. Befindet sich keine Flüssigkeit im Bauchraum, so werden insgesamt 200 bis 300 cm³ physiologische Kochsalzlösung infundiert.
7. Die Flasche mit der Kochsalzlösung wird abgeklemmt und die Zuleitung zur Ampulle entfernt. Danach wird

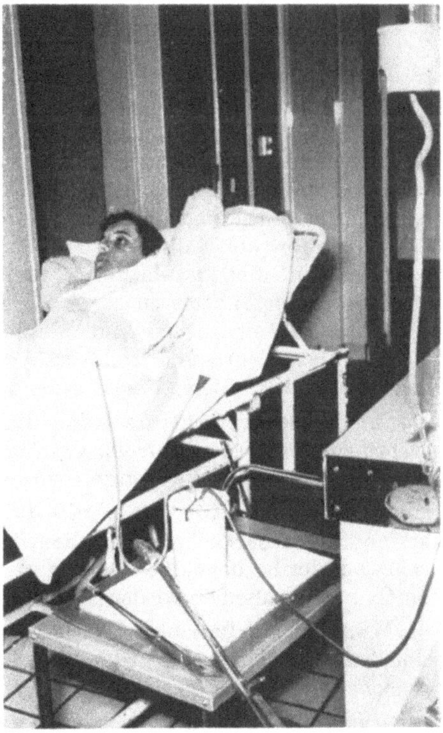

Abb. 152. Intraperitoneale Radiogoldinfusion. Nach dem Öffnen des Hahnes spült die physiologische Kochsalzlösung das in dem Bleibehälter befindliche Radiogold in den Bauchraum. Der Vorteil dieser Methode ist die geringe Strahlenbelastung der Personals, da bei der Applikation ein Aufenthalt nahe dem Patienten unnötig ist

der Schlauch zur Punktionskanüle ebenfalls abgeklemmt und die Kanüle entfernt. Die Kanüle, der Schlauch und die radioaktive Ampulle werden in einen bereitgehaltenen Papierbeutel, der mit wasserdurchlässigem Papier ausgekleidet ist, verpackt und dieser Beutel wird bis zum Strahlungsabfall in einem entsprechenden Abfallraum aufbewahrt.

8. Die Punktionsstelle wird mit einem Pflaster verklebt.
9. Der Patient wird angewiesen, alle 15 Minuten seine Lage zu verändern. Er soll abwechselnd auf der rechten Seite, auf dem Bauch, auf der linken Seite und auf dem Rücken liegen. Diese Lageänderungen sollen bis zum nächsten Tag beibehalten werden, um eine möglichst gleichmäßige Verteilung der kolloidalen Radiogoldlösung zu erreichen.
10. 24 Stunden nach der Infusion erfolgt die Kontrolle der Aktivitätsverteilung aus Strahlenschutzgründen mit Hilfe eines Scanners.

Da der therapeutische Effekt weitgehend von der relativ gleichmäßigen Verteilung des Strahlers abhängig ist, wird, wie bereits beschrieben (*Schumacher* u. *Frost*) die Kontrolle mit Hilfe eines Scanners erforderlich. Bei einseitiger Verteilung können Lagekorrekturen noch von Einfluß sein.

5. Nebenreaktionen und Ergebnisse

Die Anwendung radioaktiver kolloidaler Lösungen zur Therapie der Pleura- und Peritonealkarzinosen ist von geringem Einfluß auf die Lebenserwartung der Patienten. Dagegen findet sich nach einmaliger Infusion ein einwandfreies Sistieren der Ergußbildung bei über der Hälfte aller Patienten (*Aarke*). Deutlich ist auch eine Besserung des Allgemeinbefindens, da der Eiweißverlust aufhört. Im allgemeinen werden in den ersten 12 bis 24 Stunden nur ganz geringe Erscheinungen eines Strahlensyndroms beobachtet, die mit Übelkeit und Schwäche einhergehen. Nur bei wiederholten großen Radiogolddosen wurden Blutbildveränderungen beobachtet (*Andrews, Aarke, Walter, Walton, Storaasli, Simon, Couch, King* u. Mitarb., *Hahn*).

Die Ergebnisse nach intrakavitärer Infusion von $Cr\,P^{32}\,O_4$, die von *Jaffe* durchgeführt wurden, liegen etwa im gleichen Bereich. Er berichtete über Infusionen an 30 Patienten, von denen $^2/_3$ gute Erfolge zeigten.

Besonders geeignet für die intrakavitäre Radiogoldbehandlung sind die Ovarialkarzinome. Als Beispiel auch für die möglichen chirurgischen Maßnahmen in Kombination mit der Radiogoldbehandlung werden die Ergebnisse von *Müller* an 114 Fällen von Ovarialkarzinomen wiedergegeben.

Die Mehrzahl der Patienten wurde soweit möglich radikaloperiert und daran anschließend erfolgte eine oder mehrere intraperitoneale kolloidale Radiogoldinfusionen.

21 Patienten im Stadium I mit Ovarialkarzinomen wurden radikal operiert. *Müller* verwendete zusammen mit *Held* hier die prophylaktische Radiogold-Therapie (seit 1950), da es bekannt ist, daß geringe peritoneale oder subperitoneale maligne Zellgruppen, die bei der Operation schwer erkennbar sind, vorhanden sein können.

2 von den 21 Patienten starben an interkurrenten Erkrankungen ohne Anzeichen eines Rezidivs. Die anderen 19 Patienten blieben und sind rezidivfrei, davon 4 Patienten länger als $4^1/_2$ Jahre und 5 Patienten länger als $3^1/_2$ Jahre. Den Patienten dieser

Gruppe wurden 50 bis 225 mC Au-198 intraperitoneal im Anschluß an die Operation gegeben.

16 Patienten des Stadiums II, bei denen ein einseitiger oder doppelseitiger Ovarialkrebs noch operabel war, wurden im Anschluß an die Operation einer kombinierten Röntgen-Radium-Radiogoldbehandlung zugeführt. Ein Patient wurde zuerst mit Radiogold behandelt und dann operiert. 4 dieser Patienten starben am Ovarialkarzinom innerhalb des ersten Jahres nach der Behandlung. Die anderen 12 Patienten sind bis jetzt rezidivfrei, davon 2 nach $5^1/_2$ Jahren, einer nach $4^1/_2$ Jahren, einer nach $3^1/_4$ Jahren, 2 nach $2^3/_4$ Jahren, einer nach $2^1/_2$ Jahren und die anderen nach einem Jahr. Die mittlere Dosis betrug insgesamt 300 mC Au-198 (zweimal 150 mC).

36 Patienten des Stadiums III mit einem Ovarialkarzinom eines oder beider Ovarien bei einer Ausdehnung bis zum Omentum und zum Peritoneum im Beckenbereich wurden behandelt. In dieser Gruppe war das primäre Karzinom und in einigen Fällen auch die sekundäre Aussaat nur teilweise resezierbar. Alle 36 Patienten waren nicht radikal operiert und anschließend einer kombinierten Röntgenradium- und Radiogold-Therapie mit einer Gesamtdosis bis zu 450 mC Au-198 zugeführt worden. 15 Fälle (42%) leben und sind bis jetzt symptomfrei, davon 1 nach $5^1/_2$ Jahren, 1 nach $4^1/_2$ Jahren, 1 nach $3^1/_2$ Jahren und die anderen im Bereich von $2^1/_2$ Jahren bis zu 6 Monaten. 21 Patienten verstarben an ihrem Ovarialkarzinom innerhalb von 4 Monaten bis zu 2 Jahren nach der Behandlung. Das vorläufige Ergebnis von 42% der Patienten, die symptomfrei sind, ist ermutigend.

Der Therapie der Karzinose des Peritoneums sind Grenzen gesetzt, da schon Metastasen der Leber, Milz und anderer Organe vorliegen können. Von *Müller* wurden in diesem Stadium III 2 bis 3 Infusionen von 100 bis 150 mC Au-198 gegeben.

Bei der Therapie des Ovarialkarzinoms des Stadiums IV, 29 Patienten, und des Stadiums V, 12 Patienten, handelt es sich um gänzlich inoperable Ovarialkarzinome mit ausgedehnten Metastasen. Die Patienten waren sämtlich inoperabel. Hier können durch die Radiogoldbehandlung nur palliative Ergebnisse erzielt werden. Wichtig ist die Tatsache, daß in der überwiegenden Mehrheit dieser Fälle die enorme Aszitesflüssigkeitsproduktion verhältnismäßig leicht auf ein Minimum reduziert oder sogar vollständig durch die Isotopenbehandlung beseitigt werden kann. Dieser Effekt läßt sich durch die Zerstörung der Tumorzellen in dem Exsudat erklären, die wahrscheinlich die Vermehrung der malignen Sekretion bedingen. Diese Wirkung ist die gleiche wie sie von *Goldie* und *Hahn* bei der experimentellen Untersuchung am Aszites-Mäusetumor festgestellt wurden.

Zur Therapie des Ovarialkarzinoms des Stadiums IV und V wurden von *Müller* 90 bis 560 mC Au-198 intraperitoneal und 40 bis 250 mC intrapleural gegeben. Ein Patient mit einer enormen Ausdehnung der Erkrankung hatte intraperitoneale und bilateral intrapleural Radiogold bis zu einer Gesamtmenge von 800 mC erhalten und überlebte 2 Jahre. Von den insgesamt 41 Patienten des Stadiums IV und V überlebten 3 Patienten 3 Jahre nach der Isotopenbehandlung. Ein Patient mit metastasierender Ovarial- und Abdominalkarzinose von einem Mammakarzinom ausgehend, überlebte $2^3/_4$ Jahre, 2 Patienten lebten $1^3/_4$ Jahr, 3 Patienten von 1 bis $1^1/_2$ Jahre, 15 Patienten starben 6 bis 11 Monate nach der Isotopenbehandlung. Bei einem Patienten mit durch Laparotomie gesicherter kleinknotiger Karzinomatose des Peritoneums, der zweimal 130 mC Au-198 erhielt, und nicht radikal operiert werden konnte, zeigte sich kein Anhalt für einen Tumor bei der Sektion. Er war an einer interkurrent aufgetretenen Hepatitis verstorben.

Das palliative Ergebnis der Isotopenbehandlung im Stadium IV bis V mit einer insges. Lebensverlängerung von 6 Monaten nach Beginn der Isotopen-Therapie und mit einem palliativen Ergebnis von 59% zeigt den Wert dieser Methode. Die Radiogold-Therapie ist daher für die palliative Behandlung der unglücklichen Patienten sehr wertvoll.

Die Karzinosen anderer Genese, so z. B. vom Magenkarzinom, von der Gallenblase oder von dem Darm ausgehend, sind nicht so gut beeinflußbar wie das Ovarialkarzinom. Begrenzte palliative Erfolge wurden jedoch auch hier beobachtet. *Müller* berichtete über einen Patienten, der nicht radikal operiert werden konnte, bei einem Kolonkarzinom mit mesenterialer Aussaat, und nach der Radiogoldinfusion noch erscheinungsfrei 5 Jahre überlebte.

Andrews berichtete über die Beeinflussung der Exsudatbildung nach intrakavitärer Radiogoldinfusion an insgesamt 57 Patienten.

Die histopathologischen und autoradiographischen Untersuchungen der intrakavitären Wandungen, in die die Isotope injiziert wurden, zeigten die agglutinierten Goldpartikel abgelagert an den serösen Oberflächen, auf den ulzerierten neoplastischen Gebieten, auf den Fibrinoberflächen, innerhalb der Phagozyten an der Oberfläche und im tiefergelegenen Gewebe (*Kniseley* u. *Andrews*). An den neoplastischen Gebieten waren keine auffallenden nekrotischen Veränderungen feststellbar. Längere Zeit nach der Anwendung fand sich wechselnd eine geringe Fibrose ohne deutliche Zeichen von ausgedehnten Adhäsionen.

Prentice konnte die Existenz eines schnellen Flüssigkeitsaustausches zwischen der Flüssigkeit im Kavum und im Plasma nachweisen. Die Untersuchungen von *Taylor Berson* und Mitarb. wiesen den Eiweißaustausch in derartigen Ergüssen nach.

6. Ergebnisse von Verteilungsuntersuchungen nach intrakavitärer Infusion von radioaktiven Kolloiden

Die reinen Beta-Strahler, so z. B. P^{32} als Chromphosphat oder die Yttrium-90 sind nach unserer Ansicht vor allem deshalb nicht für die intrakavitären Infusionen geeignet, da eine ausreichende Kontrolle auf Grund der geringen Reichweite kaum möglich ist. Die therapeutische Wirkung ist weitgehend von einer guten Verteilung abhängig. Die Kontrolle der einwandfreien Lage der Punktionskanüle, wie sie im vorigen Abschnitt beschrieben wurde, ist hier nicht durchführbar, daher wird die Anwendung auf spezielle Fälle beschränkt bleiben.

Wir konnten in unseren Untersuchungen nachweisen, daß Lageänderungen der Patienten deutliche Aktivitätsdifferenzen bei der intraperitonealen und auch bei der intrapleuralen Verteilung nach Infusion ergaben. Die Kontrolle der Aktivitätsverteilung nach 24 Stunden ist daher eine Hauptforderung der intrakavitären Therapie.

In der **Abbildung 153** ist das mit Hilfe der photographischen Scanningmethode aufgezeichnete Photogammagramm im Liegen wiedergegeben. Wir erkennen eine etwas unterschiedliche Aktivitätsverteilung, deren Maximum vorwiegend im mittleren Bauchraum liegt. Die Aufzeichnung des Photogammagrammes im Sitzen **(Abb. 154)** läßt das Maximum der Aktivitätsverteilung entsprechend dem Flüssigkeitsspiegel vorwiegend im unteren Bauchraum erkennen. Die seitliche Aufnahme im Liegen **(Abb. 155)** des gleichen Patienten unterstreicht auch hier die Aktivitätsdifferenz gegenüber der Verteilung im Sitzen.

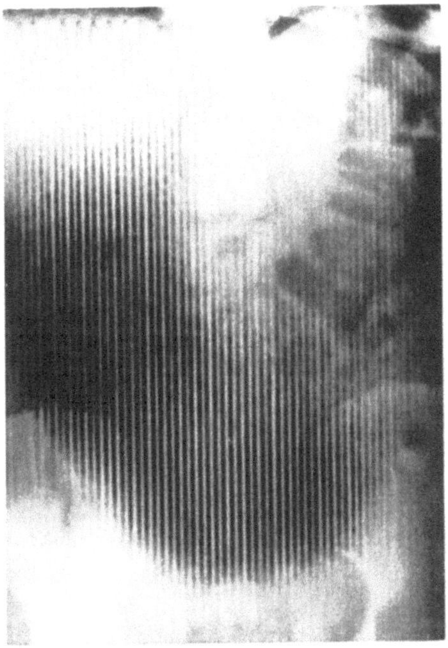

Abb. 153. Radiogoldverteilungskontrolle im Photogammagramm nach intraperitonealer Infusion von 150 mC Au-198 zur Therapie einer Peritonealkarzinose. Aufnahme im Liegen

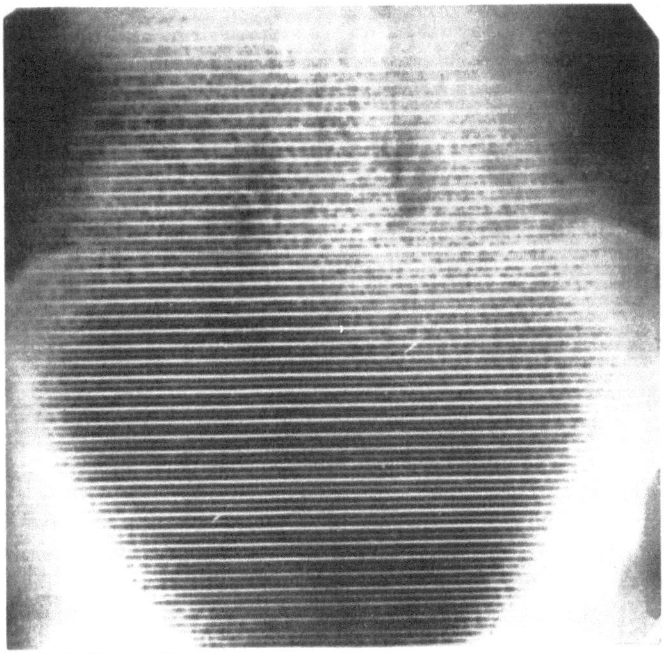

Abb. 154. Gleiche Patientin wie Abb. 153 die Verteilungsuntersuchung wurde im Sitzen durchgeführt und zeigt im Gegensatz zum Liegen die Aktivitätsverteilung im unteren Bauchraum entsprechend dem Flüssigkeitsspiegel

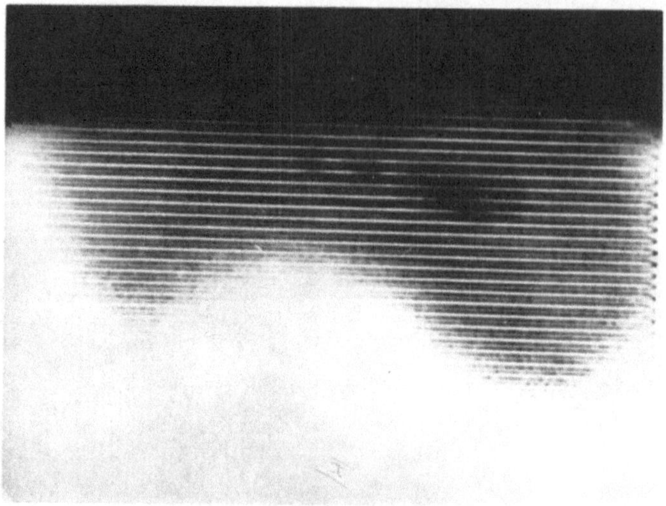

Abb. 155. Prüfung der Aktivitätsverteilung der Pat. wie Abb. 153 und 154 in seitlicher Ebene im Liegen

Werden bei der Laparotomie z. B. bei einem Ovarialkarzinom die Metastasen vorwiegend im Bereich des Beckens gefunden, so empfiehlt es sich, den Patienten so zu lagern, daß das Radiogoldkolloid in diesem Bereich voll zur Wirkung gelangt. Da sich nach den Untersuchungen von *Andrews* im Ablauf von 2 bis 3 Tagen 50% des Kolloids an den serösen Oberflächen ablagert, verspricht vor allem in diesem Zeitabschnitt eine Lagekorrektur bei einer einseitigen Verteilung noch eine Verbesserung des therapeutischen Effekts. Findet sich nach 24 Stunden keine optimale Verteilung, so werden Lageveränderungen vorgenommen und entsprechende Kontrollen angesetzt. Auf Grund unserer Erfahrungen läßt sich sagen, daß nur in der Hälfte aller Fälle die gewünschte einwandfreie Verteilung schon innerhalb der ersten 24 Stunden erreicht wird. Die alleinige Kontrolle mit einem Streustrahldosismesser kann als nicht ausreichend angesehen werden. Mit Hilfe der Scanning-Methode ist die Erkennung besonders gekammerter Ergüsse leicht feststellbar. In diesen Fällen hat sich die Punktion von einer anderen Stelle aus und die Gabe einer Testdosis zur Beurteilung der Größe und Ausdehnung für eine Wiederholung der Infusion als zweckmäßig erwiesen.

Die Radiogoldinfusion als palliative Maßnahme zur Therapie der Pleura- und Peritonealkarzinosen hat sich inzwischen bewährt. Weitere therapeutische Erfolge sind möglich, wenn von Seiten des Chirurgen nach Operationen im Bereich der Brust- und Bauchhöhle diese Methode als prophylaktische Maßnahme durchgeführt wird. Da keine wesentlichen Nebenerscheinungen zu beobachten sind und der Heilverlauf in keiner Weise beeinflußt wird, kann die Therapie bei fast allen Patienten ohne Risiko durchgeführt werden.

O. Die Therapie der Blasentumoren

Die Behandlung der Blasenpapillomatose und des Blasenkarzinoms ist heute noch keineswegs befriedigend. Schon die Blasenpapillomatose, die relativ häufig zur Entwicklung eines Blasenkarzinoms führt, erweist sich gegenüber den chirurgischen Maßnahmen der Abtragung und Elektrokoagulation nur wenig beeinflußbar. Rezidive und ein zunehmendes Wachstum stellen den Chirurgen bald vor die Alternative der Blasenexstirpation. Da häufig bei dem Alter der Patienten eine Ureterenverpflanzung nicht möglich ist, müssen hier andere therapeutische Maßnahmen gefunden werden.

Bei der relativ leichten Zugänglichkeit der Blase fehlte es nach der Möglichkeit der Herstellung künstlich radioaktiver Isotope nicht an Versuchen und Methoden, die Therapie mit Hilfe dieser Stoffe erfolgreicher zu gestalten. Die Verwendung kurzlebiger radioaktiver Strahler erlaubt durch den natürlichen Zugang zur Blase die Ausfüllung des gesamten Organs mit einer strahlenden Flüssigkeit, die die Blase in ihrer ganzen Ausdehnung relativ gleichmäßig durchstrahlt. Da die Aufnahme des radioaktiven Stoffes durch die Blasenoberfläche sehr gering ist, läßt sich die Therapie auch ohne die Einführung eines speziellen Gummibehälters durchführen. Von *Walton*, *Wallace* und *Sinclair* wurden 1949 die ersten Erfahrungen mit dem radioaktiven Isotop Natrium-24 beschrieben, das in einen in die Harnblase eingeführten Gummiballon eingefüllt wurde. Der Gummiballon war an einem doppelläufigen Katheter befestigt, der mit einem Lumen mit der Blase Verbindung hatte und das Ablaufen des Urins ermöglichte, während das andere Lumen zum Füllen des Ballons mit der flüssigen Radionatriumlösung diente. Ungefähr zur gleichen Zeit entwickelte *J. H. Müller* 1949 eine ähnliche Methode, in dem er eine Kobalt-60-Lösung als Füllmaterial verwendete. Aus rein methodisch-technischen Erwägungen heraus muß die Therapie der Blasentumoren mit radioaktiven Substanzen in 2 Gruppen unterteilt werden.

1. Die bereits angedeutete Methode der Einfüllung von radioaktiven Lösungen, zu der auch die Makrosuspensionen gehören.
2. Die interstitielle Behandlungsmethode der Implantation von Radium, radioaktiven Drähten, radioaktiven Körnern und Kolloiden.

Die Implantation von Radium in Form von Radiumnadeln ist eine bekannte Methode bei der Blasenkarzinom-Therapie. Die Schwierigkeiten bei der Radiumimplantation sind die fehlende Übersicht bei der externen Implantation und die notwendige zweite Eröffnung der Blase bei der internen Implantation, die zu Schwierigkeiten und Komplikationen führen kann. Durch die Verwendung kurzlebiger radioaktiver Isotope in Form von Draht oder Körnern können diese Schwierigkeiten umgangen werden. Die häufig verwendeten Radiogoldkörner können bei der interstitiellen Anwendung auf Grund der kurzen Halbwertzeit im Gewebe verbleiben. Von *Wallace, Stapleton* und *Turner* wurde eine Methode mit radioaktivem Tantaldraht beschrieben, der sich relativ leicht ohne operative Freilegung durch die Urethra entfernen läßt. Die therapeutischen Maßnahmen der Anwendung radioaktiver Stoffe ergeben sich aus der Tumorart und seiner Ausdehnung. Es ist daher zweckmäßig, die Therapie nach den verschiedenen klinischen Gesichtspunkten zu unterscheiden.

1. Die diffuse maligne Papillomatose,
2. die rezidivierende lokalisierte Papillomatose,
3. das lokalisierte Papillom mit Verdacht auf beginnende karzinomatöse Umwandlung,
4. maligne Papillome und oberflächliche Blasenkarzinome,

5. die Nachbestrahlung nach unvollständiger Tumorexstirpation,
6. schwer zugängliche Tumoren am Blasenboden oder im Bereich der Ostien,
7. das infiltrierende Blasenkarzinom.

1. Die Therapie der diffusen malignen Papillomatose

Im wesentlichen besteht die Therapie darin, radioaktives Material, radioaktive Flüssigkeit, Radium oder Radiokobaltperlen in das Innere der Blase zu bringen und dort mehr oder weniger lange Zeit zu fixieren. Die Methode von *Harris*, *Friedman* und *Lewis*, die 25 mg Radium in die Mitte der Blase brachten, hat einige Nachteile, da es schwierig ist, eine gleichmäßige Dosisverteilung an der Blasenwandung zu erhalten. *Low-Beer* verwendete Kobaltperlen, die er in dem Zentrum eines Foley-Katheters fixierte und der zur Erhaltung der zentralen Lage der Kobaltperlen mit inaktiven Lösungen bis auf 70 ccm gefüllt werden konnte.

a) Methode

Die Verwendung eines Ballonkatheters, der mit einer radioaktiven Flüssigkeit gefüllt wird ist zu empfehlen, da sich dieser besser der bei Tumoren meist veränderten Blasenoberfläche anpaßt. Von *J. H. Müller* wurde ein Gummiballon mit 40 bis 60 ccm Kapazität verwendet, der mit einer Lösung von Kobalt 60 als Radio-Kobalt-Chlorid mit einer Aktivität von 18 bis 25 mC gefüllt wurde. Diese Aktivität entspricht einer täglichen Dosis von 800 bis 1300 r, wenn man die gesamte Strahlung als vom Mittelpunkt des Ballons ausgehend annimmt. Bei dieser Methode wird die Kobaltlösung in einen Gummiballon eingefüllt, der an einem doppelläufigen Katheter befestigt ist, bei dem ein Lauf mit dem Ballon kommuniziert, während der andere zur Entleerung des Urins dient. Der Katheter wird mit leerem kollabiertem Gummiballon durch die Harnröhre in die Blase eingeführt und anschließend mit Hilfe einer Spezialpipette mit der radioaktiven Lösung gefüllt.

Von *Smithers* und Mitarb. wurde für die intrakavitäre Bestrahlung der Blase zu Beginn eine Natrium-24-Lösung (HWZ 15 Stunden) und dann eine Brom-82-Lösung (HWZ 36 Stunden) gegenüber Kobalt-60 (HWZ 5,3 Jahre) bevorzugt, da die Verwendung kurzlebiger Isotope die Gefahr einer langanhaltenden Strahlung weitgehend einschränkt. Die Verwendung radioaktiver Lösungen in einem Gummiballon ergibt eine bessere Dosisverteilung bei oberflächlichen ausgedehnten Schleimhautkarzinomen durch die höhere Oberflächendosis und die relativ niedrige Strahlendosis an den paravesikalen Geweben (*Walton* u. *Sinclair*). Sie bevorzugen auch die Verwendung eines größeren Gummiballons, um eine engere Berührung mit der Blasenwandung zu erreichen. *Becker* und *Scheer* verwendeten mit gutem Erfolg die radioaktive Makrosuspension mit Kobalt-60, siehe Seite 289.

b) Die Verwendung eines Gummiballons

Ein spezieller Ballonkatheter wurde von *Walton* und *Sinclair* angegeben (*Warne* u. Comp. Ltd.). Der Ballonkatheter mit einer Kapazität von 150 bis 200 ccm wird in die weibliche Blase urethral und in die männliche Blase durch eine perineale Inzision eingeführt. Bei einwandfreier Lage des doppelläufigen Katheters wird der Gummiballon nach 24 Stunden mit der radioaktiven Flüssigkeit gefüllt. Am besten eignet sich hier Brom-82 mit einer HWZ von 36 Stunden. Die Betastrahlendosis des Brom-82 beträgt etwa $1/4$ seiner Gammastrahlung, daher ist die Eindringtiefe gegenüber dem

Radiogold etwas größer. Für die Einfüllung der radioaktiven Flüssigkeit und die gefahrlosen Handhabung sind von *Smithers* und Mitarb. und für Radiokobalt von *Bessler* und *Meister* spezielle Apparate beschrieben worden. Für eine kurzzeitige Behandlung von einer 2 bis 3stündigen Dauer wurden Aktivitäten um 800 mC Br-82 verwendet. Aus Strahlenschutzgründen ist man dazu übergegangen, eine dreimalige fraktionierte Behandlung über eine Zeitdauer von je 2 Tagen mit einer Einzeldosis von etwa 45 mC Br-82 zu verwenden. Die radioaktive Lösung wird nur in gefärbtem Zustand verwendet, so daß jeder unkontrollierbare Flüssigkeitsverlust leicht feststellbar wird. Der Urin wird während der Zeitdauer der Bestrahlung laufend auf Aktivität geprüft. *Smithers* und Mitarb. berichteten, daß anfänglich in 3 Fällen ein Riß im Gummiballon aufgetreten ist, daß aber dadurch kein erheblicher Schaden eingetreten sei. Im schwersten Fall wurden 3 mC Br-82 durch die Blasenoberfläche aufgenommen. Dies entspricht etwa einer Gesamtkörperdosis von weniger als 30 rad. Bei den männlichen Patienten trat bei perinealer Einführung des Ballonkatheters eine vorübergehende Urinfistel durch die perineale Wunde im Ablauf einer Woche nach der Behandlung auf. Diese Tatsache war ohne Einfluß auf die Miktion und die perinealen Wundgebiete sind ausnahmslos schnell und gut verheilt.

c) Die Dosimetrie

Die Gammastrahlendosisleistung an der Oberfläche des Ballons ist:

$$L = 2\pi \cdot k \cdot \varrho \cdot a \cdot A_\gamma \text{ [r/h]},$$

wobei A_γ den Faktor der Selbstabsorption berücksichtigt. Bei dem üblichen Ballondurchmesser beträgt der Wert 0,93 für Brom-82.

a ist der Radius des Ballons in cm,
ϱ ist die spezifische Aktivität der Lösung in mC pro cm^3,
k ist die Dosisleistung r/h in 1 cm Abstand von einer Punktquelle.
T ist die Halbwertzeit des verwendeten Isotops in Stunden.
$\lambda = 0{,}693/T$ und
ϱ_1 ist die Anfangsaktivität der Lösung in mC pro cm^3.

Daraus ergibt sich für Brom-82 die Dosis in der Zeit t:

$$D_t = 4250\, \varrho_1 \cdot a \cdot (1 - e^{-\lambda t}) \text{ [rad]}.$$

Aus der Berechnung ergibt sich, daß ungefähr 0,3 mC pro cm^3 in einem Volumen von 150 cm^3 eine Dosis von 2000 r an der Oberfläche des Ballons innerhalb von 2 Tagen ergibt.

Aus praktischen Gesichtspunkten ist es angenehmer, eine vorbereitete Lösung dieser spezifischen Aktivität zu verwenden und nach einer Formel die notwendige Zeit zur Applikation von 1000 rad folgendermaßen zu errechnen:

$$D_{1000} = (1 - e^{-\lambda t}) = \frac{0{,}235}{\varrho_1 \cdot a}$$

d) Die intrakavitäre Blasentherapie ohne Verwendung eines Gummiballons

Wie bei der intrakavitären Therapie der Peritoneal- und Pleurakarzinose ist auch bei der Blase die Möglichkeit gegeben, die radioaktive Lösung direkt einzufüllen. Um eine Adsorption an der Blasenoberfläche zu vermeiden, ist es nach der Methode von *Ellis* und *Oliver* möglich, ein Kolloid zu verwenden, das mit Gelatine stabilisiert ist. Dieses Radiogold-Kolloid hat eine Partikelgröße von 20 bis 25 mμ, das Goldgewicht beträgt 0,01 g pro cm^3.

Ellis und *Oliver* konnten zeigen, daß das kolloidale Gold auch in den längsten Zeitabschnitten von 2½ Stunden nicht an der Blasenwandung adsorbiert wurde. Diese Ergebnisse wurden von *Smithers* und Mitarb. bestätigt. Vor der Einführung der Radiogoldlösung wird die Blase entleert und mit einer entsprechenden strahlengeschützten Spritze eine Lösung von 300 mC Au-198 eingefüllt. Ein Ausfließen des Materials wird durch Einlegen eines verschlossenen Dauerkatheters verhindert. Der durch die Harnsekretion verdünnte Urin wird nach 3 Stunden entfernt. Wenn das Anfangs- und Endvolumen der Aktivität in der Blase und die mittlere spezifische Aktivität bekannt sind, läßt sich daraus die Dosis errechnen. Um die Harnsekretion weitgehend einzuschränken, erhält der Patient, soweit irgend möglich, 12 Stunden vor der Behandlung keinerlei Flüssigkeitszufuhr. Nach *Jones* und *Clark* werden 300 mC Au-198 der sterilen Gold-Kolloidlösung mit warmer steriler physiologischer Kochsalzlösung auf 50 cm^3 verdünnt und die spezifische Aktivität in einem Bohrlochkristall gemessen. Vor der Einfüllung in die Blase wird diese mit steriler Kochsalzlösung gewaschen und anschließend durch einen Katheter entleert. Die sterile Aktivitätslösung wird eingefüllt, mit dem Restharn vermischt und eine Probe zur Messung entnommen. Alle Stunde wird eine weitere Probe gemessen. Bei der Verwendung von 300 mC Au-198 sind etwa 2½ bis 4 Stunden erforderlich, um eine Betastrahlendosis von 3000 rad an die Oberfläche der Blase zu bringen. Das mittlere Volumen der Blase beträgt dabei ungefähr 200 cm^3. Im Anschluß an die Entleerung der radioaktiven Flüssigkeit wird die Blase mehrmals mit steriler Kochsalzlösung ausgespült. Die Restaktivität der Blase ist mit Hilfe eines Szintillationszählers leicht meßbar. Sicherheitshalber wird die Messung nach 24 Stunden wiederholt. Aus den ersten Untersuchungen hat sich ergeben, daß weder im Blut noch im Urin nennenswerte Mengen der radioaktiven Substanz feststellbar waren.

Die in der Blase gefundenen Restaktivitäten des Au-198 kurz nach der Behandlung überschritten bei 20 Patienten nur zweimal 1 mC. Im Mittel betrug die verbleibende Restaktivität nur 400 μC. Von dieser Restaktivität werden normalerweise weitere 50% innerhalb von 24 Stunden ausgeschieden.

Bei der Verwendung von radioaktivem Gold ist die Hauptstrahlendosis durch die Beta-Strahlen des Au-198 bedingt. Die im weichen Gewebe absorbierte Dosis ergibt sich aus:

$$\frac{3{,}7 \cdot 10^7 \text{ pE} \cdot 1{,}6 \cdot 10^{-6}}{100} \cdot \frac{3600}{2} \text{ rad pro Stunde.}$$

Dabei ist p die spezifische Aktivität in mC pro cm^3 und E die mittlere Beta-Energie für Gold = 0,35 MeV, die Dosisrate beträgt dabei $370 \cdot p \cdot$ rad pro Stunde. Da die Halbwertschicht des Gold-198 rund 0,3 mm beträgt, werden ungefähr 0,6 mm ziemlich gleichmäßig mit dieser Dosisrate bestrahlt. Die Gammadosis an der Oberfläche beträgt:

$$2\,\pi \cdot \text{k} \cdot \text{pa} \cdot \text{A} \cdot \gamma \cdot 0{,}93 \text{ rad pro Stunde.}$$

Für ein Kugelvolumen von 150 cm^3 gefüllt mit 300 mC absorbiert die Oberfläche des weichen Gewebes eine Dosisrate, die auf Grund der Beta-Strahlen 740 rad pro Stunde beträgt und zusätzlich von den Gammastrahlen 86 rad pro Stunde erhält. *Smithers* und Mitarb. haben berechnet, daß im Falle einer Absorption von 1% der gegebenen Dosis von 300 mC an die Oberfläche der Blase absorbiert werden, die in 2,5 mm Tiefe eine Dosis von 2000 rad vorhanden ist.

Diese Therapie ist für die Mehrzahl der Patienten mit Blasentumoren nicht brauchbar. *Smithers* und Mitarb. fanden, daß nur etwa 8% aller Blasenkarzinome für diese Art der intrakavitären Bestrahlung geeignet waren. Am besten geeignet sind die Patienten, bei denen eine generalisierte Karzinose der Blasenmukosa mit vielen multiplen kleineren Tumoren vorliegt. Bei einer Infiltration in die Muskulatur oder einer weiteren Aussaat ist diese Therapie nicht mehr erfolgversprechend. Ein gewisser Vorteil ist darin zu sehen, daß bei einem Fehlschlagen der Bestrahlung die totale Zystektomie als chirurgische Maßnahme nicht beeinflußt wird.

Bei erfolgreicher Therapie ist die Möglichkeit der Erhaltung der Blasenfunktion noch gegeben. Gerade bei der Applikation von radioaktivem Gold ist die Hauptwirkung der Bestrahlung auf die oberflächlichen Schleimhautgebiete beschränkt, so daß die Toleranz der Bestrahlungsdosis verhältnismäßig groß ist.

e) Ergebnisse

Smithers und Mitarb. berichteten inzwischen über ihre Ergebnisse der intrakavitären Behandlung von Blasentumoren seit 1949. Von einer Gruppe von 23 Patienten, die eine dreimalige intrakavitäre Br-82-Infusion in die Blase erhielten, sind über die Hälfte der Patienten am Leben und haben inzwischen Überlebenszeiten von 2 bis 4 Jahren.

Wesentliche Komplikationen wurden nicht beobachtet. Bei keinem Patienten nach perinealer Urethrotomie fand sich eine persistierende Fistel. Kurz nach der Behandlung traten gelegentlich Miktionsbeschwerden auf. Schwere Blasenkontraktionen, die 6 Monate nach der Behandlung in seltenen Fällen auftreten können, fanden sich nur bei den Patienten, die eine hohe Einzelbestrahlungsdosis erhalten hatten. Bei den Blasenkontraktionen kann sich eine vollständige Zerstörung der Mukosa entwickeln, die auch zum Auftreten eines Hydroureters und einer Hydronephrose führen kann. Bei 82 Patienten ist eine Blasenkontraktion in 3 Fällen beobachtet worden, die eine Transplantation der Ureteren erforderlich machten. Die Blase wurde in situ belassen. Bei einer geringeren Bestrahlungsdosis wurde diese Komplikation kaum beobachtet.

In einem gewissen Prozentsatz trat eine Verlängerung der Blutungen auf, ohne daß ein Resttumor in der Blase vorhanden war. Zwei notwendige radikale Zystektomien zeigten bei der histologischen Untersuchung, daß die Blasenmukosa atrophiert war und an einigen Stellen fehlte. Bei diesen Patienten fand sich eine Stauung in den submukösen Blutgefäßen. Die Arteriolen der Blasenwandung zeigten eine nekrotisierende Arterioilitis, wobei die Muskelwandung der Arteriolen durch fibröses Gewebe ersetzt war.

2. Die Therapie der rezidivierenden lokalisierten Papillomatose

Für die Therapie der rezidivierenden lokalisierten Papillomatose gibt es 3 Wege, die je nach Grad der Ausdehnung und der Lage anwendbar sind.

Bei einer flächenhaften Ausdehnung am Blasenboden oder einer Blasenseite ist mit gutem Erfolg die Therapie mit einer Makrosuspension, in Form von kugligen Kobaltteilchen (Durchmesser 3 mm) oder die Einlage einer Kobaltperlenkette anwendbar. Durch die entsprechende Lage des Patienten wird die Makrosuspension oder die Kobaltperlenkette mit dem Tumorbereich in direkten Kontakt gebracht.

Das Verfahren der radioaktiven Makrosuspension wurde von *Becker* und *Scheer* entwickelt. Das radioaktive Kobalt ist hierbei mit einem geeigneten Bindemittel zu makroskopischen Teilchen geformt, die in einer Flüssigkeit von gleichem spezifischem Gewicht schweben. Als Form dieser Teilchen erwies sich die Kugelgestalt mit einem

Durchmesser von 3 mm als besonders günstig, weil das einzelne Teilchen gesehen und mit einem Instrument erfaßt werden kann. Da eine genaue Übereinstimmung des spezifischen Gewichts der Trägerflüssigkeit mit dem spezifischen Gewicht der Kügelchen kaum zu erreichen ist, wurde die Viskosität der Trägerflüssigkeit durch Zusatz pflanzlicher Muzine soweit erhöht, daß der Schwebezustand der Strahlenkörperchen zeitlich unbegrenzt erhalten bleibt. Auf diese Weise gelang es *Becker* und *Scheer*, die Makrosuspension nicht nur in der Dosisverteilung einer echten Lösung anzugleichen, sondern sie erhielten damit auch die hydrodynamischen Eigenschaften für das Einfüllen und für die Entleerung der Flüssigkeit in einen Gummiballon, der in die Blase eingeführt wird. Gegenüber den kolloidalen radioaktiven Lösungen ergab sich für die Makrosuspension die Möglichkeit, durch Veränderung des spezifischen Gewichts der Flüssigkeit nach der Einfüllung in die Blase ein Aufsteigen oder Absinken der radioaktiven Kügelchen innerhalb des Gummiballons zu erreichen. Hier kann also durch geeignete Lagerung des Patienten der Schwerpunkt der Aktivität an eine bestimmte Stelle innerhalb des Hohlorgans verlagert werden. Für die Bestrahlung lokaler maligner Papillome ist dieses Verfahren daher gut geeignet. Nach den bisherigen klinischen Erfahrungen von *Becker* und *Scheer* eignet sich diese radioaktive Makrosuspension auch zur Bestrahlung von Karzinomen des Ösophagus und des Magen-Darmtraktes. Für lokalisierte Prozesse eignet sich auch die Verwendung eines Gummiballons, bei dem das radioaktive Material auf der Oberfläche angebracht ist. *Simon* und *Hedin* verwendeten in Tierversuchen einen Gummiballon, an dessen Oberfläche Wollfasern geklebt waren, die mit einer radioaktiven Phosphorlösung getränkt wurden. Auch die Auftragung von radioaktiver Kobaltmasse auf einen Gummiballon wurde angegeben. Die Schwierigkeiten dieses Verfahrens liegen in der einwandfreien Lokalisierung und in der Vorbeugung einer radioaktiven Kontamination.

Von *Becker* und *Scheer* (1950) wurden Kobalt-60-Perlen in einer Größe von 4, 6 und 7 mm hergestellt, die sich mit Hilfe eines speziellen Metallkatheters auch bei Männern durch die Harnöhre in die Blase einführen lassen. Während der Dauer der Applikation wird ein Gummikatheter gelegt. Wenn die Bestrahlung der gesamten Blase erforderlich ist, läßt man durch diesen Katheter den Urin ständig abfließen und kann dadurch je nach der Größe dieser Perlenkette auch eine allseitige Bestrahlung der Blase erreichen.

Bei der Bestrahlung eines Blasenabschnittes wird eine bestimmte Urinmenge in der Blase belassen und das Kobaltpräparat durch entsprechende Lageveränderung des Patienten mit dem gewünschten Teil der Blase in Kontakt gebracht. In der **Abbildung 156** ist die Lage der Perlenkette in dem erkrankten Teil der Blase zu erkennen.

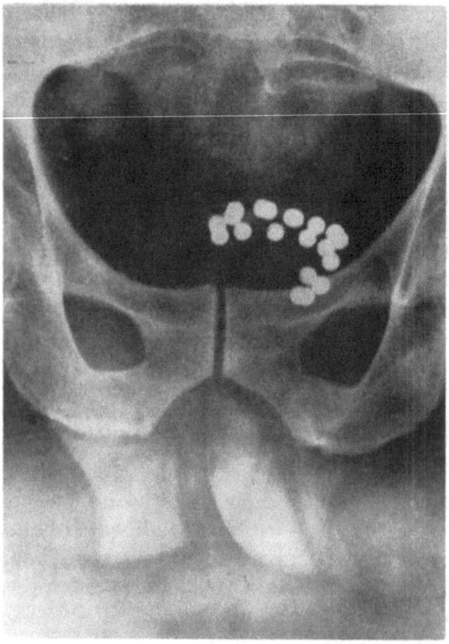

Abb. 156 zeigt die Lage einer Kobalt-60-Perlenkette in dem Tumorbereich der Blase bei einem Patienten

3. Die Therapie der begrenzten Papillomatose mit Verdacht auf beginnende karzinomatöse Umwandlung

Bei den lokalisierten Papillomen in einer Ausdehnung von 1 bis 3 cm mit einem Verdacht auf ein beginnendes Karzinom ist die elektrokaustische Abtragung und die anschließende lokale interstitielle Radiogold-Therapie in Form von kolloidaler Lösung oder als Radiogoldkornimplantat vor allem deshalb von Vorteil, weil diese Maßnahmen mit Hilfe eines Zystoskops perurethram durchgeführt werden können. Diese von uns durchgeführte Methode, die erstmals von *Becker* angegeben wurde, hat sich für die Therapie lokalisierter Prozesse als erfolgreich erwiesen. Die Indikation für diese Therapie ist dann gegeben, wenn es sich um lokalisierte Prozesse im Bereich der Muskularis der Blase handelt.

Methode. Nach Einführung eines Operationszystoskops in die Blase werden die lokalisierten Papillome elektrokaustisch perurethram abgetragen. Im Anschluß daran erfolgt die perurethrale Injektion von kolloidaler Radiogoldlösung oder von Radiogoldseeds in 1 cm Abstand und Zwischenraum entsprechend der Ausdehnung in die Wurzel der Papillome oder in die tumoröse Schleimhaut.

Die Injektion von kolloidaler Lösung kann mit Hilfe eines Ureterenkatheters erfolgen, bei dem in die Spitze eine Kanüle ohne Spritzenkonus eingesetzt ist. Am anderen Ende erfolgt entsprechend der Größe des Katheters der Einsatz einer Kanüle mit Spritzenansatz, so daß hier die Injektionsspritze mit dem entsprechenden Bleischutz direkt angesetzt werden kann. Zuerst erfolgt die Einführung des Katheters in das Operationszystoskop (**Abb. 157**). Mit Hilfe des Katheters gelingt es relativ leicht, unter Sicht die Spitze der Kanüle in den Blasenboden etwa ½ cm tief einzuführen.

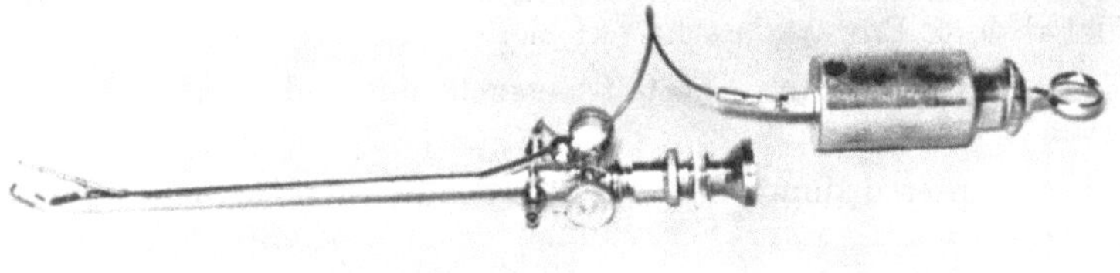

Abb. 157. Operationszystoskop mit Katheter und Radiogoldinjektionsspritze zur transurethralen Tumorinfiltration

Anschließend wird die Injektionsspritze mit der radioaktiven kolloidalen Lösung angesetzt und unter Druck injiziert. Die Konzentration der Aktivität beträgt 10 mC pro cm^3. Je nach Größe und Ausdehnung des Herdes erfolgen die entsprechenden Injektionen interstitiell in die Blasenwandung. Nach der Injektion wird der Ureterenkatheter in einen mit Pergament ausgekleideten Papierbeutel getan, der bis zum ausreichenden Abfall der Aktivität abgelagert wird. Nach Entfernung des Ureterenkatheters wird die Blase gespült, um die eventuell ausgetretene kolloidale Radiogoldlösung zu beseitigen. Innerhalb der folgenden 24 Stunden wird der Urin gesammelt und seine Aktivität gemessen. Diese Urinmessungen ergaben innerhalb 24 Stunden keine nennenswerte Aktivität. Die Kontrolle im Photogammagramm (**Abb. 158**) 24h nach der Injektion in den Tumor zeigt die relativ gleichmäßige Radiogoldverteilung im Tumorgebiet. Die zystoskopische Kontrolle innerhalb von 14 Tagen zeigte eine geringe lokalisierte Nekrose, die nach 3 bis 6 Wochen vernarbt und ausgeheilt war. Größere nekrotisierende Veränderungen wurden bisher nicht beobachtet, auch kam es zu keiner Perforation.

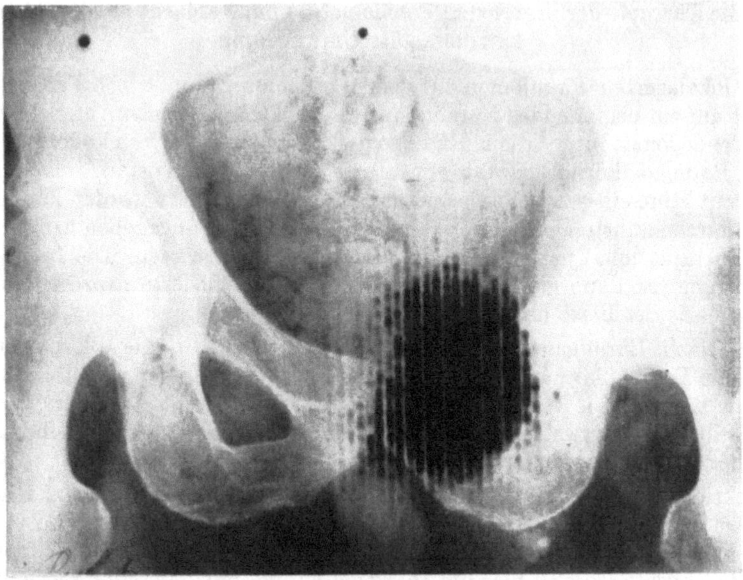

Abb. 158. Radiogoldverteilungs-Kontrolle im Photogammagramm nach transurethraler Infiltration von 50 mC Radiogold

Die Injektion von radioaktiven Kolloiden wird wegen der Gefahr der Kontamination mehr auf lokalisierte Prozesse beschränkt bleiben.

Die ersten experimentellen Implantationsversuche mit Radiogold wurden von *Walton* und *Lamerton* durchgeführt.

Bei den ausgedehnteren tumorösen und beginnenden infiltrierenden Prozessen sind wir dazu übergegangen, unter Verwendung der von *Smithers*, *Sinclair* und *Hodt* angegebenen Implantationstechnik die Radiogoldseeds perurethral zu legen. Die Radiogoldimplantation wurde von *Ledlie* im Bereich des Magens und dann von *Ledermann* und *Harmer* im Bereich des Auges, des Gaumenbogens und der Zunge angewendet. Die für die Implantationstechnik verwendeten Radiogoldkörner befinden sich in einer Platinkapsel, die von dem Beta-Gammastrahlungsgemisch nur die homogene Gammastrahlung von 0,411 MeV durchläßt. Die Größe der Seeds beträgt 0,8×2,5 mm. Als Implantationsinstrument diente das von *Hellriegel* entsprechend abgewandelte Implantationsinstrument von *Sinclair* und *Smithers*.

Für die perurethrale Implantationstechnik von Radiogoldseeds in die Blase haben wir uns eine entsprechende Spezialkanüle von 16 cm Länge herstellen lassen, die entsprechend der von *Becker* angegebenen Methode mit dem Radiogoldkolloid, eine Implantation mit Hilfe des Operationszystoskops erlaubt **(Abb. 159)** (*Schumacher*, *Gewalt*).

Das Tumorgebiet wird in einem Abstand und Zwischenraum von je 1 cm in einer Tiefe von ½ bis 1 cm mit Radiogoldseeds gespickt.

Die Aktivität beträgt 10 mC Au-198 pro Seed. Bei der sicheren Lage der Radiogoldseeds im Blasengebiet kann keine Kontamination eintreten. Die Röntgenkontrolle in 2 Ebenen läßt eindeutig die Lage erkennen **(Abb. 160)**.

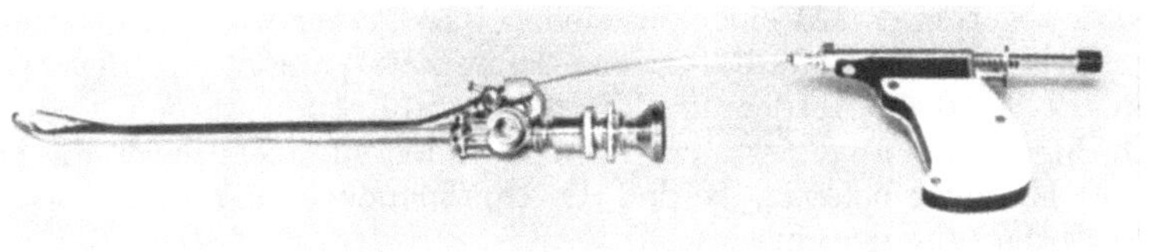

Abb. 159. Operationszystoskop mit Kanüle und Implantationspistole zur transurethralen Radiogoldseeds-Implantation

Bei der zystoskopischen Kontrolle nach der Implantation von Radiogoldseeds zeigte sich im Ablauf von 14 Tagen bis 3 Wochen eine lokale Entzündung mit einem geringen Abgang nekrotisierender Schleimhautbezirke. Nach 3 Wochen kam es bereits zu einer reizlosen Vernarbung der Implantationsgebiete.

Schon nach den ersten überraschend guten Ergebnissen erscheint die transurethrale Radiogoldimplantation bei umschriebenen Blasenprozessen beachtliche Vorteile gegenüber anderen Methoden zu bieten.

Im Jahre 1946 wurden die technischen Grundlagen für die Entwicklung der Implantationstechnik von *Bheatley* und *Sinclair* geschaffen. *Sinclair* verwendete am Royal Cancer-Hospital in London einen Tantaldraht von 0,2 mm Durchmesser, der in ein Platinröhrchen von 0,1 mm Wandstärke als Beta-Filter eingeschoben wurde. Der Gesamtdurchmesser beträgt 0,4 mm. Der Vorteil der Verwendung derartiger Drähte ist der, daß sie leicht in die gewünschte Form zu bringen sind. Von *Wallace* wurde eine Technik der interstitiellen Implantation von Drähten aus radioaktivem Tantal in die Blasenwand nach operativer Entfernung exophytisch wachsender Blasenkarzinome beschrieben. Nach operativer Öffnung der Blase wird der Tumor

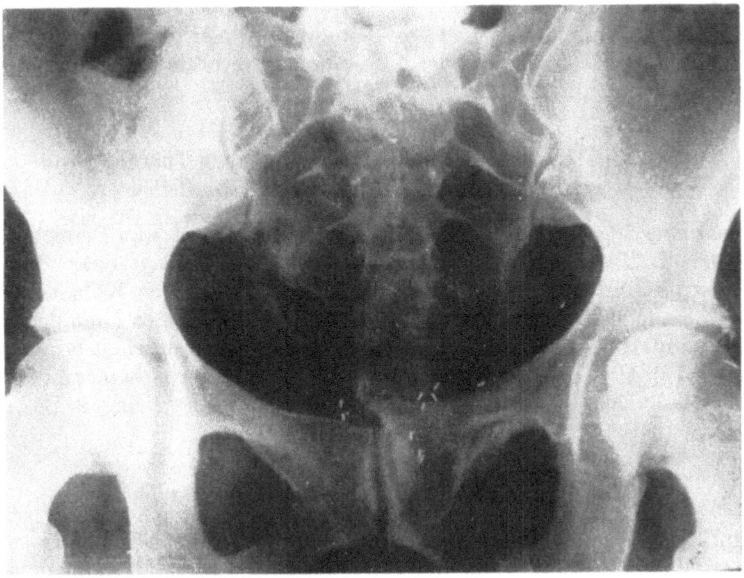

Abb. 160 zeigt die Röntgenkontrolle nach transurethraler Radiogoldseedsimplantation im Blasentumorbereich

an der Basis abgetragen. Mit einem speziellen Nadelhalter wird ein haarnadelförmig gebogener Draht aus Radiotantal in das Tumorbett parallel zur Blasenwand eingeschoben. Bei größerer Ausdehnung der Tumorinfiltration werden 2 oder mehrere solcher Drahtschleifen appliziert. Die Enden werden an einem durch die Harnröhre eingeführten Katheter befestigt, so daß die Op.-Wunde primär verschlossen werden kann. Die Entfernung der einzelnen Drähte ist mit dem Katheter zusammen durch die Harnröhre möglich.

Das Tantal-182 hat eine HWZ von 117 Tagen und neben einer Beta-Strahlung von 0,51 MeV eine Gammastrahlung von 1,13 und 1,22 MeV. Die Dosis einer Punktquelle von 1 mC Tantal-182 beträgt 6,13 r pro Stunde in 1 cm Abstand. Die mittlere Gammastrahlenenergie von Tantal-182 ist etwa 1,13 MeV. Die Behandlungszeiten betragen beim Radiotantal etwa eine Woche. Bei der Berechnung der Strahlendosis ist es nur erforderlich, zu bedenken, daß 1 mg Radium etwa 1,35 mC Tantal-182 entspricht. Die Technik der Implantation mit Hilfe von Radio-Tantal ist eingehend von *Wallace*, *Staplton* und *Turner* beschrieben. Die Lage der Radiotantaldrähte läßt sich röntgenologisch leicht kontrollieren. Für die Berechnung der Strahlendosis sind die Standardtabellen verwendbar.

Diese Behandlung mit Radiotantal sollte mehr auf Patienten beschränkt bleiben, bei denen bereits eine Infiltration des Tumors in der Blasenwandung vorliegt. Patienten, bei denen der Tumor bereits in die paravesikalen Gewebe metastasiert ist, eignen sich nicht für die Behandlung dieser interstitiellen Implantation.

4. Die Nachbestrahlung nach unvollständiger Tumorexstirpation

Für die Nachbestrahlung nach unvollständiger Tumorexstirpation ist auch die Implantationstechnik mit radioaktivem Tantal geeignet, da sie eine Entfernung der radioaktiven Drähte ermöglicht, ohne daß ein weiterer operativer Eingriff notwendig wird. Je nach Ausdehnung und Lage des Tumors wird hier die intraoperative Radiogoldspickung Anwendung finden oder noch eine perurethrale Radiogoldimplantation möglich sein.

5. Die Therapie der schwer zugänglichen Tumoren am Blasenboden oder im Bereich der Ostien

Sofern die schwer zugänglichen Tumoren am Blasenboden oder im Bereich der Ostien keine zu tiefe Infiltration aufweisen, ist am besten die Einlage einer Radiokobaltperlenkette, die Einfüllung einer Makrosuspension, oder auch Kobalt-60 in Form eines Gummiballons nach *J. H. Müller* geeignet. Bei aufrechter Lage der Patienten läßt sich das radioaktive Material in Kontakt mit dem Tumorgebiet bringen. Bei der Einlage einer Kobaltperlenkette ist es von Vorteil, den Dauerkatheter zu verschließen, so daß das Blasendach durch den Urininhalt eine wesentlich geringere Bestrahlungsdosis erhält.

6. Die Therapie des infiltrierenden Blasenkarzinoms

Bei dem infiltrierend wachsenden Blasenkarzinom empfiehlt es sich, nach Exstirpation des Tumors, das Tumorbett und die Umgebung entweder mit kolliodalem radioaktivem Gold oder mit Radiogoldseeds interstitiell zu behandeln. Mit Hilfe dieser Methode können die noch nicht sicher erkennbaren metastatischen Bezirke prophylaktisch bestrahlt werden. Die Radiogoldimplantationstechnik hat keine Nachteile für den operativen Heilverlauf ergeben. Gerade wenn die Operation nicht ausreichend radikal durchgeführt werden kann, ist durch die Radiogoldimplantationstechnik noch ein Heilerfolg möglich.

P. Die Therapie des Prostatakarzinoms

Die Zunahme des Prostatakarzinoms entspricht der Verlängerung der Lebenserwartung: Gerade das Prostatakarzinom hat bisher trotz der vielfältigen Anstrengungen in der Therapie noch eine schlechte Prognose. Die Schwierigkeiten in der Verbesserung der therapeutischen Erfolgsrate liegt vor allem darin, daß das Karzinom in den peripheren Gebieten der Prostata auftritt und dadurch mit seinen sicheren Symptomen, wie Verlegung der Harnwege und Schmerzen, erst im letzten Stadium in Erscheinung tritt. Durch routinemäßige Autopsien an Männern über 40 Jahren wurde gefunden, daß bei 21% ein Prostatakarzinom vorlag, das klinisch nicht festgestellt wurde. Mit der ansteigenden Lebenserwartung wird erkennbar, daß das Prostatakarzinom eine der häufigsten Krebserkrankungen bei Männern ist. Ein Überblick über 854 Patienten, die rein palliativ behandelt wurden, ergab nach *Flocks* u. Mitarb., daß die mittlere Überlebenszeit dieser Patienten im Durchschnitt etwa 2,5 Jahre betrug.

In bezug auf die therapeutischen Maßnahmen müssen wir grundsätzlich zwischen 3 Krebsstadien unterscheiden:

Das Stadium I umfaßt Patienten, bei denen das Karzinom ausschließlich auf die Prostata selbst beschränkt bleibt. Diese Patientengruppe zeigt bei der Radikaloperation z. Z. die besten Erfolge. Die Operation perineal oder retropubisch durchgeführt, ergibt eine 5jährige Überlebenszeit bei 50% aller Patienten. Die Radikaloperation ist hier bei den Patienten unter 70 Jahren, die sich im guten Allgemeinzustand befinden, die Methode der Wahl.

Das Stadium II umfaßt Patienten mit Prostatakarzinom, bei denen die Ausdehnung des Tumors auf die nähere Umgebung der Prostata beschränkt bleibt, ohne Fernmetastasen. Diese Patientengruppe erstreckt sich auf ungefähr 50% aller Patienten mit Prostatakarzinomen. Hier findet sich eine beginnende lokale Metastasierung in die näheren Lymphgebiete, am lateralen Rande der Prostata, in das Lymphgebiet der Samenblase und in die Lymphknoten unterhalb des Blasenhalses. In vielen Fällen kann ein beginnender Urethralverschluß vorhanden sein. Die bisherige Behandlung dieser Patienten bestand in einer Palliativoperation in der Art einer transurethralen Prostataresektion und in der Hormontherapie.

Von *Flocks* und Mitarb. wurde zur Behandlung der Patienten in diesem Stadium II die interstitielle Radiogoldtherapie seit 1951 meist im Zusammenhang mit chirurgischen Maßnahmen durchgeführt. Da die therapeutischen Erfolge schon jetzt an den ersten über 300 Patienten eine deutliche Verbesserung der Heilungsrate erkennen lassen, wird diese Behandlungsmethode, die vorwiegend von Chirurgen oder in Zusammenarbeit mit den Urologen durchgeführt werden muß, nachfolgend eingehend beschrieben.

Das Stadium III (etwa 30 bis 60% aller Patienten mit Prostatakarzinom) umfaßt das fortgeschrittene Prostatakarzinom mit Fernmetastasen. Die Therapie in diesem Stadium ist ausschließlich palliativ und besteht hauptsächlich darin, die Blasenhalsverengung mit den dadurch bedingten Schmerzen zu beseitigen. Hier ist eine palliative Röntgenbestrahlung und soweit noch therapeutisch möglich, eine Radiogoldinfiltration neben der Hormontherapie zu empfehlen.

Die Strahlentherapie des Stadium II in der Form einer interstitiellen Bestrahlung mit Radium- und Radonseeds, die Kontakttherapie mit Radium und die externe Bestrahlung allein, oder zusammen mit anderen therapeutischen Methoden wurde zuerst von *Pasteau* und Mitarb., *Young*, *Barringer*, *Deming*, *Bugbee*, *Bumpus* und anderen beschrieben. Bei dieser Strahlentherapie wurde eine auffallende Rückbildung der Tumoren beobachtet und es wurde auch über Heilerfolge berichtet. *Deming* berichtete über 100 Patienten, die intensiv bestrahlt wurden. Bei dieser Art der Bestrahlung wurden allerdings auch Komplikationen an Darm und Blase mit Ulzerationen beobachtet. Die Komplikationen waren so schwer, daß diese Art der Strahlentherapie beim Prostatakarzinom verlassen wurde.

Nachdem die Möglichkeit gegeben war, radioaktive Isotope in Form von kolloidalen Lösungen herzustellen, wurde 1951 von *Flocks* und Mitarb. eine spezielle Methode für die Behandlung des Prostatakarzinoms des Stadiums II zum Teil in Kombination mit operativen Maßnahmen entwickelt.

Das Radiogold in kolloidaler Form hat bei der Anwendung im Bereich der Prostata gewisse Vorteile gegenüber der Anwendung von Radium oder Radon. Ungefähr 90% der gesamten Strahlenenergie wird in Form der Beta-Strahlen frei, deren Reichweite im Gewebe maximal etwa 3 mm beträgt. Durch diese Beta-Strahlen können Komplikationen, die durch die Bestrahlung anliegender Gewebe, wie z. B. der Blase oder des Darmes entstehen, weitgehend vermieden werden. Auf Grund der kurzen Halbwertzeit von 2,7 Tagen gelangen ungefähr 87% der Strahlung in einem Zeitabschnitt von 1½ Wochen zur Wirkung. Die Art der Applikation in kolloidaler Form gleicht etwa der einer Bestrahlung von zahllosen kleinen Strahlungspunkten hochionisierender Beta-Strahlung. Darüber hinaus wird das kolloidale Gold durch das lymphatische System aufgenommen und ermöglicht durch die Speicherung in den umgebenden Lymphknoten deren gleichzeitige Bestrahlung. Da das Gesamtvolumen des Prostatakarzinoms im allgemeinen klein ist (selten über 150 cm^3), kann eine massive Strahlendosis im Tumorgewebe bei relativ kleiner Gesamtdosis verabfolgt werden.

Unter Beachtung der anatomischen Gegebenheiten der Prostata, der Lage, Größe und Ausdehung des Tumors gibt es 5 verschiedene Applikationsmethoden der interstitiellen Therapie des Prostatakarzinoms.

1. Die suprapubische Freilegung der Prostata mit intra- und extravesikaler Infiltration in die Prostata.
2. Die perineale Freilegung mit direkter Radiogoldinstillation in die Prostata und in die umgebenden Gewebe.
3. Die Radiogoldinstillation durch eine Nadel, die perineal in das Gebiet des Prostatatumors eingesetzt ist.
4. Die transrektale Punktion des Tumorgebietes.
5. Die transurethrale Injektion durch eine Nadel, die durch das Zystoskop eingeführt wird.

Die suprapubische oder retropubische Freilegung der Prostata und der umgebenden Gewebe ist die beste Methode der Radiogoldtherapie des Prostatakarzinoms, da sie die gleichmäßige Verteilung des radioaktiven Materials erlaubt und sich den anatomischen Gegebenheiten anpassen läßt. Der Chirurg wird das Tumorgewebe weitgehend entfernen, um die Aktivitätsmenge des zu injizierenden radioaktiven Materials möglichst klein zu halten.

Die perineale Eröffnung ist aus zwei Gründen nicht ganz so befriedigend:

1. Der zu erwartende Verlust des Stützgewebes kann zu einer vermehrten Strahlenbelastung in der Rektumwand führen.
2. ist es unmöglich, die Ausdehnung des Tumors festzustellen und eventuelle metastatische Lymphknoten zu erfassen.

Die Blindpunktion des Tumors perineal oder transrektal hat entsprechende Nachteile, die nicht zuletzt in der Gefahr der direkten Injektion des radioaktiven Materials in periprostatische Venen liegt. Durch die Blutgefäße ist dann ein vermehrter Abtransport in das retikuloendotheliale System der Milz und Leber möglich. Schädigungen in den Organen sind dabei bisher nicht eingetreten, jedoch ist der mangelhafte Strahleneffekt auf den Tumor von Bedeutung.

Die transurethrale Injektion durch ein Zystourethroskop ist im allgemeinen unbefriedigend. Die sichere Einführung der Nadel ist schwierig und die Kontamination der Instrumente erschwert u. U. den Eingriff.

Obwohl die Arbeiten von *Flocks*, *Barnes* und Mitarb. deutlich bessere Ergebnisse in der Behandlung des Prostatakarzinoms durch die retropubische Injektion ergeben, erscheint die einwandfreie perineale Injektion befriedigende Ergebnisse ohne die weitere suprapubische Eröffnung zu erzielen. Die perineale Methode hat den Vorteil, daß es sich um einen relativ kleinen Eingriff handelt, der ohne Schwierigkeiten und Gefahr für den Patienten wiederholt werden kann.

1. Das radioaktive Material

Bei der Therapie des Prostatakarzinoms wird im allgemeinen das kolloidale Au-198 mit einer Partikelgröße von 0,003 bis 0,007 μ verwendet. In der letzten Zeit wurde auch über die zunehmende Anwendung von P-32 im kolloidalen Chromphosphat berichtet. Radiogold erscheint etwas wirksamer als Radiophosphor. Die Ursache liegt darin, daß Gold noch zusätzlich Gammastrahlen aussendet, während P-32 ein reiner Betastrahler ist. Die letzten experimentellen Untersuchungen weisen darauf hin, daß auch Yttrium-91 einer Substanz zugegeben werden kann, um eine bessere Aufnahme in den regionalen Lymphdrüsen zu erreichen. Während eines vollständigen Strahlungsabfalles von 1 μC Au-198 pro Gramm Gewebe werden dem Gewebe 76 rep durch die Beta-Strahlung verabfolgt. Die Dosis durch Gammastrahlung ist von der Größe der Drüse abhängig. Man kann näherungsweise annehmen, daß sie 10% der Beta-Strahlendosis beträgt.

Das kolloidale Radiogold wird mit einer spezifischen Aktivität von 3 bis 15 mC/mg kommerziell geliefert. Die Konzentration der Lösungen liegt zwischen 20 bis 30 mC/cm^3. Die Lösung muß steril und pyrogenfrei sein.

2. Dosierung

Von *Flocks* und Mitarb. wurde das folgende Dosierungsschema angegeben:

Bei einem Tumorgewicht zwischen 20 und 35 g werden 3 mC/g, zwischen 35 und 70 g werden 2 mC/g und zwischen 75 und 150 g werden 1 mC/g verabfolgt. Die größte einmalige Dosis ist auf 150 mC begrenzt, um eine übermäßige Bestrahlung des Rektums zu vermeiden. 20 mC werden in die Samenblasen injiziert. In der letzten Zeit wurde die Dosis etwas reduziert. Die Samenblasen erhielten 10 mC und die Prostata zwischen 20 und 60 g 1 mC pro Gramm. Die Ergebnisse waren jedoch nicht so gut wie bei der anfänglichen Dosierung.

Burns und Mitarb. verwendeten anfänglich 1 mC pro Gramm ohne eine obere Dosisgrenze, während sie jetzt eine Dosis von 0,5 bis 0,7 mC pro Gramm Tumor angeben.

O'Conor und *Bulkley* geben 2 mC pro Gramm bei Drüsen bis zu einem Gesamtgewicht von 50 g und 1 mC pro Gramm für größere Drüsen bis zu einer oberen Aktivitätsgrenze von 150 mC. Das Volumen des zu injizierenden Materials ist von der Größe der Drüse abhängig und liegt zwischen 8 und 20 ccm. Die Injektionsbehandlung mit kolloidalem radioaktivem Gold hat den Nachteil, daß bei schlechter Lage der Punktionskanüle ein größerer Teil des radioaktiven Materials in die Blutbahn abtransportiert werden kann. Um die Möglichkeit einer schweren Schädigung auszuschließen, wird von unserer Seite die einmalige Radiogoldinfiltration auf 100 mC Au-198 begrenzt. Um hier jede Gefahr auszuschließen, besteht die Möglichkeit, während der Injektion Blutmessungen vorzunehmen.

3. Die apparative Ausrüstung

Für die Injektion eines Gammastrahlers, wie z. B. beim radioaktiven kolloidalen Gold, ist eine bleiabgeschirmte Injektionsspritze erforderlich. Da während der Injektion in das zum Teil sehr feste Tumorgewebe ein großer Druck ausgeübt werden muß, empfiehlt sich ein Zahnradsystem, das den einwandfreien Kolbenvorschub und die genaue Einstellung auf Kubikzentimeter erlaubt. Eine wichtige Voraussetzung ist die Sicherung der Punktionskanüle am Spritzenansatz. Bei ungenügender Fixierung kann eine Kontamination mit radioaktivem Material entstehen.

Die Radiogoldlösung wird entsprechend der Größe der Prostata auf 10 bis 15 mC pro cm^3 verdünnt. Wenn keine einwandfreie Kontrolle mit Hilfe eines Scanners möglich ist, dann empfiehlt es sich, als Verdünnungsmittel 60 bis 70%iges Urographin zu verwenden, das durch den Röntgenkontrast eine Kontrolle der Verteilung ermöglicht. Der Injektionslösung werden 150 Einheiten Hyaluronidase und 1 cm^3 Adrenalin (1:1000) auf 100 cm^3 Lösung zugegeben.

4. Die suprapubische Technik

Für den Eingriff ist die Lumbalanästhesie oder die allgemeine Narkose ausreichend. Der Patient wird in Trendelenburgposition gelagert. Dann erfolgt die quere suprapubische Inzision durch Haut-Unterhautgewebe, Rektusfaszie und Rektusmuskel. Das Peritoneum wird eröffnet und das Prostatagebiet, die Prostatagefäßverzweigungen die Bifurkation und die iliakalen Gefäße werden eingehend untersucht. Die Größe und Lokalisation des Tumors wird bestimmt und seine Ausdehnung besonders in das Gebiet der Samenblase bzw. die regionalen Lymphdrüsen festgestellt. Die puboprostatischen und lateralen Ligamente dürfen nicht zerstört werden, da sie für die Zurückhaltung des radioaktiven Materials in den Injektionsstellen notwendig sind. Vergrößerte befallene regionale Lymphknoten werden, soweit sie entfernbar sind, exzidiert. Diese Maßnahme verhindert die Notwendigkeit einer zu großen Erweiterung des Bestrahlungsgebietes. Wenn die Entfernung Schwierigkeiten macht oder unmöglich ist, werden diese Lymphknoten direkt mit radioaktivem Kolloid injiziert. Nach Bestimmung der Größe und Lage des Prostatakarzinoms wird die zu injizierende

Dosis nach Rücksprache mit dem Radiologen festgelegt. Die Blase wird durch einen anterioren Mittelschnitt eröffnet und der Blasenhals freigelegt. Eine stichwundenartige suprapubische Zystotomie wird durchgeführt und die Blutungsstellen unterbunden. Alle notwendigen Maßnahmen zur Freilegung des Blasenhalses, der lateralen Oberfläche der Prostata, der lateralen Anteile der Samenblase und das Innere des Anteils der Urethra innerhalb der Prostata werden durchgeführt. Gegebenenfalls erfolgt jetzt die Prostataexstirpation. Aus Strahlenschutzgründen ist es wichtig, daß nach der Injektion des radioaktiven Materials so wenig wie möglich zu tun übrig bleibt, um die Strahlenexposition nicht unnötig zu verlängern. Nach der Injektion sollte also nur noch der Wundverschluß durchzuführen sein. Die Injektion wird zuerst transvesikal und dann intraurethral, wie in der **Abbildung 161** erkennbar ist, durchgeführt. Etwa die Hälfte des radioaktiven Materials wird in dieses Gebiet injiziert. $\frac{1}{2}$ cm^3 des Goldkolloids (etwa 10 mC Au-198) wird in jede Samenblase unter geringem Druck injiziert. Die Injektion in die Samenblase erfolgt dicht neben dem urethralen Orificium durch die Blasenwandung jeder Seite. Ein hoher Injektionsdruck ist besonders in dem befallenen Tumorgebiet der Prostata erforderlich. Die laterale Oberfläche der Prostata jeder Seite wird freigelegt und etwa 3 cm^3 Goldkolloid werden entlang dem lateralen Rand der Prostata von der Spitze bis zur Basis jeder Seite injiziert. Ein Kubikzentimeter wird durch das Ligamentum puboprostatikum durch die Kapselfaszie der Prostata so injiziert, daß sich das Material am lateralen Beckenrand entlang der äußeren Oberfläche der Prostata rund um die Spitze verteilt. Die Inzision der Blase kann nun mit einem laufenden Chromkatgutfaden vernäht werden. Das Cavum Retzii wird mit einem Schlauch drainiert und die Inzision mit

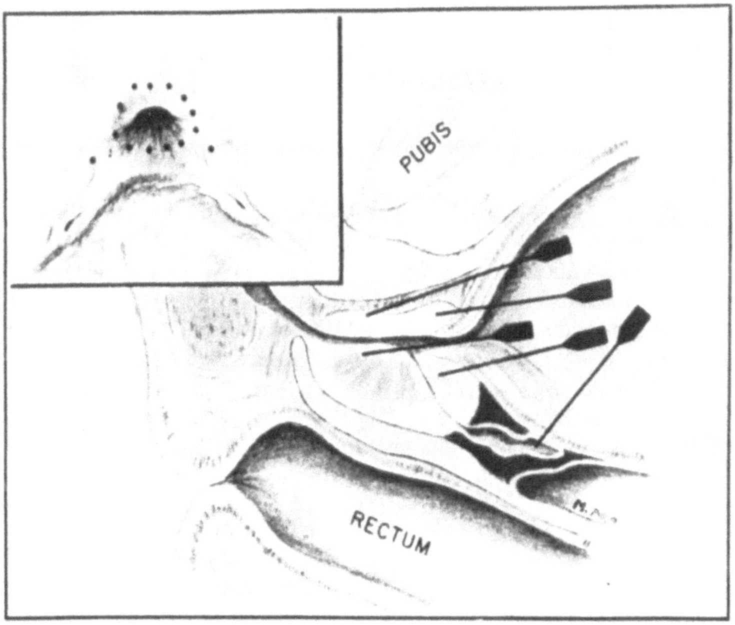

Abb. 161. Schematische Darstellung der Lage der Nadeln zur transvesikalen Injektion des Prostatakarzinoms nach *R. H. Flocks, D. A. Culp, H. B. Elkins* und *T. C. Evans* (Therapeutic use of Artificial Radioisotopes)

Katgut und Seide in üblicher Weise verschlossen. Wenn ein Teil der Prostata stärker befallen ist als der andere Teil, dann sollte dieses Gebiet, wenn es nicht vor der Injektion operativ entfernt werden kann, eine zusätzliche Menge von 1 bis 2 cm^3 radioaktivem Material unter hohem Injektionsdruck erhalten.

Die weitere Versorgung des Patienten besteht in den üblichen postoperativen Maßnahmen nach einer suprapubischen Zystotomie. Da je nach der Art der Applikation innerhalb der ersten 24 Stunden etwas radioaktives Material in die Blase und in den Urin durchsickern kann, muß in dieser Zeit der Urin gesammelt und gemessen werden. Beträgt die Urinaktivität mehr als 1 mC Au-198, so soll die Flüssigkeit in einem gesonderten Abfallraum aufbewahrt werden bis die Aktivität entsprechend der physikalischen Halbwertzeit abgefallen ist. Die Kontrolle des Blutbildes besonders der Leukozyten, ist erforderlich, um den Einfluß des radioaktiven Materials auf das hämatopoetische System beurteilen zu können. Lage und Abtransport des radioaktiven Materials lassen sich durch die Lokalisierung der Radiogoldverteilung in 2 Ebenen mit Hilfe des Scanners nach 24 Stunden und 8 Tagen beurteilen.

Das suprapubische Drain wird nach einer Woche entfernt und an seiner Stelle ein Verweilkatheter eingelegt. Die Wunde heilt im allgemeinen sehr schnell innerhalb von 2 Wochen ab, der Katheter wird in dieser Zeit entfernt und der Patient zeigt wieder eine normale Entleerung.

5. Die perineale Methode

Die Indikation zur Durchführung der perinealen Methode ist gegeben:

1. Bei alten Patienten mit Prostatakarzinomen von geringer Ausdehnung.
2. Bei Patienten, die eine Prostatektomie oder entsprechende chirurgische Eingriffe bei den vorhandenen relativ kleinen Tumoren verweigern.
3. Bei Patienten, deren Allgemeinzustand eine suprapubische Eröffnung nicht erlaubt.
4. Bei korpulenten Patienten, für die die suprapubische Methode schwierig bzw. unzulänglich ist.
5. Bei Patienten mit Restknoten oder Rezidiven 2 Monate oder länger nach der retropubischen Injektion.
6. Als vorausgehende Maßnahme 3 Wochen vor der retropubischen Operation, einer radikalen Prostatektomie oder zur Instillation größerer Mengen radioaktiven Materials bei ausgedehnten Tumoren. Hierbei werden nicht angegriffene oder gering veränderte Lymphknoten mit radioaktivem Material gefüllt.

Die perineale Methode ist im allgemeinen ein kleiner Eingriff bei geringer Mortalität und kürzerem Krankenhausaufenthalt. Die Ergebnisse sind bei entsprechender Indikationsstellung etwa mit denen der suprapubischen Injektionsmethode vergleichbar.

Durchführung

Nach einer allgemeinen oder lumbalen Anästhesie wird der Patient in Steinschnitt-Position gelagert.

Unter Führung eines Fingers im Rektum wird eine Silvermann-Nadel oder eine Lumbalpunktionsnadel durch das Perineum in den Prostatatumor eingeführt. Um eine gute Verteilung des radioaktiven Materials im Tumorbereich zu erhalten, können insgesamt 2 bis 5 Nadeln entsprechend der Größe des Tumors in die Prostata eingelegt werden (**Abb. 162**). Nach Einführung der Nadeln werden unter hohem Druck 4 cm^3 Au-198 in jede Nadel injiziert. Wenn der Patient vorher durch eine retropubische Radiogoldinjektion behandelt wurde, so ist gewöhnlich ein größerer Druck erforderlich, um das Kolloid zu verteilen. Nach der Injektion wird ein Dauerkatheter eingesetzt, der 24 Stunden liegen bleibt. Da gelegentlich Gold in die Blase eindringen kann, ist es erforderlich, sofort im Anschluß an die Infiltration die Blase zu katheterisieren und den Urin zu messen. Innerhalb von 24 Stunden muß der Urin gesondert gesammelt und auf Aktivität geprüft werden. Für die Aktivitätsbestimmung in mC empfiehlt es sich, den Szintillationszähler mit einem Standardpräparat zu eichen.

Nach Entfernung des Katheters nach 24 Stunden ist der Patient gewöhnlich in der Lage, normal und beschwerdefrei zu entleeren.

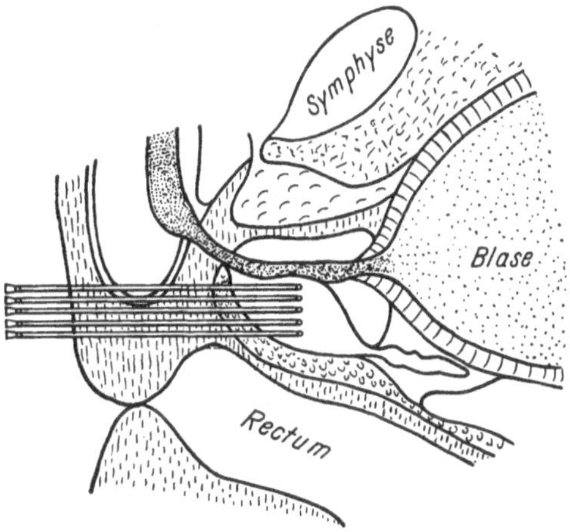

Abb. 162. Schematische Darstellung der Lage der Nadeln zur perinealen Injektion von Radiogoldkolloid zur Therapie des Prostatakarzinoms nach *R. H. Flocks, D. A. Culp, H. B. Elkins* und *T. C. Evans* (Therapeutic use of Artificial Radioisotopes)

Bei der Durchführung dieser Methode werden im allgemeinen nur geringe Veränderungen des weißen Blutbildes beobachtet. Da aber bei der perinealen Lage der Nadeln eine von diesen in den großen periprostatischen Venen liegen kann, besteht natürlich die Möglichkeit, daß etwa 10% des radioaktiven Materials in den Blutstrom gelangen kann. Durch die Zugabe von Adrenalin zur Injektionslösung wird dieser Möglichkeit etwas vorgebeugt. Wird auf den Abtransport in die Lymphknoten und in das umgebende lymphatische System kein Wert gelegt, so ist in diesem Falle die Implantation von Radiogoldseeds an Stelle des Radiogoldkolloids in Erwägung zu ziehen. Um einem größeren Abtransport des Radiogoldkolloids vorzubeugen, besteht die Möglichkeit, die Aktivität über der Leber oder im Blut während der Injektion zu messen.

6. Die transrektale Methode

Die transrektale Technik wird nur dann angewendet, wenn sich große Prostatatumormassen direkt unterhalb der rektalen Mukosa zeigen. Die Injektionstechnik ist hierbei relativ einfach. Das Rektum wird sorgfältig gereinigt und vor dem operativen Eingriff ein Tampon oberhalb der Injektionsstelle eingesetzt. Durch den dilatierten Sphinkter oder durch ein Operationsrektoskop werden die Nadeln direkt durch die rektale Mukosa in die Tumormassen eingeführt. Gewöhnlich sind 3 oder 4 Injektionsnadeln dafür erforderlich. Das radioaktive Material wird unter Druck nach den gleichen Richtlinien der Dosierung wie vorher beschrieben injiziert. In die Blase wird ein Dauerkatheter eingelegt und die Blase nach der Injektion durchgespült. Hierbei sind die gleichen Strahlenschutzmaßnahmen erforderlich wie bei der perinealen Injektion. Rektale Entzündungen und Ulzerationen sind bei dieser Methode bisher nicht aufgetreten (*Flocks* u. Mitarb.).

Als Richtlinie für diese Injektionstechnik wird empfohlen, den Abstand und Zwischenraum zwischen den einzelnen Injektionsnadeln etwa in einem 1-cm-Bereich zu halten.

7. Ergebnisse

Tierversuche an Hunden, die von *Cooper* und Mitarb. durchgeführt wurden, haben gezeigt, daß in der Prostata noch etwa 10,5% der gegebenen Aktivität vorhanden war. Der größte Teil der Restaktivität wurde im Bereich des Beckens gefunden. Das Radiogold-Kolloid war entlang dem Bindegewebe durch das lymphatische System abtransportiert worden. Die regionalen Lymphknoten enthielten eine beachtliche Aktivitätskonzentration. Der Radiogoldgehalt der Leber, Milz, des Knochenmarks und der Lunge war sehr gering. Die Kontrolle des Bestrahlungsverlaufs in Intervallen bis zu 3 Monaten zeigte eine akute eitrige Reaktion und Exsudat in den Drüsen und im umgebenden Bindegewebe. Nur kleine Blutungsherde und Nekrosen waren erkennbar. Die Heilung und Narbenbildung trat nach 5 bis 6 Wochen mit einem Rückgang der Drüsengröße unter Hyalinisation in Erscheinung. Die Schwierigkeit liegt darin, radioaktives Material gleichmäßig zu verteilen.

So zeigten sich in vollständig zerstörtem Gewebe noch Inseln normalen Gewebes.

Als klinisches Ergebnis ließ sich eine schnelle und deutliche Verkleinerung der Prostata innerhalb eines Monats in allen Fällen erkennen. Es fand sich bisher keine oder nur eine geringe Entzündung des urethralen Gebietes oder der Blase.

Bei 20 bis 30% der behandelten Patienten fand sich nach Probeexzision kein Anhalt mehr für ein Karzinom (*O'Conor* u. *Bulkley*). Bei 50 Patienten, die 6 bis 17 Monate kontrolliert wurden, und bei denen sich das Karzinom außerhalb der Prostatakapsel befand, war kein Auftreten von Fernmetastasen zu beobachten. *Kerr*, *Flocks*, *Elkins*, *Culp* berichteten, daß 27 z. Z. leben, ohne Anzeichen eines Rezidivs und daß 7, die verstarben, keinen Anhalt für Karzinom bei der Sektion erkennen ließen. Unter den Patienten, bei denen ein Rezidiv erkennbar wurde, sind 8 verstorben und 8 Patienten überleben.

Von *Flocks* und Mitarb. sowie von *Kerr* wurde bei einem Drittel der Patienten eine Strahlenproktitis beobachtet. In den meisten Fällen ließ sich diese Komplikation beherrschen und nur bei wenigen Patienten war der Zustand so, daß ein chirurgischer Eingriff, wie eine Kolostomie erforderlich wurde. Das Auftreten und die Schwere der Proktitis steht in direkter Beziehung zur injizierten Dosis in die Prostata und in die Samenblasen. Diese Komplikation läßt sich durch Herabsetzung der Aktivität weitgehend vermindern. Durch die Vermeidung der Injektion des radioaktiven Materials in die Rektumwandung wurde diese Komplikation ausgeschaltet.

Obwohl nach der Prostatabehandlung verschiedene Grade der Leukopenie beobachtet wurden, sind bisher seit 1951 bei ihnen in keinem Falle schwerere Schädigungen des Knochenmarks beobachtet worden. Auf Grund der Ergebnisse von *Flocks* und Mitarb. konnte festgestellt werden, daß durch diese Therapie keine Aussaat des Tumors und Fernmetastasen auftraten. Die Durchführung wiederholter perinealer Injektionen in die verbleibenden karzinomatösen Knoten ist eine zusätzliche Möglichkeit zur Verbesserung der Heilerfolge.

Aus den bisherigen Ergebnissen läßt sich erkennen, daß das Hauptproblem dieser Therapie in der ausreichenden Verteilung des radioaktiven Materials im Tumorgewebe und in den lymphatischen Abflußgebieten liegt. Auf die Bedeutung des zu injizierenden Volumens, des radioaktiven Materials der Injektionsstelle, der Größe des Tumors, der Injektionsmethode und der Anwesenheit von bereits entarteten Lymphknoten wurde bereits hingewiesen. Gerade hier ist eine enge Zusammenarbeit zwischen Strahlentherapeuten und Chirurgen erforderlich. Die weitgehende Entfernung des Tumorgewebes ist ein wichtiger Teil dieser Therapie.

Die in letzter Zeit beschriebene Technik der Verwendung von P-32 in Form des kolloidalen Chromphosphats, die in den Arbeiten von *Rusche* und *Jaffe* und *Cooper*, *Bulkley* und *O'Conor* bedarf noch weiterer Klärung in Bezug auf die Stabilität der kolloidalen Lösung, der Partikelgröße und der Verteilung in Tumor und Lymphknoten.

Q. Die Therapie des Portiokarzinoms

Es ist das Verdienst von *J. H. Müller*, im Jahre 1945 durch die Anwendung künstlich radioaktiver Strahler mit Hilfe von verbesserten Methoden der direkten Infiltration ein neues und erfolgreiches Anwendungsgebiet eröffnet zu haben. Im Jahre 1946 injizierte er eine Lösung von kolloidalem Radiozinksulfid in Pektinsol bei 2 Patientinnen mit ausgedehntem Portiokarzinom Stadium 3 neben einer intensiven Radium- und Röntgenbehandlung. *Müller* und *Held* konnten im Jahre 1950 berichten, daß beide Patientinnen nach 4½ Jahren noch symptomfrei waren.

Die vor dieser Anwendung schon im Jahre 1909 von *Dominici* und auch später von *Faure* und Mitarb. durchgeführte intratumorale Injektion von Radiumsulfat sowie auch die Anwendung der natürlichen radioaktiven Isotope von *Czerny* mußte verlassen werden, weil die lange Halbwertzeit und die Knochenspeicherung zu einer Allgemeinschädigung führten.

Das von *Müller* verwendete Zn-63 ist auf Grund der sehr kurzen Halbwertzeit von nur 38,5 Minuten nur in der nächsten Umgebung eines Zyklotrons anwendbar. Von *Allen*, *Hempelman* und *Womack* wurde 1945 unabhängig von *J. H. Müller* Radiogold neben Radiomangan und Radiophosphor in unlöslicher bzw. kolloidaler Form zur lokalisierten Infiltrationstherapie verwendet. *Hahn* und *Goodell* berichteten 1947 über die Anwendung von Radiosilber Ag-111 und Radiogold zur Infiltration von Tumoren. Das Radiosilber wird in Form von Silbernitrat angewendet, das beim Kontakt mit dem Körpergewebe unlösliche Silberproteinverbindungen bildet und dadurch an der Injektionsstelle retiniert wird.

Das radioaktive Gold Au-198 in kolloidaler Lösung erwies sich nach den Untersuchungen von *Hahn* und Mitarb. (1947) für die Infiltrationstherapie auf Grund der chemischen, physikalischen und präparativen Eigenschaften als besonders geeignet. Die Infiltration des Tumorgebietes mit einer kolloidalen Lösung ist der Spickung mit Radiumnadeln oder der Radiogoldseeds-Implantation insofern überlegen, als das kolloidale Radioisotop in die Lymphbahnen und auch in die bereits infiltrierten Lymphknoten eindringen kann und dadurch eine direkte Bestrahlung der Gebiete erlaubt, in die der Tumor bereits gestreut hat. Für die Therapie der sich lymphogen ausbreitenden Geschwülste ist diese Eigenschaft von großem Vorteil. Hier eröffnet sich ein Weg zu einer adäquaten internen Selektivbestrahlung, die von keiner von außen einwirkenden, physikalisch technisch noch so interessanten Bestrahlungsvorrichtung realisiert werden kann (*Müller*).

Die experimentellen Untersuchungen von *A. J. Sherman* und Mitarb. konnten die Abwanderung des Radiogoldes in die Lymphknoten einwandfrei bestätigen. Die Untersuchung der Lymphabflußgebiete nach der Injektion von kolloidalem Radiogold hat gezeigt, daß ein Abtransport des Goldkolloids nicht in alle Lymphknoten erfolgt. Ist ein Lymphknoten vollkommen von Tumorgewebe durchsetzt, so nimmt er kein Radiogold mehr auf. Meist ist aber der Tumorbefall der Lymphknoten nicht vollständig.

J. H. Müller berichtete aus dem Krankengut der Züricher Frauenklinik über autoptische Untersuchungen der Radiogoldverteilung im ganzen Organismus bei zwei Fällen, die kurz nach der Infiltration von radioaktivem Gold interkurrent ad exitum kamen. In einem Fall handelte es sich um einen großen intraperitonealen Rezidivtumor nach einer Totalexstirpation des Uterus wegen Korpuskarzinom. Bei einer Laparotomie wurden in den $20 \times 12 \times 10$ cm großen Tumor 90 mC Radiogold injiziert und weitere 20 mC intraperitoneal infundiert. Im Tumor fanden sich noch 66% der injizierten Aktivität unter Berücksichtigung des Abklingens der Radioaktivität. Als einziges Organ zeigt die Leber eine deutliche Speicherung, und zwar 27% der Tumoraktivität, während alle übrigen untersuchten Organe nur höchstens 3% der verabfolgten Menge enthielten. In dem zweiten Fall starb die Patientin an ausgedehnter Metastasierung 14 Tage nach einer Laparotomie, bei der neben einer Injektion in die Tumormassen an der Beckenwand eine intraperitoneale Infusion durchgeführt worden war. Die Aktivität in der Leber war gegenüber dem ersten Fall gering, da das Infiltrationsgebiet nicht im Pfortaderkreislauf lag. Die Abwanderung eines Teiles der injizierten kolloidalen Radiogoldlösung gibt eine gewisse Unsicherheit darüber, ob im infiltrierten Gewebe noch genügend Aktivität zurückbleibt, um eine wirksame Bestrahlung zu gewährleisten. Mit dem von *Kanitz*, *Pfander* und *Poppe* entwickelten Verfahren, radioaktives Goldchlorid gleichzeitig mit Askorbinsäure zu injizieren, gelingt es durch die Bildung eines unlöslichen Goldpräzipitates, das Au-198 fest im infiltrierten Gewebe zu fixieren.

In Anlehnung an das von *Müller* angegebene Verfahren haben *Sherman* und Mitarb. das kolloidale Radiogold zusätzlich in einer Pektinlösung suspendiert. Diese Mischung erwies sich als geeignet, um überimpfte Plattenepithelkarzinome bei Mäusen zu vernichten. Diese Geschwülste konnten mit etwa 300 μC Au-198 pro cm^3 Tumorgewebe durch direkte Injektion zur vollständigen Rückbildung gebracht werden. Bei der Injektion dieser Präparate in das Parametrium der Kaninchen hat man auch hier eine Abwanderung des Radiogoldes in die Lymphknoten nachweisen können. Nach Injektion des Kolloids in die Uterushörner von Kaninchen war ein deutlicher Bestrahlungseffekt im Bereiche der Ovarien feststellbar.

Aus diesen Untersuchungen entwickelte sich die Therapie des Portiokarzinoms mit kolloidalem radioaktivem Gold als therapeutische Methode. Nach der parametranen Injektionsmethode von kolloidalem Au-198 ließ sich an den nachträglich gewonnenen Operationspräparaten ein lokalisierter Bestrahlungseffekt im Beckenbindegewebe und auch ein partieller Abtransport in die Lymphbahnen nachweisen. *Müller* und *Held* konnten durch direkte transvaginale Injektion von kolloidalem Radiogold in Tumorrezidive des Beckenraums deutliche Verkleinerungen der Geschwulstmassen erreichen. Sie berichten als Beispiel über ein Rezidiv eines Korpuskarzinoms über dem Scheidenstumpf mit Ausdehnung bis an die Beckenwand, bei dem durch die Radiogoldinjektion eine eindrucksvolle Rückbildung des Rezidivs mit völligem Schwinden der zuvor unerträglichen Schmerzen zu beobachten war. Die Patientin wurde wieder arbeitsfähig.

1. Die Indikation zur Radiogold-Therapie

Bei jeder Art der Radikaloperation des Portiokarzinoms können Rezidive auch in den frühen Stadien auftreten. Diese Rezidive sind dadurch bedingt, daß der Tumor sehr früh in die parametranen Bindegewebe und in die regionalen und weiteren Lymphknoten metastasieren kann. Das weit verzweigte lymphatische Abflußsystem von der Zervix aus, erschwert die Anstrengungen des Operateurs, alle bereits verstreuten Krebszellen mit Sicherheit zu entfernen.

Eine Verbesserung der Ergebnisse kann nur von einer Methode erwartet werden, die es ermöglicht, den Tumor innerhalb der lymphatischen Abflußgebiete zu zerstören.

Schon die ersten Untersuchungen mit interstitiellen Injektionen von radioaktiven kolloidalen Partikeln (*Müller*, *Allen* u. Mitarb., *Hahn* u. Mitarb.) ließen erkennen, daß das radioaktive Material in dieser Form durch die Phagozytose auf dem Lymphwege in den regionalen Lymphknoten gespeichert wird. Sie werden also durch das Retikuloendothel herausgefiltert. Da der gleiche Vorgang bei der Metastasierung der Krebszellen abläuft, liegt es nahe, daß ein strahlendes Material, das auf den gleichen Wegen transportiert wird, in der Lage sein kann, auch die dort vorliegenden Krebszellen zu zerstören. Die ersten Tierversuche und auch die daran anschließenden klinischen Ergebnisse zeigten, daß diese Überlegungen richtig waren.

Die von *Sherman* durchgeführte Methode der interstitiellen Injektion von radioaktivem Goldkolloid beim Portiokarzinom im Stadium I und im Stadium II zeigte in ihrer ersten Gegenüberstellung der verschiedenen Kombinationsmöglichkeiten mit Radikaloperation bzw. in Kombination mit der Radium-Therapie bereits eine deutliche Verbesserung der Ergebnisse gegenüber den konventionellen Behandlungsmethoden.

Die Radiogold-Therapie in Form der interstitiellen Applikation von kolloidalem Radiogold ist also als prophylaktische Maßnahme im Stadium I und Stadium II des Portiokarzinoms vor der Radikaloperation mit oder ohne Radiumvorbehandlung zur Verbesserung der therapeutischen Heilerfolge indiziert.

Beim fortgeschrittenen Portiokarzinom mit Metastasen besitzt diese Methode als Palliativmaßnahme zur Rückbildung der Tumoren und zur Schmerzerleichterung ebenfalls ihren Wert.

Die Radiogoldtherapie in Form von Kolloid oder auch in Form von Seeds intra operationem bei nicht mehr ausreichend radikal durchführbaren Operationen bietet durch die Injektion der strahlenden Substanzen in die Tumorgebiete die Möglichkeit eines Heilerfolges.

Bei lokalen umschriebenen Rezidivknoten haben wir auch durch die Injektion von Radiogoldseeds per vaginam deutliche Rückbildungen bis zum Schwinden der Metastasen beobachten können (*Krause* u. *Schumacher*).

Die Metastasierung des Vulvakarzinoms in die regionären Leistenlymphknoten führt frühzeitig zu einer Lymphstauung der Ober- und Unterschenkel mit entsprechenden Beschwerden. Da diese Patienten meist schon röntgenbestrahlt sind, ist eine weitere Röntgen-Bestrahlung meist nicht mehr möglich. In diesen Fällen hat sich bei uns als Palliativmaßnahme die Injektion von kolloidalem Au-198 in das Lymphdrüsengebiet bewährt (**Abb. 163**). Es konnte ein Rückgang der Elephantiasis und eine Schmerzerleichterung beobachtet werden.

In dem folgenden Abschnitt ist die Radiogoldtherapie zur Behandlung des Portiokarzinoms Stadium I und Stadium II wiedergegeben.

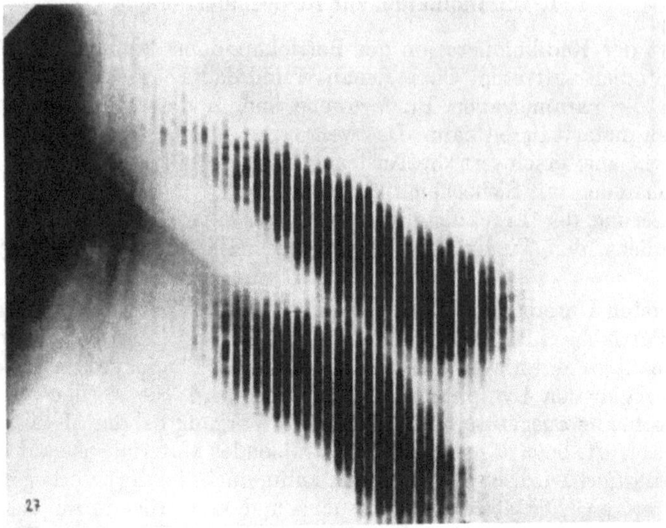

Abb. 163. Radiogoldverteilungskontrolle im Photogammagramm nach Injektion von 50 mC kolloidalem Au-198 in das Leistenlymphdrüsengebiet

Methode

Bei einem Portiokarzinom Stadium I oder Stadium II werden vor der Radikaloperation parametrane interstitielle Injektionen von radioaktivem Goldkolloid durchgeführt.

Die Injektion erfolgt im allgemeinen in Narkose im Operationsraum. In einigen besonderen Fällen ist die Behandlung aber auch unter Lokalanästhesie möglich.

Nach Desinfektion der Vagina wird die Patientin abgedeckt. Die Portio wird mit Kugelzangen angezogen und ungefähr 1 cm neben ihr wird die Injektionsnadel in die entsprechende Lage gebracht. Dann wird langsam das Radiogold in Richtung auf die Beckenwand injiziert. 1 bis 2 cm lateral davon erfolgt die zweite Injektion und weitere 1 cm lateral die 3. Injektion. Die Nadeln werden lateral leicht nach oben unter der ersten Injektionsstelle in Uterusebene eingesetzt. Die gleichen Injektionen werden auf der anderen Seite wiederholt. Wie *Sherman* zeigen konnte, reichen die 3 Injektionen an jeder Seite aus, um eine relativ gleichmäßige Radiogoldverteilung im Parametrium zu erreichen. Um das Injektionsmaterial sichtbar zu machen, wurde das Radiogold mit Diodrast vermischt (**Abb. 164**).

Spezieller Strahlenschutz

Eine besondere Sorgfalt muß darauf verwendet werden, einen direkten Kontakt des Kolloids mit der Haut des Patienten oder der des Operateurs zu vermeiden. Wenn trotzdem etwas Gold auf die Haut gekommen ist, so sollte dieses sofort mit Wasser abgewaschen werden, bevor es eintrocknet, weil das trockene Kolloid sehr schwer zu entfernen ist. Bei der Injektion muß darauf geachtet werden, daß die Kanüle sicher an der bleigeschützten Spritze befestigt ist. Am besten wird sie mit einer Überwurfmutter gesichert. Nach der Injektion wird die Vagina gespült und die Spülflüssigkeit

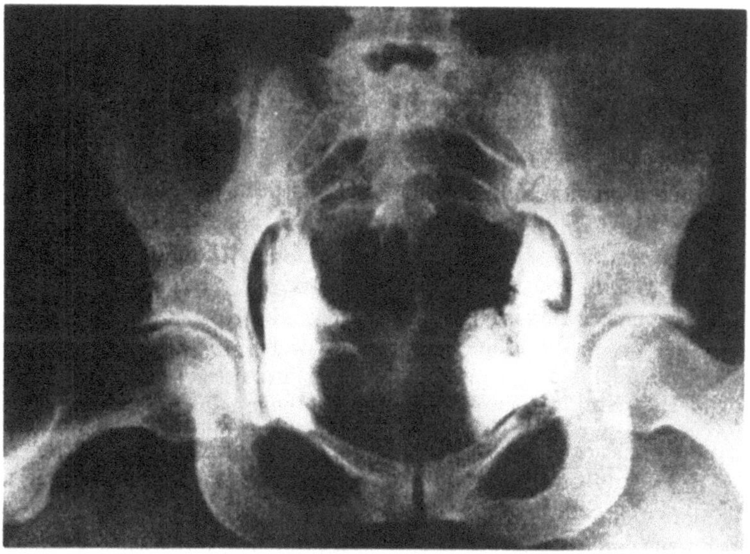

Abb. 164. Die Röntgenaufnahme zeigt die Verteilung des Radiogoldkolloids, das mit Diodrast vermischt wurde nach intraparametraner Injektion nach *A. I. Sherman* (Therapeutic use of Artificial Radioisotopes)

auf Aktivität geprüft. Es empfiehlt sich, die nähere Umgebung des Applikationsortes mit Ölpapier und Filtrierpapier abzudecken. Dadurch läßt sich jede radioaktive Kontamination leicht und ohne Schwierigkeiten beseitigen. Die Instrumente werden nach der Verwendung sorgfältig gewaschen und ihre Aktivität gemessen. Das radioaktive Goldkolloid haftet nicht auf glatten Oberflächen und ist relativ leicht zu entfernen. Von porösen Oberflächen läßt es sich nicht so leicht abwaschen. Daher ist es meist notwendig, diese Gegenstände in einem speziellen Raum zu lagern, bis die Aktivität abgefallen ist. Nach 6 Wochen z. B. ist die Aktivität entsprechend der physikalischen Halbwertzeit um einen Faktor von ungefähr 30 000 abgeklungen. Die tolerierbare Aktivität soll nicht über 0,1 mr pro Stunde betragen.

Die Dosierung

Die erforderliche Gesamtdosis bei den parametranen Injektionen liegt bei 100 bis 150 mC Au-198. Diese Aktivität ist von der Größe des Beckens der Patienten abhängig. *Sherman* fand, daß eine kleine Patientin nicht mehr als 120 mC tolerierte, während große Patienten bis 150 mC Au-198 vertragen. Die Bestrahlungsdosis innerhalb des Beckenraumes bleibt bei Berücksichtigung der Körpergröße relativ konstant. Das injizierte Gesamt-Volumen pro Parametrium beträgt 35 cm^3. Das Radiogoldkolloid wird also mit physiologischer Kochsalzlösung bis zu einem Gesamtvolumen von 70 cm^3 verdünnt. Bei den ersten Untersuchungen wurde eine 1%ige Pektinlösung als Verdünnungsmittel verwandt. Die Tierversuche zeigten, daß das Pektin in der Lage ist, die Menge des Goldkolloids, die bei dieser Injektionsmethode in den Kreislauf eintreten kann, wesentlich zu reduzieren. Die Blutuntersuchungen ergaben inzwischen, daß die zirkulierende Aktivität bei der Injektion unter Zusatz von Pektin etwa um 50% geringer ist, als bei der Radiogoldlösung, die mit physiologischer

Kochsalzlösung verdünnt wurde. Größere Komplikationen von Seiten der Hämatopoese traten bisher nicht auf. Gelegentliche Überempfindlichkeiten gegenüber Pektin lassen die physiologische Kochsalzlösung als Verdünnungsmittel geeigneter erscheinen. Die direkten Messungen mit Hilfe eines Szintillationszählers ergaben innerhalb der Parametrien eine Gammastrahlendosis von 2500 bis 3500 r. Durch die Betastrahlen erhalten die Parametrien 50000 bis 75000 rad. Die gemessene Gammastrahlung an der Blase betrug 1100 r, am Rektum 1200 r und an der Portio 1200 r.

Bei der üblichen Kombination der Infiltrationstechnik mit Radium ergibt sich nach den Untersuchungen von *Sherman* eine Gesamtdosis von 7100 r an der Blase, von 6200 r am Rektum und von 13200 r an der Zervix.

Bei dieser Therapie entsteht natürlich die Frage, ob das Radiogold auch die Lymphknoten erreicht, die vollständig vom Tumorgewebe ausgefüllt sind. Die Gesamtstrahlung an irgendeinem Lymphknoten hängt in erster Linie von der Gammastrahlung ab. Die Strahlung in dem Lymphknotengebiet ist relativ konstant auch ohne die Anwesenheit eines Tumors. Die Injektionstechnik hat gezeigt, daß das Gold diffus verteilt wird und zum Teil in die Lymphknotenregionen einwandert, so daß die Peripherie der Knoten der Strahlung ausgesetzt sind. Die Lymphknoten mit kleinen Tumorgebieten zeigten eine ausreichende Strahlenwirkung (*Kottmeier* u. *Moberger*). Bei den extrem großen Tumormassen innerhalb der Lymphknoten ist die ausreichende Bestrahlung in den zentralen Abschnitten durch die der Betastrahlung jedoch nicht so sicher.

2 Wochen nach der Radiogoldtherapie erfolgt die Radium-Applikation.

Die Kontrollmaßnahmen

Durch die Verwendung eines Scanners ist es möglich, die Radiogoldverteilung zu kontrollieren und festzustellen, ob sie ausreichend ist. Wie schon erwähnt, besteht natürlich auch die Möglichkeit, das radioaktive Material mit einer 20%igen Diodrastlösung zu verdünnen und durch Röntgenaufnahmen die Lage und Ausdehnung des Radiogoldkolloids festzustellen. Die operativ entfernten Gewebe der Parametrien und die entsprechenden Lymphabflußgebiete ließen auch durch Kontrollmessungen erkennen, daß die parametranen Bindegewebe wie auch die Lymphknoten relativ hohe Strahlendosen erhalten hatten.

Es ist bemerkenswert, daß nach einer weitgehenden Radikaloperation nach *Wertheim* weniger als 50% der insgesamt applizierten Radiogoldaktivität exstirpiert werden konnte. Diese Feststellung bedeutet, daß mit Hilfe der radikal durchgeführten Operationsmethode aus anatomischen Gründen nicht das gesamte Lymphabflußgebiet erfaßt werden kann.

Ergebnisse

Die klinischen Ergebnisse von *Sherman* 4½ Jahre nach der ersten Behandlung sind in der folgenden Tabelle wiedergegeben:

Die bisherigen klinischen Ergebnisse zeigen eine Verbesserung der Resultate gegenüber der konventionellen Therapie. Die Komplikationsmöglichkeiten nach einer Radiogoldbehandlung sind nach *Sherman* gering. In den ersten 24 bis 48 Stunden findet sich gewöhnlich eine vorübergehende geringe Übelkeit. Die Blutuntersuchungen zeigten keine schweren Veränderungen des Blutbildes, auch Hämorrhagien wurden nicht beobachtet. Bei einigen Patienten war ein Absinken der Zellzahlen der weißen

Stadium	Behandlungs-Methode	Zahl	Ohne Krankheitserscheinungen		Mit Krankheitserscheinungen	Schwere Komplikationen
			Zahl	%	Zahl	
I	Au-198 + Operation	30	27	90.0	0	0
	Au-198 + Radium und Operation	21	20	95.2	1	1 *
	Au-198 + Radium	12	11	91.7	1	0
II	Au-198 + Operation	1	1	100	0	0
	Au-198 + Radium und Operation	18	16	88.8	1	2 **
	Au-198 + Radium	18	16	88.8	1	0

* Uretrovaginale Fistel
** 1. Vesikovaginale Fistel, Fistel geschlossen.
2. Urorektale und vaginale Fistel.

Blutkörperchen vorhanden, das sich aber nicht wesentlich von dem der Patienten unterschied, bei denen eine Röntgentherapie durchgeführt wurde. Am 4. bis 5. Tag nach der Injektion werden Unwohlsein und Schmerzen im Bereich des Beckens und im Oberschenkel beobachtet. Gewöhnlich verschwinden diese Schmerzen 2 Wochen nach der Injektion. Die Schmerzen entsprechen etwa einer Neuritis. Sie entstehen wahrscheinlich durch die Radiogoldverteilung im Bereich des Nervus Ischiadicus und Nervus obturatorius. Man kann annehmen, daß die hohe Strahlendosis im Bereich des kleinen Beckens diese Beschwerden verursacht. *Sherman* berichtet, daß nur bei 3 Patienten, bei denen die Radiogoldtherapie mit der Operation kombiniert wurde, schwere Blasenkomplikationen auftraten.

Die ersten Ergebnisse der Anwendung künstlich radioaktiver Substanzen zur Therapie des Portio-Karzinoms lassen eine weitere Verbesserung der therapeutischen Ergebnisse erkennen.

R. Die Hypophysenausschaltung bei fortgeschrittenen malignen Tumoren mit Metastasen

Mit der zunehmenden Klärung der Hypophysenfunktion und der Darstellung der von diesem Organ erzeugten Hormone fand sich ein enger Zusammenhang zwischen bestimmten Erkrankungen und der Hormonproduktion. Nachdem die Ursache verschiedener allgemeiner Krankheitserscheinungen durch den gestörten hormonellen Einfluß der Hypophyse, erkannt worden war, fand *Lacassagne* 1937 Zusammenhänge zwischen Tumorwachstum und Hypophyse. Er konnte zeigen, daß hypophysektomierte Versuchstiere seltener und später Teer- und Benzpyrenkarzinome bekommen, und daß sogar gelegentlich bereits entstandene Krebse sich wieder zurückbildeten. *Ball* und *Samuels* fanden nach der Hypophysektomie bei transplantierten Mammakarzinomen der weißen Ratte eine Wachstumsverzögerung der bereits angegangenen Tumoren, ohne daß es allerdings zu einer absoluten Heilung kam. Von *Drukrey* liegen über das Jensen-Sarkom der Ratte und von *Nishida* über das Katosche Kaninchen-Sarkom ähnliche Berichte vor. Die Problematik ergibt sich aus der Tatsache, daß nicht alle Tierversuche nach der Hypophysektomie eindeutige Beeinflussungen auf das fortschreitende Wachstum der Mammakarzinome erkennen lassen.

Die klinischen Ergebnisse nach Hypophysenausschaltungen haben inzwischen gezeigt, daß vorwiegend die geschlechtsgebundenen Tumoren, das Mamma-, Prostata- und Ovarialkarzinom, eine Beeinflussung erkennen lassen, während die Bronchialkarzinome, die malignen Melanome und die Sarkome keine Reaktionen zeigen. Ein Zusammenhang läßt sich aus den von der Hypophyse erzeugten Hormonen ableiten. Die 6 Hormone, die man bisher in mehr oder weniger reiner Form isolieren und darstellen konnte, sind:

Gonadotrope Hormone:

1. follikelstimulierendes Hormon (FSH),
2. luteinisierendes (LH) oder zwischenzellstimulierendes Hormon (ICSH),
3. luteotropes oder mammotropes Hormon oder Prolactin.

Andere hypophysäre Hormone:

4. thyreotropes Hormon (TSH),
5. adrenokortikotropes Hormon (ACTH),
6. Wachstumshormon oder somatotropes Hormon (STH).

Aus den hormonellen Zusammenhängen einiger Tumorformen und Erkrankungen ergibt sich die Indikation für die Beeinflussung mittels Hypophysenausschaltung.

1. Mammakarzinom: östrogene Hormone, hypophysäre Hormone.
2. Prostatakarzinom: androgene Hormone, hypophysäre Hormone.
3. Diabetes mellitus mit vaskulären Komplikationen: diabetogene hypophysäre Hormone.
4. Akromegalie: Wachstumshormon.
5. Cushingsyndrom: ACTH.
6. Progressiver Exophthalmus: thyreotropes Hormon?

Über die Hypophysenausschaltung bei den fortgeschrittenen metastasierenden Mammakarzinomen liegen die meisten Erfahrungsberichte vor (*K. H. Bauer*, *Luft*, *Olivecrona* u. *Jörgensen*, *Becker* u. *Scheer*, *Pearson*, *Kennedy* u. a.). Neben den bei diesem Karzinom wirksamen östrogenen Hormonen, die von Ovarien und Nebennierenrinde produziert werden, und den Hypophysenhormonen, welche die Sekretion der östrogenen Hormone regulieren, werden auch die weiteren Hypophysenhormone, wie das Wachstumshormon und das Mammotropin, durch die Hypophysenausschaltung beseitigt. Die von *Luft* und Mitarb., von *Pearson* und Mitarb. herausgegebene Statistik nach chirurgischer Hypophysenausschaltung zeigte, daß bei etwa 55% der Patienten mit fortgeschrittenem, metasierendem Mammakarzinom eine objektiv nachweisbare Remission erreicht wurde, die etwa 15 bis 17 Monate andauerte. Bei den Patienten, die positiv auf die Hypophysektomie reagierten, wurde die Überlebensdauer auf 2 Jahre geschätzt, während sie in den übrigen Fällen nur 5 bis 8 Monate betrug.

Von besonderem Interesse sind die Ergebnisse der Hypophysektomie in den Fällen, bei denen zuvor eine bilaterale Adrenalektomie vorgenommen wurde. Von 6 verwertbaren Fällen zeigten 4 eine deutliche Remission. Auch *Pearson* und Mitarb. fanden bei 4 von 12 Patienten, bei denen eine Adrenalektomie und eine zusätzliche Hypophysektomie durchgeführt wurde, eine Remission. *Luft* und Mitarb. sowie *Becker* und *Scheer* zeigten, daß die Reaktion des Tumors auf die Kastration und auf die Hormonbehandlung mit männlichem Keimdrüsenhormon schon eine gewisse Beurteilung erlaubt, ob die Hypophysenausschaltung von Erfolg ist. In den Fällen, die negativ auf Kastration und Hormonbehandlung reagieren, ist durch die Hypophysenausschaltung nur in etwa 10% eine Besserung zu erwarten. Aus den bisher größten Statistik von *Scheer* und *Klar* finden sich bei 98 Patienten 23 mit einer objektiven Besserung, bei denen die röntgenologisch sichtbaren Metastasen entweder zurückgegangen sind oder für einen Zeitraum von wenigstens 3 Monaten nicht zugenommen haben. Bei 33 Patienten konnten sie eine deutliche subjektive Besserung feststellen, d. h. heftige Schmerzen, die vorher bestanden, gingen fast ganz zurück, und das Allgemeinbefinden besserte sich, ohne daß allerdings ein dauernder Stillstand des Metastasenwachstums zu beobachten war. Bei den 14 fraglichen Patienten waren von vornherein keine wesentlichen Schmerzen vorhanden, oder sie sind nur geringfügig zurückgegangen, ohne objektive Anzeichen einer Besserung.

Die Hypophysenausschaltung mit einer einwandfreien Besserung bei insgesamt 55% ist besonders durch die mögliche Rückbildung der Metastasen berechtigt, zumal bei der von *Scheer* und *Klar* durchgeführten Technik als Komplikationen nur 6 vorübergehende Liquorfisteln und 8mal vorübergehend ein Diabetes insipidus auftrat. Todesfälle und Sehschäden wurden von ihnen nicht beobachtet.

Das Prostatakarzinom reagiert auf die Hypophysenausschaltung nach *Luft* und Mitarb., nach *Scheer* und *Klar* und nach *Fergusson* ebenfalls sehr gut. So konnten z. B. *Luft* und Mitarb. bei 8 Patienten in 4 Fällen eine deutliche Remission sehen. Eine endokrine Behandlung war bei allen diesen Patienten früher versucht worden. Die längste Remission betrug 30 Monate. *Fergusson* berichtete über sehr ermutigende Ergebnisse bei einer Reihe von Prostatakarzinomen, obwohl eine vollständige histologisch nachgewiesene Zerstörung der Drüse nicht erreicht wurde.

Beim Diabetis mellitus mit vaskulären Komplikationen berichteten *Luft* und Mitarb. über einen Patienten mit einem Diabetis und rasch fortschreitender Retinopathie, bei dem es nach der Hypophysektomie zu einer plötzlichen Besserung kam, die mehr als 2 Jahre nach dem Eingriff andauerte.

Bei der Akromegalie konnte *Hamberger* an 5 hypophysektomierten Patienten deutliche Beeinflussungen und einen Rückgang derjenigen Veränderungen feststellen, die nach den bisherigen Kenntnissen hormonell bedingt sind.

Beim Cushingsyndrom ist in allen Fällen ohne Nebennierenrindentumor die bilaterale Adrenalektomie die Behandlungsmethode der Wahl. *Luft* und Mitarb. berichteten über einen Patienten, bei dem nach einer bilateralen subtotalen Adrenalektomie eines fortgeschrittenen Cushingsyndroms ein Rezidiv auftrat. Nach der Hypophysektomie ist der Patient seit über 3 Jahren weiterhin symptomfrei.

Beim progressiven malignen Exophthalmus stellt die Hypophysektomie im allgemeinen eine nur selten indizierte Maßnahme dar, da mit einer Röntgenbestrahlung des Retroorbitalraumes oder der Hypophysengegend meist eine Rückbildung oder ein Stillstand zu erreichen ist. (*Horst* u. *Ullrich*). Über deutliche Rückbildungen des malignen Exophthalmus nach Hypophysenausschaltung konnten *Schlungbaum* und Mitarb. berichten.

1. Methode

Von den ersten Eingriffen an der Hypophyse auf Grund der tumorösen Veränderungen am Organ selbst, entwickelte sich die Hypophysektomie die auf *Schloffer* zurückgeht, der 1907 diesen Eingriff erstmalig transkraniell wagte. Auf strahlentherapeutischem Wege wurde von *Gramegna* die Hypophysenausschaltung versucht, während 1911 *Hirsch* die Radiumspickung der Keilbeinhöhlen durchführte und *Rawling*, *Schloffer*,

Halstead, *Chiari* u. a. auf transfrontalem oder transethmoidalem Wege die strahlende Substanz an den Tumor heranzubringen suchten. Die rein operativen Maßnahmen haben eine hohe primäre Mortalität von über 15% und darüber hinaus den Nachteil, daß immer noch Reste des Organs verblieben.

Einen wesentlichen Fortschritt stellte die von *K. H. Bauer* angewandte Methode der perkutanen Hypophysenpunktion zur Elektrokoalugation dar. Von *Bauer* wurde das paranasale transorbitale Eingehen durch Siebbein- und Keilbeinhöhle empfohlen. Der Knochenwiderstand am vorderen Sattelrand der Hypophyse wurde durch einen Hammerschlag überwunden. Bevor mit hochfrequentem Wechselstrom die Ausschaltung der Hypophyse erfolgte, wurde die Lage der Nadel in 2 Ebenen röntgenologisch kontrolliert. Nach der Verkochung kam es gelegentlich zu temporären Störungen, die deutlich an Blutdruckanstieg, Blutzuckerschwankungen, vorübergehender Zunahme der Hauttemperatur auf etwa 40° C und Anstieg der granulierten Leukozyten mit Abfall der Lymphozyten festzustellen waren. Diese Veränderungen, wie auch die gelegentlichen Rezidive veranlaßten *Bauer*, die transethmoidale Hypophysenausschaltung durch strahlende Substanzen durchzuführen. Diese inzwischen an über 300 Patienten durchgeführte Methode der Implantation von Au-198-Seeds in die Hypophyse zeigte die besten Ergebnisse bei Mammakarzinomen mit Knochenmetastasen sowie bei Hypophysentumoren. Schon auf dem deutschen Chirurgenkongreß 1957 bezeichnete *K. H. Bauer* die transethmoidale Hypophysenausschaltung bei fortgeschrittenen malignen Tumoren als die Methode der Wahl.

Nach den bisherigen Ergebnissen ist die Methode von *K. H. Bauer* relativ einfach ohne nennenswerte Komplikationen durchführbar.

2. Durchführung

Der Eingriff wird zweckmäßigerweise in Intubationsnarkose durchgeführt, weil dadurch Störungen und Komplikationen durch Blutungen aus den Nebenhöhlen und der Keilbeinhöhle ausgeschaltet werden. Bei der Punktion des Siebbeins, der Nebenhöhlen und des Keilbeins wird in dem blutgefäßreichen Bezirk in etwa 10% der Fälle eine Blutung auftreten, die jedoch meist keine besonderen Maßnahmen erforderlich macht (*Scheer* u. *Klar*). Wir haben in Sonderfällen bei Kreislaufkomplikationen, die meist durch eine Pleuritis carcinomatosa bedingt waren, auf eine Intubationsnarkose verzichtet und die Punktion in Lokalanästhesie durchgeführt (*Schumacher* u. *Tosch*). Das Instrumentarium besteht aus einer Hohlnadel mit einem spitzen harten Mandrin. Der innere Durchmesser der Hohlnadel beträgt 1 mm, der äußere 1,5 mm. Diese Nadel wird in Augenhöhe 2 mm oberhalb des Ligamentum palpebrale superius auf das Os lacrimale aufgesetzt, wobei der Bulbus mit dem Finger nach lateral abgedrängt wird. Im allgemeinen ist es nicht notwendig, für den Durchtritt der Nadel durch das Os lacrimale einen Hammer zu benutzen. Mit Hilfe des Fingerdrucks gelingt es fast immer, die Kanüle, am besten unter Sicht mit Hilfe eines Röntgenbildverstärkers bis vor den Sellaboden zu bringen. Während die Nadel in seitlicher Ebene mit Hilfe des Bildverstärkers kontrolliert und korrigiert wird, läßt sich die Lage zur medialen Ebene durch einen am Fußende stehenden Beobachter oder durch einen 2. Bildverstärker kontrollieren **(Abb. 165)**. Der Winkel der Nadel zur medialen Ebene beträgt 8 bis 10 Grad. Ist die Nadel an der Vorderwand der Sella angelangt, so wird die andere Ebene kontrolliert. Die Nadelspitze soll hier 1 bis 2 mm vor der Medianebene liegen. Abweichungen von 1 bis 2 mm sind unbedenklich. Befindet sich die Nadel in beiden Ebenen in Höhe der Sella, so wird sie mit einigen leichten Hammerschlägen soweit

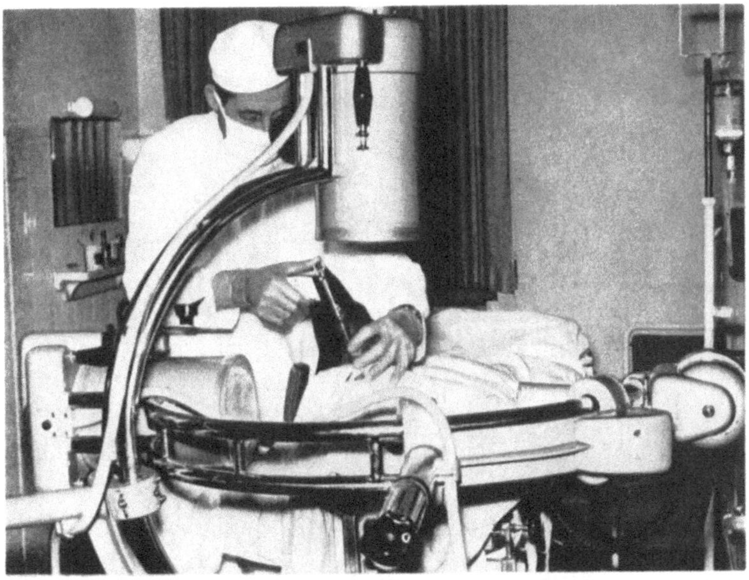

Abb. 165. Implantation der Radiogoldseeds in die Hypophyse nach Punktion unter Sichtkontrolle mit Hilfe von 2 Röntgenbildverstärkern

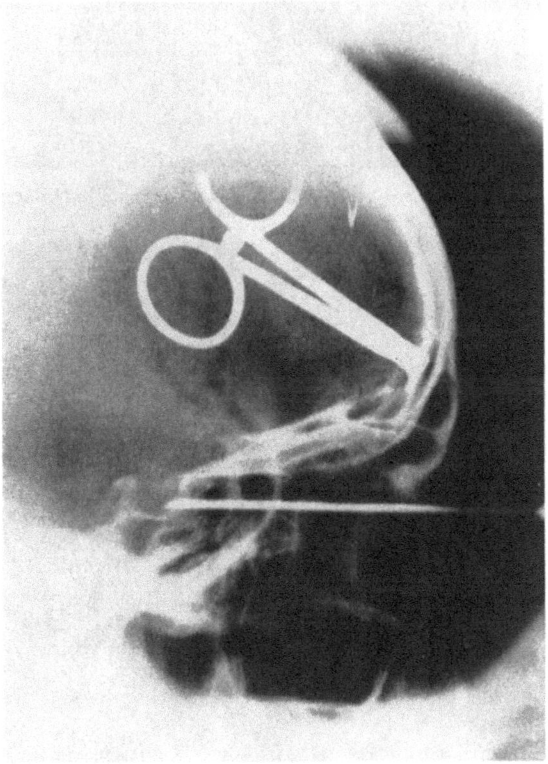

Abb. 166. Lage der Punktionskanüle in seitlicher Ebene zur Hypophysenausschaltung mit Radiogoldseeds

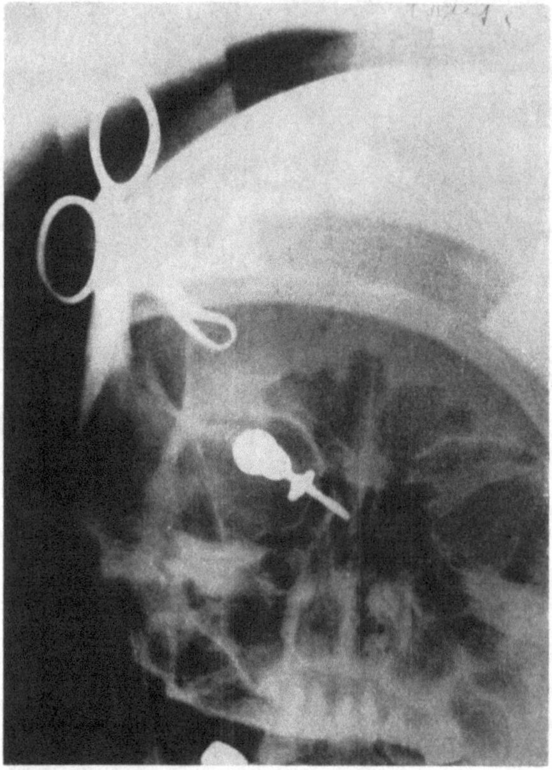

Abb. 167. Gleicher Patient wie Abb. 166. Lage der Kanüle in der ap-Ebene

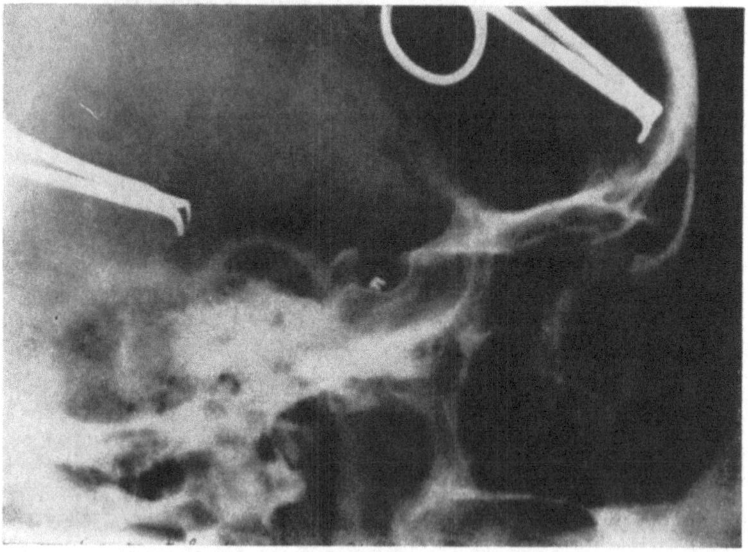

Abb. 168. Röntgenkontrollaufnahme nach der Implantation von 3 Radiogoldseeds in die Hypophyse

durch die Sella vorgetrieben, bis der Kanülenrand nach Rückziehen des Mandrins sich im ersten Drittel der Sella befindet(**Abb. 166**). Die Spitze der Nadel soll nicht mehr als 3 mm über dem Sellaboden liegen, da sonst die Gefahr besteht, daß die Nadel das Tentorium sellae durchdringt, und dann zu einer Liquorfistel führen kann.

Tritt bei der Entfernung des Mandrins Liquor oder Blut aus, so ist wahrscheinlich die Nadel noch nicht tief genug in die Hypophyse vorgedrungen und muß noch 1 bis 2 mm vorgeschoben werden.

Liegt die Kanüle richtig (**Abb. 167**), dann wird die Nadel des Goldkornapplikators nach Entfernung des Mandrins durch die Kanüle bis zum Anschlag eingeführt. Unter Sicht durch den Bildverstärker erfolgt dann die Implantation der 3 bis 4 Radiogoldseeds (**Abb. 168**).

3. Dosierung

Bei der Implantation von 50 mC Au-198 läßt sich eine Strahlendosis in 7 mm Abstand vom Implantat bis zum vollständigen Zerfall der Aktivität von 25 000 r berechnen. Bei guter Lage der Radiogoldseeds ergibt sich damit eine ausreichende Strahlendosis für die äußersten Stellen einer normal großen Hypophyse. Eine exakte zentrale Applikation ist dabei nicht mehr von Bedeutung, wenn die Aktivität auf mehrere Seeds verteilt wird.

Scheer und *Klar* fertigen die Seeds für die Radiogoldapplikation selbst aus einem Golddraht von 0,3 mm Durchmesser und 75 mm Länge an, den sie nach Harwell (England) zur Aktivierung schicken. Da der Draht für die Applikation zu dünn ist, wird er in eine Goldkapillare von 0,4 mm Innendurchmesser und 0,8 mm Außendurchmesser eingeschoben und mit dieser in das Abschneidegerät eingeführt. Die Radiogoldkapillare hat den Vorteil, daß die gesamte Betastrahlung abgefiltert wird. Entsprechend der vorhandenen Aktivität wird die Länge der Seeds so eingeteilt, daß

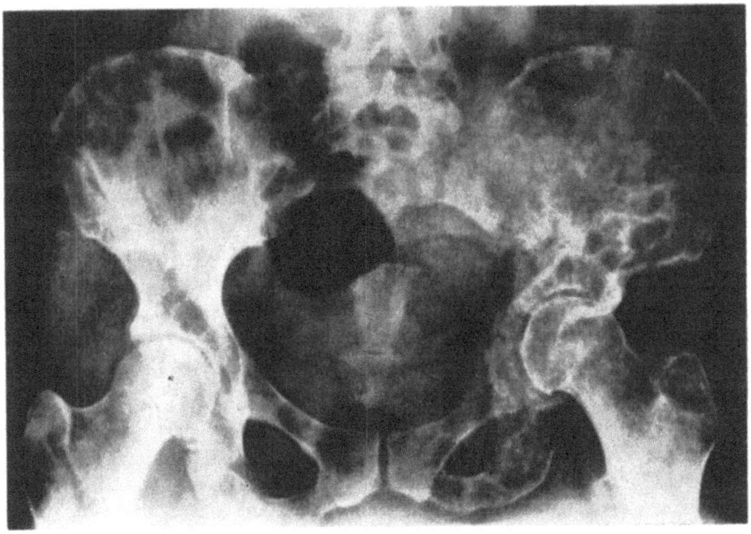

Abb. 169. Röntgenaufnahme des Beckens einer Patientin mit einem metastasierenden Mammakarzinom. Ausgedehnte Knochenmetastasen im gesamten Becken und in den Oberschenkelknochen. Die Metastasierung in der linken Beckenschaufel hat bereits zu einer Fraktur geführt

ein Seed 10 mC Au-198 enthält. Dieses Verfahren wird für ökonomisch und wesentlich angenehmer gehalten, als die Verwendung exakt berechneter Aktivitäten, die den Zeitpunkt des Eingriffes und die Verwendung der Seeds diktiert.

Von *Harper* und Mitarb. wurde für die Hypophysenausschaltung die Verwendung von Beta-Strahlern untersucht. Sie konnten über die Hypophysenausschaltungen nach Implantation von 4 bis 12 Yttrium-90-Körnern in die Hypophyse mit einer Aktivität von 0,3 bis 1,0 mC Yttrium-90 berichten. Auf dem transethmoidalen oder transphenoidalen Wege bevorzugten sie die Anwendung unter Lokalanästhesie.

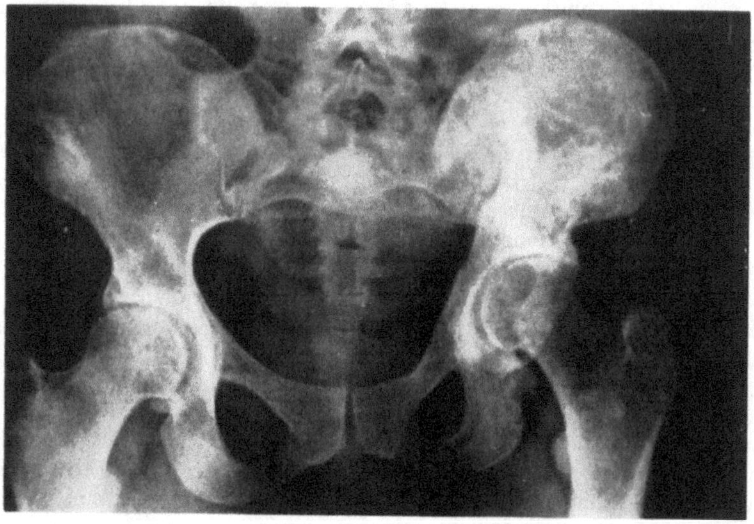

Abb. 170. Röntgenaufnahme des Beckens der Pat. wie Abb. 169, jedoch 3 Monate nach der Hypophysenausschaltung durch Implantation von 3 Radiogoldseeds in die Hypophyse s. Abb. 169. Deutlicher Rückgang der Knochenmetastasierung mit eindeutiger Rekalzifizierung

Über die Ergebnisse der Hypophysenausschaltung mittels externer Applikation von 340 MeV Protonenstrahlen oder 910 MeV Alphastrahlen mit Hilfe des Zyklotrons der Universität von Kalifornien berichteten *Lawrence* und Mitarb. Die bisherige externe Strahlenanwendung führte kaum zu einer Dosis von über 6000 r. Mit Hilfe der Rotationstechnik in mehreren Ebenen wurde unter Umgebungsschonung der Protonenstrahl nach Überprüfung der Einstellung durch Röntgenaufnahmen in 2 Ebenen exakt eingestellt. Nach der Ausschaltung der Hypophyse mit Hilfe von radioaktiven Goldseeds kann es bei den multiplen Knochenmetastasen neben der schlagartigen Schmerzbefreiung auch zu einer Rekalzifizierung kommen. Hierfür das folgende Beispiel:

Die 49jährige Patientin *E. C.* wurde wegen zunehmender unerträglicher Schmerzen in die Klinik eingewiesen. Vor 2 Jahren war die Amputation der rechten Mamma wegen eines Mammakarzinoms erfolgt. Die Röntgenuntersuchung ergab multiple diffuse Metastasierung des Mammakarzinoms in dem gesamten Skelettsystem (**Abb. 169**). Auf Grund der zunehmenden unerträglichen Schmerzen entschlossen wir uns zur Hypophysenausschaltung mit Radiogoldseeds. Bereits am folgenden Tag nach der Radiogoldimplantation sagte die Patientin von sich aus: „Ich bin ein anderer Mensch, ich kann mich endlich wieder ausstrecken und habe keine Schmerzen mehr.“ Die Patientin konnte bei gutem Allgemeinbefinden kurze Zeit darauf nach Hause entlassen werden. Drei Monate später suchte uns die Patientin, die vorher nicht gehfähig war, zu Fuß in der Klinik auf. Die Röntgenkontrollaufnahme des Beckens (**Abb. 170**) zeigte eine deutliche Rekalzifizierung der massiven multiplen Knochenmetastasen im gesamten Skelettsystem einschließlich des Beckens.

Zur Beurteilung der Hypophysenfunktion wurde der Radiojodtest und die Urinausscheidung von gonadotropem Hormon herangezogen. Von 18 Patienten zeigten 11 geringe Jodaufnahmewerte bis zu 5%. Bei 6 Patienten fand sich keine deutliche Änderung, obwohl 4 davon zu Beginn niedrig waren. Die postmortalen Befunde zeigten erst bei einer Dosis von 26 000 bis 30 000 rad makroskopisch und histologisch den Nachweis ausgedehnter Hypophysenzerstörungen.

Gegenüber der sehr kostspieligen und auch langwierigen Hypophysenausschaltung mit Hilfe eines Zyklotrons stellt die Hypophysenausschaltung mit Hilfe von Radiogold eine relativ einfache Maßnahme dar. Da *Scheer* und *Klar* bei der anfänglich niedrigen Dosierung von 12 mC Au-198 keine wesentlich schlechteren Ergebnisse hatten, als bei einer Dosierung von 50 mC Au-198, sind sie auch nach den Ergebnissen der operativen Hypophysenausschaltung von *Luft* und *Olivecrona* der Ansicht, daß die histologisch nachweisbare vollständige Entfernung bzw. Zerstörung der Hypophyse kein Maßstab für den palliativen Erfolg bei den metastasierenden Mammakarzinomen ist. In diesem Zusammenhang ist es interessant, festzustellen, daß sich nach der Hypophysenausschaltung die 17-Ketosteroide und das Gonadotropin verhältnismäßig schnell wieder auf den Normbereich einpendeln. Diese relativ gute Anpassung intrasellärer Ausschaltung der Hypophyse mit Hilfe radioaktiver Substanzen wird vor allem darauf zurückgeführt, daß durch die allmähliche Zerstörung der Schaltstelle dem Organismus die Möglichkeit gegeben wird, basale Regulationen des Hormonhaushaltes einzusetzen.

Die 4 Vorteile der Radiogoldimplantation bei den fortgeschrittenen malignen Tumoren sind:

1. der Eingriff ist technisch einfach durchzuführen mit einem Zeitaufwand von nur 5 bis 10 Minuten.
2. Der Eingriff kann in jedem Alter und auch bei sehr schlechtem Allgemeinzustand in Lokalanästhesie vorgenommen werden.
3. Es besteht keine Gefahr für den Patienten, da keine Operationsmortalität vorhanden ist und alle eventuell eintretenden hormonellen Störungen nur vorübergehender Natur sind.
4. Selbst wenn objektiv und subjektiv keine Besserung erzielt wird, kommt es häufig zu psychischen Veränderungen, die dem Kranken sein Leiden erträglicher machen.

S. Die Radiogold-Therapie leicht zugänglicher Tumoren

Für die Behandlung oberflächennaher Tumoren, deren Ausdehnung und Größe gut feststellbar ist und die für eine Injektionsbehandlung leicht zugänglich sind, scheint die Radiogoldinjektion oder die Implantation von strahlenden Partikeln die Methode der Wahl zu sein.

Gewöhnlich wird man bei abgrenzbaren Tumoren soweit wie möglich die operative Methode bevorzugen und nur sicherheitshalber eine Nachbestrahlung durchführen. Gerade bei den Tumoren im Mund- und Kieferbereich ist der operativen Maßnahme durch die Art des infiltrierenden Wachstums in der Nähe großer Gefäße, vor allem auch auf Grund kosmetischer Gesichtspunkte, eine frühe Grenze gesetzt. Es bleibt z. B. zu überlegen, ob man bei einem Karzinom am Zungengrund bei einem Patienten in hohem Alter eine verstümmelnde Operation vornehmen soll, wenn durch die Implantation von Radiogoldseeds der Tumor ohne derartig eingreifende Veränderungen ebenfalls beseitigt werden kann. Während bisher die kombiniert operativ-radiologische Behandlung so vor sich ging, daß der Operateur den Prozeß weitgehend radikal entfernte und das Tumorbett mehr prophylaktisch zur Nachbestrahlung in die Hände des Radiologen gab, ist mit Hilfe der Radiogoldimplantationsmethode auch der umgekehrte Weg möglich. Mit Hilfe dieser Technik kann das wichtige Organ noch weitgehend erhalten werden, während die nächstliegenden Metastasen dann so weit als möglich radikal exstirpiert werden können. Einer weiteren Röntgennachbestrahlung als zusätzlicher Maßnahme steht nichts im Wege. Da die Tumoren im Mund- und Kiefergebiet relativ spät metastasieren, bietet diese Therapie noch Aussicht auf Erfolg.

Die Radiogoldimplantationstechnik hat die folgenden Vorteile:

1. Es werden in relativ kurzer Zeit hohe Strahlendosen verabfolgt, die schon im Ablauf von 1 bis 3 Wochen eine deutliche Rückbildung des Tumors erkennen lassen.
2. Die schnelle Rückbildung in dem wirksamen Bereich läßt schon nach 14 Tagen beurteilen, welches Gebiet ausreichend bestrahlt ist und welches Tumorgebiet eine weitere Strahlendosis erhalten muß. Durch diese Methode ist man in der Lage, vor allem schnell wachsende Prozesse therapeutisch einzuholen und abzugrenzen.
3. Die nicht ganz homogene Ausstrahlung besonders großer Bestrahlungsgebiete verhindert die Ausbildung größerer Nekrosebezirke und Einschmelzungshöhlen. Das zwischen den einzelnen Bestrahlungsbezirken nicht vollständig zerstörte Bindegewebe fördert die Ausheilung und Vernarbung.
4. Die intratumorale Applikation strahlender Substanzen zeichnet sich durch eine kleinere Raumdosis aus. Auf Grund der begrenzten Wirksamkeit wird nur sehr wenig gesundes Gewebe bestrahlt. Die intratumorale Bestrahlung stellt die günstigste Bestrahlungsform durch die niedrigste Raumdosis dar.
5. Die interstitielle Behandlung kann trotz einer Röntgenvorbelastung anliegender Organe, wie z. B. der Haut ohne wesentliche Berücksichtigung erfolgen.

Nachteile hat diese Behandlungsmethode nicht. Es können lediglich technische Schwierigkeiten auftreten, die durch den Sitz, die Lage und die Ausdehnung des Tumors bedingt sind.

Eine Schwierigkeit kann darin liegen, daß der Tumor durch die Injektionskanüle nicht ohne weiteres erreichbar ist. Hier läßt sich durch eine operative Freilegung, d. h. durch die Kombination mit chirurgischen Maßnahmen immer ein Behandlungsweg finden.

Bei sehr ausgedehnten Tumoren kann eine zu große Menge radioaktiver Substanz erforderlich sein, die bei einmaliger Applikation eine Strahlenbelastung für den Operateur und das Pflegepersonal darstellt. Diese Schwierigkeit läßt sich dadurch umgehen, daß die Gesamtmenge einer einmaligen Applikation begrenzt wird. Bei einer Gesamtdosis von 150 mC Au-198 wird von dem Operateur die zulässige Strahlendosis bei einer Applikationszeit von 10 Minuten nicht überschritten. Es ist daher zweckmäßig, dann eine mehrmalige Applikation in Zeitabständen von 1 bis mehreren Tagen vorzunehmen.

1. Die Radiogold-Therapie der Tumoren im Mund- und Kiefergebiet

Da für die erfolgreiche Beseitigung eines Tumors durch die Bestrahlung die ausreichende Tumordosis in der gesamten Ausdehnung erforderlich ist, gilt es erst, die anatomische Ausdehnung des Tumors genau festzustellen und die notwendige Dosis zu berechnen. Bei den ausgedehnten Prozessen, bei denen größere Teile des Kiefers geopfert werden müssen, wird man in jedem Falle überlegen, ob gegenüber der rein operativen Methode nicht eine Radiogoldtherapie angezeigt ist. Wenn der Tumor dem Knochen nahe anliegt, (harter Gaumen, Zahnfleisch) dann ist die Kontakt-Radium- oder Radiokobaltbestrahlung oder auch die Radiogoldimplantation mit dem steilen Dosisabfall in der Tiefe die Methode der Wahl. Durch die Lage der Nadeln oder der Seeds kann die Mitbestrahlung des Unterkieferknochens z. B., wenn er nicht vom Tumor befallen ist, weitgehend vermieden werden.

Bei den prominenten Tumoren des Zahnfleisches empfiehlt es sich, progressiv schichtweise vorzugehen. Am besten eignet sich hier eine Moulage mit Kobalt oder mit Radium. Große ausgedehnte Tumoren mit besonders infiltrativem Wachstum werden am besten kombiniert behandelt, d. h. neben einer Radiogoldimplantation einer zusätzlichen Röntgentiefentherapiebestrahlung zugeführt. Bei der Behandlung von Geschwülsten am Mundboden und am Zahnfleisch sollte darauf geachtet werden, daß keine Fisteln nach außen entstehen und die Kontinuität des Unterkieferknochens erhalten bleibt.

Als Beispiel für die Behandlung eines ausgedehnten Tumors im Mund- und Kiefergebiet wird mit dem Hinweis auf die kosmetischen Gesichtspunkte die Radiogold-Therapie eines Wangenschleimhautkarzinoms angeführt.

Der 62jährige Patient *G. W.* suchte vor 3 Monaten den Arzt wegen eines kleinen Pickels an der rechten Wangenschleimhaut auf. Da sich dieser Prozeß trotz der Therapie mit Spülflüssigkeit und Tabletten deutlich vergrößerte und ziehende Schmerzen verursachte, erfolgte die Einweisung in die Klinik.

Im Bereich der rechten Wange fand sich eine kirschgroße, kaum druckempfindliche, derbe Infiltration, die an der Innenseite der rechten Wange eine große Ulzeration mit schmierigem Grund zeigte. Die Ränder waren blumenkohlartig erhaben, die Umgebung grau-weißlich, die Ausdehnung markstückgroß. Die im Verlauf der klinischen Untersuchung vorgenommene Probeexzision ergab ein Plattenepithelkarzinom **(Abb. 171)**. Da die Wangenschleimhautkarzinome außerordentlich bösartig sind und relativ schnell wachsen, wurde bis zum Eintreffen der Radiogoldseeds eine Röntgennahbestrahlung von 3600 r auf den Tumor direkt durchgeführt. Die Halslymphabflußgebiete erhielten über zwei tangentiale Halsfelder eine Oberflächendosis von je 2600 r. Dann wurde die Radiogoldseeds-Implantation enoral mit 9 Radiogoldkörnern zu 10 mC Au-198 vorgenommen **(Abb. 172)**. Nach 14 Tagen zeigte sich eine erhebliche Epitheliolyse der Wangenschleimhaut, die sich nach weiteren 8 Tagen zurückbildete. Die Nachkontrolle nach einem halben Jahr zeigte eine völlige Rückbildung und Ausheilung ohne Anhalt für ein Rezidiv oder Metastasen **(Abb. 173)**.

Wenn auch über den Dauererfolg noch keine endgültige Aussage gemacht werden kann, so läßt sich doch durch die Reaktion erkennen, daß eine Ausheilung des lokalen Prozesses mit Hilfe dieser Methode möglich ist.

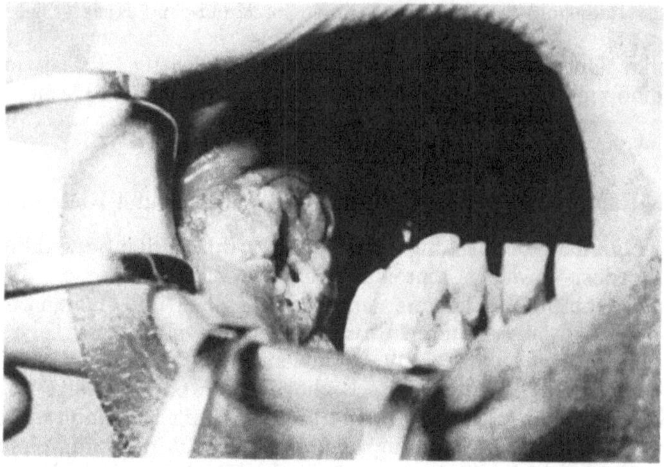

Abb. 171. Etwa kirsch- bis pflaumengroßes ulzerierendes Wangenschleimhautkarzinom an der rechten Wangenseite bei dem 62jährigen Patienten *G. W.*

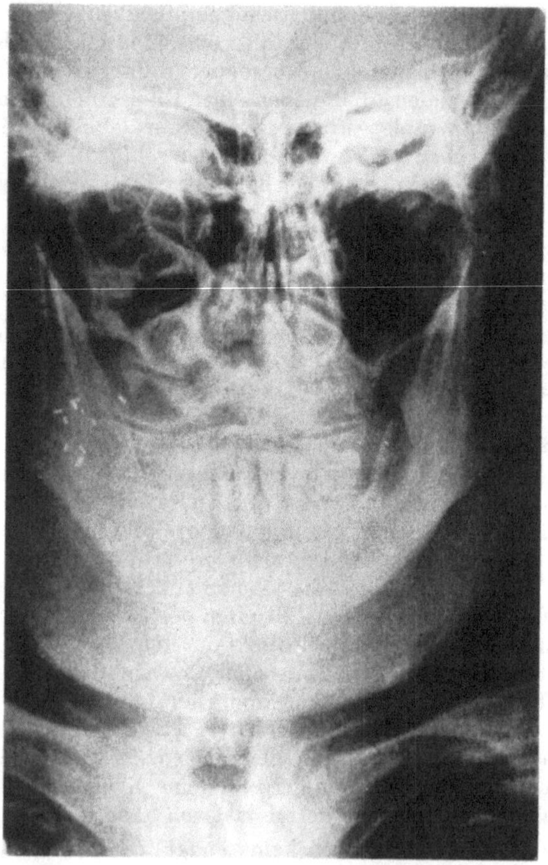

Abb. 172. Röntgenkontrollaufnahme nach Radiogoldseeds-Implantation in das Wangenschleimhautkarzinom des Pat. wie Abb. 172

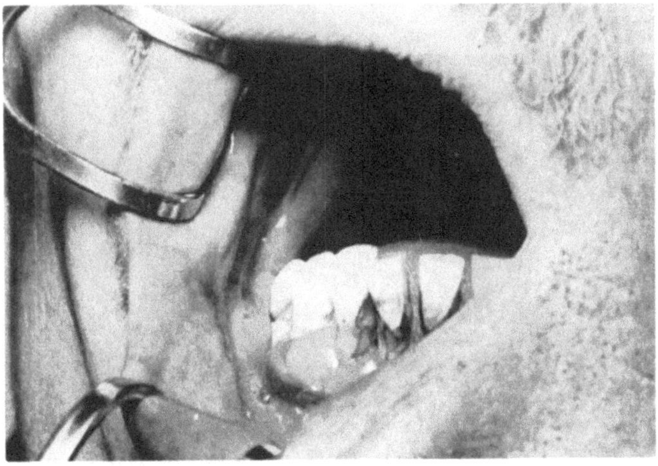

Abb. 173. Völlige Rückbildung und Ausheilung des Wangenschleimhautkarzinoms 6 Monate nach Radiogoldseeds-Implantation (Abb. 172 u. Abb. 173)

2. Die Therapie des Zungenkarzinoms

Der Zungenkrebs zeigt meist eine große Wachstumstendenz und Neigung, rasch in die Tiefe zu wachsen und auf Mundboden und Tonsillen überzugreifen. Die Strahlentherapie ist hier weitgehend von dem Sitz des Tumors abhängig. Die operative Maßnahme mit der Amputation oder vollständigen Exstirpation der Zunge stellt für den Patienten eine so eingreifende Maßnahme dar, daß in jedem Falle überlegt werden soll, ob nicht mit Hilfe einer Radiogoldimplantation, oder wenn diese nicht möglich ist, auch mit einer Radium- oder Kobalt-60-Spickung die Erhaltung der Zunge möglich ist.

Die Radium- oder Kobalt-60-Spickung hat gegenüber der Radiogoldimplantation den Nachteil, daß die Entfernung der Nadeln am Ende der Bestrahlung nach 1 bis 2 Tagen wieder zu einer neuen Eröffnung der Lymphspalten führt und eine bakterielle Infektion eintreten kann.

Tumoren im vorderen, beweglichen Zweidrittel der Zunge können auch einer Röntgennahbestrahlung nach *Chaoul* zugeführt werden. Der Nachteil der Chaoul-Bestrahlung gegenüber der Radiogoldimplantation ist der, daß das Epithel die größte Strahlendosis erhält, während die tieferliegenden Bezirke, die ein infiltrierendes Wachstum zeigen, bei ausgedehnten Prozessen keine ausreichende Dosis erhalten. Ein weiterer Nachteil bei größeren Prozessen sind die langen Bestrahlungsserien die durch mehrere Bestrahlungsfelder zu Dosisüberschneidungen führen können.

Die Kombination der radiologischen Verfahren ist hier besonders vorteilhaft. Durch eine perkutane Bestrahlung wird der Tumor meist verkleinert und gereinigt. Sie ergibt für die nachfolgende Implantation eine bessere Übersicht über das Bestrahlungsfeld. Da die Zungenkarzinome im allgemeinen sehr schnell in die Tiefe wachsen, ist die alleinige Röntgennahbestrahlung selten ausreichend. Bei der Radiogoldimplantation wird der Tumor an seiner Grenze zum Gesunden kranzförmig mit den Radiogoldseeds implantiert. Der Abstand der Radiogoldseeds ist zur Erzielung einer ausreichenden Strahlendosis von der Höhe der Aktivität abhängig. Man kann sich dabei nach der

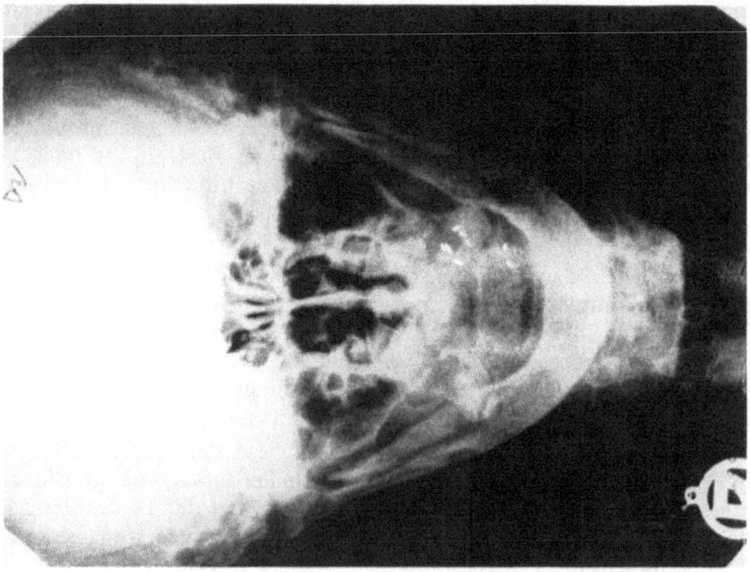

Abb. 174. Kontrollaufnahme der Radiogoldseedsverteilung nach Implantation in ein Zungenkarzinom

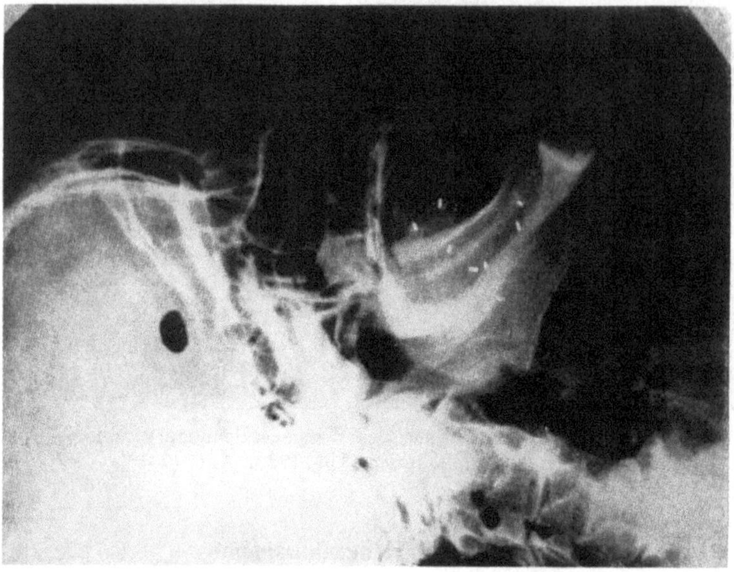

Abb. 175. Gleicher Patient wie Abb. 174 Röntgenkontrollaufnahme nach Radiogoldspickung eines Zungenkarzinoms, Aufnahme in seitlicher Ebene

von *Frost* angegebenen Dosisberechnung an die graphischen Tabellen halten, die für die Dosierung entscheidend sind.

In den **Abbildungen 174** und **175** sind die Radiogoldseeds bei einer Implantation in einen ausgedehnten Tumor im mittleren Bereich der Zunge auf den Röntgenaufnahmen in 2 Ebenen zu erkennen. Die im Röntgenbild leicht erkennbaren Radiogoldkörner erlauben die Feststellung und Beurteilung der Strahlendosis und ermöglichen darüber hinaus eine Nachimplantation in die nicht erreichten Bezirke.

3. Die Therapie der Tumoren des harten Gaumens

Bei den Tumoren des harten Gaumens erfolgt zuerst eine weitgehend radikale Exstirpation des Tumors und dann die Nachbestrahlung. Diese wird zweckmäßigerweise in Form einer Moulagenbehandlung mit Radium- oder Kobaltträgern durchgeführt.

4. Die Therapie des Tonsillenkarzinoms

Das Karzinom der Tonsillen gehört ebenfalls zu den frühzeitig ulzerierenden und zerfallenden Tumoren. Sehr oft greift das Karzinom vom unteren Pol auf den Zungengrund bzw. auf die Zungentonsille über. Bei der Therapie sind die drei radiologischen Behandlungsmethoden, Röntgennahbestrahlung nach *Chaoul*, Radium oder Kobalt-60 und die Radiogoldimplantation etwa gleich erfolgversprechend. Ein optimales Ergebnis läßt sich wegen der frühen Rezidivierung in das Halslymphdrüsengebiet nur durch die Kombination der verschiedenen radiologischen Behandlungsmethoden erreichen. Die von uns durchgeführte Radiogoldimplantation auch schon fortgeschrittener Tonsillenkarzinome hat sich als sehr erfolgreich erwiesen.

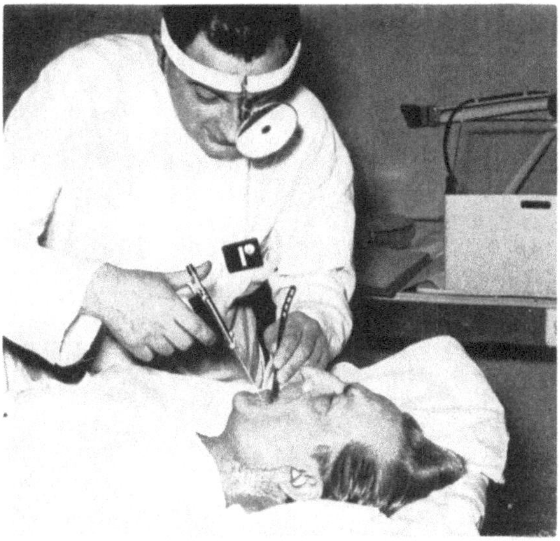

Abb. 176. Radiogoldimplantation eines rezidivierenden Tonsillenkarzinoms. Es handelt sich um einen Patienten, der durch perkutane Röntgensiebbestrahlung bereits maximal belastet war. Die Narben der Siebfelder sind an der linken Halsseite erkennbar

Da es sich hier um einen relativ kleinen Eingriff handelt, ist diese Therapie auch bei Patienten im hohen Alter sogar unter Lokalanästhesie möglich.

Die Radiogoldimplantation ist besonders dann anwendbar, wenn der Patient durch andere radiologische Maßnahmen bereits so strahlenvorbelastet ist, daß sich eine externe Therapie verbietet. In der **Abbildung 176** sehen wir die Radiogoldimplantation bei einem Patienten mit einem rezidivierenden Tonsillenkarzinom nach externer Röntgenbestrahlung und nach Siebbestrahlung, deren Folgezustand sich an der linken Halsseite des Patienten abzeichnet.

Ein nicht zu unterschätzender Vorteil der Radiogoldimplantationstechnik ist die relativ kurze Behandlungsdauer. Bei den Tumorrezidiven und Metastasen, die auch bei infausten Fällen den Patienten sehr beeinträchtigen, kann ohne jede Schwierigkeit eine Implantation vorgenommen werden. Wenn der Patient nach 3—4 Wochen zur Nachuntersuchung erscheint, hat sich der Tumor bei richtiger Dosierung vollständig zurückgebildet. Von den üblichen langen Bestrahlungsserien externer Bestrahlung von Tumorrezidiven oder einzelner Metastasen sind wir auf Grund dieser neuen Methode im Interesse der Patienten abgekommen.

5. Die Therapie des Epipharynx-Tumors

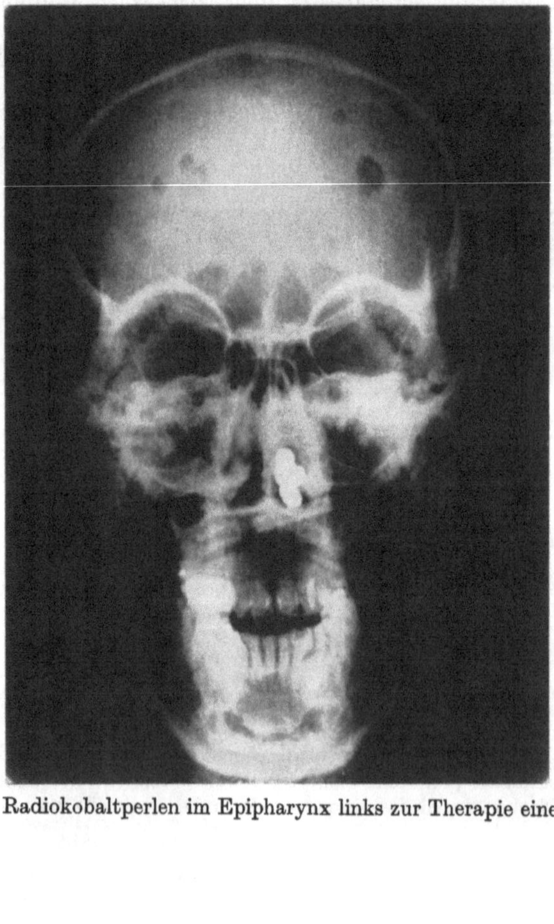

Abb. 177. Radiokobaltperlen im Epipharynx links zur Therapie eines Sarkoms

Bei den Tumoren im Epipharynx-Bereich, die auf Grund des infiltrierenden Wachstums in Richtung der vorderen Schädelgrube chirurgisch-therapeutisch wenig Aussicht auf Erfolg bieten, ist die Einlage von Radiokobalt-Perlen die Methode der Wahl. Die Behandlung bereitet technisch keine großen Schwierigkeiten. Bei mehrmaliger Applikation ist es möglich, je nach Ausdehnung des Prozesses eine ausreichende Strahlendosis am Tumor zu erreichen.

In der **Abbildung 177** und **Abbildung 178** in seitlicher Ebene ist die Einlage von 10 Radiokobaltperlen im Epipharynx-Bereich zur Therapie eines Epipharynx-Sarkoms

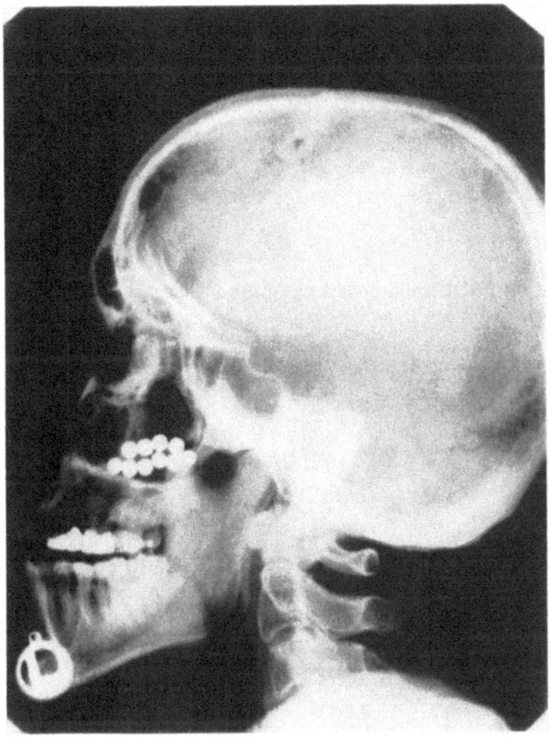

Abb. 178. Aufnahme in seitlicher Ebene zur Darstellung der Radiokobaltperlen wie Abb. 177

erkennbar. Die Strahlentherapie derartiger Tumoren ist keineswegs einheitlich, sondern es muß von Fall zu Fall je nach Lage und Ausdehnung entschieden werden, welcher therapeutische Weg zweckmäßigerweise einzuschlagen ist.

6. Die Radiogold-Therapie der Larynxtumoren

Die Therapie der Larynxtumoren ist wie bei allen anderen Karzinomen weitgehend von dem Sitz, von der Lage und von der Ausdehnung des Tumors abhängig. Bei einem Stimmbandkarzinom im Stadium I ist die Laryngofissur mit der vollständigen Exstirpation des Tumors und anschließender Röntgenpendelnachbestrahlung nach unserer Ansicht die Methode der Wahl. Bei ausgedehnteren Prozessen, die auf den Kehlkopf übergegriffen haben, ist die Radikaloperation mit anschließender intensiver

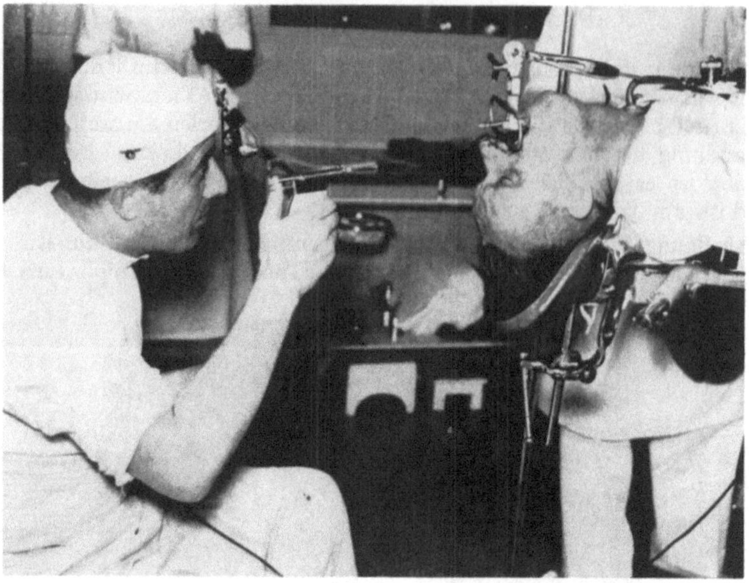

Abb. 179. Radiogoldseeds-Implantation in einen Larynx-Tumor

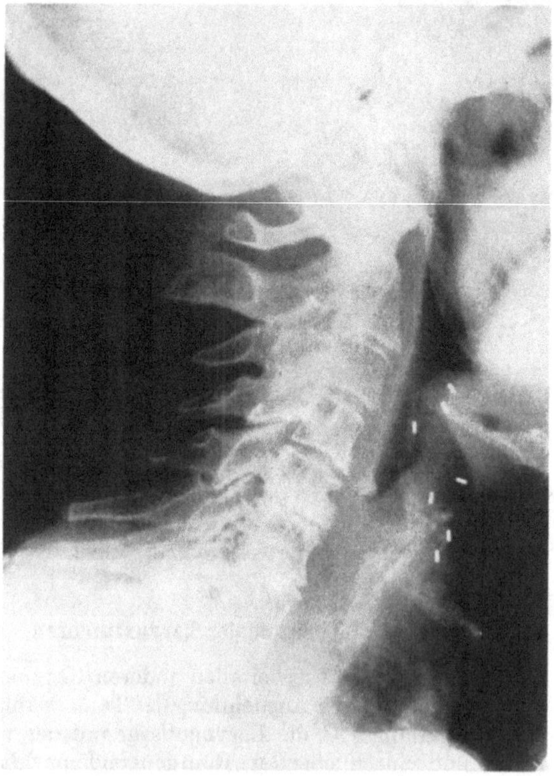

Abb. 180. Röntgenkontrollaufnahme der Radiogoldseedsverteilung nach Implantation in einen rezidivierenden Larynxtumor

Röntgennachbestrahlung zweifellos die beste Methode. Bei Patienten im hohem Alter und bei den Patienten, die grundsätzlich eine Operation ablehnen, muß jedoch unter Umständen ein anderer Weg beschritten werden. In diesen Fällen besteht die Möglichkeit, eine Implantation von radioaktiven Goldseeds vorzunehmen. Man wird sich darüber klar sein müssen, daß es sehr schwer ist, den Tumor in seiner ganzen Ausdehnung mit Hilfe der Radiogoldimplantationstechnik zu erfassen.

Bei Rezidiven nach der Exstirpation des Kehlkopfes und bei den vorgenannten Indikationen ist die Radiogoldimplantation noch ein therapeutischer Weg, der eine gewisse Aussicht auf Erfolg bietet.

In der **Abbildung 179** ist die Technik der Radiogoldimplantation bei einem rezidivierenden Kehlkopfkarzinom erkennbar. **Abbildung 180** zeigt die Lage der Seeds in dem rezidivierenden Tumor im Kehlkopfbereich.

Die Methode der Radiogoldimplantation gibt dem Therapeuten neue Möglichkeiten, in fortgeschrittenen Fällen noch eine Rückbildung des Karzinoms zu erzielen. Der Erfolg ist weitgehend von der Art, Ausdehnung und Lage des Tumors abhängig. Bei der fortschreitenden Verbesserung der Technik kann auch noch in aussichtslosen Fällen eine Rückbildung und unter Umständen eine Ausheilung erreicht werden, da der Tumor im Mund-, Kiefer- und Larynxbereich erst relativ spät Metastasen setzt.

Die Radiogoldimplantationsmethode kann keineswegs die erfolgreichen chirurgisch-radiologischen Maßnahmen ersetzen, sie bietet jedoch neue Möglichkeiten, die bei spezieller Indikation, perfekter Technik und einwandfreier Dosierung einen Fortschritt der Therapie bösartiger Tumoren darstellen.

Literaturverzeichnis

A

Aarke, T. H.: Radioactive colloidal gold Au-198 in the treatment of neoplastic effusions. Quart. Bull Northwestern Univ. M. School **26**, 98 (1952).

McAdams, G. B., and *Salter, W. T.:* „Comparative tests of thyroid function." Ann. Int. Med. **36**, 1198 (1952).

Adams, W. R. and *Pollard, E. C.:* ibid, **36**, 311 (1952).

Agress, C. M., Rosenburg, M., Schneiderman, A and *Brotman, E. J.:* Blood volume studies in shock resulting from mycocardial infarction. 1. Studies with Evans blue dye (T-1824). J. Clin. Invest. **29**, 1267 (1950).

Aikawa, T.: „Experimentelle Untersuchungen über zirkulierende Blutmenge und Operationstrauma." Arch. f. klin. Chir. **181**, 330 (1934).

Allen, H. G., jr., and *Goodwin, W. E.:* „The scintillator counter as an instrument for in vivo determination of thyroid weight." Radiology **58**, 68 (1952).

Allen, H. C. jr., Risser, J. R. and *Greene, J. A.:* Radioisotope Conference 1954 **1**, 76 (1954) Academic Press.

Allen, H., L. Hempelman and *N. Womack:* Cancer Res. **5**, 239 (1945).

Allen, I. M.: Subacute combined degeneration of spinal cord without anaemia. Proc. Roy Soc. Med. **22**, 177 (1929).

Allen, W. M., M. D. Bonebrake, and *A. I. Shermann:* Abstracts of Roentgen Ray Society Meeting, St. Louis, Mo. (1950).

Allen, W. M., A. J. Sherman, A. N. Arneson: Amer. J. Obstetr. Gynec. **68**, 1433 (1954).

Altschule, M. D., and *M. Volk:* J. Clin. Invest. **14**, 385 (1935).

Amaldi, E., D'Agostino, O. Fermi, E., Pontecorvo, B. Rasetti, F. and *Sergé, E.:* Artifical radioactivity produced by neutron bombardment. Proc. Roy. Soc. **149**, 522 (1935).

Anderson, I. C.: Proc. Roy. Soc. Med. 45 (1952).

Anderson, R. S.: ibid. **27**, 65 (1954).

Andrews, G. A.: A few notions involved in the clinical use of radioisotopes. Ann. Int. Med. **47**, 922 (1957). Intracavitary Use of Radioisotopes, ind Radioisotopes in Medicine, edited by G. A. Andrews, M. Brucer and E. B. Anderson. U.S. Atomic Energy Commission p 552 (1953). Treatment of Pleural Effusion with Radioactive Colloids, in Therapeutic Use of Artifical Radioisotopes, edited by P. F. Hahn, New York, John Wiley & Sons, Inc., London. Chapman & Hall, Ltd. 1956.

Andrews, G. A., et al: „Intracavitary colloidal radiogold in treatment of effusions caused by malignant neoplasms." Ann. Surg. **137**, 375 (1953).

Andrews, G. A. and *Kniseley, R. M.:* „Metabolism and distribution of colloidal Au-198 injected into serous cavities for treatment of effusions associated with malignant neoplasma." Cancer **6**, 294 (1953).

Andrews, G. A., Kniseley, R. M. Palmer, E. L. and *Kretschmar, A. L.:* Proceedings of the International Conference on the Peaceful Uses of Atomic Energy **10**, 122 (1956).

Andrews, G. A., S. W. Root, H. D. Kerman, and *R. R. Bigelow:* Ann. Surg. 137, 375 (1953).

Andrews, G. A., S. W. Root, and *R. M. Kniseley:* Cancer, 6, 294 (1953).

Andrews, G. A., S. W. Root, R. M. Kniseley, and *H. D. Kerman:* Radiology, 61, 922 (1953).

Gould A. Andrews, M. D. Samuel W. Root, M. D., and *Ralph M. Kniseley, M. D.:* „Metabolism and Distribution of colloidal Au-198 Injected into serous Cavities for Treatment of Effusions Associated with Malignant Neoplasms". Cancer, Volume 6, March 1953. Titel, Verlag, Ost (1935). Cancer **6**, 2 (1953).

Gould A. Andrews, M. D., Samuel W. Root, M. D., Ralph M. Kniseley, M. D. and *Herbert D. Kerman, M. D.:* „Intracavitary Use of Colloidal Radioactive Gold." Radiology, Vol. 61, No. 6, Pages 922—29, December 1953.

Andrews, G. A. and *Tyor, M. P.:* Early results of the treatment of chronic granulocytic leukemia with intravenous colloidal gold-198 (Abstr.). J. Lab & Clin. Med. **42**, 777 (1953).

Anger, H. O.: Use of gamma-ray pinhole camera for in vivo studies Nature, London, **170**, 200 (1952). A Multiple Scintillation Counter in Vivo Scanner Am. J. Roentgenol. **70**, 605 (1953).

Ansell, G. MacGregor, A. G. Miller, H. and *Wayne, E. J.:* The value of estimates of plasma protein-bound radioactive iodine as an index of thyrotoxicosis, in Radioisotope Techniques. London HMSO, **1**, 52 (1953).

Arden, G. P. and *Veall, N.:* The Use of Radioactive Phosphorus in Early Detection of Avascular Necrosis in the Femoral Head in Fractured Neck of Femur. Proc. Roy. Soc. Med., London **46**, 344 (1953).

Arias, I. M., Apt, L., and *Pollycove, M.:* „Absorption of radioactive vitamin B-12 in nonanemic patients with combined-syste, disease." New-England J. Med. **253**, 1005 (1955).

Armstrong, J. R.: Traumatic Dislocation of the Hip Joint J. Bone and Surg. **30 B**, 430 (1948).

McArtur, J. W., Rawson, R. W., Fluharty, R. G. and *Means, J. H.:* The Urinary Excretion of Radioactive Iodine as an Aid in the Diagnosis of Hyperthyroidism. Ann. Int. Med. **79**, 229 (1948).

Ashby, W.: „Determination of Length of Life of Transfused Blood Corpuscles in Man." J. Exper. Med. **29**, 267 (1919). Span of Life of the Red Blood Cell: A Resumé Blood **3**, 486 (1948).

Ashkenazy, M.: Detection of Intracranial Lesions. J. A. Ph. A. **42**, 125 (1953).

Ashkenazy, M. and *S. W. Crawley:* The value of serial studies of cerebrovascular permeability with radioactive iodinated serum albumin and the scintillation counter, particularly in the detection of neurosurgical lesions. Amer. J. Surg. **19**, 155 (1953).

Ashkenazy, M., L. Davis and *J. Martin:* An evaluation of the technic and results of the radioactive di-iodo-fluorescein test for the localisation of intracranial lesions. J. Neurosurg. Springfield **8**, 300 (1951).

Askonas, B. A.: Effect of Thyroxine on Creatine-Phosphokinase Activity Nature London **167**, 933 (1951).

Astwood, E. B. and *Bissell, A.:* Effect of thiouracil on iodine content of thyroid gland. Endocrinology **34**, 282 (1944).

Astwood, E. B., Cassidy, C. E., Raben, M. S. and *Astwood, S. M.:* Iodine in blood. In Ciba Foundation Colloquia in Endocrinology Vol. 2. Hormones in Blood. Edited by G. E. W. Wolstenholme and E. C. P. Millar. 416 pp. Boston: Little, Brown, 1957 Pp. 95—114.

Astwood, E. B., Greer, M. A. and *Ettlinger, M. G.:* The antithyroid factor of yellow turnip. Science **109**, 631 (1949).

Astwood, E. B., and *Stanley, M. M.:* „Use of radioactive iodine in study of thyroid function in man." West. J. Surg. **55**, 625 (1947). Determination of the Relative Activities of Antithyroid Compounds in Man using Radioactive Iodine. Endocrinology **41**, 66 (1947).

Aub, J. C., Bauer, W., Heath, C. and *Ropes, M.:* Studies of Calcium and Phosphorus Metabolism. III. The Effects of the Thyroid Hormone and Thyroid Disease. J. Clin. Investigation **7**, 97 (1928).

Aub, J. C., R. D. Evans, L. H. Hemplemann, and *H. S. Martland:* Medicine **31**, 221 (1952).

Aust, J. B., et al: „A rapid method for clinical total blood volume determination using radioactive iodinated human serum albumin (RIHSA)." Proc. Soc. Exper. Biol. & Med. **77**, 514 (1951).

Austoni, Carenza, Ziliotto: 3. Int. Sympos. über radioaktive Isotope. Gastein 1958.

Azerad, E. et *Ravaud, C.:* Valeur respective du métabolisme de base et de l'epreuve de fixation de l'iode radioactif dans l'exploration fontionnelle de la glande thyroide. Semaine des Hôpitaux, **22**, 1373 (1954).

B

Bachmann, K. P., Foster, C. G., Jackson, M. A., Shershin, P. H. and *Oard, H. C.:* „Radioactive gold instilled intrapericardially: Report of a case." Ann. Int. Med. **40**, 811 (1954).

Bachmann, Harris: Radiology **53**, 331 (1949).

De Backer, J.: Het gebruik von radio-actieve isotopen in de biologie en hun klinische toepassingen. Belgisch Tijdschrift voor Geneeskunde **18**, 986 (1956).

Bacq, Z. M., Experientia **7**, 11 (1951).

Bacq, Z. M. and *P. Alexander:* „Grundlagen der Strahlenbiologie." Georg Thieme Verlag, Stuttgart 1958.

Bacq, Z. M. and *Herre, A:* Brit. J. Radiol. **24**, 617 (1951), Bull. Acad. Méd. Belg. **18**, 13 (1952), J. suisse Méd. **82**, 160 (1952), C. R. Soc. Biol., **143**, 1158 (1949).

Bacq, Z. M., Lecomte, J. and *Herre, A.:* Arch. int. Physiol. **67**, 142 (1949).

Baker, L., et al: „Estimation of ascitic fluid volumes." J. Lab. & Clin. Med. **43**, 332 (1954).

William J. Baker, Eugene F. Lutterbeck, Edwin C. Graf, Daniel H. Callahan and *Raymond Firfer:* „A New Method for Handling Radioactive Gold in the Treamtent of Prostatic Cancer". The Journal of Urology **80**, 3, (1958).

Bale, W. F., C. L. Yuile, L. de la Vergne, L. L. Miller and *G. H. Whipple:* J. of Exper. Med. **90**, 315 (1949).

Balint, J. A., Fraser, R., and *Hanno, M. G. W.:* „Radioiodine measurements of thyroid function during and after PAS treatment of tuberculosis." Brit. M. J. **1**, 1234 (1954). Brit. M. J. **1**, 115 (1954).

Bansi, H. W.: Erg. inn. Med. **56**, 313 (1939). Klin. Wschr. **33**, 1951. „Die Pathogenese der euthyreotischen und hypothyreotischen Strumen." Med. Klin. **55**, 707—712 u. 721 bis 723 (1960).

Bansi: H. W. „Augenblicklicher Stand der Jodmangeltheorie des Kropfes." Schweizerische Medizinische Wochenschrift **88**, 2 (1958). Therapie der Hyperthyreosen. Helvet. med. Acta **21**, 329 (1954).

Bansi, H. W., Arnal, M. L., Grueggemann, Ch. et *Zielinski, G.:* Kritisches zur Radiojoddiagnostik der Schilddrüsenkrankheiten. Münchener medizinische Wschr. **12**, 410 (1957).

Bansi, H. W. u. *G. Groscurth:* Klin. Wschr. 1930 II, 1902. Z. klin. Med. **116**, 583 (1931).

Bansi, H. W., Kracht, J., Kracht U., Meissner, J.: Zur Entstehung des Morbus Basedow. Dt. Med. Wschr. **78**, 8 (1953).

Barkan, G., and *Walker, B. J.:* „Determination of Serum Iron and Pseudohemoglobin With O-Phenonthroline." J. Biol. Chem. **135**, 37 (1940).

Barker, S. B.: Determination of protein-bound iodine. J. Biol. Chem. **173**, 715 (1948).

Barker, S. B. and *Humphrey, M. J.:* Clinical determination of protein-bound iodine in plasma. J. Clin. Endocrinol. **10**, 1136 (1950).

Barker, S. B., Humphrey, M. J. and *Soley, M. H.:* „The clinical determination of protein-bound iodine J. Clin. Invest. **30**, 55 (1951).

Barnes, A. C.: Am. J. Obst. & Gynec. **65**, 550 (1953).

Barnes, A. C., Morton, J. L. and *Callendine, G. W.* jr.: Use of radioactive cobalt in the treatment of carcinoma of the cervix. Am. J. Obst. & Gynec. **60**, 1112 (1950).

Barnes, D. W. H., J. F. Loutit and *E. B. Reeve:* Clin. Sci **7**, 135, 155 (1948).

Baron, N.: Hypothyroidism; its etiology and relation to hypometabolism, hypercholesterolaemia and increase in body-weight. Lancet **2**, 277 (1956).

Barr. D. P.: „Thyroiditis and myxedema." Bull. New York Acad. Med. **29**, 551 (1953).

Barrett, T. F., Peck, J., Bauer, F. K., Libby, R. L., and *Jarrett, R. N.:* „Practical application of scintillation counter in diagnosis of diseases of thyroid." J. A. M. A. **152**, 1414 (1953).

Barringer, B. S.: J. Urol. **33**, 616 (1935).

Barron, J. N., Veall, N. and *Arnott, D. G.:* Measurement of the Local Clearance of Radioactive Sodium in Tubed Skin Pedicles. Brit. J. Plastic Surg. **4**, 16 (1951).

Barry, M. C., and *Pugh, A. E.:* „Serum concentrations of radioiodine in diagnostic tracer studies." J. Clin. Endocrinol. **13**, 980 (1953).

Bartels, E. C.: Basal Metabolism Testing under Pentothal Anesthesia. J. Clin. Endocr. **9**, 1190 (1949). Post-thyroidectomy Myxedema after Preoperative Use of Antithyroid Drugs. J. Clin. Endocr. and. Metab. **13**, 95 (1953).

Barth, G., F. Heinze u. *H. Riemann:* Gesichtspunkte zur Co-60 und Chaoultherapie unter besonderer Berücksichtigung der Bestrahlung nach operativer Freilegung." Strahlentherapie **100**, 1, 56 (1956).

Bartolomei, G., R. Bianchi and *Cerri:* Boll. Soc. Med. Chir. Pisa **4**, 380 (1957).

Bauer, F. K. et al: Ascitic Fluid and Plasma Protein Exchange in Cirrhosis of the Liver. Metabolism p. 289 (1954).

Bauer, F. K. and *Blahd, W. H.:* Treatment of Hyperthyroidism with Individually Calculated Doses of J-131. A.M.A. Arch. Int. Med. **99**, 194 (1957).

Bauer, F. K. & Goodwin, W. E.: J. Clin. Endocrinol. **11**, 1574 (1951).

Bauer, F. K., Goodwin, W. E., Libby, R. L. and *Cassen, B.:* „Visual Delineation of thyroid glands in vivo." J. Lab. & Clin. Med. **39**, 153 (1952).

Bauer, Klar: Bruns Beitr. **180**, 321 (1950).

Bauer, F. K. u. *Steffen, Ch. G.:* J. Am. Med. Ass. **158**, 563 (1955).

Bauer, G. C. H., A. Carlsson and *B. Lindquist:* Use of Isotopes in Clinical Studies of Skeletal Metabolism. Buch: Radioaktive Isotope in Klinik u. Forschung Band III. S. 25 Urban & Schwarzenberg 1958.

Bauer, G. C. H. and *Wendeberg, B.:* External Counting of 47 Ca and 85 Sr in Studies of Localised Skeletal Lesions in Man. J. Bone Jt. Surg. 40 A (1958) im Druck.

Bauer, K. H.: Arch. klin. Chir. **136**, 564 (1951). Das Krebsproblem. Springer, Heidelberg 1949. Zbl. Chir. 23, 947 (1956). Arch. klin. Chir. **284**, 438 (1956).

Bauer, M.: Med. Diss. Heidelberg 1953.

Bauer, R. E.: The present status of diagnosis of hyperthyroidism. Annals of internal medicine **44**, 207 (1956).

Bauer, W., Dale, H. H., Poulsson, L. T., and *Richards, D. W.:* The control of circulation through the liver. J. of Physiol. **74**, 343 (1932).

Baumann, A., Rotschild, M. A., Yalow, R. S. and *Berson, S. A.:* „Distribution and metabolism of J-131 labeled human serum albumin in congestive heart failure with and without proteinuria." J. Clin. Invest. **34**, 1359 (1955).

Baylin, G. J., Islcy, J. K., Sanders, A. P., Reeves, R. J. Ruffin, J. M., Hymans, J. C. and *Shingleton, W. W.:* Am. J. Roentgenol. **78**, 705 (1957).

Baylin, G. J., Sanders, A. P., Isley, J. K., Shingleton, W. W., Hymans, J. C., Johnston, D. H. and *Ruffin, J. M.:* J-131 blood levels correlated with gastric emptying determined radiographically. II. fat test meal. Proc. Soc. Exper. Biol. & Med. **89**, 54 (1955).

Bazett, H. C., F. W. Sundermann, E. M. Maxfield und *J. C. Scott:* „Comparison of estimates of blood volume made by congo red and by carbon monoxide." Amer. J. Physiol. **129**, 309 (1940).

Beahrs, O. H., E. S. Jodd: Surg. Clin. N. Amer. **31**, 1174 (1951).

Becker, J.: Dt. med. Wschr. **80**, 920—923 (1955).

Becker, Josef: Die Strahlenbehandlung des Blasenkarzinoms. Strahlentherapie, Band **101**, 208--216 (1956).

Becker, J. u. *G. Barth:* Strahlenther. **78**, 385 (1948).

Becker, Fliedner: 3. Internat. Sympos. über radioaktive Isotope. Gastein 1958.

Becker, J. u. Mitarb.: Strahlentherapie **103**, 348 (1957).

Becker, J., K. E. Scheer: in „Künstliche radioaktive Isotope" v. Schwiegk, H. (Berlin 1953).

Becker, J. u. *K. E. Scheer:* „Radiokobalt als plastisches Präparat zur Strahlenbehandlung." „Strahlentherapie" **85**, 4, 1953. Hautarzt 3, H. **5** (1952). Strahlenther. **86**, H. 4 (1953). Arch. Ohr- usw. Heilk. **160**, 5 (1952) S. 461. Ärztl. Forsch. I, 6, 249, **1952**. „Neue Gesichtspunkte zur Strahlenbehandlung des Blasenkarzinoms." Zschr. f. Urologie **46**, 3, S. 161—170 (1953). „Ein neues therapeutisches Anwendungsprinzip radioaktiver Isotope in geschlossenen elastischen Applikatoren." Strahlenther. **90**, 4 (1953). Klinische Betrachtungen zur Isotopenbehandlung der Karzinome des Verdauungstraktes. Strahl. Ther. **100**, 2 (1956). Strahl. Ther. **85** , 581 (1951); **86**, 540 (1953). Der Hautarzt (imDruck).

Becker, J., Scheer, K. E. u. *M. Bekerus:* Ein Applikator für die Bestrahlung großer Oberflächen mit Co-60-Perlen. Strahlenther. **105**, Heft 4 (1958).

Becker, J., K. E. Scheer u. *A. Kübler:* Strahlentherapie 88, 34 (1952).

Becker, J., K. Werner u. *H. Kuttig:* Strahlentherapie **95**, 178 (1954).

Becker, W., Lorenz: Zschr. Laryng. **34**, 32—47 (1955).

Becker, W. u. *J. Matzker:* Zur Diagnose und neuzeitlichen Therapie des Nasennebenhöhlenkarzinoms. Dt. Med. Wschr. **52**, 1905 (1955).

Becker, W., Wieland, H.: Zschr. Laryng. **34**, 105—114 (1955).

Beckermann, F.: Hepatolienographie mit Jodsol. Georg Thieme, Leipzig 1940.

Beierwaltes, W. H.: Irradiation of the Pituitary in the Treatment of Malignant Exophthalmus. J. Clin. Endocrin. **11**, 512 (1951). The value of radioactive iodine uptake and protein-bound iodine estimations in the diagnosis of thyreo toxicosis. Annals of internal medicine **44**, 44 (1956).

Beierwaltes, W. H., P. C. Johnson, A. J. Solari: Clinical use of radio-isotopes Saunders Co., Philadelphia & London 1957 106—130.

Beiling: Geriatrics **7**, 179.

Belcher, E. H.: Brit. J. Radiol. **26**, 455 (1953).

Bell, H. G. and *Low-Beer, B. V. A.:* Cancer of the Breast. A Preliminary Report on a New Approach to the Problem. J. Am. Geriat. Soc. **3**, 396 (1955).

Ben-Asher, S.: Am. Heart J. **33**, 490 (1947).

Benacerraf, B., Biozzi, G., Halpern, B. N., Stiffel, C. and *Mouton, D.:* Phagocytosis of Heat-denatured Human Serum Albumin Labeled With J-131 and its Use as a Means of Investigating Liver Blood Flow. Brit. J. Exper. Path. **38**, 35 (1956).

Bender, M. A. u. *Blau, M.:* Détection des tumeurs du foie le Rose Bengale J-131. A paraitre, Vienne 1959.

Benotti, N. and *Benotti, J.:* Total iodine in evaluation of serum protein-bound iodine. New Eng. J. Med. **250**, 289 (1954).

Beres, P., Wenger, J. et *Kirsner, J. B.:* The use of J-131 Triolein in the study of absorptive disorders in man. Gastroenterol. **32**, 1 (1957).

Bergen, J. R., Stone, D. and *Hoagland, H.:* Studies of Brain Potassium in Relation to the Adrenal Cortex. Peaceful Uses of Atomie Energy. United Nations, New York, **12**, 301 (1956).

Berger, E. Y., B. B. Brodie, J. Axelrod, M. F. Dunnung, Y. Porosowska and *J. M. Steele:* Federat. Proc. **9**, **11** (1950).

Bergstrom, S., Borgstrom, B. et *Rottenberg, M.:* Intestinal absorption · and distribution of fatty acids and glycerides in the rat. Acta Physiol. Scand. **25**, 120 (1932).

*Berkowitz, D.,*and *Sklaroff, D.:* Ach. Int. Med. **100**, 951 (1957).

Berkson, J. and *Boothby, W. M.:* Studies of the energy of metabolism of normal individuals. A comparison of the estimation of basal metabolism from (1) a linear formula and (2) „surface area". Am. J. Physiol. **116**, 485 (1936).

Berlin, N. I. and *Dobson, E. L.:* The Blood volume of the normal mouse as determined with P-32 labeled red cells (unpublished data).

Berlin, N. I., C. Goetsch, G. M. Hyde, and *R. P. Parsons:* „The blood volume in pregnancy as determined by P-32 labeled red Blood cells". Gyn. & Obst. **97**, 173—176 (1953).

Berlin, N. I., Huff, R. L., van Dyke, D. C. and *Hennessey, T. G.:* „The blood volume of the adult rat, as determined by Fe-59 and P-32 labelled red cells". Proc. Soc. Exper. Biol. & Med. **71**. 176—178 (1949).

Berlin, N. I., G. M. Hyde, R. J. Parsons and *J. H. Lawrence:* „The blood volume in cancer". Cancer **8**, 4 (1955).

Berlin, N. I.; Hyde, G. M.; Parsons, R. J. and *Lawrence, J. R.:* „The blood volume in various medical and surgical conditions". New England J. Med. **247**, 675—684 (1952).

Berlin, N. I.; Hyde, G. M.; Parsons, R. J.; Lawrence, J. H. and *Port, S.:* „Blood volume of the normal female as determined with P-32 labeled red blood cells". Proc. Soc. Exper. Biol. & Med. **76**, 831—832 (1951).

Berlin, N. I., J. H. Lawrence and *P. J. Elmlinger:* Blood **12**, 147 (1957).

Berlin, N. I., Lawrence, J. H. and *Gartland, J.:* „Blood volume in polycythemia as determined by P-32 labeled red blood cells." Am. J. Med. **9**, 747 (1950).

Berlin, N. I., D. F. Rowles, G. M. Hyde, R. I. Parsons, J. H. Lawrence and *S. Port:* Arch. Int. Med. 88, 17 (1951).

Berson, S. A.: Pathways of iodine metabolism. Am. J. Med. **20**, 653 (1956).

Berson, S. A., et al: „Determination of thyroidal and renal plasma J-131 clearance rates as routine diagnostic test of thyroid dysfunction." J. Clin. Invest. **31**, 141 (1952).

Berson, S. and *Yalow, R. S.:* „The Use of K-42 or P-32 Labelled Erythrocytes and J-131 Tagged Human Serum Albumin in Simultaneous Blood Volume Determinations." J. Clin. Invest. **31**, 572 (1932). — „The distribution of J-131 labeled human serum albumin introduced into ascitic fluid: Analysis of the kinetics of a three compartment catenary transfer system in man and speculations on possible sites of degration." J. Clin. Invest. **33**, 377 (1954). — „The effect of cortisone in the iodine accumulating function of the thyroid gland in euthyroid subjects. J. Clin. Endocrinol. **12**, 407 (1952). — Quantitative aspects of iodine metabolism. The exchangeable organic iodine pool, and the rates of thyroidal secretion, periphal degradation and fecal excretion of endogenously synthesized organically bound iodine. J. Clin. Invest. **33**, 1533 (1954).

Berson, S. S., R. S. Yalow, A. Azulay, S. S. Schreiber and *B. Roswit:* J. Clin. Investigation **31**, 581 (1952).

Berson, A., S. Yalow, Joseph Sorrentino and *Bernhard Roswit.* J. Clin. Invest. **31**, 141 (1952).

Berson, S. A., Yalow, R. S., Schreiber, S. S., and *Post, J.:* „Tracer experiments with J-131 labeled human serum albumin: distribution and degrafation studies." J. Clin. Invest. **32**, 746 (1953).

Bessler, W.: Strahlentherapie **91**, 451 (1953).

Bessler, W. u. *Th. Meister:* Schweiz. med. Wschr. 81, Nr. 49, 1214 (1951).

Best, W. R. et al: „Studies on urinary excretion of vitamin B-12 Co-60 in pernicious anemia for determining effective dosage of intrinsic factor concentrates." Blood **11**, 338 (1956). — Use of the Schilling Test in Pernicious Anemia. J. Lab. Clin. Med. **44**, 767 (1954).

Best, W. R.; Landmann, W. A. and *Limarzi, L. R.:* „Time pattern of vitamin B-12 Co-60 urinary excretion in man after oral administration and parenteral „flushing". Blood **11**, 352 (1956).

Best, W. R. and *Limarzi, L. R.:* „Diagnostic value of vitamin B-12 Co-60 urinary excretion tests." (In preparation.)

Bianchi, G.: „Sulla intossicazione cromo." Attual. Sci. med. Turin 48.

Bianchi, R., G. Bartolomei and *B. Cerri:* Boll. Soc. Med. Chir. Pisa 1958, in press.

Bickenbach, W., H. Gärtner u. *U. Zoeppritz:* Strahlentherapie **97**, 188 (1955).

Billion, H.: „RJ zur Schilddrüsenbehandlung." Ärztl. Wschr. 689, 1950. Dtsch. med. J. **5**, 214 (1954). Strahlenther. **97**, 78 (1955); **33**, 104 (1955).

Billion, H., K. Oeff u. *F. Klauer:* „Ergebnisse mit dem RJ-Test der Schilddrüse." Ärztl. Wschr. 306, 1951.

Billion, H., J. Brix, P. Freyschmidt, J. Krempin u. *H. G. Mehl:* Klin. Wschr. **33**, 23 (1955).

Billion, H. u. *P. Kühne:* Z. klin. Med. **152**, 411 (1954).

Binet, H. et *Roger, H.:* La fonction lipolytique du poumon. Bull. Acad. Méd. **86**, 129 (1921) et Presse Méd. **30**, 277 (1922).

Bing, R. J.: Coronary Circulation in Health and Disease as Studied by Coronary Sinus Catheterization. Bull. New York, Acad. Med. **27**, 407 (1951).

Biozzi, G., Benacerraf, B. and *Halpern, B. N.:* Quantitative Study of the Granulopoectic Activity of the Reticulo-endothelial System. Brit. J. Exper. Path. **34**, 441 (1953).

Biozzi, G., Benacerraf, B., Halpern, B. N., Stiffel, C. and *Hillemand, B.:* Exploration of the Phagocytic Function of the Reticuloendothelial System With Heat Denatured Human Serum Albumin Labelled With J-131 and Application to the Measurement of Liver Blood Flow in Normal Man and in Some Pathological Conditions. J. Lab. & Clin. Med. **51**, 230 (1958).

Biozzi, G., B. N. Halpern et *C. Stiffel:* „La cinétique de l'épuration sanguine des suspensions colloidales comme mesure de la circulation hépatique." Buch: Radioaktive Isotope in Klinik u. Forschung, Urban & Schwarzenberg 1958.

Bishopric, G. A., N. H. Garrett and *W. N. Nicholson:* Clinical value of the TSH in the diagnosis of thyroid disease. Amer. J. Med. **18**, 15 (1955).

Black, B. M., L. B. Woolner and *C. M. Blackburn:* J. Clin. Endocrinol. **13**, 1378 (1953).

Blackburn, J. A.; Keating, F. R. jr. and *Haines, S. F.:* „Radioiodine tracer studies in thiocyanate myxedema.“ J. Clin. Endocrinol. **11**, 1503 (1951).
Blahd, W. H. and *Nordyke, R. A.:* „Blood Disappearance of Radioactive Rose Bengal Rapid Simple Test of Liver Function, Advance Report“. Clin. Res. Proc. 5:40 (Jan) 1957.
Blalock, A.: Experimental shock, cause of low blood pressure produced by miscle injury. Arch. Surg. **20**, 959 (1930).
Blau, M. und *K. Altenburger:* Z. Physik **12**, 315 (1922). Z. Physik **12**, 622 (1922).
Block, J. B., Hine, G. J. and *Burrows, B. A.:* Use of carrier diodrast with J-131-diodrast. Clin. Research **6**, 38 (1958).
Blomfield, G. W.: Brit. J. Radiol. **23**, 566 (1950).
Blomfield, G. W., Eckert, H., Fisher, M., Miller. H., Munro, D. S. and *Wilson, G. M.:* Treatment of Thyrotoxicosis with J-131. Brit, M. J. **1**, 63 (1959).
Blomfield, G. W., J. C. Jones, A. G. MacGregor, H. Miller and *E. J. Wayne:* Brit. Med. J. **2**, 373 (1951). Treatment of thyrotoxicosis with radioactive iodine.
Blomfield, G. W., Jones, J. C., MacGregor, A.G., Miller, H., Wayne, E. J. and *Weetch, R. S.:* Brit. Med. J. **4950**, 1223 (1955). The treatment of thyrotoxicosis with radioactive iodine. Radioisotope Techniques Proc. Isotope Techn. Conf., p. 23 Her Majesty's Stationery Office, London 1953.
Blomstrand, R. and *Lindquist, B.:* The Intestinal Absorption of Carbon-labelled Oleic Acid in the Normal Infant and in Congenital Bile Duct Atresia. Helvet. paediat. acta **10**, 1 (1955).
Bloom, W.: Histopathology of Irradiation, New York, 1948. Histologic Changes following Irradiation. Radiology **49**, 344 (1947).
Blumenfeldt, E. und *E. Wollheim:* „Zur klinischen Beurteilung angeborener Herzfehler.“ Klin. Wschr. **6**, 396 (1927).
Blumgart, H. L.: „The velocity of blood flow in health and disease: The velocity of blood flow in man and its relation to other measurements of the circulation.“ Medicine **10**, 1 (1951).
Blumgart, H. L. and *D. D. Berlin:* Am. J. Physiol. **109**, 11 (1934).
Blumgart, H. L. and *Freedberg, A. S.:* „Lewis A. Conner Memorial Lecture: The heart and the thyroid, with particular reference to J-131 treatment of heart disease.“ Circulation **6**, 222 (1952).
Blumgart, H. L., Freedberg, A. S. and *Buka, R. B.:* „Treatment of euthyroid cardiac patients by producing myxedema with radioactive iodine.“ Proc. Soc. Exper. Biol. & Med. **67**, 190 (1948).
Blumgart, H. L., A. S. Freedberg and *G. S. Kurland:* Circulation **1**, 1105 (1950). — The Treatment of Incapacitated Euthyroid Cardiac Patients by Producing Hypothyroidism with Radioactive Iodine. New. Eng. J. Med. **245**, 83 (1951).
Blumgart, H. L., Gargill, S. L. and *Gilligan, D. R.:* „Studies on velocity of blood flow. XIII. The circulatory response to thyrotoxicosis.“ J. Clin. Invest., **9**, 69 (1930).
Blumgart, H. L., S. A. Levine and *D. D. Berlin:* Arch. Internal Med. **51**, 866 (1933).
Blumgart, H. L., J. E. F. Risemann, D. D. Davis and *D. D. Berlin:* Arch. Internal Med. **52**, 165 (1953).
Blumgart, H. L. and *Yens, O. C.:* Studies on the velocity of blood flow: I. J. Clin. Invest 4: 1, 1927.
Blumgart, H. L. and *Weiss, S.:* Studies on the velocity of blood flow: II J. Clin. Invest. 4:15, 1927.
Bodo, R. and *H. P. Marks:* J. Physiol. **65**, 48 (1928).
Bohnstedt, R. M.: Diagnose und Differentialdiagnose des malignen Melanoms. Strahlentherapie, Bd. 107, Heft 3 (1958).
Bohr, H. H.: Danske Videnskab Selskab. Biol. Med. **18**, 1 (1950).
Bohr, H. and *A. H. Sörensen:* J. Bone Surg. **32 A**, 567 (1950).
Bollmann, J. L. and *E. V. Flock:* Amer. J. Physiol. **144**, 437 (1945).
Bolt, W.: „Zur Auswertung des Herzkathetetismus.“ Regensb. Jb. ärztl. Fortb. **2**, 1 (1953).
Bolt, W., W. Forssmann und *H. Rink:* „Selektive Lungenangiographie in der präoperativen Diagnostik und in der inneren Medizin.“ Georg Thieme Verlag, Stuttgart 1957.
Bolt, W. und *O. Zorn:* „Probleme des rechten Herzens bei chronischen Lungenerkrankungen, insbesondere Silikose und Tuberkulose.“ I. Internat. Kongr. d. American College of Chest Physicians, Rom 1950.
Bomke, A. H. u. *H. Eberle:* Strahlentherapie **78**, 417 (1949).
Bonet-Maury, P.: Brit. J. Radiol. **24**, 422 (1951).
Bonse, G.: Strahlenther. **82** (1950).
Bonte, F. J., Storaasli, J. P. and *Weisberger, A. S.:* Comparative Evaluation of Radioactive Colloidal Gold and Nitrogen Mustard in the Treatment of Serous Effusions of Neoplastic Origin. Radiology **67**, 63 (1956).
Booth, C. C. and *Mollin, D. L.:* Brit. J. Haemat. **2**, 223 (1956).
Borchers: „Behandlung chirurgischer Erkrankungen der Schilddrüse mit radioaktivem Jod.“ Arch. klin. Chir. **270**, 407 (1951).
Borsook, H. and *Dubnoff, J. W.:* The Hydrolysis of Phosphocreatine and the Origin of Urinary Creatinine. J. Biol. Chem. **168**, 493 (1947).

Botsford, T. W., H. B. Weheeler, R. A. Newton and *W. E. Jaques:* J. Am. Med. Assoc., **151**, 788 (1953). „Hypoplasia of bone marrow associated with radioactive colloidal gold therapy."

Boyd, H. B., Zilversmit, D. B. and *Calandruccio, R. A.:* The Use of Radioactive Phosphorus (*P*-32) to Determine, the Viability of the Head of the Femur. J. Bone and Joint Surg. **37 A**, 260 (1955).

Boyd, J. D., Morgan, L. A. and *Blum, A.:* Sth. med. J. (Bgham, Ala) **52**, 1 (1959).

Boyland, E. and *McLean, D.:* Factor in malignant tissues which increases permeability of dermis. J. Path. & Bact. **41**, 553 (1935).

Brachet, J.: Actualités Biochimique, Lüttich 16 (1952).

Bradley, J. E. S., Davidson, D., MacIntyre, I. and *Rapoport, A.:* Estimation of Extracellular Fluid Volume Using 82-Br. Biochem. J. **62**, 33 P (1956).

Bradley, S. E.: „Variations in Hepatic Blood Flow in Man During Health and Disease." New England J. Med. 240:456—461 (March 24) 1949; correction 240:691 (April 28) 1949.

Bradley, S. E. and *Conan, N. J.:* „Estimated Hepatic Blood Flow and Bromsulfalein Extraction in Normal Man During Pyrogenic Reaction, abstracted." J. Clin. Invest. **26**: 1175 (Nov.) 1947.

Bradley, S. E., Ingelfinger, F. J. and *Bradley, G. P.:* „Hepatic circulation in cirrhosis of the liver Circulation." **5**:419, 1952.

Bradley, S. E., Ingelfinger, F. J., Bradley, G. P. and *Curry, J. J.:* „The estimation of hepatic blood flow in man." J. Clin. Invest., **24**:890, 1945.

Bradley, S. E., Smythe, C. M., Fitzpatrick, H. F. and *Blakemore, A. H.:* The Effect of a Portacaval Shunt in Estimated Hepatic Blood Flow and Oxygen Uptake in Cirrhosis. J. Clin. Invest. **32**, 526 (1953).

Bradt, H., Gugelot, P. C., Huber, O., Medicus, H., Preiswerk, P. and *Scherrer, P.:* „Die radioaktive Umwandlung des Cr-51." Helv. phys. Acta **18**, 259 (1945).

Brain, W. R.: Exophthalmos following the administration of thyroid extract. Lancet **1**, 182 (1936).

Brandt, H. J. u. *W. Schlungbaum:* Die endobronchiale Bestrahlung des Bronchuskarzinoms. Strahl.Ther. **105**, 207, 2 (1958).

Brennan, M. J., McGinnis, K. D. and *Preuss, L.:* Experience with Intracavitary Radiogold at Henry Ford Hospital. Henry Ford Hosp. M. Bull **4**, 89 (1956).

E. Broda: „Radiokobalt als therapeutische Strahlenquelle." Heft 1/2, 8.Jahrgang (1953) „Der Krebsarzt".

Brohult, G.: Nova Acta Soc. Sci. upsal., **12**, 4 (1940).

Broman, T.: „Cerebral vascular permeability in man: Supravital analysis of disorders of central nervous system." Acta med. scandinav. **118**, 79 (1944).

Bronfin, G. J., Liebler, J. B. and *Katz, H. M.:* A New Method for Abdominal Paracentesis. Gastroenterology **21**, 426 (1952).

Brooks, B. and *Blalock, A.:* Shock with aorticular reference to that due to hemorrhage and trauma to muscles. Ann. Surg. **100**, 728 (1934).

Brown, C. H. and *Glasser, O.:* „Radioactive (J-131-Tagged) Rose-Bengal Liver Function Test, ibid." 48:454—463 (Sept. 1956) J. Lab. & Clin. Med.

Brown, D. M., Michelson, A. M. and *Todd, A. R.:* Trans. Faraday Soc., **50**, 291 (1954).

Brown, E., et al: „Blood volume and congestive heart failure studied by Cr-51, Co and T-1824 methods." J. Clin. Invest. **33**, 919 (1954).

Brown, I. W. jr. and *Hardin, H. F.:* „Recovery and in vivo survival of human red cells." Arch. Surg. **66**, 267 (1953).

Brownell, G. L.: Analysis of techniques for the determination of thyroid function with radioiodine. Endocr. **11**, 1095 (1951).

Brownell, G. L. and *Stanbury, J. B.:* Instrumentation for Thyroid Measurement. J. Clin. Endocr. and Metab. **13**, 210 (1953).

Brownell, G. L. and *W. H. Sweet:* Localisation of brain tumors with positron emitters. Nucleonics **11**, 40 (1953).

Brun, C. et al: Proc. Soc. Exptl. Biol. Med. **89**, 687 (1955).

Bucher, K. u. *H. Emmenegger:* Bull. Schweiz. Akad. Med. Wiss. **7**, 418 (1951). Z. Kreislaufforsch. **18**, 94 (1952).

Bucy, P. C. and *Spiegel, I. J.:* Unusual complications of intra-spinal use of iodized oil. J. A. M. A. **122**, 367 (1943).

Bugbee, H. G.: J. Urol. **6**, 459 (1921).

Bulkley, J. G., V. J. O'Conor: Carcinoma of the Prostate: Treatment by Interstitial Irradiation with Radioactive Gold — Experimental and Clinical Studies. J. A. M. A. 17 (1960).

Bulkley, G. J., Cooper, J. A. D. and *O'Conor, V. J.:* Intraprostatic injection of Radioactive Yttrium Chloride in Dog. Surg. Gynec. & Obst. **100**, 405 (1955). — Present Status of Treatment of Carcinoma of Prostate with Radioavtive Materials. J. Urol. **75**, 837 (1956).

Bull, F. E.; Campbell, D. C. and *Owen, C. A. jr.:* „The diagnosis and treatment of pernicious anemia." M. Clin. North America **40**, 1005 (1956).

Bumpus, H. C. jr.: J. Am. Med. Assoc **78**, 1374 (1922). Surg. Gynecol. Obstet. **43**, 150 (1926).

Burkinshaw, L. cité par *Mitchell, J. S.:* Quelques problèmes de radiothérapie. Actes de la Conférence Internationale sur l'Utilisation de l'Energie Atomique à des Fins Pacifiques. Nations Unies, Genève 1956.

Burns, E.; Judalgo, J. U. and *Nieset, R.:* „Radioactive Gold in the treatment of advanced carcinoma of the prostate and bladder: Preliminary results in 24 cases." J. Louisiana State M. Soc. **105**, 99 (1953).

Burrows, B. A. and *Ross, J. F.:* Thyroidal uptake of stable iodine compared with serum concentration of protein-bound iodine in normal subjects and in patients with thyroid disease. J. Clin. Endocrinol. **13**, 1358 (1953).

Burwell, E. L., Brickley, B. A. and *Finch, C. A.:* „Erythrocyte Life Span in Small Animals. Comparison of Two Methods Employing Radioiron." Am. J. Physiol. **175**, 230 (1953).

Butler, J. A. V. and *Conway, B. E.:* J. chem. Soc. 3418 (1950).

Buttenberg, D. u. *H. Lau:* Kombinierte Behandlung des Ovarialkarzinoms. Geburtsh. u. Frauenheilkunde 19. Jahrg. Heft 4, S. 311 bis 317 (1959). — Indirekte Dosierung bei intrauteriner Bestrahlung durch Kobalt-60-Perlen. Strahlenther. Bd. 106, Heft 4 (1958)

C

Cabot, H.: Modern Urology, vol. 1 Lee & Febiger, Philadelphia (1924).

Calesnick, B., Harris, W. D. and *Jones, R. S.:* Antithyroid Action of Antibiotics. Science **119**, 128 (1954).

Callender, S. T. and *Evans, J. R.:* „The urinary excretion of labeled vitamin B 12." Clin. Sc. **14**, 295 (1955).

Callender, S. T. E, Nickel, J. F., Moore, C. V. and *Powell, E. O.:* „Sickle cell disease studied by measuring the survival of transfused red blood cells." J. Lab. & Clin. Med. **34**, 90 (1949).

Callendine, G. W. Jr., Morton, J. L. and *Myers, Wm. G.:* Physical Considerations in Applying Cobalt 60 to Cancer Therapy. Nucleonics **7**, 63—66 (1950).

McCandless E. L. et *Zilversmit, D. B.:* Fate of triglycerides and phospholipids of lymph and artificial fat emulsions: disappearance from the circulation. Am. J. Physiol. **193**, 294 (1958).

Cannon, W.: Traumatic Shock. New York, London: D. Appleton-Century Co., 1923.

Capps, R. B., Weinstein, I. M., Ettinger R. H. and *Jones, P. N.:* Red Cell Survival Studies in Liver Disease, Tr. A. Am. Physicians **67**, 133 (1954).

Caroli, J., Jammet, H., Jammet, J. and *Renault, H.:* Utilisation chez l'homme du rose bengal marqué. Sem. Hôp. Paris **34**, 449 (1958).

Caroli, J. and *Tanasoglu, Y.:* „Le Temps d'Apparition de la Bromesulfonephtaléine dans la Bile; Nouveau Test pour le Diagnostic des Ictères Incomplets par Rétention et des Blocages Anicteriques de la Voie Principale." Semaine Hôp. Paris **29**: 591, 1953.

Caroli, J., Tanasoglu, Y. and *Cohen,* M. Le Temps d'Apparation de la Bromesulfonephtaléine dans la Bile Recueillie per Tubage." Arch. Mal. App. Digestif. **41**: 623, 1952.

Case, R. B., Hurley, H. W., Keating, R. P., Keating, P., Sachs, H. L. and *Loeffler, E. E.:* Detection of Circulatory Shunts by Use of a Radioactive gas. Proc. Soc. Exper. Biol. Med. **97**, 4 (1958).

Cassen, B., Curtis, L., Reed, C. and *Libby, R.:* Instrumentation for J-131 use in medical studies. Nucleonics **9**, 46 (1951).

Catcheside, D. G.: a) Brit. J. Radiol. Suppl. Nr. **1**, 66 (1947). b) 109 (1947).

Chaikoff, F. L., et al. J. of Biol. Chem. **133**, 319 (1940).

Chalmers, T. A.: Fission product iodine-131 for use as gamma ray sources in permanent implants. Mémorandum du Radium Institute de Liverpool.25 (1955).

Chamberlain, R. H. Tabern, D. L., *G. I. Gleason* and *M. J. Savoie:* Comp. A Preliminary Manual on the Properties and Uses of Colloidal Gold 198, Abbott Laboratories, North Chicago (1951). Pp 23—31.

Chaney, A. L.: Improvements in Determination of Iodine in Blood. Industrial and Engineering Chem. (Analytical Ed.) **12**, 179 (1940).

Chang, C. H., Janzen, A. H., Skorneck, A. B. and *Rosenbaum, P. J.:* Treatment of Malignant Effusions by Intracacitary of Radioactive Colloidal Gold. Am. J. Roentgenol. **77**, 486 (1957).

Chang, H.: „The blood volume in hyperthyroidism." J. Clin. Invest. **10**, 475 (1931).

Chaplin, H. Jr. and *Mollison, P. L.:* „Correction for plasma trapped in the red vell column of the hematocrit." Blood **7**, 1227 (1952).

Chaplin, H. Jr., Mollison, P. L. and *Vetter, H.:* „The Body venous hematocrit ratio: its constancy over a wide hematocrit range." J. clin. Invest. **32**, 1309 (1953).

Chapman: „Radioactive iodine in therapy of cancer of the thyroid." 2nd National Canser Confenrence Cincinnati, Ohio, March 3—5, 1952. — „Treatment of Graves' disease with radioactive iodine." West. J. Surg. **56**, 47 (1948).

Chapman, C. B., Taylor, H. L., Borden, C., Ebert, R. V., Keys, A.: Simultaneous determinations of the resting arteriovenous oxygen difference by the acetylene and direct Fick Methods. J. Clin. Invest. **29**, 651 (1950).

Chapman, E. M., Corner, G. W. jr., Robinson, D. and *Evans, R. D.:* „Collection of radioactive iodine by human fetal thyroid.“ J. Clin. Endocrinol. 8, 717 (1948).

Chapman, E. M. and *R. D. Evans:* a) The treatment of hyperthyreoidism with radioactive iodine. J. Amer. Med. Assoc. **131**, 86 (1946). — b) Treatment of toxic goiters with radioactive iodine. Med. Clin. N. Amer. **33**, 1211 (1949).

Chapman, E. M. u. *Maloof, F.:* The use of radioactive iodine in the diagnosis and treatment of hyperthyroidism: ten years' experience. Med. **34**, 3 (1955). J. Clin. Endocrinol. **14**, 45 (1954). Medicine **34**, 261 (1955).

Chapman, E. M., F. Maloof, J. Maisterrena and *J. Martin:* J. Clin. Endocrinol. **14**, 45 (1954). Ten Years' Experience with Radioactive Iodine.

Chapman, E. M., B. N. Skanse and *R. D. Evans:* „Treatment of hyperthyroidism with radioactive iodine.“ Radiology **51**, 558 (1948).

Chears, W. C. jr., Burley H. McCraw, Malcolm P. Tyor, and *Julian M., Ruffin, Durham, N. C.:* „The J-131 Labeled Triolein Absorption Test: Reproducibility and Factors Affecting Blood Levels“. Reprinted from the Southern Medical Journal of the Southern Medical Association, **51**, 4, 433—437 (1958).

Chess, D., Yonkman, F. F.: The adernal and sympathologic action of priscol (benzylimidazoline). Proc. Soc. Exper. Biol. & Med. **61**, 127 (1946).

Chester, Lerch et *Vannotti:* „A propos du traitement par l'iode radioactif du cancer et des métastases d'origine thyroidienne.“ Schweiz. med. Wschr. 1377—1381 (1950).

Chevallier, A. et *Burg, C.:* Utilisation du radiophosphate de chrome colloidal dans le Traitement des tumeurs malignes. Acte de la Conférence Internationale de Genève **10**, 133 (1955).

Chevallier, A., Burg, C. et *Blum, E.:* Premiers résultats du traitement du cancer de la vessie par le radiophosphate de chrome colloidal. Communication au Congrès du Cancer de Sao-Paulo (Brésil) 1954.

Chevallier, A., Thiebaut, F., Philippides, D. et *Burg, C.*: Huit cas de gliome du cerveau opérés et traités par le radio-phosphate de chrome. Rev. neurol. **91**, 354 (1954).

Chidsey, C. A. III. J. Appl. Physiol. **16**, 63 (1959).

Chinn, A. B. et al: Blood Levels Following a Test Meal of J-131 Labeled Proteins. J. Lab. Clin. Med. **42**, 377 (1953).

Chou, S. N., J. B. Aust, W. T. Peyton and *G. E. Moore:* Radioactive isotopes in localization of intracranial lesions. A. M. A. Arch. Surg. **63**, 554 (1951). Proc. Soc. Exp. Biol. & Med. **77**, 193 (1951).

Chow, B. F., et al: „The urinary excretion test for absorption of vitamin B-12: I. Reproducibility of results and agewise variation.“ Am. J. Clin. Nutrition 4, 142 (1956).

Christophe, K., Howard, L. G., Porter, T. A. and *Driscoll, A. J.:* A Study of One Hundred and Four Consecutive Cases of Fracture of the Hip. J. Bone and Point Surg. **35-A**, 729 (1953).

Christopherson, W. M., Berg, H. F., Kyker, G. C. et *Bruger, M.:* Etude sur le radiolutécium interstitiel (Lu-177). Arch. of Path. **62**, 441 (1956).

Clairmont, Schürch. Dt. Zschr. f. Chir. **237**, 121 (1932).

Clark, D. E., Moes, R. H. and *Adams, E. E.* „Rate of conversion of administered inorganic radioactive iodine into protein bound iodine of plasma as an aid in evaluation of thyroid function.“ Surgery **26**, 331 (1949).

Clark, D. E. and *Rule, J. H.:* Radioactive Iodine of Surgery in Treatment of Hyperthyroidism. J. A. M. A. **159**, 995 (1955).

Clark, D. E., Rule, J. H., Trippel, O. H. and *Cofrin, D. A.:* Five Years' Experience with Radioactive Iodine in Treatment of Hyperthyroidism. J. A. M. A. **150**, 1296 (1952).

Clark, D. E., Trippel, O. H. and *Sheline, G. E.:* „Diagnostic and therapeutic use of radioactive iodine, A. M. A. Arch. Int. Med. 87, 17 (1951).

Clark, J. H., Nelson, W., Lyons, C., *Mayerson, H. S.* and *Decamp, P.:* „Chronic shock: the problem of reduced blood volume in the chronically ill patient. Part I-Concept of chronic shock. Part II-Hemoglobin and red blood cell deficits in chronic shock. Part. III-Quantitative aspects of the anemia associated with malignant tumors.“ Ann. Surg. **125**, 618—625, 626—637, 638—646 (1947).

Clayton, C. G.: Brit. J. Radiology 26, 99 (1952).

Cohen, E. S., Giansiracusa, J. E. and *Althausen, T. L.:* „Studies of Bromsulfalein Excretion. III. The Simultaneous Performance of the Bromsulfalein and Rose Bengal Excretion Tests in Individuals With Normal Hepatic Function.“ Gastroenterology 25: 237—242, 1953 **30**, 232 (1956).

Cohen, E. S., Giansiracusa, J. E., Strait, I. A., Althausen, T. L. and *Karg,* S.: „Studies on bromsulfalein; method for simultaneous performance of bromsulfalein and rose bengal excretion tests.“ Gastroentelogy, 1953, 25, 232, 236.

Cohen, J. S. and *Sklaroff, D. M.:* Intraperitoneal radioactive gold in ovarian cancer Obst. & Gynec. **6**, 68 (1955).

Cohen, L.: Protected interstitial irradiation of tumours using 182 Ta. Brit. J. Radiol. **28**, 338 (1955). Brit. J. Radiol. **22**, 160 (1949).

Cohen, M. M.: J. Neuropath. and Exper. Neurol. **14**, 70 (1955).

Cohen, M. and *Shanks, W.:* An Apparatus for Intracavitary Administration of Radioactive Colloidal Gold. Brit. J. Radiol. **26**, 660, (1953).

Cohn, B. N. E.: Absorption of Compound Solution of Iodine from the Gastrointestinal Tract with Special Reference to the Absorption of Free Iodine. Arch. Int. Med. **49**, 950 (1932).

Cohn, E. M., Zagermann, J., Sklaroff, D. M. and *Tumen, H. J.:* „Use of Radioactive Rose Bengal as Test in Differential Diagnosis of Jaundice." Am. J. Gastroenterol. **28**: 621—628 (Dec.) 1957.

Colby, M. Y. jr.: Symposium on Bronchial and Pulmonary Disease: Intracavitary Radioactive Colloidal Gold in the Treatment of Malignant Pleural Effusion. M. Clin. North America **38**, 1133 (1954).

Golietz, R. T.: L'emploi du cobalt 60 en curiethérapie. J. Radiol. Electrol. **30**, 518 (1949).

Coliez, R., Tubiana, J. Dutreix and *J. Guelfi:* J. radiolog. et électrol. **34**, 305 (1952).

Colmery, B. H.: Preparation of Seeds of Radioactive Gold-198 and their Use in Cancer Therapy. M. Sc. Thesis, Ohio State University (1951).

Comar, C. L., Davis, G. K. and *Singer, L.:* The Fate of Radioactive Copper Adminestered to the Bovine. J. Biol Chem. **174**, 905 (1948).

MacComb, W. S. and *E. H. Quimby:* Radiology **29**, 305 (1937).

Combes, B.: „Simultaneous estimation of hepatic blood flow in dogs by means of J-131-labeled rose bengal and bromsulphalein (BSP)". Circulation, **18**, 795 (1958).

Compere, E. L. and *Wallace, G.:* Etiology of Aseptic Necrosis of the Head of the Femur after Transcervical Fracture. J. Bone and Joint Surg. **24**, 831 (1942).

McConahey, W. M., and *F. R. Keating jr.:* Radioiodine studies in thyreoiditis." J. Clin. Endocrin. **11**, 1116 (1951).

McConahey, W. M., Keating, F. R. jr. and *Power, M. H.:* The behavior of radioiodine in the blood J. Clin. Invest. **28**, 191 (1949).

Concannon, J. P., and *F. Bolhuis:* Studies with a Modified collimator for use with scintillation counter for total body scanning. Radiology **78**, 5 (1956).

Cones, M. T. u. *C. Gregory:* Brit. J. Radiol. **25**, 597 (1952).

O'Conor, V. J. and *Cooper, J. A. D.:* Prostate therapy in T. fields and *L.* seed. Clinical Use of Radio-isotopes. Chicago: The Year Book Publishers. Inc. pp, 179—191 (1957).

O'Conor, V. J., and *Bulkley, G. J.:* Private communication.

Cook, S. F. and *W. M. Sears:* Amer. J. Physiol. **144**, 164 (1945).

Cooper, F. W., jr., et al: „The study of peripheral vascular disease with radioactive isotopes." II. Surg. Gynec. & Obst 88, 711 (1949).

Cooper, J. A. D., Bulkley, G. J., and *O'Conor, V. J.:* „Intraprostatic injection of radioactive colloids: I. Distribution and excretion following injection in the dog." J. Urol. **71**, 624 (1954).

Cooper, J. A. D. and *Zorn, E. M.:* Distribution of Colloidal Radioactive Chromic Phosphate after Intracavitary Administration in the Rat. J. Lab & Clin. Medicine **42**, 867 (1953).

Cope, C., and *F. D. Moore:* J. Clin. Invest. **23**, 241 (1944).

Cope, O.: New Engl. J. Med. **246**, 368 (1952).

Cope, O., B. M. Dobyns, E. Hamlin, and *J. Hopkirk:* J. Clin. Endocrinol. **9**, 1012 (1949).

Copeman, S. M.: Activated (irradiated) fluorescein in treatment of cancer. Brit. M. J. **1**, 658 (1931).

Copeman, S. M., Coke, F., and *Gouldesbrough, C.:* „Activated" (irradiated) fluorescein in treatment of cancer." Brit. M. J. **2**, 233 (1929).

Copp, D. H., and *D. M. Greenberg:* J. Nutrit. **29**, 261 (1945).

McCorkle, H. H.: Surgery (St. Louis) **24**, 409 (1940).

McCorkle, Stone: Radiology **47**, 5 (1946).

McCormick, J. B., et al: „Tissue distribution of injected radioactive collodial chromic phosphate (CrP-32 O-4)." Arch. Path. **58**, 187 (1954).

Corrigan, K. E.: Use of Radioisotopes. Am. J. Nurs. **48**, 309 (1948).

Corrigan, K. W., and *Hayden, H. D.:* „Diagnostic studies with radioactive isotope tracers." Radiology **59**, **1** (1952).

Couch, O. A. jr., J. Tenn,: Med. Assoc., 47, 49 (1954). „Radioactive gold in the palliative treatment of malignant effusions." J. Tennessee M. A. **47:49**, 53 (1954).

Cournand, A., Riley, R. L., Bradley, S. E., Breed, E. S., Noble, R. P., Lauson, H. D., Gregersen, M. I., and *Richards, D. W.:* Studies on the circulation in clinical shock Surgery. **13**, 964 (1943).

Cournand A,., Riley, R. L., Breed, E. S., Baldwin, De F., and *Richards, D. W. jr.:* Measurement of cardiac output in man using the technique of catheterisation of the right auricle or ventricle. J. Clin. Invest. **24**, 106 (1945).

Courrier, R., A. Horeau, M. Marois and *F. Morel:* Compt. rend. soc. biol. **143**, 935 (1949).

Cowan, I. J., et al: ,,Transport of radioactive colloidal gold between serous cavities." Surg., Gynec. & Obst **98**, 721 (1954).
Cowan, I. L. and *Karioris, F. G.*: Prophylaxis and Palliation of Malignant Effusions with Radioactive Colloidal Gold. Am. J. Obst. & Gynec. **69**, 312 (1955).
Cramer, H., C. Brilmayer, u. *H. W. Pabst:* Münch. med. Wschr. **4**, 76 (1952).
Cramer, H. u. *Pabst, H. W.*: Münch. med. Wschr. **93**, 30, 1502 (1951). Zeitschr. f. Krebsforschung **58**, 163 (1952).
Cramer, H., H. W. Pabst u. *S. Efe:* Anadolu Klin. **17**, 91 (1951).
Cramer, H. u. *O. Unger:* Med. Klin. **13**, 393 (1951).
Cremer, H. D.: Calcium und Strontium. Buch: Radioaktive Isotope 370, 388 H. Schwiegk, Springer Verlag Berlin.
Cremer, H. D., W. Hennig u. *H. Weber:* 1953 (im Druck).
Cremer, H. D., W. Herr, G. Dittmann u. *W. Büttner:* 1953 (im Druck).
Cremer, H. D., W. Herr u. *H. Späth:* Biochem. Z. **322**, 212 (1951).
Crevy, C. D.: J. Am. Med. Assoc., **120**, 1102 (1942).
Crile, G. W.: Practical Aspects of thyroid Disease. W. B. Saunders & Co. Philadelphia and London (1949). Am. J. Roentgenol. Radium Therapy 65, 415 (1951).
Crile, G. W., E. P. McCullach, and *O. Glasser:* Cleveland Clinic Quart. **16**, 1 (1949). Experience with Radioactive Iodine in Treatment of Hyperthyroidism.
Crispell, K. R., Parson, W. and *Sprinkle, P.*: ,,Simplified technique for diagnosis of hyperthyroidism, utilizing one-hour uptake of orally administered J-131." J. Clin. Endocrinol. **13**, 221 (1953).
Crispell, K. R., Porter, R., and *Nieset, R. T.*: ,,Studies of plasma volume using human serum albumin tagged with radioactive iodine-131." J. Clin. Invest. **29**, 513 (1950).
Cronkite, E. P.: ,,Ionizing radiation injury. Its diagnosis by physical examination and clinical laboratory procedures." J. Amer. Med. Ass. **139**, 366 (1949).
Cronkite, E. P.: Atomic Medicine, Chap. VIII, New York 1949, p. 103. *C. R. Sipe, D. C. Eltzholtz, W. H. Chapman* and *F. W. Chambers jr.*: Proc. Soc. Exper. Biol. a. Med. **73**, 184 (1950).
Crowther, J. A.: Proc. Roy. Soc. (London) B **96**, 207 (1924).
Crowther, J. A. and *Fairbrother, L.*: Phil. Mag., **4**, 325 (1927).
Crowther, J. A., Liebmann, M. and *Lane, T. B.*: ibid. **24**, 654 (1937).
McCullagh, E. P.: Ohio State Med. J., **46**, 127 (1950). Cleveland Clinic Quart. **18**, 102 (1951). Ann. Int. Med. **44**, 292 (1956).
McCullagh, E. P., and *C. E. Richards:* Arch. Internal Med. **87**, 4 (1951). Radioactive Iodine in Treatment of Hyperthyroidism.
Cumings, J. N.: The Copper and Iron Content of Brain and Liver in the Normal and in Hepatolenticular Degeneration. Brain **71**, 410 (1948). Brain **66**, 316 (1943).
Cunninham, R. M., Hilton, G. H. and *Pochin, E. E.*: Radioiodine uptake in thyroid carcinomata. Brit. J. Radiol. **28**, 252 (1955).
Cunningham, R. M., M. E. Morgans, N. B. Myant, and *W. R. Trotter:* Unpublished results.
Curie, Mme Pierre: ,,Radioactivité." Paris: Hermann 1935.
Czech, H.: Strahlenther. **84**, 4 (1951).
Czerny, V.: Münch. med. Wschr. **36**, 1897 (1911).
Czerny, V. u. *A. Caan:* Münch. med. Wschr. **14**, 737 (1912). Münch. med. Wschr. **34**, 1800 (1911).

D

Daikos, G. K. und *D. A. Koutras:* ,,Radiochrom zur Bestimmung der Blutvolumenveränderungen." Schw. Med. Wschr. **42**, 1108 (1959).
Dailey, M. E., S. *Lindsay*, and *E. R. Miller:* J. Clin. Endocrinol. **13**, 1513 (1953).
Dainton, F. S.: J. phys. Colloid Chem., **52**, 490 (1948). J. chem. Soc., p. 1533 (1952). J. Amer. Chem. Soc., **78**, 1278 (1956).
Dainton, F. S., and *E. Collinson:* Radiation Chemistry. Annual Rev. Phys. Chem. 2 (1951). Chemical Reactions induced by Ionizing Radiations. Annual Rep. Chem. Soc. 45 (1948), London.
Dainton, F. S. and *Rowbottom, J.*: Trans. Faraday Soc. **49**, 1160 (1953).
Dainton, F. S. and *Sutton, H. C.*: Trans. Faraday Soc. **49**, 1011 (1953).
Dale, W. M.: Biochem. J. **36**, 80 (1942). Disc. Faraday Soc. **12**, 293 (1952).
Dale, W. M., Gray, L. H. and *Meredith, W. J.*: Phil. Trans. **242 A**, 33 (1949).
Dallemagne, M. J., J. Govaerts et *J. Mèlon:* Arch. internat. Physiol. **58**, 157 (1950).
Dandy, W. E.: Ventriculography Following the Injection of Air Into the Cerebral Ventricles. Ann. Surg. **68**, 5 (1918).
Dankowski, T. S. and *Greenman, J. H.*: Rise in Serum Precipitable or Protein-bound Iodine following Massive Doses of Inorganic Iodide. Fed. Proc. 8, 31 (1949).
Dankowski, T. S., Johnson, S. Y. and *Greenman, J. H.*: Alterations in the Serum Iodine Fractions Induced by the Administration of Inorganic Iodide in Massive Dosage. J. Clin. Endocr. **10**, 519 (1950).
Davidson, J. N.: The Biochemistry of the Nucleic Acids, Methuen. London, 1954.

Davidson, J. N., L. H. Gray, A. S. McFarlane, A. Neuberger, G. Popjak and *C. Rimington:* ,,Isotopes in Biochemistry. (Ciba Foundation Conference).“ London: J. A. Churchill 1951.

Davidson, P. F., Conway, B. E. and *Butler, J. A. V.:* Progr. Biophys. **4**, 148 (1954).

Davis, Loyal: ,,Aids in diagnosis of tumors of central nervous system. In: Treatment of Cancer an Allied Diseases: Tumors of the Nervous System. Volume II. Second edition. By Pack, G. T., and Ariel, I. M. editors. Paul B. Hoeber.“ Inc., New York, 1959, chap. 2, pp. 18—31.

Davis, L. and *Th. Craigmile:* Results of radioactive isotope encephalography in patients with verified intracranial tumors. J. Neurosurg. Springfield. **11**, 262 (1954).

Davis, L., J. Martin, M. Ashkenazy, G. V. Le Roy and *T. Fields:* J. Amer. Med. Assoc. **144**, 1424 (1950).

Decker K. und *H. Lauter:* ,,Behandlungsergebnisse bei Hypophysengeschwülsten.“ Deutsche Medizinische Wochenschrift **12**, 468—474 (1960).

Delaloye, P. B., P. Magnenat et *S. Cruchaud:* L’hépatoscintillogramme après injection d’albumine humaine dènaturée marquée à L’J-131. J. Suisse de Med. **50**, 1305 (1959).

Delarue, J. et *Ludwig, F.:* Histo-topographie de la lipase du poumon; sa signification pour l’étude de la lipdiérèse pulmonaire. Presse Méd. **60**, 1739 (1942).

Delarue, J., M. Tubiana, and *J. Dutreix:* Bull. Cancer **40**, 263 (1953).

Delprat, G. D., jr.: ,,Studies on liver function. Rose Bengal elimination from the blood, as influenced by liver injury.“ Arch. Int. Med. **32**, 401 (1923).

Delprat, G. D., Epstein, N. N. and *Kerr, W. J.:* A new liver function test. The elimination of rose bengal when injected into the circulation of human subjects. Arch. Int. Med. **34**, 533 (1924).

Delprat, G. D., and *Stowe, W. P.:* ,,Rose Bengal Test for Liver Function: Historical Sketch and Improved Technic.“ J. Lab. Clin. & Med. 16: 923—925 (June) 1931.

Deming, C. L.: Surg. Gynecol. Obstet. **34**, 99 (1922).

Dennis, J. M., Workman, J. B. and *Bauer, R. E.:* Radioactive Colloidal Gold in the Control of Malignant Effusions: Report and Analysis of 60 Patients. Am. J. Roentgenol. **75**, 1124 (1956).

Denstedt, O. F.: ,,Changes in blood during storage.“ Canad. M. A. J. **46**, 188 (1942).

Derra, E.: ,,Das Operationstrauma in seiner Einwirkung auf Lungenatmung, capillaren Gasaustausch und zirkulierende Blutmenge; III. Mitteilung: Blutmenge und Narkose. Deutsche Zschr. f. Chir. **247**, 82 (1936).

Dessauer, F.: Z. Krebsforsch. **35**, 287 (1932).

Deutsch, M., Elliot, L. G. and *Roberts, A.:* Disintegration schemes of radioactive substances. VIII. Co-60. Phys. Rev. **68**, 193 (1945).

Dexter, L., Whittenberger, J. L., Haynes, F. W., Goodale, W. T., Gorlin, R. and *Sawyer, G. G.:* Effect of exercise on circulatory dynamics of normal individuals. J. Appl. Physiol. **3**, 439 (1951).
Dies: Lousiana State Med. J., July 1957.

Dietz, A. A.: Distribution of bone marrow, bone and bone-ash in rabbits. Proc. Soc. exp. Biol. N. Y. **57**, 60 (1944).

Dilla, M. A. and *G. J. Hine:* Nucleonics **10**, 7: 54 (1952).

Dobson, E. L.: A method for measuring liver circulation rate using colloidal chromic phosphate and the dye T-1824. Thesis University of California 1946.

Dobson, E. L., Gofman, J. W., Jones, H. B., Kelly, L. S. and *Walker, L. A.:* Studies With Colloids Containing Radioisotopes of Yttrium, Zirconium, Columbium and Lanthanum. J. Lab. & Clin. Med. **34**, 305 (1949).

Dobson, E. L., and *Jones, H. B.:* ,,The Behavior of Intravenously Injected Particulate Matter.“ Acta med. Scand., Suppl. 273, 1952. ,,The behavior of intravenously injected particulate material: its rate of disappearance from the Blood stream as a measure of liver blood flow.“ Acta med. scandinav. 144: supp. 273 (1952).

Dobson, E. L., Warner, G. F., Finney, C. R. and *Johnston, M. E.:* ,,The measurement of liver circulation by means of the colloidal disappearance rate. I. Liver blood flow in normal young men. Circulation.“ **7**, 690 (1953).

Dobyns: ,,Radioactive iodine as an adjunct to the surgical management of diseases of the thyroid.“ Surg. etc. **93**, 415 (1951).

Dobyns and *Lennon:* ,,A study of histopathology and physiologic function of thyroid tumors using radioiodine and radioautography.“ J. Clin. Endocrin 8, 732 (1948).

Dobyns and *Maloof:* ,,The study and treatment of 119 cases of carcinoma of the thyroid with radioactive iodine.“ J. Clin. Endocrin. **11**, 1323 (1951).

Dobyns, Skanse and *Maloof:* ,,Method for preoperative estimation of function in thyroid tumors: signifiance in diagnosis and treatment.“ J. Clin. Endocrin. **9**, 1171 (1949).

Dobyns, B. M. and *Steelman, S. L.:* The Thyroid Stimulating Hormone of the Anterior Pituitary as distinct from the Exopthalmos Producing Substance. J. Clin. Endocrin. **52**, 705 (1953).

Dobyns, B. M., A. L. Vickery, F. Maloof, and *E. M. Chapman:* J. Clin. Endocrinol. **13**, 548 (1953).

Dockerty, M. B., and *Masson, J. C.:* S. Clin. North America **21**, 1201 (1941).

Dodds, E. C., Lanson, W. and *Robertson, J. D.:* Variations in the Iodine Content of the Blood in Hyperthyroidism and Non toxic Goitre. Lancet. **2**, 608 (1932).

Doering, P.: Klin. Wschr. **34**, 837 (1956).

Dominici: Münch. med. Wschr. **56**, 1766 (1909).

MacDonald, M. R.: Brit. J. Radiol. **27**, 63 (1954).

Donato, L.: „Radiocardiographic determination in man of diastolic and residual blood volumes." Im Druck; Lo studio dell' emodinamica atriale per mezzo della radiocardiografia." Minerva Nucleare **2**, 12 (1958).

Donato, L., G. Bartolomei und *R. Bianchi:* „Tecnica per la determinazione contemporanea della portata circulatoria, della massa di sangue e del tempo die circolo polmonare per mezzo della siero-albumina umana radiojodata." Minerva Medica **2**, 183 (1956). Minerva med. **56**, 47 (1956).

Donato, L., Debus, G.: „in vitra radiocardiography for theoretical analysis of the central circulation." In press.

Donato, L., Debus, G. H., Jaimet, C. H., Thode, H. G. Nace, P. F.: „Radiocardiography and measurement of left heart blood volumes by inhalation of radioactive methyliodide." In press.

Donato, L., Jaimet, C. H.: „Left heart radiocardiography by means of inhaled Gamma-emitter tracer, in cardiac diseases." In press.

Doniach, I.: Brit. J. Cancer **7**, 181 (1953). The Effect of Radioactive Iodine Alone and in Combination with Methylthiouracil upon Tumor Production in the Rats Thyroid Gland. Brit. J. Cancer **4**, 223 (1950).

Donohue, D. M., A. G. Motulsky, Eloise R. Giblett, G. Prizio-Biroli, V. Viranuvatti and *C. A. Finch:* The Use of Chromium as a Red-cell Tag. Department of Medicine, University of Washington School of Medicine.

Donohue, D. M., Motulsky, A. G., Giblett, E. R., Pirzio-Biroli, G., Viranuvatti, V., u. *Finch, C. A.:* Brit. J. Haemat. **1**, 249 (1955).

Doscherholmen, A., and *Hagen, P. S.:* „Radioactive vitamin B-12 absorption studies: Results of direct measurement of radioactivity in the blood." J. Clin. Invest. **35**, 699 (1956). Blood **12**, 336 (1957).

Doyle, J. T., Wilson, J. S., Estes, E. H. and *Warren, J. V.:* The effect of intravenous infusions of physiologic saline solution on the pulmonary arterial and pulmonary capillary pressure in man. J. Clin. Invest. **30**, 345 (1951).

Doyle, J. T., Wilson, J. S., Lepine, C. and *Warren, J. V.:* Elevation of measurement of cardiac output and of so-called pulmonary blood volume by dye-dilution method. J. Lab & Clin. Med. **41**, 29 (1953).

Drill, V. A. and *Shaffer, B.:* Serum Cholesterol, Serum Phosphatase, and Bromsulphalein in Experimental Hyperthyroidism. Gastroenterology **1**, 308 (1943).

Drummy, W. W., jr.: Use od radioactive Iodine in detection of thyroid dysfunction. New Eng. J. Med. **249**, 970 (1953).

Dudley, H. C.: J. Amer. Chem. Soc. **72**, 3822 (1950). Determination of Gallium in Biological Materials. J. Pharmacol. & Exper. Therap. **95**, 482 (1949).

Dudley, H. C. and *Garzoli, R. F.:* Preparation and Properties of Gallium Lactate. J. Am. Chem. Soc. **70**, **3942** (1948).

Dudley, H. C., Henry, K. E. and *Lindsley, B. F.:* Studies of the Toxic Action of Gallium. J. Pharmacol. & Exper. Therap. **98**, 409 (1950).

Dudley, H. C., G. W. Imirie and *J. T. Istock:* Radiology **55**, 4571 (1950).

Dudley, H. C. and *Maddox, G. E.:* Deposition of Radiogallium (ga-72) in Skeletal Tissues. J. Pharmacol. & Exper. Therap. **96**, 224 (1949).

Dudley, H. C., Maddox, G. E. and *LaRue, H. C.:* Studies of the Metabolism of Gallium. J. Pharmacol. & Exper. Therap. **96**, 135 (1949).

Dudley, H. C., Munn, J. I. and *Henry, K. E.:* Studies of the Metabolism of Gallium. J. Pharmacol. & Exper. Therap. **98**, 105 (1950).

Duffy, B. J. and *Fitzgerald:* „Thyroid cancer in childhood and adolescence." Cancer **3**, 1018 (1950). „Cancer of the thyroid in children: A report of 28 cases." J. Clin. Endocrin. **10**, 1296 (1950).

Duffy, B. J. et *Turner, D. A.:* The differential diagnosis of intestinal malabsorption with J-131 labeled fat and fatty acid. Ann. Int. Med. **48**, 1 (1958).

Dunbar, H. S. & *Ray, B. S.:* Localisation of Brain Tumors. Surg. Gyn. Obst. **98**, 433 (1954).

Dunphy, E. B., et al: „The uptake of radioactive phosphorus by intraocular neoplasms." Am. J. Opht. **37**, 45 (1954).

Dunphy, E. B. and *Selverstone, B.:* Uptake of radioactive phosphorus by normal and neoplastik ocular tissues. Am. J. Ophth. **36**, 774 (1953).

Dunphy, J. E. and *J. G. Gibson* 2nd: The effect of replacement therapy in experimental shock. Surg. St. Louis **10**, 108 (1941).

Dunphy, J. E., J. G. Gibson, II., J. L. Keeley: Oberservations on the Pathology of Experimental Traumatic Shock. Surg. Gynec. and Obst. **72**, 823 (1941).

Duran-Reynals, F.: „Studies on localisation of dyes and foreign proteins in normal and malignant tissues." Am. J. Cancer **35**, 98 (1939).

Duryee, W. R.: J. Nat. Cancer Inst. (Bethesda) **17**, 735 (1949).

Dybicki, J., O. J. Balchum, and *G. R. Meneely:* Treatment of Pleural and Peritoneal Effusion with Intracavitary Colloidal Radiogold (Au-198). A. M. A. **104**, 802 (1959).

E

Eadie, G. S. and *Brown, I. W. jr.:* „Analytical review: Red blood cell survival studies." Blood **8**, 1110 (1953). — „The Post Transfusion Life Span and Ultimate Survival of Fresh Red Cells in Normal Healthy Recipients as Studied by Simultaneous Cr-51 Tagging and Differential Haemolysis." J. Clin. Invest. **34**, 629 (1955).

Ebaugh, F. G. jr., Clemens, T. jr. and *Rodman, G.:* Amer. J. Med. **25**, 169 (1958).

Ebaugh, F. G., Emerson, C. P. and *Ross, J. F.:* „The use of radioactive chromium-51 as an erythrocyte tagging agent for the determination of red cell survival in vivo." J. Clin. Invest. **32**, 1260 (1953).

Ebert, M.: „Allgemeine und chem. Grundlagen für das Arbeiten mit radioaktiven Isotopen." Künstliche radioaktive Isotope. *H. Schwiegk:* Springer Verlag Berlin, Göttingen, Heidelberg 103—118 (1953).

Ebert, R. V., Borden, C. W., Wells, H. S. and *Wilson, R. H.:* Studies of the pulmonary circulation. I. The circulation time from the pulmonary artery to the femoral artery and the quantity of blood in the lungs in normal individuals. J. Clin. Invest. **24**, 326 (1945). — Studies of the pulmonary circulation. I. The circulation time from the pulmonary artery to the femoral artery and the quantity of blood in the lungs in normal individuals. J. Clin. Invest. **28**, 1134 (1949).

Ebert, R. V. and *Stead, E. A.:* Demonstration that the cell plasma ratio of blood contained in minute vessels is lower than that of venous blood. J. Clin. Invest. **20**, 317 (1941).

Ebert, R. V., Stead, E. A. jr. and *Gibson, J. G.,* 2nd: „Response of normal subjects to acute blood loss, with special reference to the mechanism of restoration of blood volume." Arch. Int. Med. **68**, 578 (1941).

Edelmann, I. S., Haley, H. B., Schloerb, P. R., Sheldon, D. B., Friis-Hansen, B. J., Stoll, G. and *Moore, F. D.:* „Further Observations on Total Body Water. I. Normal Values Throughout the Life Span." Surg. Gynec. Obstet. **95**, 1 (1952).

Edelmann, J. S., James, A. H., Baden, H. and *Moore, F. D.:* Electrolyte Composition of Bone and the Penetration of Radiosodium and Deuterium Oxyde into Dog and Human Bone. J. clin. Investr. **33**, 122 (1954).

Edelstyn, G. A., Gleadhill, C. A., Lyons, A. R., Rodgers, H. W., Taylor, A. R. et *Welbourn, R. B.:* Hypophysectomy combined with intrasellar irradiation with yttrium 90. Lancet **274**, 462 (1958).

Edwards, A. W. T.: Studies in Portal Hypertension, Estimated Portal Pressure and Hepatic Blood Flow in Patients With Cirrhosis of the Liver and Other Disorders. M. J. Australia **1**, 671 (1955).

Egmark, A., L. G. Larsson, A. Liljestrand and *I. Ragnhult:* Iodine Concentrating in Thyroid Carcinoma. Acta Radiologica **39**, 423 (1953).

Eichler, Hess, Linder u. *Schmeiser:* „Zur Behandlung des Schilddrüsencarcinoms mit Radiojod." Langenbecks Arch. **269**, 19 (1951).

Eichler, O., F. Linder u. *K. Schmeiser:* Klin. Wschr. 1949, 480. Verh. dtsch. Ges. inn. Med. 56. Kongreß 125 (1950).

Einhorn, J.: „Studies on the effect of thyrotropic hormone on the thyroid function in man." Acta radiol. Suppl. **160** (1958).

Einhorn, H. and *Lars-Gunnar Larson:* „Studies on the Effect of Thyrotropin on Human Thyroid Function." The Journal of Clinical Endocrinology and Metabolism. **19**, No. 1, January 28—34 (1959).

Einhorn, J., Larsson, L. G. and *Ragnhult, I.:* „An effect of TSH on human thyroid function studied by J-132 (in Swedish). Nord. Med. **57**, 410 (1957).

Eisenberg, I. J., Terner, I. S. and *Leopold, I. H.:* Use of P-32 as aid in diagnosis of intraocular neoplasma; further observations. A. M. A. Arch. Ophth. **52**, 741 (1954).

Eisenberg, S.: „The effect of congestive heart failure on total blood volume, red cell mass, and plasma volume as measured by radioactive chromium labeled red cells. J. Clin. Invest. **33**, 930 (1954).

Eisenmann, A. J., Ott, L., Smith, P. K. and *Winkler, A. W.:* A Study of the Permeability of Human Erythrocytes to Potassium, Sodium and Inorganic Phosphate by the Use of Radioactive Isotopes. J. Biol. Chem. **135**, 165 (1940).

Elkin, D. C. and *Cooper, F. W.:* The effect of vasodilator drugs on the circulation of the extremities. Surgery **29**, 323 (1951).

Elkin, D. C., Cooper, F. W. et al: „Study of Peripheral Vascular Disease with Radioactive Isotopes. Surg. Gynec. & Obst. **87**, 1 (1948), and **88**, 711 (1949).

Elkin, D. C. and *Quimby, E. H.:* The use of radioactive sodium in the study of peripheral vascular disease." Ann. Surg. **125**, 360 (1947).

Elkins, H. B., Rubin, H. Flocks and *David A. Culp:* „Evaluation of the Use of Colloidal Radioactive Gold in the Treatment of Prostatic Carcinoma.“ Radiology, **70**, No. 3, 386—389 (1958).

Elkins, H. B. and *William C. Keettel:* „Radioactive Gold in the Treatment of Ovarian Carcinoma.“ The America Journal of Roentgenology, Radium Therapy and Nuclear Medicine, Vol. LXXV, No. 6 (1956).

Ellinger, F.: The Biologic Fundamentals of Radiation Therapy, New York 1941. — Fundamental biology of ionizing radiation in Behrens, C. F. Atomic Medicine, New York, Thomas Nelson and Sons 1949.

Ellis, F. u. *Oliver, R.:* Vortrag Isotopenkongreß Oxford (1951). Buch: Künstliche radioaktive Isotope, Springer Verlag Berlin 1953. Brit. Med. J., 136—139 (1955). — A new technique for treating papillomatosis of the bladder with colloidal gold and some unusual applications of tantalium wire. Radioisotope conference. Proceedings of the second conference. Oxford **1**, 22 (1954).

Ellis, L. B., Mebane, J. G., Maresh, G., Hultgren, H. N. and *Bloomfield, R. A.:* The Effect of Myxedema on the Cardiovascular System. Am. Heart J. **43**, 341 (1952).

Englert, E., jr., Burrows, B. A. and *Inglefinger, F. J.:* „Quantitative Evaluation of Hepatic Uptake and Release of Radioactive Rose Bengal.“ Clin. Res. Proc. **5**:209—210 (1957).

Erdelyi: Strahlentherapie **61**, 241 (1938).

Erickson, J. R., McCormick, J. B. and *Seed, L.:* „Improved method für determination of blood volume using radioactive iodinated human serum albumin.“ Science **118**, 595 (1953).

Erickson, T. C., Larson, F. and *Gordon, E. S.:* „The uptake of radioactive phosphorus by malignant brain tumors.“ J. Lab. & Clin. Med. **34**, 587 (1949).

Ernst, H., E. Iglauer, H. Kronschwitz und *E. Spode:* Tierexperimentelle Untersuchungen zur Frage der Therapie von Lungentumoren mit Hilfe von radioaktivem Gold-Kohle-Suspension. Strahlenther. **107**, 382 (1958).

Errera, M. C. R.: Cold Spr. Harb. Symp. quant. Biol. **12**, 60 (1947).

Errera, M. et *A. Herve:* „Mécanismes de l'action bioloque des radiotions.“ Liège: Desoer; Paris: Masson 1951.

Essex, H. E., Wegria, R., Herrick, J. F. and *Mann, F. C.:* Effect of Certain Drugs in Coronary Blood Flow of Trained Dog. Am. Heart J. **19**, 554 (1940).

Evans, E. I., Hoover, M. J., James, G. W., III, and *Alm, T.:* „Studies on traumatic shock. I. Blood volume changes in traumatic shock.“ Ann. Surg. **119**, 64 (1944).

Evans, R. D.: Radioactivity units and standards. Nucleonics **1**, 32 (1947). — Tissue Dosage in Radioisotope Therapy. Am. J. Roentgenol. **58**, 754 (1947). — Quantitative Interferences concerning the Genetic Effects of Radiation on Human Beings. Brit. J. Radiology **23**, 175 (1950). — Quantitative Aspects of Radiation Carcinogenesis in Humans. Acta de l'union International contre le Cancer **6**, 1229 (1950).

Evans, T. C.: Preparation of radioautographs of thyroid tumors for study at high magnification Radiology **49**, 206 (1947). — Applitions of atomic energy in medical research. Tr. Am. Acad. Ophth. pp. 88 (1948).

Evans, T. C. and *McGinn, W. E. jr.:* Method of preparing radioautographs with adjacent sections. Cancer Research. **13**, 661 (1953).

Evans, T. C., J. P. Goodrich and *J. C. Slaughter:* Radiology **38**, 201 (1942).

Evans, T. C. and *E. H. Quimby:* Am. J. Roentgenol. Radium Therapy **55**, 55 (1946).

F

Falkner, R., Neumayr, A. and *Vetter, H.:* Die Bestimmung des Blutflusses durch die Leber mit kolloidalem Radiogold. Symposium on Clinical Applications of Radioactive Isotopes. Bad Gastein, January, 1954, Strahlenther.

Farquharson, R. F. and *Squires, A. H.:* Inhibition of the secretion of the thyroid gland by continued ingestion of thyroid substance. Tr. A. Am. Physicians **56**, 78 (1941).

Fauvert, A., Benhamau, J. P., Nicollo, S. et *Loverdo, A.:* La clearance de l'or colloidal radio-actif (198 Au) I. Valeurs Normales et valeurs pathologiques, Rev. franc. étud. clin. et biol. **3**, 762 (1958).

Fauvert, R. et *Loverdo, A.:* Etude statistique et critique de l'exploration thyroidienne par l'iode radio-actif. Semaine des Hôpitaux **76**, 4223 (1954).

Fauvet, J., Court, P., Dutreix, J., Pierquin, B. et *Tubiana, M.:* Traitement palliatif des épanchements pleuraux malins par les injections intrapleurales d'or colloidal radioactif. J. franc. méd. et chir. thorac. **10**, 100 (1956).

Fawcett, D. M. and *Kirkwood, S.:* Synthesis of Organically Bound Iodine by Cellfree Preparation of Thyroid Tissue. J. Biol. Chem. **205**, 795 (1953).

Feinstein, R. N. and *Butler, C. L.:* Proc. Soc. exp. Biol. Med. **79**, 181 (1952).

Feitelberg, S., P. S. Kaunitz, S. Silver, N. Simons, C. R. Wassermann and *S. B. Yohalem:* Arch. Internal Med. **85**, 471 (1950).

Fellenberg, Th. v.: Biochem. Z. **139**, 371 (1923), **142**, 446 (1923), **153**, 148 (1924); Erg. Physiol. **25**, 176 (1926).

Feller, D. D., Chaikoff, I. L., Taurog, A. and *Jones, H. B.:* Endocrinology **45**, 464 (1949).

Fellinger, K., R. Höfer, H. Egert u. *H. Vetter:* Strahlenther. **1**, 1 (1959).

Fellinger, K. u. *H. Vetter:* „Radioaktive Isotope in Klinik u. Forschung." Sonderbände z. Strahlentherapie, Bd. **38** (1958). Urban & Schwarzenberg, München und Berlin.

Fellinger K, R. Höfer u. *H. Vetter:* AE. Conf. P 1442 (1958).

Fellinger, K. u. *O. Voelkel:* Wien. Z. f. Inn. Med. **2**, 50 (1951).

Fergusson, J. D.: Brit. J. Urol. **29**, 215 (1957).

Ferguson, J. H., Andrews, G. A. and *Brucer, M.:* Proc. Soc. Exper. Biol. & Med. **80**, 541 (1952).

Fermi, E.: Nature (Lond.) **133**, 757 (1934).

Fermi, E., Amaldi, E., D. Adostino, O., Rasetti, F. and *Segerè, E.:* Artificial radioactivity produced by neutron bombardment. Proc. Roy. Soc. London, **146**, 483 (1934).

Ferrebee, J. W., Leigh, O. C. and *Berliner, R. W.:* Passage of the blue dye T-1824 from the blood stream into the lymph. Pro. Soc. Exper. Biol. & Med. **46**, 549 (1941).

Fichardt, T., Jacobs, E. L. and *Savage, D. J.:* Colloidal Radiogold in Malignant Effusions and Early Ovarian Carcinoma. South African M. J. **32**, 5 (1958).

Fields, T., Kaplan, E. & Terrill, M.: A Simplified Technique For Blood Volume Determinations Using IHSA. J. Lab. Clin. Med. **43**, 332 (1954).

Fields, Th. and *L. Seed:* „Clinical Use of Radioisotopes". A Manual of Technique. The Year Book Publishers — Inc. — Chicago.

Finch, C. A., Gibson, J. G., Peacock, W. C. and *Fluharty, R. G.:* „Iron Metabolism. Utilisation of Intravenous Radioactive Iron." Blood **4**, 905 (1949).

Finch, C. A., Hegsted, M., Kinney, T. D., Thomas, E. D., Rath, C. E., Heskins, D., Finch, S. and *Fluharty, R. G.:* „Iron metabolism." Pathophysiology of iron storage Blood **5**, 983 (1950).

Finch, C. A., Wolff, J. A., Rath, C. E. and *Fluharty, R. G.:* „Iron Metabolism." J. Lab. & Clin. Med. **34**, 1480 (1949).

Findlay, D. and *C. P. Leblond:* Am. J. Roentgenol. Radium Therapy **59**, 387 (1948).

Fine, J. and *A. M. Seligman:* J. Clin. Invest. **22**, 285 (1943); J. Clin. Invest. **23**, 720 (1944); Ann. Surg. **118**, 238 (1943). — „Traumatic shock: IV. A study of the problem of the „lost plasma" in hemorrhagic shock by use of radioactive plasma protein." J. Clin. Invest. **22**, 285 (1943). — „Traumatic shock. VII. A study of the problem of the ‚lost plasma' in hemorrhagic, tourniquet, and burn shock by the use of radioactive iodoplasma protein." J. Clin. Invest. **23**, 720 (1944).

Fischer, K. P.: Strahlentherapie, **94**, 374(1954).

Fisher, E. R., Neerin, J. C., Hazard, J. B. and *Hays, R. A.:* Effects of Radioactive Colloidal Gold (Au-198) on Guinea Pigs. Am. J. M. Sc **223**, 502 (1952).

Fitzgerald, P. J.: „Radioautographie in cancer." Cancer **5**, 166 (1952).

Fitzgerald, P. J. and *Engstrom, A.:* „The use of ultraviolet microscopy roentgen-absorption, and radioautographie techniques in the study of neoplastik disease: A discussion of cytophysical techniques." Cancer **5**, 643 (1952).

Fitzgerald, P. J. and *Foote, F. W., jr.:* „The function of various types of thyroid carcinoma as revealed by the radioautographic demonstration of radioactive iodine (J-131)." J. Clin. Endocrinol. **9**, 1153 (1949).

Fitzgerald, P. J.; Foote, F. W., jr. and *Hill, R. F.:* „Concentration of J-131 in thyroid cancer, shown by radioautography: A study of 100 consecutive cases showing relation of histological structure to the function of thyroid carcinoma." Cancer **3**, 86 (1950).

Flocks, R. H.: Treatment of carcinoma of the prostate, J. Urol. 70:491, 1953. — Radioactive Isotopes, read before the Chicago Urological Society, Chicago 20 (1957).

Flocks, R. H., D. A. Culp, H. B. Elkins and *T. C. Evans:* „The treatment of carcinoma of the prostate with radioactive colloidal gold." Buch: Therapeutic Use of Artificial Radioisotopes. Edited b. Paul F. Hahn Ph. D. Cancer Research Laboratories, Nashville, Tennessee.

Flocks, R. H., D. Culp and *R. Porto:* Lymphatic spread from prostatic cancer. J. Urol. **81**, 1 (1959).

Flocks, R. H. and *Elkins, H. B.:* Radioisotope Medicine. Oak Ridge Tenn. U.S. Atomic Energy Commission, Ch. **39** (1956).

Flocks, R. H., Elkins, H. B. et *Culp, D.:* Treatment of cancer of prostate by interstitial injection of Au 198: studies of system of distribution. Trans. Am. Ass. genito-urinary Surgeons. **48**, 188 (1956).

Flocks, R. H., W. N. Harness, J. M. Tudor and *L. J. Prendergast:* J. Urol. **66**, 393 (1951). Treatment of carcinoma of prostate.

Flocks, R. H., H. D. Kerr, H. B. Elkins and *D. Culp:* J. Urol. **71**, 628 (1954). — Treatment of carcinoma of the prostate by interstitial radiation with radioactive gold (Au-198). J. Urol. **68**, 510 (1952).

Flocks, R. H. and *Prendergast, L. J.:* Treatment of carcinoma of the prostate. Geriatrics. **10**, 52—59 (1955).

Follis, R. H.: Skeletal Changes Associated with Hyperthyroidism. Bull. Johns. Hopkins **92**, 405 (1953).

Folsch, J. and *LeBaron, F. N.:* Fed. Proc. **10**, 183 (1951).

Foote, J. B. and *MacLagan, N. F.:* „Thigh-neck clearance: Simplified radioactive test of thyroid function." Lancet **1**, 868 (1951).

Forbes, G. B. and *A. M. Perley:* J. Labor. a. Clin. Med. **34**, 1599 (1949). J. Clin. Invest. **30**, 558 (1951), **30**, 556 (1951).

Forssberg, A.: A Study of the Distribution of Radioactive Phosphorus in three Cases of Cancer. Acta Radiol. **27**, 88 (1945).

Forssmann, W.: „Die Sondierung des rechten Herzens." Klin. Wschr. 8, 2085 (1929).

Fox, H. J. and *Grimson, K. S.:* Defective fat absorbtion following vagotomy. F. Lab. & Clin. Med. **35**, 362 (1950).

Fox, C. L. jr. and *A. S. Keston:* Surg. Gynecol. Obstestr. **80**, 561 (1945). — J. Amer. Med. Assoc. **124**, 207 (1944).

Frank, H. and *Gray, S. J.:* „The determination of plasma volume in man with radioactive chromic chloride." J. Clin. Invest. **32**, 991 (1953).

Franke, R., Boatman, J., George, R. and *Moses, C.:* Effect of physical factors on radiosodium clearance from subcutaneous and intramuscular sites in animals. Proc. Soc. Exper. Biol. & Med. **75**, 417 (1950).

Frantz, V. K., E. H. Quimby and *T. C. Evans:* Radiology **51**, 532 (1948). Radioactive iodine studies of functional thyroid carcinoma.

Fraser, R., J. D. Abbott and *F. S. Stewart:* Brit. Radiol. **27**, 23 (1954). Radioiodine Treatment of Thyrotoxicosis. I. A Single Dose Method following a Drug Preparation.

Fraser, R., Hobson, Q. J. G., Arnott, D. G. and *Emery, E. W.:* The Urinary Excretion of Radioiodine as a Clinical Test of Thyroid Function. Quart. J. Med. **22**, 99 (1953).

Freed, J. H., E. J. Farris, D. P. Murphy and *E. P. Pendergrass:* J. Clin. Endocrinol. 8, 461 (1948).

Freedberg, A. S., H. L. Blumgart, G. S. Kurland and *D. L. Chamovitz:* J. Clin. Endocrinol. **10**, 1270 (1950).

Freedberg, A. S. and *Chamovitz, D. L.:* Unpublished data.

Freedberg, A. S., Chamovitz, D. L. and *Ureles, A. L.:* Quantitative Measurement by External Counting of the J-131 Content of the Thyroid Gland in Man. Fed. Proc. 8, 50 (1949). — Direct measurement of J-131 thyroid gland uptake and turnover in relation to thyroid function in normal and pathologic states (abstract). Federation Proc. **9**, 43 (1950).

Freedberg, A. S., Chamovitz, D. L., Ureles, A. L. and *van Dilla, M. A.:* The direct measurement of J-131 uptake in the thyroid gland; further observations. J. Clin. Endocrinol. **10**, 910 (1950).

Freedberg, A. S., Haimovici, H. and *Blumgart, H. L.:* „The cardiovascular dynamics in shock due to infection." J. Clin. Invest. **23**, 930 (1944).

Freedberg, A. G., G. S. Kurland and *H. L. Blumgart:* J. Clin. Endocrinol. **12**, 1315 (1952). Thyroid function in normal and pathological states as revealed by radioactive iodine studies; factors influencing uptake and turnover of J-131 by the thyroid gland. Metabolism. **1**, 36 (1952).

Freedberg, A. S., G. S. Kurland, D. L. Chamovitz and *A. L. Ureles:* „A critical analysis of the quantitative J-131 therapy of thyreotoxicosis." J. Clin. Endocrin. **12**, 86 (1952).

Freedberg, A. S., Ureles, A. L. and *van Dilla, M.:* Quantitative measurement, by external counting, of the J-131 content of the thyroid gland in man (abstract). Federation Proc. 8, 50 (1949).

Freedberg, A. S., Ureles, A. L., van Dilla, M. and *McManus, M. J.:* A new simple method for accurate measurement of urinary J-131 after tracer and therapeutic doses. J. Clin. Endocrinol. **10**, 437 (1950).

Freedberg, A. S.; Ureles, A. and *Hertz, S.:* „Serum level of proteinbound radioactive iodine (J-131) in the diagnosis of hyperthyroidism." Proc. Soc. Exper. Biol. & Med. **70**, 679 (1949).

Freinkel, N.; Schreiner, G. and *Athens, J. A.:* „Comparison of late disappearance of T-1824 and iodinated albumin." Am. J. Physiol. **171**, 725 (1952) Abstr. — Simultaneous distribution of T-1824 and J-131 labeled human serum albumin in man. J. Clin. Invest. **32**, 138 (1953).

Freis, E. D., Schnaper, H. W., Johnson, R. L. and *Schreiner, G. E.:* Hemodynamic alterations in acute myocardial infarction. I. Cardias output, mean arterial pressure, total peripheral resistance, „central" and total blood volumes, venous pressure and average circulation time. J. Clin. Invest. **31**, 131 (1952).

Freund, J., Wisham, L. H. and *Yalow, R. S.:* The Effect of Priscoline on the Clearance of Radiosodium from Muscle and Skin of Man in Normal and Diseased Limbs. Circulation **8**, 1 (1953).

Fricke, H.: Amer. J. Roentgenol. **17**, 611 (1927). J. chem. Phys. **2**, 566 (1934).

Fricke, H. and *Brownscombe, E. R.:* J. Amer. chem. Soc. **71**, 3, 789 (1949).

Fricke, M.: Cold. Spr. Harb. Symp. quant. Biol. **6**, 164 (1938).

Friedberg, A. S., Chamovitz, D. L. and *Kurland, G. S.:* „Factors influencing uptake and turnover of J-131 by the thyroid gland." Metabolism **1**, 36 (1952).

Friedell, H. L., W. J. MacIntyre and *A. M. Rejali:* „A Method for the Visualisation of the Configuration and Structure of the Liver." Part A. Preliminary Clinical Investigations Am. J. Roentgenol. **77**: 455—470, (1957).

Friedell, M. T.: „Effect of cigarette smoke on peripheral vascular system; radioactive iodinated albumin used as indicator of volumetric change." J. A. M. A. **152**, 897 (1953). Radioactive Iodine in the Management of Solitary Thyroid Nodules. Trans. Am. Goiter Assoc. 165 (1952).

Friedell, M. T., Schaffner, R. et al: „Radioactive Isotopes in the Study of Peripheral Vacular Disease. Arch. Int. Med. **83**, 608 (1949) and **85**, 667 (1950).

Friedlander, G. and *J. W. Kennedy:* „Introduction to Radiochemistry." New York: J. Wiley **1949**.

Friedlich, A., Heimbecker, R. and *Bing, R. J.:* J. Appl. Physiol. **3**, 12 (1950).

Friedman, S. E.: Residual blood of heart; clinical x-ray and pathologic anatomical study. Am. Heart J. **39**, 397 (1950).

Friedman, M. and *L. G. Lewis:* Radiology **53**, 342 (1949).

Friedrich, W. u. *Möbius, W.:* Organ für Krebsforschung, Krebsbekämpfung u. Krebsstatistik. Arch. f. Geschwulstforschung. Verlag Theodor Steinkoff, Dresden und Leipzig Bd. 16, Heft 4 (1960).

Frisk, A. R. and *I. Lindgren:* Acta Med. Scand. **132**, 69 (1948).

Frost, D. u. *W. Schumacher:* Verteilungsmessung radioaktiver Isotope (1. Mitteilung). Strahl.-Ther. **103**, 133 (1957). — Das Photogammagramm in der klinischen Praxis, Röntgen-Blätter **12**, 177 (1959).

Fucks, W. und *H. W. Knipping:* „Eine Gamma-Retina zur Bestimmung der raum-zeitlichen Verteilung radioaktiver Substanzen." Naturwissenschaften **42**, 493 (1955).

Fucks, W., H. W. Knipping, E. Liese und *W. Budde:* „Bildliche Darstellung der Verteilung und der Bewegung von radioaktiven Substanzen im Raum, insbesondere von biologischen Objekten." Zschr. Naturforsch. **11b**, 142 (1956).

Funkhouser, R. K. and *Pritchard, W. H.:* „A study of the blood volume in congestive heart failure." J. Clin. Invest. **33**, 934 (1954).

Furth, J. and *Burnett, W. T., jr.:* Hormone-secreting Transplantable Neoplasma of the Pituitary Induced by J-131. Proc. Soc. Exp. Biol. and Med. **78**, 222 (1951).

G

B. W. Gabrio, D. M. Donohue and *C. A. Finch:* „Erythrocyte. V. Relationship between chemical changes and viability of stored blood treated with Adenosine." J. Clin. Invest. **34**, 1509 (1955). — „Erythrocyte preservation. V. Correlation of chemical regeneration and post-transfusion survival of adenosine-treated erythrocytes (in press).

Gabrio, B. W., M. Hennessey, J. Thomasson and *C. A. Finch:* „Erythrocyte preservation IV. in vitro reversibility of the storage Lesion." J. Biol. **215**, 357 (1955).

Gaebler, O. H.: Determination of Bromsulphalein in Normal, Turbid, Haemolysed or Icteric Serums. Am. J. Clin. Path. **15**, 452 (1945).

Galdston, M. and *Steele, J. M.:* Critique of area and height formulae for estimating cardiac output from the ballistocardiogram. J. Appl. Physiol. **3**, 229 (1950).

Ganem, E. J.: Advanced Prostatic Carcinoma: Study of 10-year Survival After Antiandrogenic Treatment. New England J. Med. **254**, 1086 (1956).

Ganz, A., and *Brucer, M.:* Blood Clearance and Tissue Distribution Studies in the Dog Following Intravenous Administration of Radioactive Kolloidal Gold (Aurcolloid). J. Lab & Clin. Med. **52**, 20 (1958).

Garrett, H. E.: Statistics in Psychology and Education New York, 1937, Longmans, Green & Co.

Garrity, R. W. and *Matthews, L. W.:* Radioactive phosphorus in management of brain tumors. Neurology **4**, 929 (1954).

Gary-Bobo, J. et *Leenhardt, P.:* Èpanchements métastiques des séreuses et leur traitement. Montpellier méd. **50**, 97 (1956).

Gary-Bobo, J., Leenhardt, P., Pourquier, H., Pages, A. et *Dumont, M.:* J. radiol. électrol. **36**, 522 (1955).

Gatsch, W. D. and *Little, W. D.:* „Amount of blood lost during some of the more common operations." J. Am. M. Ass. **83**, 1075 (1924).

Gauwerky, F.: Erfahrung mit der Verwendung von Caesium-137 bei der intrakavitären Curietherapie gynäkologischer Karzinome. Strahlenther. Bd. **105**, Heft 1 (1958). Strahlenther. Bd. **103**, 16 (1957).

Gauwerky, F. und *W. Knipper:* Über eine Spritzmethode zur Curie-Therapie des Blasenkarzinoms mit flexiblen Strahlungsträgern Zeitschr. f. Urologie **92**, 480 (1955).

Gauwerky, F. und *H. Mohr:* Fortschr. Röntgenstr. **85**, 460 (1956).

Geffen, A., Loevinger, R. and *Wolf, B. S.:* „Surface activity following administration of radioactive phosphorus." Radiology **56**, 857 (1951).

Gellhorn, A., M. Merrell and *R. M. Rankin:* Amer. J. Physiol. **142**, 407 (1944).

Gernandt, B., and *Nylin, G.:* Relation between circulation time and amount of residual blood of heart. Am. Heart J. **32**, 411 (1946).

Gerritsen, T., *Heinz, H. T.*, and *Stafford, G.H.*: Estimation of Blood Loss in Hookworm Infestation with Fe-59. Preliminary Report, Science **119**, 412 (1954).

Gersh, I.: Histochemical Studies of the Fate of Colloidal Calcium Phosphate in the Rat. Anat. Res. **70**, 331 (1938). Fate Colloidal Calcium Phosphate in the Dog. Am. J. Physiol. **121**, 589 (1938).

Gershon-Cohen, J. and *McClendon, J. F.*: Oral hepatosplenography. Am. J. Roentgenol Rad. Therapy & Nuclear Med. **72**, 795 (1954).

Gersten, J., *Knouff, R. A.*, and *Curtis, G. M.*: Uptake of Maternally Administered Radioactive Iodine in the Thyroid of Newborn Rats. Abstract. Am. J. Physiol. **163**, 714 (1950).

Gest, J. et *Richard-Foy*: Etude et rélisation d'un nouveau dosimètre à scintillation pour la roentgenthérapie et la curiethérapie. J. Radiol. Electrol. **38**, 541 (1957).

Ghosh, B. N., *Woodbury, D. M.* and *Sayers, G.*: Quantitative effects of thyrotrophic hormone on J-131 accumulation in thyroid and plasma proteins of hypophysectomized rats. Endocrinology **48**, 631 (1951).

Gibson, J. G. II: Use of separated human red cells. Engl. J. Med. **250**, 976 (1954).

Gibson, J. G., jr.: „Clinical significance of blood volume." Ann. Int. Med. **14**, 2014 (1941).

Gibson, J. G., 2nd, *Aub, J. C.*, *Evans, R. D.*, *Peacock, W. C.*, *Irvine, J. W.*, *jr.* and *Sack T.*: „The measurement of post-transfusion survival of preserved stored human erythrocytes by means of two isotopes of radioactive iron. J. Clin. Invest. **26**, 704.

Gibson, J. G. 2d, and *Ch. D. Branch*: „Blood volume changes during surgical procedures." Surg. Gynec. & Obst. **65**, 741 (1937).

Gibson, J. G., and *W. A. Evans*: „Clinical studies of the blood volume. III. Changes in blood volume, venous pressure and blood velocity rate in chronic congestive heart failure." J. Clin. Invest. **16**, 851 (1937). Clinical studies of the blood volume: II. The relation of plasma and total blood volume to venous pressure, blood velocity rate, physical measurements, age and sex in ninety normal humans .J. Clin. Invest. **16**, 317 (1937). Clinical studies of the blood volume, etc. J. Clin. Invest. **16**, 301 (1937),

Gibson, J. G. 2nd, *Evans, R. D.*, *Aub, J. C. Sack, T.*, and *Peacock, W. C.*: „The post-transfusion survival of preserved human erythrocytes stored as whole blood or in resuspension, after removal of plasma, by means of two isotopes of radioactive iron. J. Clin. Invest. **26**, 715 (1947).

Gibson, J. G., *II*, and *Evelyn, K. A.*: „Clinical Studies of the Blood Volume. IV. Adaptation of the Method to the Photoelectric Colorimeter. J. Clin. Invest. **17**, 153 (1938).

Gibson, J. G., 2d, and *A. W. Harris*: „Clinical studies of the blood volume. V. Hyperthyroidism and myxedema." J. Clin. Invest. **18**, 59 (1939).

Gibson, J. G. jr. and *Landis, E. M.*: Vaodilatation in the lower extremities in response to immersing the foreams in warm water. J. Clin. Invest. **11**, 1019 (1932).

Gibson, J. G., 2nd, *Peacock, W. C.*, *Evans, R. D.*, *Sack, T.*, and *Aub, J C.*: „The rate of post-transfusion loss of non-viable stored human erythrocytes and the reutilization of hemoglobin derived radioactive iron." J. Clin. Invest. **26**, 739 (1947).

Gibson, J. G., *W. C. Peacock*, *A. M. Seligman* and *T. Sack*: „Circulating red cell volume measured simultaneously by the radioactive iron and dye methods." J. Clin. Invest. **25**, 838 (1946).

Gibson, J. G., *Sack, T.* u. *E. S. Buckley*: The Preservation of whole ACD blood collected. stored and infused with plastic equipment. Blood 22—24 (1951).

Gibson, J. G., 2nd, *T. Sack*, *R. D. Evans*, and *W. C. Peacock*: „The effect of varying temperatures on the posttransfusion survival of whole blood during Depot storage and after transporation by Land and Air." Clin. Invest. **26**, 747—755 (1947).

Gibson, J. G., *II*, *W. A. Scheitlin*: „A method employing radioactive chromium for assaying the viability of human erythrocytes returned to the circulation after refrigerated storage." J. Lab. & Clin. Med. St. Louis **46**, 679 (1955).

Gibson, J. G. 2nd, *A. M. Seligman*, *W. C. Peacock*, *J. C. Aub*, *J. Fine* and *R. D. Evans*: J. Clin. Invest **25**, 848 (1946). J. Clin. Invest. **26**, 126 (1947). „The circulating red cell and plasma volume and the distribution of blood in large and minute vessels in experimental shock in dogs, measured by radioactive isotopes of iron and iodine." J. Clin. Invest. **26**, 126 (1947). — „The distribution of red cells and plasma in large and minute vessels of the normal dog, determined by radioactive isotopes of iron and iodine." J. Clin. Invest. **25**, 848 (1946).

Gibson, J. G., 2nd, *S. Weiss*, *R. D. Evans*, *W. C. Peacock*, *J. W. Irvine*, *W. N. Good* and *A. F. Kip*: „The measurement of the circulating red cell volume by means of two radioactive isotopes of iron and iodine." J. Clin. Invest. **25**, 616 (1946).

Gigli, G., *G. Bartolomei* and *R. Bianchi*: Minerva Nucleare **1**, 71 (1957).

Gigli, G., *L. Donato*, *G. Bartolomei* and *R. Bianchi*: Minerva Nucleare **1**, 6 (1957). ibid. **1**, 219 (1957c). ibid. **2**, 10 (1958).

Gilbert-Dreyfus, A., Ambrosino et *Triantaphyllidis:* Etude du métabolisme de l'iode radio-actif chez le sujet normal et l'hyperthyroidien. Semaine des Hôpitaux **95**, 3905 (1952).

Gilligan, D. R., Altschule, M. D. and *Katersky, E. M.:* „Studies of hemoglobinemia and hemoglobinuria produced in man by intravenous injection of hemoglobin solutions." J. Clin. Invest. **20**, 177 (1941).

McGirr, E. M.: „Tissue clearance of inorganic ions." Brit. med. Bull. **8**, **192** (1951/52).

MacGirr, E. M. and *Hutchison, J. H.:* Dysgenesis of the thyroid gland as a cause of cretinism and juvenile myxedema. J. clin. Endocr. **15**, 668 (1955).

Glass, G. B. J., et al: „Uptake of radioactive vitamin B-12 by the liver in humans: Test for measurement of intestinal absorption of vitamin B-12 and intrinsic factor activity." Arch. Biochem. **51**, 251 (1954).

Glass, G. B. J. and *Boyd, L. J.:* Differentiation of Macrocytic Anemias and Diagnosis of Pernicious Anemia Hepatic Uptake of Radioactive Co-60 B-12. Ann. Int. Med. **47**, 274 (1957).

Glass, G. B. J., Boyd, L. J., Gellin, G. A. and *Stephanson, L.:* Uptake of radioactive vitamin B 12 by liver in humans test for measurement of intestinal absorption of vitamin B 12 and intrinsic factor activity. Arch. Biochem. **51**, 251 (1954).

Glendenin, Lawrence, E.: Determination of the Energy of Beta Particle and Photons by Absorption. Nucleonics **2**, 12 (1948).

Glucksmann, A.: Brit. J. Radiol. Suppl. **1**, 101 (1947). J. Pathol. Bacteriol. **63**, 176 (1951).

Godley, A. F., and *J. B. Stanbury:* J. Clin. Endocrinol. **14**, 70 (1954).

Godwin, J. T., B. J. Duffy jr., P. J. Fitzgerald, J. B. Trunnell, and *R. W. Rawson:* Cancer **4**, 936 (1951).

Goldberg, R. C.: Induction of Thyroid Cancer in the Rat by Radioactive Iodine. Arch. Path. **53**, 22 (1952).

Goldberg, R. C. and *I. L. Chaikoff:* Endocrinology **48**, 1 (1951). Arch. Pathol. **53**, 22 (1952). Development of Thyroid Neoplasma in the Rat Following a Single Injection of Radioactive Iodine. Proc. Soc. Exp. Biol. and Med. **76**, 563 (1951). On the Nature of the Hypertrophied Pituitary Gland Induced in the Mouse by J-131 Injections, and the Mechanism of Its Development. Endocrinology **48**, 1 (1951).

Goldberg, R. C., I. L. Chaikoff, G. Lindsay, and *D. D. Feller:* Endocrinology **46**, 72 (1950).

Goldbloom, A. A. and *Lieberson, A.:* „Clinical studies in circulatory adjustments. V. Clinical evaluation of cardiodynamic studies." Am. J. M. Sc., **197**, 182 (1939).

Goldie, H., Calvin, L. B., Nash, H. and *Hahn, P. F.:* Radioactive colloidal gold in macrophages and serous exudate in peritoneal fluid of sarcoma bearing mouse. Proc. Soc. Exper. Biol. & Med. **76**, 480 (1951).

Goldie, H. and *Hahn, P. F.:* Distribution and Effect of Colloidal Radioactive Gold in Peritoneal Fluid Containing Free Sarcoma 37 Cells. Proc. Soc. Exper. Biol. & Med. **74**, 638 (1950).

Goldie, H., Watkins, F. B., Powell, C. and *Hahn, P. F.:* Factors Influencing the Effect of Radioactive Colloidal Gold on Free Tumor Cells in Peritoneal Fluid. Proc. Soc. Exper. Biol. & Med. **76**, 477 (1951).

Goldie, H., West, H. D., Jeffries, B. R. and *Butler, C. H.:* Intrapleurally Injected Colloidal Au 198 and Growth and Implantation of free Tumor Cells in Pleural Exudate. Proc. Soc. Exper. Biol. & Med. **80**, 327 (1952).

Goldring, W. and *Chasis, H.:* Hypertension and Hypertensive Disease. New York Commonwealth, 1944.

Goldring, D., H. M. Rogers, M. Ter-Pogossian, W. Seaman and *M. R. Behrer:* „Radiocardiography in congenital heart disease." J. Pedriatr. **44**, 392 (1954).

Goldsmith, R.: „Experience with radioiodine tracer test in radioiodine treated thyrotoxic patients." Amer. J. M. Sc. **227**, 403 (1954).

Gomori, G.: Distribution of lipase in the tissues under normal and under pathologic conditions. Arch. of Path. **41**, 121 (1946).

Goodwin, J. F., MacGregor, A. G., Miller, H. and *Wayne, E. J.:* The use of radioactive iodine in the assessment of thyroid function. Quart. J. Med. **20**, 353 (1951).

Gorbman, A.: Proc. Soc. Exp. Biol. Med. **66**, 212 (1947). J. Clin. Endocrinol. **10**, 1177 (1950). Tumorous Growths in the Pituitary and Trachea following Radiotoxic Dosages of J-131. Proc. Soc. Exp. Biol. and Med. **71**, 237 (1949).

Gordon, E. S. and *Albright, E. S.:* „Treatment of thyrotoxicosis with radioactive iodine." J. A. M. A. **143**, 1129 (1950).

Gough, J.: „The structure of the blood vessels in cerebral tumors." J. Path. & Bact. **31**, 23 (1940).

Govaerts, J. et *A. Lambrechts:* Acta biol. belg. **3—4**, 209 (1943).

DeGowin, E. L., and *Hardin, R. D.:* „A plan for collection, transportation and administration of whole blood and plasma in warfare." War Med. **1**, 326 (1941).

Grane, M. G., J. E. Holloway, R. Adams and *I. C. Woodward:* The Relative Flow Rates of Red Cells and Plasma-Peripheral and Central Circulation Studies in the Dog. J. Appl. Rad. & Isotopes **7**, 23 (1959).

Grane, M. G., J. E. Holloway, C. Sears, J. McEachen and *R. Adams:* The Effect of Recirculation on the Shape of the Arterial Concentration Curve after an Instantaneous Injection of Indicator. J. Rad. u. Isotopes **7**, 97 (1959).

Grant, W. C.: Aureomycin and the Thyroid Gland. Science **120**, 724 (1954).

Gray, L. H.: Biological Actions of Ionizing Radiations. Progress in Biophysics, Vol. 2 London: Pergamon 1951. Brit. med. Bull. **4**, 11 (1946).

Gray, L. H.: Brit. J. Radiol. Suppl. Nr. 1, 7 (1947). Progress in Biophysics and Biophysics and Biophysical Chemistry, Vol. 2, Chap. VIII, P. 240, London 1951 and *J. Read:* Brit. J. Radiol. **21**, 6 (1949) and *M. E. Scholes:* Brit. J. Radiol. **24**, 82, 285 (1951).

Gray, S. J., and *Frank, H.:* „The simultaneous determination of red cell mass and plasma volume in man with radioactive chromic chloride." J. Clin. Invest. **32**, 1000 (1953).

Gray, and *Sterling, K.:* „The determination of the red cell volume by radioactive chromium." Science **112**, 179 (1950). „The tagging of red cells and plasma proteins with radioactive chromium." J. Clin. Invest. **29**, 1604 (1950).

Grayson, R. R.: Factors Which Influence the Radioactive Iodine Thyroidal Uptake Test Am. J. Med. 397—415 (1960).

Greenberg, D. M.: J. of Biol. Chem. **157**, 99 (1945).

Greenberg, D. M., and *F. M. Troescher:* Proc. Soc. Exper. Biol. a. Med. **49**, 488 (1942).

Greenfield, J. G. and *O'Flynn, E.:* Subacute combined degeneration and pernicious anaemia. Lancet **2**, 62 (1933).

Greening, W. P.: Lancet **1**, 728 (1956).

Greenspan, R. H., Lester, R. G. and *Marvin, J. F.:* Isotope Circulation Studies in Congenital Heart Disease. Radiology **69**, 106 (1957). Isotope Circulation in Congenital Heart Disease. Univ. of Minn. M. Bull. **29**, 103 (1957).

Greenstein, J. P.: Advanc. Protein Res., **1**, 210 (1944).

Greer, M. A.: „Correlation of 24-hour radioiodine uptake of human thyroid gland with 6-hour and 8-hour uptakes ans accumulation gradient." J. Clin. Invest. **30**, 301 (1951). „Effect of endogenous thyroid activity of feeding desiccated thyroid to normal humans." New Eng. J. Med. **244**, 385 (1951). Results of feeding desiccated thyroid to thyrotoxic subjects. J. Clin. Invest. **30**, 644 (1951).

Greer, M. A. and *Astwood, E. B.:* The Antithyroid Effect of Certain Foods in Man as Determined with Radioactive Iodine. Endocrinology **43**, 105 (1948).

Greer, M. A., and *Smith, G. E.:* „Method for increasing accuracy of radioiodine uptake as test for thyroid function by use of desiccated thyroid." J. Clin. Endocrinol. **14**, 1374 (1954).

Gregerson, M. I.: A practical method for the determination of blood volume with the dye T-1824. J. Lab. & Clin. Med. **29**, 1266 (1944).

Gregerson, M. I. and *Rawson, R. A.:* The disappearance of T-1824 and structurally related dyes from the blood stream. Am. J. Physiol. **138**, 698 (1943).

Grehant, H. et *C. E. Quinquaud:* „Mesure du volume de sang contenu dans l'organisme d'un mammefère vivant." C. R. Acad. Sc. Paris **94**, 1450 (1882). — „Recherches expérimentales sur la mesure du volume du sang qui traverse les poumons en un temps donné." C. R. Soc. Biol. **30**, 159 (1886).

Griffiths, W. J.: Serum-creatine in Disease of the Thyroid. Lancet **1**, 467 (1951).

Grimson, K. S., Reardon, M. J., Marzoni, F. A. and *Hendrix, J. P.:* The effects of Priscol (2-Benz 1-4, 5-Imidazoline H Cl on peripheral vascular diseases, hypertension and circulation in patients. Ann. Surg. **127**, 968 (1948).

Grindlay, J. H., Herrick, J. F. and *Mann, F. C.:* Measurement of the blood flow of the liver Am. J. Physiol. **132**, 489 (1941).

Groen, J.: Absorption and Metabolism of Lipiodol after Oral Administration. Am. J. Med. **4**, 814 (1948).

Grollman, A.: Physiological variations in the cardiac output of man. VI. The value of the cardiac output of the normal individual in the basal resting condition. Am. J. Physiol. **90**, 210 (1929).

Gross, J.: Thesis submitted for the degree of D. Ph. at McGill University Montreal (1949).

Gross, J. and *Pitt-Rivers, R.:* The Identification of 3:5:3'-L-triiodothyronine in Human Plasma. Lancet **1**, 439 (1952). 3:5:3'-L-triiodothyronine. 1. Isolation from Thyroid Gland and Synthesis. Biochem. J. **53**, 545 (1953). 3:5:3'-L-triiodothyronine. 2. Physiological activity Biochem. J. **53**, 652 (1953).

Grossman, M. J. and *Jordan, P. H.:* Gastroenterology **34**, 892 (1958).

Das *Gupta, N. N., K. L. Bhattacharya, R. Dutt, Choudhuri, A. Bose* and *P. K. De:* The uptake of radioactive phosphorus in normal breast and breast tumors. Acta radiologica **45**, 1 (1956).

H

Hahn, L., and *G. A. Hevesy:* „Method of blood volume determination." Acta Physiol. Scandinav. **1**, 3 (1940/41). — „Rate of penetration of ions into erythrocytes." Acta Physiol.

Scandinav. **3**, 193 (1941/42). Acta physiol. scand. (Stockh.) **1**, **347** (1941).
Hahn, L., G. Hevesy and *C. Rebbe:* Nature (London) **143**, 1021 (1939).
Hahn, P. F.: Medicine (Baltimore) **16**, 249 (1937). Amer. J. Physiol. **141**, **363** (1944). Advances in Biol. a. Med. Physics. By J. A. Lawrence and J. G. Hamilton Bd. 1, S. 287. New York: Academic Press Inc. 1948. „A Manuel of Artificial Radioisotope Therapy. New York: Academic Press. Inc. 1951. „Hypoplasia of bone marrow and radioactive gold (Letter). J. A. M. A. **152**, 474 (1953). Proc. Seventh Intern. Congr. Radiol. Copenhagen (1953). „Therapeutic Use of Artificial Radioisotopes." New York, John Wiley & Sons, Inc. London Chapmann & Hall, Limited.
Hahn, P. F., and *Bale, W. F.:* „Linear relationship between the circulating red cell mass and the venous hematocrit as determined with radioactive iron." Am. J. Physiol. **136**, 314 (1942).
Hahn, P. F., W. F. Bale and *W. M. Balfour:* Amer. J. Physiol. **135**, 600 (1942).
Hahn, P. F., Bale, W. F. and *Bonner, J. F. jr.:* „Removal for red cells from the active circulation by sodium pentobarbital." Am. J. Physiol. **138**, 415 (1943). Am. J. Physiol. **137**, 717 (1942).
Hahn, P. F., W. F. Bale, J. F. Ross, R. A. Hettig and *G. H. Whipple:* Science (Lancaster, Pa.) **92**, 131 (1940).
Hahn, P. F., W. M. Balfour, J. F. Ross, W. F. Bale and *G. H. Whipple:* Science (Lancaster Pa.) **93**, 87 (1941). „Red. cell volume circulating and total as determined by radio iron. Science **93**, 87 (1941).
Hahn, P. F. and *E. L. Carothers:* Nucleonics **6**, 54 (1950). Brit. J. Cancer **5**, 400 (1951). J. Thoracic Surg. **25**, 265 (1953). Radioactive metallic gold colloid covered with silver and distribution in the lung and its lymphatics following intra-pulmonars administration: therapeutic implantations in pulmonary lung and bronchiogenic tumors. Brit. J. Cancer **5**, 400 (1951).
Hahn, P. F., Carothers, E. L. and *Meneely, G. R.:* Therapeutic Use of Artificial Radioisotopes, 1956. Ed. P. F. Hahn (John Wiley & Sons, New York).
Hahn, P. F., W. D. Donald and *R. C. Grier jr.:* Amer. J. Physiol. **143**, 105 (1945).
Hahn, P. F., Y. P. Goodell, C. W. Sheppard, R. O. Cannon and *H. C. Francis:* J. Labor. a. Clin. Med. **32**, 1442 (1947). Direct Infiltration of Radioactive Isotopes as Means of Delivering Ionizing Radiation to Discrete Tissues.
Hahn, P. F., G. W. Hillard and *E. L. Carothers:* Brit. J. Radiol. **26**, 595 (1953).
Hahn, P. F., Jackson, M. A. and *Goldie, H.:* Liver cirrhosis with ascites, induced in dogs by chronic massive hepatic irradiation with radioactive colloidal gold. Science **114**, 303 (1951).
Hahn, P. F., E. Jones, R. C. Lowe, C. R. Meneeley and *W. Peacock:* Amer. J. Physiol. **143**, 191 (1945).
Hahn, P. F., R. C. Lowe, G. R. Meneeley and *W. F. Bale:* Federat. Proc. **3**, 89 (1944).
Hahn, P. F., G. R. Meneeley and *E. L. Carothers:* „The use of Gold and Silver-Coated radioactive Gold Colloids in the Palliation of Ascites and Pleural Effusions". The British Journal of Radiology **31**, 365 (1957). **31**, 240 (1958).
Hahn, P. F., Ross, J. F., Bale, W. F., Balfour, W. M. and *Whipple, G. H.:* „Red cell and plasma volumes (circulating and total) as determined by radio iron and by dye." J. Exper. Med. **75**, 221 (1942).
Hahn, P. F., J. F. Ross, W. F. Bale and *G. H. Whipple:* J. of Exper. Med. **71**, 731 (1940).
Hahn, P. F., G. Rouser, J. Moorehead and *E. L. Carothers:* J. Lab. Clin. Med. **39**, 624 (1952).
Hahn, A. and *Schurmeyer, A.:* The Iodine Content of the Cerebrospinal Fluid. Klin. Wochenschr. **11**, 421 (1932).
Hahn, P. F. and *C. W. Sheppard:* Ann. Int. Med. **28**, **3**, 598 (1948). Federat. Proc. **5**, 1 (1946). Radiation sélective obtenue par l'administration intraveineuse d'isotopes radioactifs colloidaux dans les maladies du système lymphoide. Sputh. Med. J. **39**, 558 (1946).
Haines, S. F., F. R. Keating, M. H. Power, M. M. D. Williams and *M. P. Kelsey:* J. Clin. Endocrinol. 8, 813 (1948).
Haissinsky, M.: Disc. Faraday Soc., **12**, 133 (1952).
Haissinsky, M. et *Magat, M.:* C. r. Acad. Sci., Paris **233**, 954 (1951).
Hale, J.: The use of intertitial radium dose rate tables for other radioactive isotopes. Am. J. Roentgenol. Rad. Therapy & Nuclear Med. **79**, 49 (1958).
Halmi, N. S.: „Factors influencing the thyroidal iodide pump, in Regulation and Mode of Action of Thyroid Hormones. Vol. X of Ciba Foundation Colloquia on Endocrinology, ed. by G. Wolstenholme and E. Millar. Boston, Mss. Little Brown & C. 1957 p. 79.
Halpern, B. N., Benacerraf, B., Biozzi, G. et *Stiffel, C.:* Facteurs régissant la fonction phacytaire due système réticulo-endothélial. Rev. hémat **9**, 621 (1954).
Halpern, B. N., Biozzi, G., Delaloye, B., Pequignot, G., Stiffel, C. et *Monton, D.:* A paraitre Congr. Méd. Langue franc. Lausanne 1959.
Halsted, J. A. et al: „Mechanism involved in the development of vitamin B-12 deficiency." Gastroenterology **31**, 21 (1956).

Halsted, J. A.; Lewis, P. M. and *Gasster, M.*: Absorption of radioactive vitamin B-12 in the syndrome of megaloblastic anemia associated with intestinal stricture or anastomosis.“ Am. J. Med. **20**, 42 (1956).

Hames, I.: A New Method in the Use of Radon Gold Seeds. American Journal of Surgery; New Series, **38**, 235 (1937).

Hamilton, H. B. and *Werner, S. C.*: The Effects of Sodium Iodide, 6-propylthiouracil, and 1-methyl-2-mercaptoimidazole during Radioiodine Therapy of Hyperthyroidism. J. Clin. Endocr. and Metab. **12**, 1083 (1952).

Hamilton, J. G.: „The use of radioactive tracers in biology and medicine.“ Radiology **39**, 541 (1942). Radiology **49**, 325 (1947).

Hamilton, J. G. and *J. H. Lawrence*: J. Clin. Invest. **21**, 624 (1942). Recent Clinical Developments in the Therapeutic Application of Radiophosphorus and Radioiodine.

Hamilton, J. G. and *Soley, M. H.*: Studies in Iodine Metabolism by the Use of a New Radioactive Isotope of Iodine. Am. J. Physiol. **127**, 557 (1939).

Hamilton, T. S., Mitchell, H. H., Kick, C. H. and *Carman, G. G.*: 41st Annual Report of Illinois Agricultural Experimental Station 119 (1928).

Hamilton, W. F. and *A. Lewis*: „Connor memorial lecture. Physiology of cardiac output.“ Circulation **8**, 572 (1953).

Hamilton, W. F., J. W. Moore, J. M. Kinsman and *R. G. Spurling*: „Blood flow and intrathoracic blood volume as determined by the injection method and checked by direct measurement in perfusion experiments.“ Amer. J. Physiol. **93**, 654 (1930). — „Studies of the circulation: IV. Further analysis of the injection method and of changes in hemodynamies under physiology and pathologie conditions.“ Amer. J. Physiol. **99**, 534 (1932). Amer. J. Physiol. **85**, 377 (1928).

Hamilton, W. F., R. L. Riley, A. M. Attyah, A. Cournand, D. M. Fowell, A. Himmelstein, R. P. Noble, J. W. Remington, D. W. Richards and *A. C. Wheeler*: „Comparison of Fick and dye injection methods of measuring cardiac output in man.“ Amer. J. Physiol. **153**, 309 (1948).

Hamilton, W. F., Spradlin, M. C. and *Saam, H. G.*: Amer. J. Physiol. **100**, 587 (1932).

Hamperl, H. u. *G. Schwarz*: Strahlentherapie **24**, 607 (1927).

Hanbury, E. M. jr. et al: „Diagnostic use of J-132.“ J. Clin. Endocrinol. **14**, 1530 (1954).

Hancken, W. und *G. Hancken*: „Erfahrungen mit Radiokobalt (Co-60).“ Deutsches medizinisches Journal **5**, Heft 19/20 (1954).

Van Handel, E. and *Zilversmit, D. B.*: Fed. Proc. **16**, 131 (1957).

Hansen, A. T. et al: Scand. J. Clin. & Lab. Invest. **8**, 182 (1956).

Harbottle, Garman and *Maddack, A. G.*: The Preparation of Chromium-51 of High Specific Activity. J. Chem. Physics. **21**, 1686 (1953).

Harington, C. R.: Croonian Lecture: Thyroxine: Its Biosynthesis and its Immunochmistry. Proc. Royal Soc. Ser. B. **132**, 223 (1944).

Harnisch, H., J. Gabka und *D. Schlegel*: „Zur Methodik der transethmoidalen Hypophysenausschaltung bei malignen Tumoren im Kiefer-Gesichtsbereich.“ Deutsche Zahnärztliche Zeitschrift, 13. Jahrgang, Heft 22 (1958).

Harper, P. V., Lathrop, K. A., Baldwin, L., Oda, Y. et *Krysthal, L.*: Isotopes decaying by electron captures: a new modality in brachy-therapy. Rapport à la 2e Conférence Internationale sur l'utilisation pacifique de l'energie atomique. Genève **15**, 872 (1958).

Harper, P. V., Lathrop, K. A., Harrison, R. W., Thurston, C. G., Kennedy, T. T. et *Mulian, J. F.*: Traitement des tumeurs profondes par implantation d'isotopes. Surgery **40**, 270 (1956).

Harper, P. V., R. D. Moseley jr., W. A. Kelly, W. Fenge and *W. De Vos*: „Experiences with Yttrium 90 Hypophysectomy“. Buch: Radioaktive Isotope in Klinik u. Forschung Band III, 270—278, Urban & Schwarzenberg 1958.

Harris, W.: Radiology **53**, 361 (1949).

Harsha, W. N.: Uses of Radioactive Gold Colloidal in Therapy and Palliation of Neoplastic Disease. West. J. Surg. **59**, 358 (1951).

Haukness, S., Crockett, W. A. and *Parrish, D.*: Experiments with and interpretation of diodrast renogram. Clin. Research. **6**, 107 (1958).

Haven, F. I.: Rate of turnover of lecithins and cephalins of carcinosarcoma 256 as measured by radioactive phosphorus. J. Nat. Cancer Inst. **1**, 205 (1940).

Haybittle, J. L.: Dosage distributions from „hairpins“ of radioactif tantalim wire. Brit. J. Radiol. **30**, 49 (1957).

Heim, W. und *W. Osten*: „Beitrag zur Therapie des Wundschocks mit Blut und einigen Blutflüssigkeitsersatzmitteln.“ Langenbecks Arch. u. Dtsch. Z. Chir. **278**, 453—476 (1954).

Heinle, R. W. et al: „Studies of excretion (and Absorption) of Co-60-labeled vitamin B-12 in pernicious anemia.“ Tr. A. Am. Physicians **65**, 214 (1952).

Hellriegel, W.: „Methode der Radiogold-Implantationstherapie (Über die Spickungsbehandlung mit radioaktivem Gold).“ Strahlentherapie **102**, 4 (1957).

Hemplemann, Allen, H. and *Womack, H. A.*: Effect of Insoluble Radiophosphorus (Chromium Phosphate) When Applied Interstitially in Treatment of Adenocarcinoma of Mamma in Mice. Cancer Research **5**, 239 (1945).

Hendricks, Ch. H., G. W. Callendina a. *J. L. Morton:* Amer. J. Obstetr. Gynec. **69**, 1039 (1955).

Henning, N. u. *K. H. Kimbel:* Klin. Wschr. **33**, 709 (1955).

Henning, N., H. Kinzlmeier u. *F. Wolf:* „Die Prüfung der Durchblutung der Leber mit Radiobengalrot unter dem Einfluß von Pharmaka." Arzneimittel-Forschung (Drug Res.) **9**, 91—94 (1959).

Henri, V.: C. r. Soc. Biol. (Paris) 58, 37 (1905).

Henschke, U. K.: Implantation interstitielle dans le cancer bronchique primaire. Amer. J. Roentgenol. **79**, 981 (1958).

Henschke, U. K., James, A. G. and *Myers, W. G.:* „Radiogold Seeds for Cancer Therapy." Nucleonics, **11**, 5, 46—48 (1953).

Henschke, U. K., James, A. G. and *Myers, W. G:* „Radiogold Seeds in Clinical Radiation Therapie." Radiology, **63**, No. 3, 390—399, September (1954).

Herrick, J. F., Essex, H. E., Mann, F. C. and *Baldes, E. J.:* „Effect of Digestion ob Blood Flow in Certain Blood Vessels of Dog." Am. J. Physiol. 108:621—628 (June) 1934.

Hertz, S.: Amer. J. Roentgenol. **46**, 467 (1941). Progr. in Clin. Endocrin. by Soskin, S. 65 New York 1950. — Modifying Effect of Steroid Hormone Therapy on Human Neoplastic Disease as Judged by Radioactive Phosphorus (P-32) Studies. J. Clin. Investig. **29**, 821 (1950).

Hertz, S. and *R. D. Evans, Roberts, A.:* Proc. Soc. Exper. Biol. a. Med. **38**, 510 (1938). Radioactive Iodine as an Indicator in the Study of Thyroid Physiology. Proc. Soc. Biol. and Med. **38**, 510 (1938).

Hertz, S. and *A. Roberts:* J. Clin. Invest. **21**, 624 (1942). J. Am. Med. Assoc. **131**, 81 (1946). Endocrinology **29**, 82 (1941). Application of Radioactive Iodine in the Therapy of Graves'disease. J. Clin. Investigation **21**, 624 (1942). — Radioactive Iodine in the Study of Thyroid Physiology. VII. The Use of Radioactive Iodine Therapy in Hyperthyroidism. J. A. M. A. **131**, 81 (1946).

Herzberg, J. J.: Arch. Dermat. **203**, 142 (1956).

Hevesy, G., Köster, K. H., Sörensen, G., Warburg, E. and *Zerahn, K.:* „The red corpuscle content of the circulating blood determined by labelling the erythrocytes with radiophosphorus." Acta med. Scandinav. **116**, 561 (1944).

Hickam, J. B. and *Frayser, R.:* Spectrophotometric determination of blood oxygen. J. Biol. Chem. **180**, 457 (1949).

Hidalgo, J. U., S. B. Nadler and *R. T. Nieset:* Am. J. Roentgenol. Radium Therapy Nuclear Med., **69**, 978 (1953).

Higham, A. R. C.: Proc. Roy. Soc. Med. **45**, 484 (1952).

Hilton, G., R. M. Cunningham, H. Billion and *E. E. Pochin:* Acta Radiol. Suppl. **116**, 316 (1954).

Hilton, G., Halnan, K. E., Howard, N. and *Godfrey, B. E.:* Effects of Injection of Colloidal-198 Gold in Malignant Effusions. J. Fac. Radiologists 8, 339 (1957).

Himanka, E. and *Larsson, L. G.:* „Estimation of thyroid volume: An anatomic study of correlation between the frontal silhouette and volume of gland." Acta radiol. **43**, 125 (1955).

Hine, G. J. and *Brownell, G. L.* (editors): Radiation Dosimetry. New York, Academic Press. 1956.

Hinman, Frank, jr., John W. Schulte and *B. V. A. Low-Beer:* „Further Experience with Intracavitary Radiocobalt for Bladder Tumors." The Journal of Urology **73**, 2 (1955).

Hlad, C. J., jr. and *N. S. Bricker:* Renal function and J-131 clearance in hyperthyroidism and Myxedema. J. Endocr. and Metab. **14**, 1539 (1954).

Hlad, J. Ch. jr. and *R. Tanz:* „An analysis of Technical errors in Radioalbumin blood volume methods and presentation of a modified method." J. Lab. & Clin. Med. **52**, 289 (1958).

Hochmann, D. A. and *Stein, A.:* Radioactive Colloidal Gold in Treatment of Cancerous Serous Effusion. Harefuah **48**, 251 (1955), abstracted, Excerpta Med. XVI **5**, 477 (1957).

Hodt, J. J., W. K. Sinclair and *D. W. Smithers:* Brit. J. Radiol., **25**, 419—421 (1952). A gun for interstitial implantation of radioactive gold grains.

Höfer, R., A. Neumayr, O. Parzer u. *H. Vetter:* Klin. Wschr. 792 (1955).

Höfer, R. und *Vetter, H.:* Radiogold- und Bromsulphalein-Clearance des Plasmas als klinischer Teil der Leberfunktion. Radioaktive Isotope in Klinik und Forschung, Band III. 115—124, 1958.

Hofmann-Credner, D.: Bisherige Ergebnisse der Krebsbehandlung mit Radiogold. Wien. klin. Wochnschr. **69**, 183 (1957).

Hollaender, A., Baker, W. K. and *Anderson, E. H.:* Cold Spring Harb. Symp. quant. Biol. **16**, 315 (1951).

Hollaender, A. and *Stapleton, G. E.:* Physiol. Rev. **33**, 77 (1953). Phys. Rev. **33**, 77 (1953).

Hollaender, A., Stapleton, G. E. and *Billen, D.:* Trans. Faraday Soc. **49**, 331 (1953).

Hollander, G. and *Mandelbaum:* Ann. Internal Med. **28**, 1150 (1948).

Hollander, J. M., I. Perlman and *G. T. Seaborg:* Revs. Mod. Phys. **25**, 469 (1953).

Holst, J., Lunde, G., Closs, K. und *Pederson, O. C.:* Die Pathogenetischen Grundlagen der Thyreotoxikose Therapie. Klin. Woch. **7**, 2287 (1928).

Horst, W.: „Radiojod in der Diagnostik von Schilddrüsen und Hypophysenerkrankungen." Therapeutische Berichte **28**, 217, 1956. — „Die Therapie der Hyperthyreosen mit Radiojod. Strahlenther. **85**, 186 (1951). Dtsch. med. Wschr. **1951**, 1052. — „Die Diagnostische u. therapeutische Anwendung des Radio-Jodids J-131." Ref. Dtsch. Röntgen-Ges. Wiesbaden 1952, Fortschr. Röntgenstr. Tagungsheft **1952**, 77. Dtsch. Med. Wschr. **76**, 1052 (1951). Klin. Wschr. 439 (1952).

Horst, W. u. *Kuhlencordt, F.:* Dtsch. Med. Wschr. **79**, 399, **441** u. 483 (1954).

Horst, W. u. *K. Ullerich:* „Hypophysen-Schilddrüsen-Erkrankungen und endokrine Ophthalmopathie." Radiojoddiagnostik und Strahlentherapie. Ferdinand Enke Verlag Stuttgart. Klin. Monatsbl. f. Augenheilk. 31 (1958).

Horsters, H.: „Das Emphysemherz." Zschr. ges. Inn. Med. **7**, 39 (1952).

Horsters, H. und *J. Radel:* „Radiozirkulographische Messungen am Lungenkreislauf. Ein Beitrag zum Shuntproblem." Arch. Kreislaufforsch. **24**, 204 (1956).

Horwitz, N. H. and *Lofstrom, J. E.:* Photographic Recording Method for Scintillation Scanning. Nucleonics **13**, 56 (1955).

Howes, W. F. and *M. N. Foote:* Radiology **52**, 541 (1949).

Hudson, N.: Proc. Roy. Soc. Med. **46**, 845 (1953).

Huff, R. L. et al: Cardiac Output by Body Surface Counting of J-131 Human Serum Albumin. J. Clin. Invest. **33**, 944 (1954). Plasma and Red. Cell Iron Turnovers. J. Clin. Invest. **29**, 1041 (1950) u. **30**, 1514 (1951).

Huff, R. L., Bogardus, G., Broadbooks, H. and *Feller, D.:* Musculoskeletal circulatory rates determined with J-131 human serum albumin. Am. J. Med. **17**, 111 (1954).

Huff, R. L., Elminger, P., Garcia, J. F., Oda, J., Cockrell, M. S. and *Lawrence, J. H.:* Ferrokinetics in normal subjects and in patients having various hematopoietic diseases. J. Clin. Invest. **30**, 1512 (1951).

Huff, R. L. and *Feller, D. D.:* Circulating red cell volume and corporal specific gravity. Federation Proc. **13**, 73 (1954).

Huff, R. L., D. D. Feller and *G. Bogardus:* „Cardiac output by body surface counting of J-131 human serum albumin." J. Clin. Invest. **33**, 944 (1954).

Huff, R. L., Feller, D. D., Judd, O. J. and *Bogardus, G. M.:* Cardiac Output of Men and Dogs Measured by in vivo Analysis of Iodinated (J-131) Human Serum Albumin, Circulation Research. **3**, 564—569 (1955).

Huff, R. L., Hennessy, T. G., Austin, R. C., Garcia, J. F., Roberts, B. M. and *Lawrence, J. H.:* „Plasma and Red Cell Iron Turnover in Normal Subjects and Patients Having Various Hematopoietic Disorders." J. Clin. Invest. **29**, 1041 (1950). J. Clin. Invest. **30**, 1514 (1951).

Huguenin, R., J. Fauvet, M. Tubiana, J. Dutriex, J. Guelfi et *P. Court:* Bull. Cancer, **11**, 234 (1953). Résultats préliminaires du traitment des épanchements néoplastiques par l'or radioactif.

Hulth, A.: Femoral-Head Phlebography. J. Bone and Joint Surg. **40, 844** (1958)

Hunt, H. B.: Some aspects of thyroid disease. IV. Radioiodine in evaluation and treatment of hyperthyroidism. Texas J. Med. **46**, 805 (1950).

Hunzinger, W. u. *P. G. Waser:* Helvet. Physiol. Acta **9**, 304 (1951). „Eigenschaften von radioaktivem Kalium u. Natrium." Buch: Künstliche Radioaktive Isotope in der Physiologie, Diagnostik und Therapie, Springer-Verlag 1953.

Hursh, J. B. and *J. W. Karr:* „In Manual of Artificial Radioisotope Therapy. P. F. Hahn, ed. Academic Press. New York (1951).

Hurxthal, L. M.: Experiences with the use of desiccated thyroid: methods od detecting self-induced hyperthyroidism, with a report of a case in which auricular fibrillation occurred. New York State J. Med. **44**, 2217 (1944).

Hutchinson, F.: Arch. Biochem. Biophys. **41**, 317 (1952).

I

McInally, M., Campbell, J. A., Robertson, D. J. and *Douglas, D. M.:* The Clearance of Radiosodium from the Subcutaneous Tissues of the Leg. Clin. Science **11**, 183 (1952).

Ingbar, S. H.: „Simultaneous measurement of iodide-cencentrating and protein-binding capacities of normal and hyperfunctioning human thyroid gland." J. Clin. Endocrinol. **15**, 238 (1955).

International Commission on Radiological Protection: Brit. J. Rad. **27**, 245 (1954).

MacIntyre, W. J.: „A scintillation counter for measurement of J-131 uptake in the thyroid gland." Proc. Soc. Exper. Biol. & Med. **75**, 561 (1950).

MacIntyre, W. J., Friedell, H. L., Crespo, G. G. and *Rejali, A. M.:* „The Visualization of internal Organs by accentuation Scintillation Scanning Technics." Radiology, **73**, Nr. 3, 329—340 (1959).

MacIntyre, W. J. and *T. S. Houser:* A Method for the Visualization of the Configuration and Structure of the Liver." Part. B. A counting Rate Cut-Off Circuit for Increased Contrast in Automatic Scanning. Am. J. Roentgenol. **77**: 471—475 (1957).

MacIntyre, W. J., W. H. Pritchard, R. W. Eckstein and *H. L. Friedell:* „The determination of cardiac output by a continous recording system utilizing iodinated (J-131) human serum albumin. I. Animal studies." Circulation **4**, 552 (1951).

MacIntyre, W. J., Rejali, A. M., Christie, J. H., Gott, F. S. and *Houser, T. S.:* „Techniques for the Visualization of Internal Organs by an Automatic Radioisotope Scanning System." Internat. J. Appl. Radiation **3**: 193—206 (1958).

MacIntyre, W. J., Storaasli, J. P., Krieger, J., Pritchard, W. and *Friedell, H.:* J-131-Labeled serum albumin: Its use in the study of cardiac output and peripheral vascular flow. Radiology **59**, 849 (1952).

MacIntyre, W. J.; Wirth, W. F. and *Fessler, T. E.:* The Performance of Clinical Scintillation Counters. AEC Report NYO 4018 (Aug. 17, 1953).

Ireton, R. J. and *Ullery, J. C.:* The Management of Ascites with Radioactive Gold. Surg. Gynec. & Obst. **103**, 437 (1956).

Irwin, M. I. and *Crampton, E. W.:* J. Nutr. **43**, 77 (1951).

Isley, J. K., Sanders, A. P., Baylin, G. J., Ruffin, J. M., Shingleton, W. W., Anlyan, W. G. and *Sharpe, K. W.:* Gastroenterology **35**, 482 (1958).

Isley, J. K., Sanders, A. P., Baylin, G. J., Sharpe, K. W., Hymans, J. C., Ruffin, J. M., Shingleton, W. W. and *Wilson, J. R.:* Use of J-131 labeled oleic acid in the study of gastrointestinal function. Proc. Soc. Exper. Biol. & Med. **94**, 807 (1957).

J

Jacob, P. et *Abbatucci, J., Martinet, J. P.:* Technique de repérage et de dosimétrie en curiethérapie. J. Radiol. Electrol. **40**, 74 (1959).

Jacobs, A.: Proc. Roy. Soc. Med. 45 (1952).

Jacobs, M. L.: Use of Radioactive Chromic Phosphate in Pleural Effusions. California Medicine **81** (1954).

Jacobs, M. L.: „Radioactive Colloidal Chromic Phosphate to Control Pleural Effusion and Ascites." The Journal of the American Medical Association. February 8, 1958, Vol. 166.

Jacobs, M. E., Orvis, A. L. and *Borrmann, B. B.:* Electric Recorder for the Gammagraph. Nucleonics **12**, 60 (1954).

Jacobson, L. O., E. K. Marks and *E. Lorenz:* Radiology **52**, 371 (1949). — *E. L. Simmons, E. K. Marks, E. O. Gaston, M. J. Robson* and *J. H. Eldridge:* J. Labor a. Clin. Med. **37**, 683 (1951). — *M. J. Robson, W. F. Bethard* and *E. O. Gaston:* J. Labor. a. Clin. Med. **35**, 746 (1950). Cancer Resarch **12**, 315 (1952).

Jaffè, G.: Ann. Phys. Lpz. **42**, 303 (1913).

Jaffe, H. L.: „The Interstitial Use of Radioactive Chromic Phosphate in Therapy: Symposium. Radioisotopes in Medicine (Oak Ridge (Tenn). Institute of Nuclear Studies, September 1953.)

Jäger, A.: Die Anordnung und Stellung der roten Blutkörperchen in strömendem Blut. Arch. f. d. Physiol. **235**, 705 (1935)

James, A. G., Henschke, U. K. and *Myers, W. G.:* „The Clinical use of Radioactive Gold (Au-198) Seeds." Cancer, **6**, 1034, September (1953). Cancer, **6**, 5, September (1958). Radioactive cobalt as an adjunct to cancer surgery. Surgery **30**, 95 (1951).

James, A. G., R. D. Williams, J. L. Morton: „Radioactive cobalt in nonresectable head and neck cancer. Cancer **4**, 1333 (1951). Radioactive cobalt as an adjunct to cancer surgery. Surgery **30**, 95 (1951).

Jeffries, W. McK, et al: „Value of single injection of thyrotropin in diagnosis of obscure hypothyroidism." New England J. Med. **249**, 876 (1953).

Jentzer, A. u. *R. Weyneth:* Schweiz. med. Wschr. **84**, 515 (1954).

Jewett, H. J.: J. Urol. **61**, 277 (1949). Radical perineal prostatectomy for cancer of prostate.

Johanson, C. E., G. Österling, u. *R. V. Gasström:* Acta radiol. **36**, 324 (1951).

Johnson, J. B., C. Ireland, R. F. Thomas, and *A. Bass:* Am. J. Med. **6**, 504 (1949).

Johnson, P. C., Bird, R. M. and *Hughes, W. H.:* Use of Radioisotopes in the Diagnosis of Anemia A. M. A. Arch. Int. Med. **100**, 544 (1957).

Johnson, P. C., R. M. Bird and *C. W. Smith:* „Liver Counting of Cobalt-60 Labeled Vitamin B-12 in the Diagnosis of Pernicious Anemia." The Southern Medical Journal, **51**, **4**, 417—420 (1958).

Johnson, P. C., G. Sevelius: Measurement of myocardial blood flow J. Am. Med. Ass. **173**, 11: 1231 (1960).

Jonas, H.: „Observations on the machanism of phosphate uptake by rabbit erythrocytes.“ Biochem. et Biophys. Acta **13**, 241 (1954).

Jones, A.: Brit. J. Radiol. **26**, 273 (1953).

Jones, D. E. A.: Acta radiol. **38**, 41 (1952).

Jones, H. B., J. L. Chaikoff and *J. H. Lawrence:* Amer. J. Cancer **40**, 243 (1940).

Jones, H. B., C. J. Wrobel, and *W. R. Lyons:* J. Clin. Invest. **23**, 783 (1944).

Jones, N. C.: „Measurement of Red-Cell Loss from Gastro-Intestinal Tract, Using Radioactive Chromium.“ British Medical Journal **1**, 493—496 (1958).

Joyet, G.: Schweiz. med. Wschr. **84**, 491 (1954).

K

Kaae, S. and *O. Petersen:* Acta Radio. **33**, 539 (1950).

Kafales, P. and *Irvine, J. W. jr.:* Nuclear excitation functions and thick target yields Phys. Rev. **104**, 703 (1956).

Kanitz, Pfander u. *Poppe:* (nach einer persönlichen Mitteilung).

Kaplan, E.: personal commumication.

Kaplan, E., et al: „Blood volume in congestive heart failure as determined with iodinated human serum albumin.“ Am. Heart J. **47**, 824 (1954).

Kaplan, E., Edidin, B. D., Fruin, R. C. and *Baker, L. A.:* Gastroenterology **34**, 901 (1958).

Kaplan, E., Zuelzer, W. W., and *Neel, J. V.:* „A new inherited abnormality of hemoglobin and its interaction with sickle cell hemoglobin.“ Blood **6**, 1240 (1951).

Kaplan, I. I.: Fertility and Sterility **1**, 123 (1950).

Karvien, E., Lin, T. M. et *Ivy, A. C.:* Impairment of triglyceride absorption by the exclusion of pancreatic juice in the rat. Am. J. Physiol. **188**, 61 (1957). Function of pancreatic juice in fat utilization in the rat. Am. J. Physiol. **189**, 113 (1957).

Kay, H. D.: Plasma Phosphate. II. The Enzyme in Disease, particularly in Bone Disease. J. Biol. Chem. **89**, 249 (1930).

MacKay, N.: Radioactive Colloidal Gold in the Treatment of Pleural and Peritoneal Effusions of Malignant Origin: Review for 235 Cases. Lancet **273**, 761 (1957).

Keating, F. R., jr., et al: „Radioiodine-accumulating function of human thyroid gland as diagnostic test in clinical medicine.“ J. Clin. Endocrinol. **10**, 1425 (1950). Urinary Excretion of Radioactive Iodine in Various Thyroid. States. J. Clin. Invest. **26**, 1138 (1947). Measurement of Iodine-Accumulating Function of the Thyroid Gland. J. Clin. Invest. **28**, 217 (1949).

Keating, F. R. jr., Haines, Power, M.-H. and *Williams, M. M. D.:* The Radioiodine-accumulating Function of the Human Thyroid Gland as a Diagnostic Test in Clinical J. Clin. Endocr. **10**, 1425 (1950).

Keating, F. R. jr., Power, M. H., Berkson, J. and *Haines, S. F.:* The Urinary Excretion of Radioiodine in Various Thyroid States. J. Clin. Investigation **26**, 1138 (1947).

Keating, F. R., jr., Rawson, R. W., Peacock, W. and *Evans, R. D.:* The collection and loss of radioactive iodine compared with the anatomic changes induced in the thyroid of the chick by the injection of thyrotropic hormone. Endocrinology **36**, 137 (1945).

Keating, F. R., J. C. Wang, T. Y. Luellen, M. Williams, M. M. Power and *W. M. McConohey:* J. Clin. Invest. **28**, 217 (1949).

Keating, F. R. jr. and *Albert, A.:* Metabolism of iodine in man as disclosed with use of radioiodine, Recent Progr. Hormone Res. **4**, 429 (1949).

McKee, et al: „The circulation of ascitic fluid: Interchange of plasma and ascitic fluid protein as studied by means of C-14 labeled lysine in dogs with constriction of the vena cava.“ J. Exper. Med. **91**, 115 (1950).

McKee, F. W., and *Stewart, W. B.:* „Passage of radioactive erythrocytes from the peritoneal cavity into blood stream during experimental ascites.“ J. Exper. Med. **91**, 599 (1950).

Keeley, J. L., Gibson, J. G., II and *Pijoan, M.:* Effect of thermal trauma in blood volume, serum protein, and certain blood electrolytes; experimental study of effect of burns. Surgery **5**, 872 (1939).

William C. Keettel, M. D., and *H. B. Elkins, M. D.:* „Experience with radioactive colloidal Gold in the Treatment of Ovarian Carcinoma.“ American Journal of Obstetrics and Gynecology. **71**, 3, 553—568 (1956).

Kellershohn, C. et *Martin, J.:* Sur la fréquence de la „thyroide linguale“ dans le myxoedème. Rev. méd. Nacy **82**, 443 (1957). Étude morphologique et fonctionnelle de la glande thyroide pathologique au moyen de radioiode J-131 (cartographic thyroodienne). Sem. Hop. Paris 5 (1957). Sur la mise en evidence par J-131 de la frequence des thyroides linguales dans le myxoedeme. Acta Radiology. **51**, 2 (1959).

Kelly, F. J.: Observations on the Calculation of Thyroid Weights, Using Empirical Formulae. J. Clin. Endocr. and Metab. **14**, 326 (1954).

Kelly, F. J., Simonsen, D. H. and *Elman, R.:* Blood Volume Determination in the Human Red Cells Containing Radioactive Phosphorus (P 32) and With Pure Human Albumin. J. Clin. Investigation **27**, 795 (1948).

Kelly, W. A., Evans, J. P., Harper, P. V. and *Humphreys, E. M.:* Surg. Gynec. Obstet. **106**, 600 (1958).

Kelsey, M. P., Haines, S. F., and *Keating, F. R. jr.:* Radioiodine in the Study and Treatment of Thyroid Disease. J. Clin. Endo. **9**, 171 (1949).

Kendrick, D. B., jr., Elliott, J., Reichel, J., jr. and *Vaubel, E. K.:* „Supply of preserved blood to European theater of operations. Preliminary report. Bull. U.S. Army M. Dept. (No. 84), **3**, 66 (1945).

McKenna et al: Gastroenterology **32**, 17 (1957).

McKenna, R. D., Bourne, R. H. and *Matzko, A.:* Gastroenterology **32**, 17 (1957).

Kenney, J. M., Marinelli, L. D., and *Woodard, H. W.:* „Tracer studies with radioactive phosphorus in malignant neoplastic disease." Radiology **37**, 683 (1941).

Kent, E. M., Moses, C., Ford, W. B., Kutz, E. R. and *George, R. S.:* Radioactive Isotopes in the Management of Carcinomatosis of Serous Body Cavities. A. M. A. Arch. Int. Med. **94**, 334 (1954).

Kepp, R. K., Hartl, H. und *Müller, K.:* Die Bedeutung von Radiogold 198 für die gynäkologische Strahlentherapie. Dt. med. Wschr. **80**, 19 (1955).

Kerr, H. D. and associates: The treatment of moderately advanced cancer of the prostate with radioactive gold. Am. J. Roentgen. **69**, 969—977 (1953).

Kerr, W. J., Delprat, G. D. jr., Epstein, N. N. and *Dunievitz, M.:* The rose bengal test for liver function. Studies on the rate of elimination from the circulation in man. J. A. M. A. **85**, 942 (1925).

Kerr, H. D. and *Einstein, R. A. J.:* Results of irridiation of ovarian tumors. Am. J. Roentgenol. & Rad. Therapy, **53**, 376 (1945).

Kerr, H. D., and *Elkins, H. B.:* Am. J. Roentgenol. **66**, 184 (1951).

Kerr, H. D., R. H. Flocks, H. B. Elkins, and *David Culp:* „The Treatment of Moderately Advanced Carcinoma of the Prostate with radioactive Gold." The American Journal of Roentgenology, Radium Therapy and Nuclear Medicine. **69**, 6, June 1953. **69**, 969 (1953). Am. J. Roentgenol. Radium Therapy Nuclear. Med. **49**, 969 (1953).

Kerr, H. D., R. H. Flocks, H. B. Elkins, David Culp, and *T. C. Evans:* „Follow-up Study of One Hundred Cases of Carcinoma of the Prostate Treated with Radioactive Gold." Radiology, **64**, 5, 637—641 May (1955).

Kestens, P. J. et *Haxhe, J. J.:* Fate of ingested J-131 Triolein and Oleic acid in the rat. (en préparation).

Kestens, P. J., Haxhe, J. J. et *Wibin, E.:* Rev. Intern. Hépatologie 8, 549 (1958).

Keston, A. S., R. P. Ball, V. K. Frantz, and *W. W. Palmer:* Science **95**, 362 (1942).

Kety, S. S.: Am. J. M. Sc. **215**, 352 (1948). Am. Heart J. **38**, 321 (1949).

Kimbel, K. H.: Resorptionsuntersuchungen mit J^{131} und K^{42} sowie mit J-131 markiertem Eiweiß und Fett. Sdbd. Strahlenther. **37**, 162 (1956).

Kimbel, K. H.: Wege zur Messung der Magenschleimhautdurchblutung am Menschen. Ärztl. Wschr. **11**, 613 (1956).

Kimbel, K. H.: Diskussion über Urografin. 2. Band Vortr. Gasteiner Symposion **150** (1956), Sdbd. Strahlenther. **37**, 150 (1956).

Kimbel, K. H. und *W. Börner:* Über den Verbleib von J^{131}-Urografin im Körper. Arch. exp. Path. & Pharmakologie **226**, 262 (1955).

Kimbel, K. H., Henning, N. und *Kinzlmeier, H.:* Untersuchungen zur Magendurchblutung. Gastroent. **82**, 317 (1954).

Kimbel, K. H., W. Börner und *E. Heise:* Untersuchungen mit radioaktivem Biligrafin ? Röfortschritte **83**, 1 (1955).

Kimbel, H. K., Bünte, H. u. *Fischer, W.:* Zschr. exper. Med. (im Druck).

King, D. and *Richards, V.:* Fracture-Dislocations of the Hip Joint J. Bone and Joint Surg. **23**, 533 (1941).

King, E. R., et al: „The use of radioactive colloidal gold (Au-198) in pleural effusions and ascites associated with malignancy." Am. J. Roentgenol. **68**, 413 (1952).

Kinsell, L. W., L. Lawrence, H. E. Balch and *R. D. Weynand:* Diabetis **3**, 358 (1954).

Kinsmann, J. A., Moore, J. W., and *Hamilton, W. F.:* „Studies on the circulation: I. Injection method; physical and mathematical considerations." Am. J. Physiol. **89**, 322 (1929).

Kinzlmeier, H. und *Wolf, F.*, Erlangen: „Zur Messung der Leberdurchblutung mit radioaktivem Bengalrot." Gastroenterologia, Suppl. ad Vol. **90**: 97—100 (1958).

Kinzlmeier, H., F. Wolf und *N. Henning:* „Die Prüfung der Leberdurchblutung mit Radiobengalrot unter Muskelarbeit und lokalen thermischen Reizen". Gastroenterologia, **91**, 5 (1959).

Kip, A., et al: „Design and operation of an improved counting rate meter." Rev. Scient. Instruments **17**, 323 (1946).

Kirkland, R. H.: J. Clin. Endocr. and Metab. **14**, 565 (1954).

Kirsner, et al: Gastroenterology **32**, 1 (1957).

Klar, E., J. Becker u. *K. E. Scheer:* Langenbeck Archiv **280**, 55 (1954).

Klayman, M. I. and *Brandborg, I.:* „Clinical application of cobalt-60-labeled vitamin B-12 urine test." New England J. Med. **253**, 808 (1955).

Klein, E., H. Zimmermann, H. u. *R. Lins:* Die Schilddrüse bei der endocrinen Ophthalmopathie. Endokrinologie **39**, 1/2 (1960).
Kligerman, M. M. and *Habif, D. V.:* Am. J. Roentgenol. **74**, 651 (1955).
Knipping, H. W., W. Bolt, H. Valentin und *H. Venrath:* „Untersuchung und Beurteilung des Herzkranken." Ferd. Enke Verlag, Stuttgart 1955.
Knipping, H. W., H. Loosen, H. Ludes und *H. Valentin:* „Zur klinischen Beurteilung der Koronarfunktion und zur Therapie der organisch fixierten Koronarenge." Med. Klin. 1958, im Druck.
Knipping, H. W., H. Ludes, H. Valentin und *H. Venrath:* „Beitrag zur Differenzierung der Insuffizienz des linken, des rechten Herzens und der Lungen nebst Bemerkungen zur Herzsondierung und zum Defizitproblem." Med. Klinik **48**, 161 (1953).
Kniseley, R. M., and *Gould A. A.:* „Pathological Changes Following Intracavitary Therapy with Colloidal Au-198." Cancer, **6**, 2, March 1953.
Koller, P. C.: Cytological Variability in Human Carcinomatosis. Ann. New York Acad. Sc. **63**, 793 (1956).
Kottman, U.: Zur Permeabilität der Blutliquorschranke. Ztschr. f. Hyg. u. Infektionskr. **122**, 304 (1939).
Kottmeier, H. L., and *G. Moberger:* Acta Obstet, Gynecol. Scand. **34**, 1 (1955).
Kowalski, H. J. and *Abelmann, W. H.:* The cardiac output at rest in Laennecs cirrhosis. J. Clin. Invest. **32**, 1025 (1953).
Kraintz, L., and *Talmage, R. V.:* Proc. Soc. Exper. Biol. & Med. **81**, 490 (1952).
Krause, H. J., Vortr. Gyn. Ges. 1961.
Kreula, M. S.: Biochem J. **41**, 269 (1947).
Krevans, J. R., T. L. Conley and *M. V. Sachs:* J. Chronic. Dis. **3**, 234—252 (1956).
Krieger, H.: „Study of repeatability of plasma volume using J-131 and T-1824 at two-week intervals." Clin. Res. Proc. **1**, 77 (1953).
Krieger, H., et al: Proc. Soc. Exper. Biol. & Med. **73**, 124 (1950). „Use of radioactive iodinated human serum albumin in evaluating peripheral circulation." Ann. Surg. **136**, 357 (1952).
Krieger, H., Storaasli, J. P., Friedell, H. L. and *Holden, W. D.:* A comparative study of blood volume in dogs. Proc. Soc. Exper. Biol. & Med. **68**, 511 (1948).
Kriss, J. P.: „Uptake of radioactive iodine after intravenous administration of tracer doses." J. Clin. Endocrinol. **11**, 289 (1951).
Kritter, H.: La curiepuncture des épithéliomas du plancher de la bouche: nouvelle technique. Presse méd. **63**, 118 (1955).
Krohmer, J. S., et al: „Detection of intraocular tumors with the use of radioactive phosphorus. Radiology **61**, 916 (1953). „The Use of P-32 in the Identification of Intraocular Tumors. AEC Report NYO-4961 (Juli 1954).
Krook, H.: Circulatory Studies in Liver Cirrhosis, Acta med. scandinav. Suppl. 318, (1956).
Kuby, S. A., Noda, L. and *Lardy, H. A.:* Adenosine Triphosphate-Creatine Transphosphorylase. III Kinetic Studies. J. Biol. Chem. **210**, 65 (1954).
Kühne, P.: Ärztl. Wschr. **10**, 918 (1955).
Kühne, P., H. Billion u. *H. G. Mehl:* Acta Endocrin. Kopenh. **20**, 355 (1955), Ärztl. Forschg. **4**, 204 (1955).
Kuhl, D. E., Chamberlain, R. H., Hale, J. and *Gorson, R. O.:* Radiology **66**, 730 (1955).
Kuhl, W. J., jr., and *Ziff, M.:* „Alteration of thyroid function by ACTH and cortisone." J. Clin. Endocrinol. **12**, 554 (1952).
Kummer, R. H.: Recherches sur le metabolism mineral dans la maladie de Basedow. Rev. med. de la Suisse Rom **37**, 439 (1917).
Kurland, G. S., D. L. Chamovitz, and *A. S. Freedberg:* J. Clin. Invest. **29**, 829 (1950).
Kurland, G. S. and *Freedberg, A. S.:* The Distribution of J-131 in Tissue Obtained at Necropsy or at Surgical Operation in Man. J. Clin. Endo **11**, 843 (1951).
Kydd, D. M. and *Man, E. B.:* Precipitable Iodine of Serum in Disorders of the Liver. J. Clin. Investigation **30**, 874 (1951).

L

Labhart, A., G. R. Constam, Chr. Hedinger, K. G. Ober, A. Prader, P. H. Rossier, G. Töndury, M. Wernly, J. Zander: Klinik der Inneren Sekretion. Springer-Verlag Berlin-Göttingen-Heidelberg 1957.
Labhart, A., Chr. Hedinger, A. Prader u. *G. Töndury:* „Die Schilddrüse." Buch: Klinik der inneren Sekretion. Springer-Verlag, Berlin-Göttingen-Heidelberg 147—256 (1957).
Laborde, S.: Gauthier-Villars, édit., Paris, 1956. Le traitement des angiomes chez les enfants. Masson édit. Paris 1956.
Laborde, S. et *Billiard, J.:* Le traitement du cancer des papières. Bull. du Cancer **29**, 59 (1940).
Lacassagne, A., et. *W. Nyka:* Localisations du radium E associé au Bi après injection à un animal cancéreux. Radiophysiol. et radiothérap. Paris **2**, 595 (1932).
Lahr, T. N., Olsen, R., Gleason, G. I. and *Tabern, D. L.:* Animal Distribution of Colloids of Au-198m P-32 and Y-90: An Improved Method of Tissue Assay for Radioactivity. J. Lab. & Clin. Med. **45**, 66 (1955).
Laidlaw, J. C.: Nature of the Circulating Thyroid Hormone. Nature **164**, 927 (1949).
Laing, P. G. and *Ferguson, A. B., jr.:* Sodium-24 as an Indicator of the Blood Supply of

Bone. Nature **182**, 1442 (1958). Radiosodium clearance rates as indicators of femoral head vascularity. J. Bone and Joint Surg. **41-A**, 1409 (1959).
Laing, P. G, Ferguson, A. B., jr., Vaughan, L. and *Grebner, M.*: Use of Radiophosphorus for Bone Vascularity Determinations. Arch. Surg. **75**, 31 (1957).
Lamberg, B. A.: Acta med. scand. **148**, 225 (1954). Acta endocrinol. **18**, 405 (1955). Acta med. scand. **156**, 391 (1957). Acta med. scand. **164**, 479 (1959).
Lamberg, B. A. u. *Lybeck, H.*: Finska Läk. sällsk. Hndl. **99**, 54 (1956).
Lamberg, B. A., Siurala, M., Härkönen, P., and *Turula, K.*: Nord. Med. **61**, 400 (1959).
Lamberg, B. A., Siurala, M. and *Turula, K.*: Serial Determinations of blood and urine radioactivity after ingestion of J-131-Labelled olive oil Ann. Med. Exper. Fenn. **37**, 4 (1959).
Lamberg, B. A., Wahlberg, P., Wegelius, O., Hellström, G. & *Forsius, P. I.*: J. Clin. Endocrinol. **18**, 991 (1958).
Lamerton, L. F. and *E. B. Harriess*: Brit. Med. **2**, 932 (1951).
Lammerant, J., und *M. de Visscher*: „The determination of mean pulmonary circulation time and pulmonary circulating blood vorlume in man with iodinated (J-131) human serum albumin. Radioisotope in Klinik und Forschung." Vorträge am Gasteiner Internat. Symposium **2**, 128 (1956).
Landes, G. und *Kummer, P.*: „Hämodynamische und chemische Leberfunktionsprüfung mittels kombinierter Radiogold- und Bromsulfalein-Clearance".
Lang, N., Schettler, G. and *Wildhack, R.*: Über einen Fall von ‚Agammaglobulinämie' und das Verhalten parenteral zugeführtem radioaktiv markierten Gammaglobulins im Serum. Klin. Wschr. **32**, 856 (1954).
Langecker, H., Harwart, A. u. *Junkmann, K.*: Arch. exper. Path. Pharmak. **220**, 195 (1953).
DeLaosa, Capote, O.: Tratamiento y profilaxis de los derrames amlignos con el oro coloidal radioactivo. Raporte de 100 casos tratados. Bol. Liga contra cáncer 32: 33 (Nr. 2) 1957; abstracted Excerpta Med. XVI 6 2010 (1958).
Larsson, L. G., and *Jonsson, L.*: „Continuous registration of thyroid uptake after intravenous injection of radioactive iodine: Rapid test of iodine concentrating function of thyroid." Acta radiol. **43**, 81 (1955). Acta radiol. suppl. 126 (1955).
Larsson, L. G., Märtensson, G.: Acta Oto-Laryng. Suppl. **116**, (1954).
Larsson, L. G. and *I. Ragnhult*: Acta Radiol. **39**, 477 (1953). A Study of the Iodine Concentrating Capacity of the Thyroid after Treatment with Radioactive Iodine. Acta Radiologica **39**, 477 (1953).
Lasch, F. und *Moritz, E.*: Die Bedeutung der Schilddrüsendiagnose mit radioaktivem Jod für die Differentialdiagnose der vegetativdystonischen Schilddrüsenstörungen. Wiener Klin. Wschr. **38/39**, 787 (1956).
Last, J. H.; Pitesky, I. and *Marbarger, J. P.*: „Application of Nylon catheters in physiology of the circulation." Science **112**, 719 (1950).
Latourette, H. B.: The Effect of Radioactive Colloidal in Serous Effusion in Malignant Disease. Univ. Michigan M. Bull. **22**, 180 (1956).
Laudahn, G., C. J. Lüders u. *W. Schumacher*: Untersuchungen zur Organverteilung intravenös injizierter P-32-markierter Mitochondrien bei gesunden und lebergeschädigten Kaninchen. Zschr. f. d. ges. exp. Med. **133**, 328 (1960).
Lavers, G. D., Cole, W. H., Keeton, R. W., Gephardt, M. C. and *Dyniewicz, J. M.*: Bromsulfalein clearance. J. Lab. and Clin. Med. **34**, 965 (1949).
Lavik et al: Pediatrics **10**, 567 (1952).
Lawrence, J. H., W. O. Nelson and *H. Wilson*: Radiology **29**, 446 (1937).
Lawrence, J. H., C. A. Tobias and *J. L. Born*: „Hypophysectomy for advanced Breast Cancer Using High Energy Particle Beams-Proton and Alpha Particles." Buch: Radioaktive Isotope in Klinik u. Forschung, Band III. 245 bis 260 Urban & Schwarzenberg 1958.
Lea, D. E.: Actions of Radiations on Living Cells. Cambridge: Univ. Press 1946 S. 100, Cambridge, 1947.
Brit. J. Radiol. Suppl. **1**, 59 (1947).
MacLean, L. D.: „The differentiation of achylia gastrica and achlorhydria by means of radioactive vitamin B-12." Gastroenterology **29**, 653 (1955).
Lear, A. A., Harris, J. W., Castle, W. B. and *Fleming, E.*: Serum vitamin B 12 concentration in pernicious anemia. J. Lab. & Clin. Med. **44**, 715 (1954).
Leblond, C. P. and *J. Gross*: Endocrinology **43**, 306 (1948).
Ledermann, M.: Zit. nach Smithers, D. W. Acta radiol. (Stockh.) **35**, 49 (1951.)
Leeksma, C. H. W. and *Cohen, J. H.*: Determination of Life Span of Human Blood Platelets Using Labelled Diisopropylfluorophosphonate. J. clin. Invest. **35**, 964 (1956).
McLellon, W. N.: „The use of radioactive gold-198 for the treatment of malignancies. (Thesis, The Ohio State University 1952.)
Lerman, J.: Iodine Compenents of the Blood. Circulating Thyroglobulin in Normal Persons and in Person with Thyroid Disease. J. Clin. Investigation **19**, 555 (1940).
Lev, M. W. and *W. W. Hamburger*: Am. Heart J. **8**, 109 (1932).

Levey, S., Hower, J. and *Loughridge, R. H.:* „Laboratory factors influence determination of plasma volume using human albumin tagges with J-131.“ J. Lab. & Clin. Med. **41**, 316 (1953).

Levin, N. W., D. Hart and *T. H. Bothwell:* The measurement of gastro intestinal blood loss using radio-active chromium. J. Lab. & Clin. Med. **5**, 2 (1959).

Levy, H. P., Kelly, L. W. and *Jeffries, W. Mck:* „Study of thyroid function by means of single injection of thyrotropin.“ Clin. Res. Proc. **1**, 94 (1953).

Lewis, W. H. jr.: Changes with age in the cardiac output in adult man. Am. J. Physiol. **121**, 517 (1938).

Libby, R. L. and *K. Hand:* Differentiation of Fe-59 and Cr-51 in Mixtures.“ J. Lab. & Clin. Med. **48**, 289—293 (1956).

Libby, D. A. and *Meites, J.:* Negative Effects of Antibiotics on Thyroid Gland. Science **120**, 354 (1954).

Likoff: Am. Heart. J. **50**, 163.

Likoff, W., D. Berkowitz, A. Woldow and *G. Jacobs:* „Radioactive fat absorption patterns: Significance in coronary artery atherosclerosis.“ 30th Scientific Sessions, Chicago, Oct. 1957.

Lilienfield, L. S., Kovack, R. D., Hershenson, L. M., Rodman, G. P., Marks, P. A., Ebaugh, F. G. jr. and *Freis, E. D.:* Clin. Research. Proc. **3**, 110 (1955).

Limperos, G. and *Mosher, W. A.:* Amer. J. Roentgenol. **63**, 691 (1950).

Lind, S. C.: „The chemical effects a-particles and electrons. New York: Chem. Catalog Co. 1928.

Linder: „Radioaktive Isotope in der Chirurgie.“ Chirurg **97**, 1951; Chirurgie **22**, 3 (1951).

Lindsay, S., M. E. Dalley, J. Friedlander, G. Yce and *M. H. Soley:* „Chronis thyreodicitis: A clinical and pathologic study of 354 patients.“ J. Clin. Endocrin. **12**, 1578 (1952).

Lionetti, F., Rees, S. B., Healey, W. A., Walker, B. S. and *Gibson, J. G., II:* „The Effect of Adenosine Upon Esterification of Phosphate by Erythrocyte Ghosts. In preparation for publication.

Lipmann, F.: Metabolic Generation and Utilization of Phosphate Bond Energy. Adv. Enzymol. **1**, 99 (1941).

Little, R. C. and *Kelly, H. B.:* The Removal of Radioactive Gold Colloid by the Perfused Mammalian Liver. Am. J. Physiol. **173**, 265 (1953).

Livingood, J. J. and *Seaborg, G. T.:* Radioactive isotopes of cobalt. Phys. Rev. **60**, 913 (1941).

Lode, W. O.: Brit. med. J. **11**, 1257 (1936).

Loevinger, R.: Science **112**, 530 (1950).

Logan, J. E., Mannell, W. A. and *Rossiter, R. J.:* Biochem. J. **51**, 470 (1952).

Lorenz, E.: Am. J. Roentgenol. **63**, 176 (1950). *D. Uphoff, T. R. Reid* and *E. Shelton:* J. Nat. Cancer Inst. (Bethesda) **12**, 197 (1951).

Lotz, W. E., Gallimore, J. C. and *Boyd, G. A.:* How to get good gross autoradiographs of large undecalcified bones. Nucleonics **10** (3), 28 (1952).

Low-Beer, B. V. A.: „The Clinical Use of Radioactive Isotops.“ Springfield (III): C. C. Thomas 1950. — „Surface measurements of radioactive phosphorus in breast tumors as possible diagnostic method.“ Science **104**, 339 (1946). Radiology **47**, 213 (1946). Amer. J. Roentgenol. **69**, 108 (1953).

Low-Beer, B. V. A., Bell, H. G., McCorkle, H. J. and *Stone, R. S.:* Measurement of radioactive phosphorus in breast tumors in situ; possible diagnostic procedure: preliminary report. Radiology **47**, 492 (1946).

Low-Beer, B. V. A., J. H. Lawrence and *R. S. Stone:* Radiology **39**, 573 (1942).

Lowenstein, J. M.: „Radioactive Rose Bengal Test as a Quantitative Measure of Liver Function.“ Proc. Soc. Exper. Biol. & Med. **93**:377—378 (Nov.) 1956.

Lubran, M. and *Pearson, J. D.:* J. Clin. Path. **11**, 165 (1958).

Ludes, H., P. Endler und *C. Almaraz:* „Studien zum Altersproblem mit isotopem Kobalt.“ Zschr. Altersforsch. **8**, 31 (1954).

Ludes, H. und *M. Karstien:* „Zur Frühdiagnose koronarer Durchblutungsstörungen.“ In Vorbereitung.

Ludes, H. und *G. Lehnert:* „Zur Isotopen-Diagnostik koronarer Durchblutungsstörungen.“ IV. Internationaler Kongreß für Erkrankungen der Thoraxorgane des American College of Chest Physicians, Köln 1956. „Radioisotope in der Herzdiagnostik.“ VEB Gustav Fischer Verlag, Jena 1958.

Ludes, H., G. Rotthoff, H. Valentin und *H. Venrath:* „Zur Diagnostik kongenitaler Vitien.“ Zschr. Kreislaufforsch. **41**, 49 (1952).

Luellen, T. J. et al: Relative Measurement in vivo of Accumulation of Radio-Iodine by the Thyroid Gland. J. Clin. Invest. **28**, 207 (1949).

Luft, R., D. Ikkos, H. Olivecrona und *C. A. Gemzell:* „Hypophysektomie am Menschen und menschliches Wachstumshormon.“ Deutsches Medizinisches Journal, 9. Jahrg., **9**, 456—460 (1958).

Luft, R. and *H. Olivecrona:* Cancer 8, 261 (1955). J. Neurosurg. **10**, 301 (1953).

Luft, R., H. Olivecrona and *B. Sjögren:* Nord. Med. **47**, 351 (1952). J. Clin. Endocr. **15**, 391 (1955).

Luisada, A., A. R. Goldfarb, G. Magri a. *R. Saffian:* Technical modifications of radiocardiography. Science **117**, 299 (1953).

Lum, C. H., Marshall, W. and *Kozoll, D. D.:* „Correlation of radioactive (J-131) rose ben-

gal test with liver function tests." J. Lab. & Clin. Med., **50**, 929—930 (1957).
Lum, C. H., Marshall, W., Kozoll, D. D. and *Meyer, K. A.:* „Use of radioactive (J-131-lebeled) rose bengal in study of human liver disease: its correlation with liver function tests." Ann. Surg., **149**, 353—367 (1959).
Lyon, W. S.: Disintegration of Cr.-51. Phys. Rep. **87**, 1126 (1952).

M

Mack, R. E., H. J. Wells u. *R. E. Ogborn:* Behandlung des Schilddrüsenkrebses. J. Amer. Med. Assoc. **163**, 15 (1957).
Mack, R. E., Wells, H. J. and *Pollack, R.:* An In Vivo Method for the Determination of Cardiac Output. Radiology **68**, 245 (1957).
Mahaux, J. et *Henry, J.:* L'utilisation du radio-iode dans l'analyse des troubles de la fonction thyroidienne. Bruxelles-Médical **14**, 531 (1957); **15**, 565 (1957).
Mahaux, J., Henry, J. A. et *Derome, G.:* L'utilisation diagnostique du radio-iode en pathologie thyroidienne. Gazette médicale de France **1**, 17 (1958).
Mahmoud, M. E. S.: Brit. J. Radiol. Suppl. 8 (1958).
Mallard, J. R.: Brit. J. Radiol. **28**, 167 (1955).
Malm, J. R., Reemtsma, K. and *Barker, H. G.:* Proc. Soc. Exper. Biol. & Med. **92**, 471 (1957). Surgical Forum **7**, 403 (1957).
Maloof, F.: The Effects of Hypophysectomy and of Thyroxine on the Post-radiation Changes in the Rat Thyroid. Endocrin. **56**, 209 (1955).
Maloof, F. and *Chapman, E. M.:* Responses to Radioactive Iodine Therapy in Hyperthyroidism with Special Reference to Cardiac Problems. J. Clin. Endocrin. **11**, 1296 (1951).
Maloof, F., B. M. Dobyns and *A. L. Vickery:* Endocrinology **50**, 612 (1952). The Effects of Various Doses of Radioactive Iodine on the Function and Structure of the Thyroid of the Rat.
Man, E. B. and *Gildea, E. F.:* Serum Lipoids in Malnutrition. J. Clin. Investigation **15**, 203 (1936).
Man, E. B., Kydd, D. M. and *Peters, J. P.:* Butanol-extractable Iodine of Serum. J. Clin. Investigation **30**, 531 (1951).
Mankin, H. and *Lowell, A.:* „Osmotic factors influencing the formation of ascites in patients with liver cirrhosis. J. Clin. Invest. **27**, 145 (1948).
Mann, F. C.: „Gastrointestinal Tract and Liver." J. A. M. A. **121**:720—722 (1943).
Marine, D.: J. of Biol. Chem. **22**, 547 (1915).
Marinelli, L. D. and *B. Goldschmidt:* Radiology **39**, 454 (1942).
Marinelli, L. and *Hill, R. F.:* „Radiation dosimetry in the treatment of functional thyroid carcinoma with J-131." Radiology **55**, 494 (1950).
Marinelli, L. D., E. H. Quimby and *G. J. Hine:* Am. J. Roentgenol. Radium Therapy **59**, 620 (1948). „Dosage Determination With Radioactive Isotopes. II. Practical Considerations in Therapy and Protection."
Marshak, A.: J. Clin. Invest. **28**, 1324 (1949). Uptake of radioactive phosphorus by nuclei of liver and tumors. Science **92**, 460 (1940). P-32 uptake by nuclei. J. Gen. Physiol. **25**, 275 (1941).
Marshall, W. and *Kozoll, D. D.:* „Liver Uptake and Blood Clearance Studies of Radioactive (J-131) Rose-Bengal, abstracted." J. Lab. & Clin. Med. **48**:924 (1956).
Martin, J. A. and *Connor, R. B.:* Treatment of Malignant Effusions. Texas J. Med. **53**, 21 (1957).
Marx, W. and *W. D. Reinhardt:* Proc. Soc. Exper. Biol. a. Med. **51**, 112 (1942).
Masina, F.: Proc. Roy. Soc. Med. 45 (1952).
Mason, R. L., Hunt, H. M. and *Hurxthal, L. M.:* Blood Cholesterol Values in Hyperthyroidism and Hypothyroidism: Their Significance. New Eng. J. Med. **203**, 1273 (1930).
Matera, R. F., Clavijo, J., Prado, J., Nunez, C.: El fósforo radioactivo en el diagnóstico de los tumores del cerebro. Rev. Fac. Cienc. Méd. B. Aires **1**, 129 (1954).
Mattauch-Flügge: „Kernphysikalische Tabellen." Springer Verlag 1949.
Matuska, R. A., P. F. Hahn, R. I. Carlson, S. H. Auerbach and *G. R. Meneely:* J. Thoracic Surg., **30**, 525 (1955).
Maurer, W., H. Basten, W. Becker, A. Niklas u. *H. Puchtler:* Klin. Wschr. 89 (1951).
Maurer, W u. *A. Zimmer:* im Druck.
Mayerson, H. S., Lyons, C., Parson, W., Nieset, R. T. and *Trautman, W. V. jr.:* Comparison of results of measurement of red blood cell volume by direct and indirect technics. Am. J. Physiol. **155**, 232 (1948).
Mayneord, W. V.: National Research Council of Canada Report M. M. 237 (March 1946). Brit. J. Radiol. **24**, 6 (1951). — Some applications of nuclear physics to medicine. Brit. J. Radiol. **2**, 259 (1950). — Scintillation counting and its medical applications. Brit. J. App. Physics. **4**, 353 (1953). — Radiological research. Brit. J. Radiol. **27**, 309 (1954).
Mayneord, W. V. and *Newbery, S. P.:* „An Automatic Method of Studying the Distribution of Activity in a Source of Ionizing Radiation." Brit. J. Radiol. **25**: 589—596, (1952).
Mayneord, W. V. and *W. K. Sinclair:* Advances in Biol. and Med. Phys. **3** (1953).

Mayneord, W. V., Turner, R. C., Newberry, S. P. and *Hodt, H. J.:* Method of making visible distribution of activity in source of ionizing radiation. Nature, London, **168**, 762 (1951).

Mayor, G.: Schweiz. med. Wschr. **80**, 900 (1950), **84**, 510 (1954).

Means, J. H.: Am. J. Med. Sc. **207, 1** (1944). The Thyroid and Its Diseases, Philadelphia, 1948, J. B. Lippincott Company. Thyrotoxicosis factitia: a letter to the editor. J. Clin. Endocrinol. **9**, 1432 (1949).

Means, J. H. and *J. B. Stanbury:* Clinical Orbitonometry. Sciences **220**, 357 (1950).

Meckstroth, C. V. and *Curtis, G. M.:* ,,Criteria for therapy of malignant thyroid lesions with J-131.“ A. M. A. Arch. Surg. **67**, 187 (1953).

Meckstroth, C. V., Rapport, R. L., Curtis, G. M. et *Simcox, S. J.:* The laboratory diagnosis of extrathyroidal hypermetabolism. The Journal of clinical endocrinology and metabolism **10**, 1373 (1952).

Mehl, H. G.: Strahlenther. **94**, 632 (1954). **96**, 124 (1955).

Mena, I., Kivel, R., Mahoney, P., Mellinkoff, S. M. and *Bennett, L. R.:* ,,A method for Increasing the sensitivity of the Rose Bengal J-131 Liver Function Test with the use of Bromsulphalein.“ Journal of Laboratory and Clinical Med., St. Louis, **54**, Nr. 2, 167—173, August (1959).

Meneely, G. R., S. H. Auerbach, C. C. Woodcock, R. C. Cory and *P. F. Hahn:* Am. J. Med. Sci. **225**, 172 (1953).

Meneely, E. B., Wells, E. B. and *Hahn, P. F.:* Application of the radioactive red cell method for determination of blood cell volume given by the ashby marked red cell method and the T-1824-haematocrit method in man. Clin. Sc. **7**, 135 (1948/49).

Mendeloff, A. I.: ,,Fluorescence of Intravenously Administered Rose Bengal Appears Only in Hepatic Polygonal Cells.“ Proc. Soc. Exper. Biol. & Med. **70**: 556, (1949).

Mendeloff, A. I. and *Ingelfinger, F. J.:* Unpublished data, cited in Mendeloff.

Meredith, W. J.: Radium Dosage, the Manchester System. E. and S. Livinstone, Edinburgh (1947). Radium dosage: the Manchester system. Livingstone édit., Edinbourg 1949.

Meschan, J., A. Netleship and *E. Kerekes:* Amer. J. Roentgenol. **68**, 89 (1952).

Meunier, P., Tubiana, M., Dutreix, J.: Quelques problèmes de dosimétrie en thérapeutique par les isotopes radio-actifs artificals. J. Radiol. Electr. **35**, 253 (1954).

Meyer zum Gottesberge, A. u. *W. Maurer:* Halsusw. Heilk. **2**, 274 (1951).

Meyer, St. u. *E. Schweidler:* ,,Radioaktivität.“ Leipzig: C. G. Teubner 1927.

Meyer, L. M., Berlin, N. I., Hyde, G. M., Parsons, R. J. and *Whittington, B.:* Changes in blood volume following administration of dextran-determined by P-32 labeled red cells. Surg. Gynec. and Obst. **94**, 712 (1952).

Meyerratken u. *H. G. Mehl:* ,,Der Radio-Phosphor-Test zur Erkennung intra- und extraocular gelegener Tumoren.“ Ber. dtsch. ophthal. Ges. 90—94 (1960).

Meyers, J. H. and *Man, E. B.:* Artifactual Values of Serum Precipitable Iodine after Clinical Intramuscular Injektions of Mercuhydrin. J. Lab. and Clin. Med. **37**, 867 (1951).

Van Miert, J. P. et *Fowler, J. F.:* The use of tantalium 1982 in the treatment of early bladder carcinoma. Brit. J. Radiol. **29**, 508 (1956).

Millar, O. and *MacDonald, J. C. F.:* Radioactive Gold in Malignant Effusions. Canad. M. A. J. **74**, 783 (1956).

Miller, A. T. jr.: A re-evaluation of the T-1824 mixing carve. Am. J. Physiol. **151**, 234 (1947).

Miller, E. R. and *Scofield, N. E.:* Radiology **65**, 96 (1955). Studies with radioiodine. IV. Collimating cones for crystal counters.

Miller, E. R. and *Sheline, G. E.:* Studies with radioiodine. III. Problem of dosage in the treatment of hyperthyroidism. Radiology **57**, 720 (1951).

Miller, E. X. and *Evans, L. R.:* Simultaneous Hyperfunction of the Thyroid and the Parathyroid Glands. New. Eng. J. Med. **227**, 949 (1942).

Miller, H. and *Wilson, G. M.:* ,,Measurement of Exchangeable Sodium in Man. Using the Isotope Na-24.“ Clin. Sc. **12**, 97 (1953).

Miller, L. C. and *Curtiss, L. F.:* A magneticlens electron spectrometer: radiations from 5.3 year cobalt-60. J. Research. Nat. Bur. Standards **38**, 359 (1947).

Minder, W.: Bemerkungen zur Dosimetrie der Schilddrüsenbestrahlung mit J-131. Radiol. clin. **27**, 395 (1958).

Mitchell, J. J., Brown, H. S. and *Fowler, R. D.:* On the isotopic constitution of cobalt. Phys. Rev. **60**, 359 (1941).

Moe, R. H., E. E. Adams, J. R. Rule, M. C. Moore, J. E. Kearns and *D. E. Clark:* J. Clin. Endocrinol. **10**, 1022 (1950).

Möller, E.: Fatal case of exophthalmic goiter commenced during thyroid gland administration. Acta med. Scandinav. **73, 1** (1930).

Moeller, E., McIntosh, J. F. u. *van Slyke, D. D.:* J. clin. Invest. **6**, 427 (1929).

Moertel, C. G. and *Owen, C. A. jr.:* ,,Evaluation of radioactive (J-131-tagged) rose bengal liver function test in non-jaundiced patients.“ J. Lab. & Clin. Med., **52**, 902—908 (1958).

Mohamed, S. D. and *R. Hume:* Radioiodinated triolein in malabsorption states. J. Clin. Path. **12**, 535 (1959).

Mollin, D. L. and *Ross, G. I. M.:* „Vitamin B-12 concentrations of serum and urine in the first 72 hours after intramuscular injection of the vitamin." J. Clin. Path. **6**, 54 (1953).

Mollison, P. L.: Blood Transfusion in Clinical Medicine. Oxford, Blackwell Scientic Publications (1951).

Mollison, P. L. and *Sloviter, H. A.:* „Successful transfusion of previously frozen human red cells." Lancet **2**, 862 (1951).

Mollison, P. L. and *Veall, N.:* Brit. J. Haemat. **1**, 62 (1955). The Use of Isotope Cr. 51 as a Label for Red Cells.

Mollison, P. L. and *Young, I. M.:* „On the survival of the transfused erythrocytes of stored blood. Quart. J. Exper. Physiol. **30**, 313 (1941).

Monasterio, G. G. Gigli and *L. Donato:* Selective Quantitative Radiocardiography for the Study of Central Hemodynamics in Physiology and Pathology. U.N.E.S.C.O. Conf. Int. Radioisotop Paris 208 (1957).

Monroe, L. and *Hopper, J. jr.:* A comparison of the Bromsulphalein and rose bengal tests. L. Lab. & Clin. Med. **34**, 246 (1949).

Moore, F. D.: Determination of Total Body Water and Solids with Isotopes. Science **104**, 157 (1946).

Moore, F. D., Edelman, I. S., Olney, J. M., James, A. H., Brooks, L. and *Wilson, G. M.:* Body Sodium and Potassium. III — Metabolism. **3**, 334 (1954).

Moore, G. E.: Science, **107**, 569 (1948). External Localization of Brain Tumors. J. A. Ph. **42**, 126 (1940).

Moore, G. E., Caudill, C. M., Marvin, J. F., Aust, J. B., Chou, S. N. and *Smith, G. A.:* Clinical and experimental studies of intra cranial tumors with fluorescein with additional note concerning possible use of K-42 and iodine 131 tagged human albumin. Am. J. Roentgenol. & Rad. Therapy, **66**, 1 (1951).

Moore, G. E., Hunter, S. W. and *Hubbard, T. B.:* Ann. Surg. **130**, 637 (1949).

Moore, G. E., Kohl, D. A., Marvin, J. E., Wang, J. C. and *Caudill, C. M.:* Radiology **55**, 344 (1950).

Moore, McMurray, J. D., Parker, H. V. and *Magnus, I. C.:* Body Composition — Total Body Water and Electrolytes: Intravascular and Extravascular Phase Volumes. Metabolism. **5**, 447 (1956).

Moore, G. E., Peyton, W. T., French, L. A. and *Walker, W. W.:* Clinical use of sodium fluorescein and radioactive diiodofluorescein in localization of tumors of central nervous system. Minnesota Med. **31**, 1073 (1948).

Moore, J. W. et al: „II. Cardiac output determinations." Am. J. Physiol. **89**, 321 (1929).

Moore, J. W., Kinsmann, J. M., Hamilton, W. F. and *Spurling, R. G.:* Studies on the circulation. II. Cardiac output determination: Am. J. Physiol. **89**, 331 (1929).

Moore, V.: Radioactive Isotopes in the Treatment of Inoperable Urological Tumors, Presented at: 40th Clinical Congress Surgeons Obs. Gyn. Atlantic City, N. J. (1954).

Moorhead, T. G.: Unilateral exophtalmos following administration of thyroid extract. Brit. M. J. **1**, 442 (1931).

Morley, T. P. and *Jefferson, G.:* Use of radioactive phosphorus in mapping brain tumours at operation. Brit. med. J. **2**, 575 (1952).

Morton, J. L., W. G. Myers, G. W. Callendine and *A. C. Barnes:* Cobalt 60 applied to cancer Therapy Ohio State Univ. med. Center, Columbus, Ohio. Ann. Meeting Amer. Rad. Soc. 1949.

Morton, J. L., Barnes, A. C., Callendine, G. W. jr. and *Myers, W. G.:* Individualized Interstitial Irraduation of carcinoma of the Uterine Cervix Using Cobalt-60 in Needles, Inserted through a Lucite Template. A Progress Report. Presented at the Annual Meeting of the American Radium Society, Atlantic City, 5—7 (1949). Individualized interstitial irradiation of cancer of uterine cervix using cobalt 60 in needles, inserted through a lucite template. Am. J. Roentgenol. & Rad. Therapy **65**, 737 (1951).

Morton, J. L., G. W. Callendine, jr., W. G. Myers: „Radioactive cobalt-60 in plastic tubing for interstial radiation therapy. Radiology **56**, 553 (1953).

Morton, M. E.: „Measurement of thyroxine synthesis with J-131: Test for evaluation of thyroid function in equivocal states. California Med. **78**, 277 (1953). „Colloidal Chromic Radiophosphate in High Yields for Radio Therapy". Nucleonics. **10**, 92—96 (1952).

Morton, M. E., Ottoman, R. E., and *Peterson, R. E.:* „Thyroid uptake measured one hour after small oral doses of radioiodine." J. Clin. Endocrinol. **11**, 1572 (1951).

Morton, T. V., jr., Siegel, R. I., and *Schulte, H. A.:* „Blood volume deficits in carcinoma of the colon; a study of twenty-five cases." Am. J. Surg. **83**, 170—172 (1952).

Moretti, E.: Policclinico **58**, 867 (1951).

Moses, C., Kent, E. and *Boatman, J. B.:* Cancer **8**, 417 (1955). Experimental and Clinical

Studies with Radioactive Colloidal Gold in the Therapy of Serous Effusion Airsing from Cancer. Cancer **8**, 417 (1955).

Moses, M. J. and *R. Steele:* Brit. J. Radiol. **25**, 182 (1952).

Müller, D.: Die Anwendung von radioaktivem Tantaldraht in der Therapie des Vulvakarzinom. Zentralbl. f. Gyn. **43**, 1695 (1957).

Mueller, R., Brausch, C. C., Hirsch, E. Z., Benua, R. S. and *Dobyns, B. M.:* Uptake of radioactive iodine in thyroid of patients with impaired liver function. J. Clin. Endocrinol. **14**, 1287 (1954).

Müller, H. J.: Science (Lancaster, Pa.) **66**, 84 (1927). Radiation Damage to the Genetic Material. Am. Scientist. **38**, 33 (1950).

Müller, J. H.: Experientia (Basel) **1**, 6 (1945). Experientia (Basel) **2**, 9 (1946). Schweiz. med. Wschr. **77**, 236 (1947). Gynaecologia **131**, 389 (1951). Schweiz. med. Wchschr. **79**, 547 (1949). Experientia **1**, 6 (1954). Zur medizinisch-therapeutischen Verwendung d. künstlichen Radioaktivität. Bull. schweiz. Akad. d. med. Wissensch. **5**, 484 (1949). Experientia **I**, 199 (1955). Radiolog. clin. **23**, 285 (1954). Erfolgreiche Radiojodtherapie bei zwei Fällen von metastasiertem Schilddrüsenkarzinom. Radiol. clin. **27**, 398 (1958). „Bisherige Erfahrungen mit der intraperitonealen und intrapleuralen Applikation von künstlich radioaktiven Isotopen (Zn-63, Au-198) für die Behandlung der vom Ovar ausgehenden Karzinosen, seit 1945.“ Schweizerische Medizinische Wochenschrift 84, Jahrg. 1954, Nr. 18, Seite 509. Utilisation de l'or radioactif sous forme colloidale dans le traitement du cancer du sein. Gynaecologia **139**, 230 (1955). Gynaecologia, Basel, **129**, 289 (1950). Strahlentherapie, **85**, 87 (1951). Bull. schweiz. Akad. med. Wiss., **5**, 484 (1949). Therapeutic Use of Artificial Radioisotopes 1956. Ed. P. F. Hahn (John Wiley & Sons, New York). Experientia, **2**, 9, 372 (1946). Experientia, **1**, 6, 199 (1945). Gynaecologia, **129**, 289 (1950). Unpublished reports to the British Medical Research Council and to the Abbott Laboratories (1949).

Müller, J. H.: Lectures at Advanced Medical Course. *Orins:* Oak Ridge (Sept. 1953). In Radioisotopes in Medicine, edited by G. A. *Andrews, M. Brucer,* and *E. B. Anderson:* U.S. Government Printing Office (1955).

Müller, J. H.: Schweiz. med. Wschr., **84**, 509 (1954).

Müller, J. H., and *E. Held:* Gynaecologia, **131**, 6, 385 (1951). Gynaecologia **131**, 385 (1951). Über die direkte Infiltration von malignen Tumoren an neoplastischen Ausbreitungszonen mit kolloidalem Radiogold (Au-198) sub operationem.

Müller, J. H and *Roosier, P. H.:* A New Method for the Treatment of Cancer of the Lungs by Means of Artifical Radioactivity (Zn-63 and Au-198). First Experimental and Clinical Studies Acta radiol. **34**, 449 (1951).

Müller, J. H., P. Rossier u. *C. Mayer:* Schweiz. med. Wschr. **81**, Nr. 28, 683 (1951).

Mulry, W. C. and *H. C. Dudley, MSC:* „Studies of Radiogallium as a Diagnostic Agent in Bone Tumors.“ J. Labor. a Uin. Med. **37**, 2, 239 (1951).

Mundinger, F.: Ergebnisse der extrakraniellen Lokalisation und Artdiagnose von Hirntumoren mit Bi-206. Nuclear Med. **1**, 2 (1959). Tierexperimentelle Untersuchungen mit Radio-Wismut (Bi 206) zur Frage der Lokalisationsdiagnostik von Tumoren. Vortrag: 37. Kongr. d. Deutschen Rö-Ges. 30. 9. bis 3. 10. 1956 Berlin. Tierexperimentelle und klinische Untersuchungen (Bi 206) zur Lokalisationsdiagnostik von Tumoren. Fortschr. Röntgenstr. **86**, 118 (1957). Die Diagnostik mit künstlich radioaktiven Isotopen bei raumverdrängenden zerebralen Prozessen. Med. Klinik **52**, 2065 (1957). Un nuovo radioisotopo per la localizzazione diagnostica di affezioni cerebrale. Farmaco **12**, 90 (1957). Der klinische Radio-Lokalisationstest von Hirntumoren mit Bi-206. Vortrag IX. Int. Radiol Kongreß 23. bis 30. 7. 59, München. Verteilung und Verlauf von Bi-206 im tumortragenden Rattenorganismus. Vortrag: IX. Int. Radiol. Kongreß 23. —30. 7. 1959, München. Radio-Wismut (Bi-206) als neues spezifisches Hirntumordiagnostikum. Acta Neurochir. Suppl. Zürich (im Druck).

Munn, J. I., Walters, N. H. and *Dudley, H. C.:* Urinary Excretion of Gallium by Man and Animals. J. Lab. & Clin. Med. **37**, 676 (1951).

Munnell, E. W., and *Taylor, H. C., jr.:* Am. J. Obst. & Gynec. **58**, 943 (1949).

Murphy, D. P.: Surg. Gynecol. Obstet. **48**, 766 (1929).

Murphy, R. A., McClure, M. N., jr., Cooper, F. W. and *Crowley, L. G.:* The effect of Priscoline, papaverine, and nicotine acid on blood flow in the lower extremity of man. Surgery **27**, 655 (1950).

Mussell, L. E.: The rapid reconstruction of radium implants. A new technique. Brit. J. Radiol. **29**, 402 (1956).

Myers, J. D.: „The hepatic blood flow and splanchnic oxygen consumption of man. Their estimation from urea production or bromsulphalein excretion during catheterisation of the hepatic veins.“ J. Clin. Investigation **26**:1130 (1947).

Myers W. G. „Radioactive Needles Containing Cobalt 60.“ Science, June 11, **107**, 2789, 621. (1948). „Applications of Artificially Radioactive Isotopes in Therapy, I. Cobalt-60." The American Journal of Roentgenology and Radium Therapy. **60**, 6 (1948). „Applications of Artificial Radioisotopes in Interstitial Radiation Therapy." Presented March 5, 1952 at the Second National Cancer Conference, Cincinnati, Ohio. In press. Applications of artificially radioactive isotopes in therapy. I. cobalt-60. Am. J. Roentgenol. Radium Therapy **60**, 816 (1948). Applications of artificial radioisotopes in interstitial radiation therapy. Isotopes Panel, Proceedings of the Second National Cancer Conference. Cincinnati, Ohio, **3** (1952). In press. „Neutron-Radioactivated Pure Chromium Crystals as Sources of Gamma Rays for Radiation Chemotherapy." Radiology, **66**, 2, 268, (1956). „Radioactive Chromium 51 Gamma Ray Sources." The American Journal of Roentgenology Radium, Therapy and Nuclear Medicine **81**, 1 (1959).

Myers, W. G., and *B. H. Colmery:* Cancer Research, **12**, 285 (1952). Radioactive Au-198 in gold seeds for cancer therapy.

Myers, W. G., Colmery, B. H. and *McLellon, W. M.:* „Radioactive Gold-198 for Gamma Radiation Therapy." The American Journal of Roentgenology, Radium Therapy and Nuclear Medicine. **2**, 258 (1953).

Myant, N. B.: Clin. Sci. **12**, 235 (1953). Brit. J. Radiol. **26**, 139 (1953). Proc. Isotopes Techniquea Conf. Oxford (1951). Radioiodine Tests of Thyroid Function in Man. Brit. M. Bull. 8, 141 (1952). Effects of Radioiodine in Human Thyroid Function. Clin. Sci. **12**, 235 (1953). Prognostic Value of Early Tests of Thyroid Function after Treatment of Thyroroxicosis by J-131. Brit. J. Radiol. **26**, 139 (1953).

Myant, N. B., Corbett, B. D., Honour, A. J. and *Pochin, E. E.:* Distribution of Radioiodide in Man. Clin. Sci. **9**, 405 (1950).

Myant, N. B., and *Pochin, E. E.:* „Thyroid clearance rate of plasma iodine as measure of thyroid activity." Proc. Roy. Soc. Med. **42**, 959 (1949).

Myant, N. B., Pochin, E. E. and *Goldie, E. A. G.:* „Plasma iodide clearance rate of human thyroid gland." Clin. Sc. 8, 109 (1949).

N

Nachman, H. M., V. Crawford and *I. A. Bigger:* J. Amer. Med. Assoc. **140**, 1154 (1949).

Nachman, H. M., James, G. W., III, Moore, J. W. and *Evans, E. I.:* A comparative study of red cell volume in human subjects with radioactive phosphorus tagged red cells and T-1824 dye. J. Clin. Invest. **29**, 258 (1950).

Nadler, N. J., C. P. Leblond, and *R. Bogoroch:* Endocrinology **54**, 154 (1954).

Nakayama, K.: Diagnostic significance of radioactive isotopes in early cancer of alimentary tract, especially esophagus and cardia. Surgery **39**, 736 (1956).

Nardi, G. L.: Effect of Splenorenal Shunts on Estimated Hepatic Blood Flow. A. M. A. Arch. Surg. **70**, 530 (1955).

Nardi, G. L., McDermott, W. V. jr., and *Dobson, E.:* „The effect of Portacaval shunts on Liver Blood Flow as measured by radioactive colloid." Surgical Forum of the American College of Surgeons, 1953.

Nardi, G. L. and *H. M. Palazzi:* „Studies of Liver Blood Flow in Man." Buch: Radioaktive Isotope in Klinik u. Forschung Band III. 105 bis 114 Urban & Schwarzenberg 1958.

Nardi, G. L., Palazzi, H. M., and *Levy, M. L.:* „Liver Blood Flow in Man; Studies utilizing radioactive colloid." Gastroenterology, **37**, 3, (1959).

Necheles, T. F., Weinstein, I. M. and *LeRoy, G. V.:* „Radioactive sodium chromate for the study of survival of red blood cells: I. The effect of radioactive sodium chromate on red cells." J. Lab. & Clin. Med. **42**, 358 (1953).

Neef, Th. C.: Strahlentherapie **70**, 1 (1942).

Neimann, N., Kellershohn, C., Pierson, M. et *Martin, J.:* Le rôle de l'ectopie thyroidienne dans la genèse du myxoedème. Arch. franc. Pédiat (à paraître).

Nelson, M. E., Pool, M. L. and *Kurbatow, J. D.:* The characteristic radiations of Co-60. Phys. Rev. **62**, 1 (1942).

Nesbit, R. M. and *Baum, W. C.:* Endocrine Control of Prostatic Carcinoma: Clinical and Statistical Survey of 1, 818 Cases. J. A. M. A. **143**, 1317 (1950).

Newell, R. R., Saunders, W. and *Miller, E.:* Nucleonics **10**, 36 (1952).

Newman, u. Mitarb.: Circulation **4**, 735 (1951).

Nicholson, J. P., Wilson, C. W., and *Newton, K. A.:* „Distribution of radioiodine observed in thyroid disease by means of Geiger counters: Its determination and significance." Am. J. Roentgenol. **72**, 849 (1954).

Nieset, R. T., Porter, B., Trautman, W. V., Bell, R. M., Parson, W., Lyons, C. and *Mayerson, H. S.:* Determination of circulating red blood cell volume with radio active phosphorus. Am. J. Physiol. **155**, 226 (1948).

Nitowsky, H. M., and *Puck, T. T.:* „Modified radioiodine test for thyroid function." J. Lab & Clin. Med. **39**, 824 (1952).

Noble, R. P., and *Gregersen, M. I.:* „Blood volume in clinical shock. II. The extent and cause of blood volume reduction in traumatic, hemorrhagic, and burn shock." J. Clin. Invest. **25**, 172 (1946).

Nolan, J. F. in discussion on Allen, *W. M.*, *Sherman, A. I.* and *Bonebrake, M.:* The Use of Radioactive Gold Combined with Radical Abdominal Hysterectomy and Pelvic Lymph Node Dissection in the Treatment of Carcinoma of the Cervix in Proceedings of the Second National Cancer Conference. New York American Cancer Society, Inc. **1**, 721 (1952).

Nomof, N., J. Hopper, jr., E. Brown, K. Scott, R. Wennesland: „Simultaneous determinatiosn of the total volume of red blood cells by use of carbon monoxide and chromium-51 in healthy and'diseased human subjects. J. Clin. Invest. **33**, 1382 (1954).

Nordyke, R. A., and *Blahd, W. H.*, Los Angeles: „Blood Disappearance of Radioactive Rose Bengal-Rapid Simple Test of Liver Function." The Journal of The American Medical Association **170** **1159—1164** (1959). „The Differential Diagnosis of Biliary Tract Obstruction with Radioactive Rose Bengal." Presented at the Society of Nuclear Medicine Meeting. J. Lab & Clin. Med. **51**: 565, 579 April and June 1958.

Nylin, G.: Nord. Med. 1941, 1139. Nord. Med. **33**, 263 (1947). Ark. Kemi Mineral. Geol. A 20, 17, 1, 11 (1945). Cardiologia (Basel) **9**, 313 (1945). Cardiologia (Basel) **17**, 251 (1950). Acta Cardiologica **3**/**4**, 225 (1946). Acta. Med. scand. Suppl. 259 (1950). „The dilution curve of activity in arterial blood after intravenous injection of labeled corpuscles. Amer. Heart J. **30**, 1 (1945). „Zirkulationsstudien mit radioaktiven Isotopen." Münch. med. Wschr. **97**, 4 (1955). Circulatory studies with radioactive isotopes. Acta Med. Scandinav. **147**, 275 (1953). „Blood volume determination with radioactive phosphorus." Brit. Heart J. **7**, 81 (1945). „Studies of the circulation with the aid of blood corpuscles labeled with radioactive phosphorus compounds." Ark. Kemi, Mineralogi och Geologi **20**, 15 (1945). „Circulating blood volume of some organs." Amer. Heart J. **34**, 174 (1947). „The effect of heavy muscular work on the volume of circulating red blood cells in man.' Amer. J. Physiol. **149**, 180 (1947).

Nylin, G.: and *G. Biörck:* Acta med. scand. Stockh. **127**, 434 (1947).

Nylin, G., and *H. Celander:* „Determination of the blood volume in the heart and lungs and the cardiac output through the injection of radiophosphorus." Circulation **1**, 76 (1950).

Nylin, G., and *S. Hedlund:* „Weight of the RBC in heart failure determined with labeled RBC during and after decompensation." Amer. Heart J. **33**, 770 (1947). „Die Anwendung der Isotope in der Cardiologie." Berl. med. Zschr. **1**, 217 (1950). Acta med. scand. (Stockh.). Suppl. CCVI, 112 (1947). Amer. Heart J. **37**, 543 (1949).

Nylin, G., and *M. Levander:* Ann. Int. Med. **28**, 723 (1948).

Nylin, G., and *M. Malm:* „Concentration of red blood corpuscles containing labeled phosphorus compounds in the arterial blood after intravenous injection." Amer. J. Med. Sc. **207**, 743 (1944). Cardiologia (Basel) **7**, 153 (1943).

Nylin, G. u. *G. Malmström:* Cardiologia (Basel) **5**, 333 (1942).

Nylin, G., et *R. Pannier:* Arch. int. Pharmacodyn. **73**, 401 (1947).

Nylin, G. u. *G. Wade:* Ark. Kemi **3**, 413 (1951).

O

Oddie, T. H.: Brit. J. Radiol. **24**, 33 (1951).

Oddie, T. H., Meschan, I., and *Ortham, J.:* „Thyroid function assay with radioiodine. II. Routine calculation of thyroidal and renal rate factors. J. Clin. Invest **34**, 106 (1955).

Oeser, H.: a) Strahlenther. **82**, 2: 239 (1952). b) Arch. Ohr- usw. Heilk. u. Z. Hals- usw. Heilk. **159**, 59 (1951).

Oeser, H. u. *H. Billion:* Unters. mit etikettiertem Biliselektan, Röntgenfortschr. **74**, 198 (1951).

Oeser, H., H. Billion, u. *H. G. Mehl* in: Künstliche radioaktive Isotope in Physiologie, Diagnostik und Therapie. 798—825, Berlin-Göttingen-Heidelberg 1953. Die Behandlung der Hyperthyreosen mit Radiojod.

Oeser, H., W. Schlungmann, H. G., Mehl: Fortschr. Röntgenstr. **83**, 792 (1955).

Olivecrona: Ref. 73. Tagung der Vereinigung Nordwestdeutscher Chirurgen 1955.

Osborne, D. E. and *Denstedt, O. F.:* Estimated cell survival after transfusion by selective agglutination. J. Clin. Invest. **26**, 655 (1947).

Osborne, M. P. and *Copeland, B. E.:* Intracavitary Administration of Radioactive Colloidal Gold (Au-198) for the Treatment of Malignant Effusions: A. Report of 31 Cases and an Appraisal of Results. New. England J. Med. **255**, 1122 (1956).

Osborn, S. B.: Britz. J. Radiol. **25**, 387 (1952).

Osten W.: „Verhalten des Splanchnicusgebietes und des Gesamtorganismus im tierexperimentellen hämorrhagischen Schock." Zeitschrift für die gesamte experimentelle Medizin, **131**, 30—49 (1959). Ärztl. Wschr. 764 (1953).

Owen, C. A. jr., *Bollman, J. J.* and *Grindla J. H.:* J. Lab. Clin. Med. **44**, 238 (1954).

P

Pabst, H. W.: „Isotopenstudien über die Regulation der Muskeldurchblutung." Buch: Radioaktive Isotope in Klinik u. Forschung Band III. 313—322 Urban & Schwarzenberg 1958.

Pabst, H. W. und *Pilz, E.:* Über die Diagnostik von Schilddrüsenstörungen mit radioaktivem Jod. Münchener mediz. Wschr. **2**, 41 (1956).

Paley, K. R., *E. S. Sobel*, u. *R. S. Yalow:* A comparsion of the thyroidal plasma J-131 clearance and the plasma protein bound J-131 tests for the diagnosis of hyperthyroidism. Clin. Endocr. and Metab. **15**, 995 (1955).

Palmer, W. W., *Carson, D. A.*, and *Sloan, L. W.:* The Influence of Iodine on the Excretion of Creatine in Exophthalmic Goiter. J. Clin. Investigation **6**, 597 (1928).

Palmer, J. G., *Eichwald, E. J.*, *Cartwright, G. E.* and *Wintrobe, M. M.:* The experimental production of splenomegaly anemia and leukopinia in albino rats. Blood **8**, 72 (1953). Diseases of the thyroid gland and their management. J. Omaha Mid-West Clin. Soc. **14**, 96 (1953).

Paneth, F. A.: „Radio Elements as Indicators." New York: McGraw-Hill 1928.

Papillon, J., *Berger, M.* et *Aujou, A.:* Résultats préliminaires des injections interstitielles d'or radioactif. Bull. Cancer **61**, 376 (1945).

Parker, H. M.: Dosage System for Interstitial Radium Therapy. II. Physical Aspects. Brit. J. Radiol. **11**, 313 (1938).

Parsons, E. and *Phemister, D. B.:* Hemorrhage and shock in traumatized limbs. experimental study. Surg. Gynec. & Obst. **51**, 196 (1930).

Paterson, R.: Dosage System for Interstitial Radium Therapy. I. Clinical Aspects. Brit. J. Radiol. **11**, 252 (1938). The Treatment of Malignant Disease by Radium and X-Rays. London 1949.

Paterson, R. and *Parker, H. M.:* A Dosage System for Gamma Ray Therapy. Brit. J. Radiol. **7**, 592 (1934).

Paterson, R., *H. C. Warrington*, and *C. W. Gilbert:* Brit. Med. Bull. **8**, 154 (1952).

Peacock, W. C., *R. D. Evans*, *J. W. Irvine jr.*, *W. M. Good*, *A. F. Kip*, *S. Weiss* and *J. G. Gibson* 2nd: J. Clin. Invest. **25**, 605 (1946). „The use of two radioactive isotopes of iron in tracer studies of erythrocytes."

Peacock, W. C., and *W. M. Good:* Rev. Sci. Instr. **17**, 255 (1946).

Pearson, O. H., *B. S. Ray*, *C. C. Harrold*, *C. D. West*, *M. C. Li*, *J. P. MacLean* and *M. B. Lipsett:* Transact. Ass. Amer. Physicians **68**, 101 (1955).

Pemberton, J., and *Black, B. M.:* The Association of Carcinoma of the Thyroid Gland and Exophthalmic Goiter. Trans. Am. Goiter Assoc. **163** (1948).

Pemberton, J. de *J.*, *S. F. Haines*, and *F. R. Keating:* J. Clin. Endocrinol. **9**, 1232 (1950).

Pendergrass, E. P., *Hodes, P. J.*, *Tondreau, R. L.*, *Powell, C. C.* and *Burdick, E. D.:* „Further considerations of deaths and favorable sequelae following the administration of contrast media in urography in the United States." Am. J. Roentgenol. **74**, 262 (1955).

Perkin, H. J., *McFarland, M.* and *Hurxthal, L. M.:* Temporarily induced thyrotoxicosis from secretly ingested desiccated thyroid; its detection by blood and urinary iodine estimations; preliminary Lahey Clin. Bull. **2**, 186 (1941).

Perrault: Ref. Dtsch. Ther. Woche 1953, Karlsruhe.

Perry, W. E.: NPL Report, Standardisation of Radioactive Isotopes (1953).

Peters, J. P. and *Man, E.:* The Relation of Albumin to Precipitable Iodine of Serum. J. Clin. Investigation **27**, 397 (1948).

Peters, J. P. and *van Slyke, D. D.:* Quantitative Clinical Chemistry, 2nd ed., 1, p. 469 Williams and Wilkins, Baltimore.

Peyton, W. T.: Isotope Localisation in Brain Tumors. Am. J. Sug. 93 (1957).

Peyton, W. T., *Moore, G. E.*, *French, L. A.* and *Chou, S. N.:* Localisation of intracranial lesions by radioactive isotopes. J. Neurosurg. **9**, 432 (1952).

Pierquin, B.: Moyens techniques d'utilisation des isotopes ent thérapeutique. Thérapie **12**, 763 (1957). A propos de la dose optima dans les cancers malpigieens: le concept des deux volumes-cibles. J. Radiol. Electrol. **40**, 545 (1959).

Pierquin, B. et *Chassagne, D.:* Utilisation médicale des colloides radio-actifs. Sem. Hop. Paris, Pathol. Biol. **34**, 1183 (1958).

Pierquin, B. Chassagne, D. et *Gasiorowski, M.:* Présentation technique et dosimétrique de curiepuncture par fils d'Au 198. J. Radiol. Electrol. 1959 (à paraitre). Technique de dosimétrie en curiethérapie interstitielle par tomographie transversale (à paraitre) in Aeta Radiol. (Stockh.).

Pierquin, B., *Fißer, B.*, *Abbatucci, J.* et *Tubiana, M.:* Etude sur la répartition de l'or 198 colloidal en injection interstitielle dans le tissu cellilaire sous-cutané (tissu sain). J. Radiol. Electrol. **38**, 128 (1957).

Pilcher, F. jr. and *Sheard, C.:* „Measurements on loss of blood during transurethral prostatic resection, etc. Proc. Statt Meet. Mayo Clin. **12**, 209 (1937).

Philipp, K. und *F. Ruf:* Weitere Anwendungen des Resorptionstestes mit dem gammastrahlenden J-131 bei arteriellen peripheren Gefäßerkrankungen. Strahlentherapie **90**, 553 (1953).

Plummer, H. S.: The Clinical and Pathological Relationship of Simple and Exopthalmic Goitre. Tr. Amer. Assoc. Physicians **28**, 587 (1913).

Pochin, E. E.: Radioiodine treatment of thyroid carcinoma. Brit. J. Radiol. **24**, 461 (1951). „Investigation of Thyroid Function and Disease with Radioactive Iodine. Lancet **2**, 41 (1950), 81 (1950). The Iodine Uptake of the Human Thyroid throughout the Menstrual Cycle and in Pregnancy. Clin. Sci. **11**, 13 (1952).

Pochin, E. E., N. B. Myant, G. Hilton, A. J. Honour, and *B. D. Corbett:* Brit. Med. J. **11**, 1115 (1952).

Pogossian, Ter M., and *A. I. Sherman:* Radiation dosimetry in the treatment of carcinoma of the cervix uteri by intraparametral radio-active gold and radium. Am. J. Roentgenol. Radium Therapy Nuclear Med. **74**, 116 (1955). Handling of Radioactive Gold for Therapeutic Purpose. Nucleonics **10**, 23 (1952).

Pollycove, M. Apt, L, and *Colbert, M. J.:* „Pernicous anemia due to dietary deficiency of vitamin B-12." Clin. Res. Proc. **3**, 28 (1955).

Poole, D. S.-Wilson: Proc. Roy. Soc. Med. 45 (1952).

Popper, H.: „Hepatis and hepatic tests." Ciba Clin. Symposia 8, 81 (1956).

Powers, S. R., jr.: „An experimental analysis of some of the anomalous flow properties of human blood. Thesis submitted to Columbia University for D. M. S. degree (1952).

Powers, S. R., Rossi, H. H., and *Papper, E. M.:* „An instrument for the measurement of cardiac output." Rev. Scient. Instruments **23**, 178 (1952).

Powers, S. R., jr., J. R. West, E. M. Papper, J. Wood: The measurement of cardiac output by means of sodium 24 dilution unpublished.

Prentice, T. C., N. I. Berlin, G. M. Hyde, R. J. Parsons, J. H. Lawrence and *S. Port:* „Total red cell volume, plasma volume, and sodium space in congestive heart failure." J. Clin. Invest. **30**, 1471 (1951).

Prentice, T. C., Siri, W. (E.), Berlin, N. I., Hyde, G. M., Parsons, R. J., Joiner, E. E., and *Lawrence, J. H.:* „Studies of total body water with tritium." J. Clin. Investigation **31**, 412—418 (1952).

Prentice, T. C., W. Siri and *E. E. Joner:* Am. J. Med. **13**, 668 (1952).

Pritchard, W. H., MacIntyre, W. J. and *Moir, J. W.:* „The Determination of Cardiac output by the Dulition Method without Arterial Sampling. J. Lab. & Clin. Med. **46**, 939 (1955).

Pritchard, W. H., MacIntyre, W. J., Schmidt, W. C., Brofman, B. and *Moore, D. J.:* The determination of cardiac output by a continuous recording system utilizing iodinated (J-131) human serum albumin. II. Clinical Studies. Circulation **1**, 76 (1950). **6**, 572 (1952).

Prinzmetal, M.: „Calculation of venous-arterial shunt in congenital heart disease." J. Clin. Invest. **20**, 705 (1941).

Prinzmetal, M., C. M. Agress, H. C. Bergman and *B. Simkin:* J. Am. Med. Assoc. **140**, 1082 (1949). Calif. Med. **70**, 235 (1949).

Prinzmetal, M. H. C., Bergman, H. E. Kruger, L. L. Schwartz, B. Simkin and *S. S. Sobin:* „Studies ob the coronary circulation. III. Collateral circulation of beating humen and dog hearts with coronary occlusion." Amer. Heart J. **35**, 689 (1948).

Prinzmetal, M., E. Corday, H. C. Bergman, L. L. Schwartz and *R. J. Spritzler:* „Radiography: a new method for studying the blood flow through the chambers of the heart in human beings." Science **108**, 340 (1948).

Prinzmetal, M., E. Corday, R. J. Spritzler and *W. Flieg:* „Radiographie and its clinical application." J. Amer. Med. Ass. **139**, 617 (1949).

Prinzmetal, M., B. Simkin, H. C. Bergman and *H. E. Kruger:* „Studies on the coronary circulation. II. The collateral circulation of the normal human heart by coronary perfusion with radioactive erythrocytes and glass spheres." Amer. Heart J. **33**, 420 (1947).

Pritchard, W. H., et al: „The Measurement of the Early Disappearance of Iodinated (J-131) Serum Albumin from Circulating Blood by a Continuous Revording Method." AEC Report NYO 4021 (Oct. 10, 1953).

Puppel, I. D., Gross, H. T., McCormick, E. K. and *Herdle, E.:* The Radionale of Calcium. Phosphorus and Vitamin D. Therapy in Clinical Hyperthyroidism. Surg. Gynec. & Obst. **31**, 243 (1945).

Q

Quervain, F. de: „Zur Klinik und pathologischen Anatomie der nicht eitrigen Thyreoiditis." Schweiz. med. Wschr. 1174 (1936).

Quimby, E. H.: The Use of Radioactive Isotopes as an Adjunct to Surgery." Surg. Clin. of North Amer. **36**, 2 (1956). Safety in the Use of Radioactive Isotopes. Am. J. Nurs. **51**, 240 (1951).

Quimby, E. H., S. Feitelberg a. *S. Silver:* „Radioactive Isotopes in Clinical Practice.“ Lea u. Febiger (Philadelphia) (1959)

Quimby, E. H. and *W. S. MacComb:* Radiology **27**, 196 (1936).

Quimby, E. H., Marinelli, L. D. and *Blady, J. V.:* Secondary filters in radium therapy. Am. J. Roentgenol. & Rad. Therapy **41**, 804 (1939).

Quimby, E. H., and *Smith, B. C.:* Tracer studies with radioactive sodium on patients with peripheral vascular disease, Science **100**: 175 (1944).

Quimby, E. H., and *S. C. Werner:* J. Am. Med. Assoc **140**, 1046 (1949).

Quimby, E. H., Werner, S. C. and *Schmidt, C.:* Influence of age, sex and season upon radioiodine uptake by the human thyroid. Proc Sov. Exp. Biol. & Med. **75**, 537 (1950).

R

Raab, W. J.: Am. Med. Assoc. **128**, 249 (1945).

Rabiner, S. F., Lichtman, H. C., Messite, J., Watson, R. J., Ginsberg, V., Ellenbogen, L. and *Williams, W. L.:* The Urinary Excretion Test in the Diagnosis of Addisonian Pernicious Anemia. Ann. Int. Med. **44**, 437 (1956).

Rajewski, B.: „Bericht über die Schneeberger Untersuchungen.“ Zschr. Krebsforsch. **49**, 315 (1939). „Strahlendosis und Strahlenwirkung.“ Georg Thieme Verlag, Stuttgart 1956.

Rall, J. E.: J. Endocrin. **10**, 996 (1950).

Rall, J. E., F. R. Keating, M.-H. Power, J. Bennett: J. Clin. Endocrin. **9**, 1379 (1949).

Rall, J. E., W. N. Miller, C. G. Forster, W. C. Peacock, R. W. Rawson: „The use of thiouracil in the treatment of metastatic carcinoma of the thyroid with radioiodine.“ J. Clin. Endocrinol. **11**, 1273 (1951).

Rall, J. E., Power, M. H. and *Albert, A.:* Distribution of Radioiodine in Erythrocytes and Plasma of Man. Proc. Soc. Exp. Biol. and Med. **74**, 460 (1950).

Randall, C. L., and *Hall, D. W.:* Am. J. Obst. & Gynec. **63**, 497 (1952).

Randall, J. H.: *Obst.* & Gynec. **5**, 445 (1955).

Ranney, H. M., Larson, D. L., and *McCormack G. H.jr.:* „Some clinical, biochemical and genetic observations on hemoglobin C. J.“ Clin. Investigation **32**, 1277 (1953).

Ranney, R. E., Chaikoff, I. L., and *Dobson, E. L.:* „A procedure for functional hepatectomy of the un-anesthetized fowl.“ Am. J. Physiol. **165**: 588, (1951).

Rasmussen, T., Harper, P. V. and *Kennedy, T.:* Amer. Coll. Surg. surg. Forum **4**, 681 (1953).

Rath, C. E., et al: „Value and limitations of cobalt-60 B-12 test.“ Am. J. med. **20**, 954 (1956).

Rath, C. E., McCurdy, P. R. and *Duffy, B. J.:* Effect of Renal Disease on the Schilling Test New. England J. Med. **256**, 111 (1957).

Rath, C. E. and *Finch, C. A.:* „Chemical Clinical and Immunological Studies in the Products of Human Fractionation. XXXVIII. Serum Iron Transport Measurement of Iron Bindung Capacity of Serum in Man.“ J. Clin. Invest. **28**, 79 (1949).

Ravdin, R. G.: Am. J. Med. Sci. **227**, 201 (1954).

Rawson, R. W.: Physiological reactions of the thyroid-stimulating hormone.“ Ann. New York Acad. **50**, 491 (1949). Use of Radioactive Iodine in Studying the Physiology of Thyroid Disease. J. Clin. Invest. **28**, 1330 (1949).

Rawson, R. W., B. M. Dobyns, Ruth F. Hill, and *R. G. Fluharty:* Acta Fourth Intern. Congr. St. Louis 1947, **6**, 831 (1949).

Rawson, R. W., L. D. Marinelli, B. N. Skanse, J. Trunnell, and *G. R. Fluharty:* J. Clin. Endocrinol. 8, 826 (1948).

Rawson, R. W., J. E. Rall, and *W. Peacock:* J. Clin. Endocrinol. **11**, 1128 (1951).

Rawson, R. W., Rall, J. E., and *Robbins, J.:* „Uses and misuses of radioactive iodine in treatment of cancer of thyroid.“ A. M. A. Arch. Int. Med. **92**, 299 (1953).

Rawson, R. W., and *B. N. Skanse:* Radiology **51**, 525 (1948).

Rawson, R. W., B. N. Skanse, R. G. Fluharty, and *L. D. Martinelli:* Cancer Research 8, 382 (1948).

Read, R. C.: „Studies of red cell volume and turnover using radiochromium.“ New England J. Med. **250**, 1021 (1954). J. Appl. Phys. **2**, 337 (1951). Brit. Radiol. **25**, 89, 154 (1952).

Read, R. C., Wilson, G. W., and *Gardner, F. H.:* „The use of radioactive sodium chromate to evaluate the life-span of the red blood cell in health and certain hermatological disorders.“ Am. J. M. Sc. **228**, 40 (1954).

Rebäbek, J. and *Rebäbek, E.:* Nucleic Acids ande Cytological Changes in the Thyroid Gland after Thiouracil. Acta Physiol. Scand. **14**, 276 (1947), with Suppl. 45—47.

v. *Recklinghausen, R. C.:* Die Osteoporose oder deformierende ostitis, die osteomalacie und die osteoplastische carcinose in ihren gegenseitigen Beziehungen. Festschr. f. Rudolf Virchow, Berlin 1891.

Recommendations of the U.A. Atomic Energy Commission. Nucleonics **7**, 22 (1949).

Redeker, A. G., Geller, H. M. and *Reynolds, T. B.:* Hepatic Wedge Pressure, Blood

Flow, Vascular Resistance and Oxygen Consumption Before and After End-to-Side Portacaval Shunt. J. Clin. Invest. **37**, 606 (1958).

Redon, H., M. Tubiana, J. Abbatucci, and *J. Fortier:* Ann. endocrinol. **14**, 450 (1953).

Reed, R. C.: N. Eng. J. Med. **250**, 1021—1027 (1954).

Reemtsma, K., Malm, J. R. and *Barker, H. G.:* The comparative absorption of labeled fat and fatty acid in the study of pancreatic disease. Surg. **42**, 22 (1957).

Reemtsma, K., di Santagnese, P. A., Malm, J. R. and *Barker, H. G.:* Cystic fibrosis of the pancreas: intestinal absorption of fat and fatty acid labeled with J-131. Pediatrics **22**, 525 (1958).

Reese, H. L., R. P. Darrow and *M. L. Cullen:* „Calf muscle blood flow, before and after operation and during various normal and pathologic states." Surg. Gyn. Obst. **92**, 751 (1951).

Reeve, E. B., and *Franks, J. J.:* „Errors in Plasma Volume Measurement From Adsorption Losses of Albumin-J-131." Proc. Soc. Exper. Biol. & Med. **93**, 299 (1956).

Reeve, E. B. and *Veall, N.:* A Simplified Method for the Determination of Circulating Red Cell Volume With Radioactive Phosphorus. J. Physiol. **108**, 12 (1949).

Reich, Th. and *W. Ross McCarty:* „Study of the Hemorrhagic Diathesis in a Patient Following intraperitoneal Instillation of Radiochloride 38." Nucleonics, April 1955, **13**, 4, 52/54 (1955).

Reichel, W.: „Die Röntgenbehandlung des Morbus Basedow." Strahlenther. **80**, 133 (1949).

Reilly, W. A., French R. M., Lau, F. Y. K., Scott, K. G. and *White, W. E.:* Whole blood volume determined by radio-chromium-tagged red cells: Comparative study on normal and congestive heart failure patients." Circulation **9**, 571 (1954).

Reisner, E. H., jr., Rosenblum, C., and *Morgan, M. C.:* „Urinary excretion of orally administred Co-60-labeled vitamin B-12 in normal subjects and patients with pernicious anemia and sprue." Clin. Res. Proc. **2**, 56 (1954).

Reissinger, H., and *Schneider, H.:* Zirkulierende Blutmenge und Operationstrauma." Deutsche Zschr. f. Chir. **217**, 303 (1929).

Rejali, A. M., MacIntyre, W. J., and *Friedell, H. L.:* „A Radioisotope Method of Visualization of Blood Pools." Am. J. Roentgenol. **79**: 129—137 (1958). Use of hepatoscan for visualization of liver abnormalities. NYO 4927, March 17 (1956).

Remold, F., Siegert, A. und *Stamm, H.:* Das radioaktive Gold Au-198 bei der Behandlung von Ovarialkarzinomen, Peritoneal- und Pleurakarzinosen. Strahlentherapie **94**, 367 (1954).

Renault, H., C. Jacquier und *J. Jammet:* Internat. Konferenz über Radioisotope in Paris 1957. UNESCO/NS/RIC 209.

Renfer, H. R., Poretti, G. G., Massini, C. u. *Zuppinger, A.:* Schweiz. med. Wschr. **87**, 255 (1957).

Reveno, W. S.: Am. J. Med. **1**, 607 (1946).

Reynolds, L., Corrigan, K. E. and Hayden, H. S.: Detection of Concealed Thyroid Disease by Tracer Technique. J. A. M. A. **151**, 368 (1953).

Richards, C. E., G. W. Crile, and *E. P. Mc Cullach:* J. Clin. Endocrinl. **10**, 1077 (1950). Radioactive Iodine in the Treatment of the Hyperthyroidism of Nodular Goiter.

Richards, D. W., jr.: „The circulation in traumatic shock in man. The Harvey Lectures, 1943—1944, p. 217. The Science Press Printing Company Lancaster, Pa.

Richers, E. W.: Proc. Roy. Soc. Med. **45**, 191 (1952).

Riddel, A. G., Griffiths, D. B., McAlister, J. M. and *Osborn, S. B.:* „The measurement of liver blood flow with colloidal radiogold (Au-198)." Clin. Sc., **16**: 315, 1957. 3. Internat. Sympos. über radioaktive Isotope. Gastein 1958, Buch: Radioaktive Isotope in Klinik und Forschung Band III, 131—133, Urban u. Schwarzenberg 1958.

Ries, J.: Strahlentherapie **82**, 23 (1950).

Riggs, D. S.: Quantitative Aspects of Iodine Metabolism in Man. Pharmacol. Rev. **4**, 284 (1952). Trans. Am. Assoc. Goiter 137 (1947). Fed. Proc. **7**, 251 (1948).

Riggs, D. S., Gildea, E. F., Man, E. B. and *Peters, J. P.:* Blood Iodine in Patients with Thyroid Disease. J. Clin. Investigation **20**, 345 (1941).

Riggs, D. S., Man, E. B. and *Winkler, A. W.:* Serum iodine of euthyroid subjects treated with disiccated thyroid. J. Clin. Invest. **24**, 722 (1945).

Rigler, L. G.: Röntgen examination of liver. Radiology **65**, 936 (1955).

Rigler, L. G., Olfelt, P. C. and *Krumbach, R. W.:* Roentgen hepatography by injection of contrast medium into aorta. Radiology **60**, 363 (1953).

Risser, J. R.: Neutron-induced radioactivity of long life in cobalt. **52**, 768 (1937) Phys. Rev.

Robb, G. P. and *Steinberg, I.:* Visualization of chambers of heart, pulmonary circulation, and great vessels in man. Am. J. Roentgenol. & Rad. Therapy **41**, 1 (1939).

Robbins, J., Becker, D. V. and *Rall, J. E.:* Abstracts 33rd Meeting of the Association for the Study of Internal Secretion. Atlantic City 1951.

Roberts De, E.: Proteolylic Enzyme Activity of Colloid Extracted from Single Follicles of the Rat Thyroid. Anat. Rec. **80**, 219 (1941).

Roberts, L. N., et al: „Plasma volume measured by radioactive iodinated albumin, and T-1824 (Evans blue)." Canad. M.A.J. **69**, 510 (1953).

Robertson, O. H.: Transfusion with preserved red blood cells." Brit. M. J., **1**, 691 (1918).

Robinson, C. V.: Small Probing Geiger-Müller Counters. Rev. Scient. Instruments. **21**, 82 (1950).

Robinson, C. V. and *Peterson, R. E.:* A study of small ether-argon Geiger-Müller counters Rev. sci. Instrum. **19**, 911 (1948).

Roche, J., Michel, R., Lizzitzky, S. et *Michel, O. C. R.:* Sur la Formation d'iodures a Partir de la Diiodotyrosine dans le corps thyroide et sur leur reutilisation. Acad. Sci. Paris, **232**, 2148 (1951).

Roche, J., Michel, R. et *Tata, J.:* Chemie biologique: sur l'excretion biliare de la glycuroconjugaison de la 3:5:3'-triiodothyronine. C. R. Acad. Scie **236**, 1614 (1953).

Roche, M., Perez-Gimenez, M. E., Layrisse, M. and *Di Prisco, E.:* J. Clin. Invest. **36**, 1183 (1957).

Roger, H., Binet, L. et *Verne, J.:* La lipodiérèse pulmonaire. C. R. Soc. Biol. **28**, 4 (1923).

Rominger, C. J.: Am. J. Surg. **88**, 574 (1954). Surgical Complications Associated with Intraperitoneal Colloidal Radiogold.

Roome, N. W., Keith, W. S. and *Phemister, D. B.:* Experimental shock; effect of bleeding after reduction of blood pressure by various methods. Surg. Gynec. & Obst. **56**, 161 (1933).

Root, W. S., Allen, T. H. and *Gregersen, M. I.:* „Simultaneous determinations in splenectomized dogs of cell volume with CO and P-32 and plasma volume with T-1824." Am. J. Physiol. **175**, 233 (1953).

Samuel W. Root, M. D., Gould A. Andrews, M. D., Ralph M. Kniseley, M. D., and *Malcolm P. Tyor, M. D.:* „The Distribution and Radiation Effects of Intravenously Administered colloidal Au-198 in Man." Cancer, **7**, 5 (1954). — Distribution of Colloidal Radioactive Chromic Phosphate After Intracavitary Administration Radiology **63**, 251 (1954).

Rose, E. and *Boles, R. S.:* Hypercalcaemia in Thyrotoxicosis. Med. Clin. Nr. Amer. **37**, 1715 (1953).

Rose, R. G.; Osborne, M. P. and *Stevens, W. B.:* „The intracavitary administration of radioactive colloidal gold." New England J. Med. **247**, 663 (1952).

Rosenberg, C. A., Lee, N. D. and *Martignoni, P.:* „The Use of Radioactive Rose Bengal as a Liver Function Test." Clin. Res. Proc. **4**: 39, (1956). Paper presented at Southern Section. American Federation for Clinical Research, New Orleans, Louisiana, Januar 1956.

Rosenman, R. H., Byers, S. O. and *Friedman, M.:* The Mechanism Responsible for the Altered Blood Cholesterol Content in Deranged Thyroid States. J. Clin. Endocr. and Metab. **12**, 1287 (1952).

Rosenthal, R. L. and *A. L. Benedek:* Amer. J. Physiol. **161**, 505 (1950).

Pickering, B. J. and *L. Goldschmidt:* Blood **6**, 600 (1951).

Ross, G. I. M.: Vitamin B 12 assay in body fluids using Euglena gracilis. J.Clin. Path. **5**, 250 (1952).

Ross, J. F., W. H. Baker and *E. D.Freis:* „The blood volume in congestive heart failure.", J. Clin. Invest. **29**, 842 (1950).

Ross, J. F. and *Chapin, M. A.:* „Effect of storage of citrated blood on the survival of transfused erythrocytes." J. A. M. A. **123**, 827 (1943).

Ross, J. F., R. B. Chodos, W. H. Baker and *E. D. Freis:* „Blood volume in congestive heart failure." Tr. A. Amer. Physicians **65**, 75 (1952).

Ross, J. F., Finch, C. A. Peacock, W. C. and *Sammons, M. E.:* „In vitro preservation and post-transfusion survival of stored blood." J. Clin. Investigation **26**, 687 (1947).

Rotblat, J.: Induced radioactivity of nickel and cobalt. Nature **136**, 515 (1935).

Roth, H. W., Morard, J. C., Movarrekhi, H. u. *Wenger, P.:* Helv. med. Acta **26**, 708 (1959).

Rothschild, M. A., A. Bauman, R. S. Yalow and *S. A. Berson:* „Tissue distribution of J-131 labelled human serum albumin following intravenous Administration." J. Clin. Invest. **34**, 1354 (1955).

Wayne M. Rounds and *Titus C. Evans:* „Blood-Drop Determination of Au-198 in Prostate Therapy." The American Journal of Roentgenology, Radium Therapy and Nuclear Medicine, Vol. LXXXI, No. 1, January, 1959. Nucleonic **13**, 51 (1955).

Rowlands, S., Freeman, T. u. *Fleming, P. C.:* Radioisotope Conference 1954 Oxford.

Rowntree, L. G. and *Brown, G. E.:* „The Volume of the Blood and Plasma in Health and Disease." W. B. Saunders C., Philadelphia 1929.

Ruf u. *Philipp:* „Über einige neuere Ergebnisse bei der Anwendung radioaktiver Isotope in der Medizin." Med. Wschr. **5**, 248—255 (1951).

Ruffin, J. M., I. C. Keever, C. jr. W. W. Shingleton, G. J. Baylin, J. K. Isley and *A. P. Sanders:* „Further Observations on the use of J-131-Labeled Lipids in the Study of Diseases of the Gastrointestinal Tract." Gastroenterology **34**, No. 3 (1958).

Ruffin, J. M., Keever, I. C. and *Chears, W. C. jr.:* Use of Radioactive Labeled Lipids in Study of Intestinal Absorption. M. Clin. North America **41**, 1575 (1957). Clin. North America 1327 (1957).
Ruffin, J. M., Shingleton, W. W., Baylin, G. J., Hymans, J. C., Isley, J. K., Sanders, A. P. and *Sohmer, M. F. jr.:* J-131 labeled fat in the study of intestinal absorption. New England J. Med. **255**, 294 (1956).
Rundle, F. F.: Joll's Diseases of the Thyroid Gland 2nd ed (1951).
Rusche, C. and *Jaffe, H. L.:* „Palliative treatment of prostatic cancer with radioactive colloidal chromic phosphate. Three years' experience and results. J. Urol. **74**, 393 (1955). — Treatment of Mixed Tumor of Tongue with Radioactive Chromic Phosphate Solution. Arch. of Otolaryngology **58**, 192 (1953). J. Urol. **72**, 466 (1954).
Russel, W. L.: „Paper read at A. A. A. S." Conference Cleveland, Ohio 1950.
Russell, L. B. and *W. L. Russell:* Radiology **58**, 369 (1952). „Radioation hazards to embryo and fetus."
Russo, P. E., Coin, C. G. and *Evans, W. W.:* Use of Radioactive Gold in Pleural Effusion and Ascites. J. Oklahoma M. A. **48**, 369 (1955).
Rutenberg, A. M., A. M. Seligman and *J. Fine:* J. Clin. Invest. **28**, 1110 (1949).

S

Sack, T., Gibson, J. G. 2nd, and *Buckley, E. S. jr.:* „Preservation of whole ACD blood collected stored and transfused in plastic equipment. Surg. Gynec. & Obst. **95**, 113 (1952).
Sahs, A. L. and *Alexander, L.:* „Vascular pattern of certain intracranial neoplasm: Studies with the benzidine stain." Arch. Neurol. & Psychiat. **42**, 44 (1939).
Salassa, R. M.: „The effects of cortisone in acute diffuse thyroiditis." J. Clin. Endocrin. **13**, 857 (1953).
Salter, W. T.: The Metabolic Circuit of the Thyroid Hormone. Ann. N. Y. Acad. Sci. **50**, 538 (1949).
Salter, W. T., Bassett, A. M. and *Sappington, T. S.:* Protein-Bound Lodine in Blood. VI. Its Relation to Thyroid Function in 100 Clinical Cases. Am. J. M. Sc. **202**, 527 (1941).
Sampson, M. B., Ridenour, L. N. and *Bleakney, W.:* The isotopes of cobalt and their radioactivity. Phys. Red. **50**, 382 (1936).
Sanders, A. P., Isley, J. K., Sharpe, K., Baylin, G. J., Shingleton, W. W., Hymans, J. C., Ruffin, J. M. and *Reeves, R. J.:* Radioiodine recovery in feces following an J-131-labeled fat test meal. Am. J. Roentgenol. **75**, 386 (1956).
Sanders, R. I.: Proc. Soc. Exptl. Biol. Med. **97**, 1 (1958).
Sanders, R. J. u. *A. G. Morrow:* A new diagnostic method in the study of congenital heart disease: The Krypton-85 test for circulatory shunts. Atomic Energy **15**, 866 (1958).
Saylor, L. u. *C. A. Finch:* Am. J. Physiol. **172**, 372 (1953).
Scinlair, W. K.: „Artificial radioactive sources for interstitial therapy." Brit. J. Radiology **25**, 417 (1952).
Seaman, W. B., Sherman, A. I. and *Bonebrak, M.:* „Radioactive gold in the treatment of malignant effusions." J. A. M. A. **153**, 630 (1953).
Sears, H., Allen, T. H. and *Gregersen, M. I.:* „Simultaneous measurement in dogs of plasma volume with J-131 human albumin and T-1824 (Evans blue) with Comparison of their long term diseppearance from plasma." Am. J. Physiol. **175**, 260 (1953).
Seed, L. and *Fields, T.:* „Treatment of Toxic Goiter with Radioactive Iodine." (Springfield Ill.: Charles C. Thomas, Publisher 1953.)
Seed, L. and *Jaffe, B.:* „Comparsion of the tracer dose and the therapeutic dose of J-131 as to thyroid uptake, effective half-life and roentgen dosage." Radiology **63**, 541 (1954). J. Clin. Endocrinol. **13**, 107 (1953).
Seed, L., Jaffe, B. and *Baumeister, C.:* Tracer Doses of Radio-Iodine in Diagnosis of Thyroid Disease. J. Clin. Endocrinol. **11**, 1143 (1951).
Seeley, S. F., H. E. Essex and *F. C. Mann:* Ann. Surg. **104**, 332 (1936).
Seidlin, S. M.: „Recent Progress in Hormone Res. **4**, 483 (1949). „Radioiodine in treatment of metastatic thyroid carcinoma." M. Clin. North America **36**, 1 (1952). — „Blood radioiodine concentration and blood radiation dosage during J-131 therapy for metastatic cancer." J. Clin. Endocrinol. **12**, 1197 (1952). Med. Clin. N. Amer. **36**, 663 (1952).
Seidlin, S. M., L. D. Marinelli and *E. Oshry:* J. A. Med. Assoc.**132**, 838 (1946).
Seidlin, S. M., I. Rossman, E. Oshry and *E. Siegel:* J. Clin. Endocrinol. **9**, 122 (1949).
Seidlin, S. M., A. A. Yalow and *E. Siegel:* Proc. Soc. Exptl. Biol. **76**, 711 (1951). J. Clin. Endocrinol. **12**, 1197 (1952).
Seiffert, A.: Vortrag auf dem „Primer Congreso Argentino de Cirurgia Toracica" Buenos Aires (1952).
Seligman, A. M., Frank, H. A. and *Fine, J.:* „Traumatic shock. XII. Hemodynamic effects of alterations of blood viscosity in normal dogs and in dogs in shock." J. Clin. Invest. **25**, 1 (1946).

Seligman, A. M., A. M. Rutenberg and *H. Banks:* J. Clin. Invest. **22**, 275 (1943).

Seligman, H. and *J. L. Putman:* Nature **170**, 917 (1952).

Selverstone, B.: Les isotopes radioactifs dans la localisation des tumeurs cérébrales. Pr. méd. **59**, 1093 (1951). — Los isotopes radioactivos en la localization de los tumores cerebrale. In Tumores intracraneales. Monografia del Instituto Nacional de Oncologia. S. Obrador Alcalde and J. Sanz Ibanez Ed. Madrid: P. Montalvo **464**, 273 (1955).

Selverstone, B. and *Moulton, M. J.:* The phosphorus metabolism of gliomas: a study with radioactive isotopes. Brain **80**, 362 (1957).

Selverstone, B. and *A. K. Solomon:* Trans. Amer. Neurol. Assoc. **228** (1948). Trans. Amer. neurol. Ass. **73**, 115 (1948).

Selverstone, B.; Solomon, D. K. and *Sweet, W. H.:* „Localisation of brain tumors by means of radioactive phosphorus." J. A. M. A. **140**, 277, 21 (1949).

Selverstone, B., W. H. Sweet and *R. J. Ireton:* Surgical Forum p. 371—375 Philadelphia: W. B. Saunders Comp. 1951.

Selverstone, B.; Sweet, W. H. and *Robinson, C. V.:* „The clinical use of radioactive phosphorus in the surgery of brain tumors." Ann. Surg. **130**, 643 (1949). Trans. Amer. Surg. Ass. **67**, 338 (1949).

Selverstone, B. and *J. C. White:* Ann. Surg. **134**, 387 (1951). Evaluation of the radioactive mapping technic in the surgery of brain tumors.

Semple, R., McDonald, L. and *Elkins, R. P.:* Radioactive Sodium (Na-24) in the Measurement of Local Blood Flow. Am. Heart J. **41**, 803 (1951).

Sevelius, G., P. C. Johnson: Coronary blood flow determined by surface counting and ratio formula, to be published. J. Lab. Clin. Med. — Myocardial Blood Flow Determined by Surface Counting and Ratio Formula. J. Lab. & Clin. Med. **54**, 669 (1959). — Blood flow determined by the Use of Radioiodinated Serum Albumin and an Externally Placed Scintillator Detector. Med. Assoc. **52**, 1058 (1959).

Shackman, R.: Radioactive Isotope Measurements of Cardiac Output. Clin. Sc. **17**, 317 (1958).

Shackman, R., Graber, I. G. and *Melrose, D. G.:* „Liver blood flow and general anesthesia." Clin. Sc., **12**: 307 (1953).

Shaffer, P.: The Excretion of Kreatinen and Kreatin and Disease. Am. J. Physiol. **23**, 1 (1908).

Shalek, R. J., Stovall, M. A. and *Sampierre, V. A.:* The radiation distribution and dose specification in volume implants of radioactive seeds. Amer. J. Roentgenol. **77**, 863 (1957).

Shapiro, P.: Ann. Western Med. Surg. **4**, 274 (1950).

Shapiro, A., Coster, H., Rittenberg, D. and *Schoenheimer, R.:* The Origin of Fecal Fat in the Absence of Bile Studied with Deuterium as an Indicator. Am. J. Physiol. **117**, 525 (1936).

Sharpey-Schafer, E. P.: Brit. Med. J. **2**, 888 (1946).

Sharrer, N. E. and *Asper, S. P. jr.:* Inhibition of thyroidal radioiodine uptake following intravenous administration of thyroxine to normal and hypophysectomized adult subjects. J. Clin. Endocrinol. & Metab. **16**, 1311 (1956).

Sheline, G. E. and *Clark, D. E.:* Index of Thyroid Function — Estimation by Rate of Organic Binding. J. Lab. Clin. Med. **36**, 451 (1950).

Shemin, D. and *Rittenberg, D.:* „Studies on the formation of heme and on the average life time of the human red cell. Federation Proceedings **5**, 153 (1946).

Shen, S. C., Castle, W. B. and *Fleming, E. M.:* „Experimental and clinical observations on increased mechanical fragility of erythrozytes." Science **100**, 387 (1944).

Shen, S. C. and *Ham, T. H.:* „Studies on the destruction of red blood cells. III. Mechanism and complications of hemoglobinuria in patients with thermal burns: Spherocytosis and increased osmotic fragility of red blood cells." New England J. Med. **229**, 701 (1943).

Sheppard, C. W. and *P. F. Hahn:* Federat. Proc. **6**, 1 (1947). The Use of Colloidal Radioactive Gold in Medical Therapy. Fed. Proc. **6**, 399 (1947).

Sheppard, C. W., Jordan, G. and *Hahn, P. F.:* Disappearance of Isotopically Labelled Gold Colloids From the Circulation of the Dog. Am. J. Physiol. **164**, 345 (1951).

Sheppard, C. W., E. B. Wells, P. F. Hahn and *J. P. B. Goodell:* J. Lab. Clin. Med. **32**, 274 (1947). Studies of the Distribution of Intravenous Administered Colloidal Sols of Manganese Dioxide and Gold in Human Beings and Dogs Using Radioactive Isotopes.

Sherman, A. I., McDonald Bonebrake and *W. M. Allen:* Amer. J. Roentgenol. **66**, 624—638 (1951). Amer. J. Roentgenol. **65**, 624—637 (1951).

Sherman, A. I., J. F. Nolan and *W. M. Allen:* Amer. J. Roentgenol. **64**, 75—85 (1950).

Shermann, A. I. and *M. Ter Pogossian:* Nucleonics **10**, 23 (1952).

Sherman, A. I., M. Ter Pogossian and *E. L. Tocus:* Cancer **6**, 1238 (1953).

Sherman, M. S. and *Selakovich, W. G.:* Bone Changes in Chronic Circulatory Insufficiency.

A Histopathological Study. J. Bone and Joint Surg. **39 A**, 892 (1957.

Shingleton, W. W., Baylin, G. J., Isley, J. K., Sanders, A. P. and *Ruffin, J. M.:* A study of fat absorption after gastric using J-131-labelled fat. Tr. Am. S. A. **74**, 145 (1956). Ibid. **32**, 28 (1957).

Shingleton, W. W., Isley, J. K., Floyd, R. D., Sanders, A. P., Baylin, G. J., Postlethwait, R. W. and *Ruffin, J. M.:* Studies on post-gastrectomy steatorrhea using radioactive triolein and oleic acid. Surgery **42**, 12 (1957).

Shingleton, W. W., Wells, M. H., Baylin, G. J., Ruffin, J. M. and *Sanders, A. P.:* The use of radioactive-labelled protein and fat in the evaluation of pancreatic disorders. Surgery **38**, 134 (1955).

Shingleton, W. W., Wells, M. H., Baylin, G. J., Isley, J. K., Sanders, A. P. and *Ruffin, J. M.:* Tr. Am. S. A. **74**, 145 (1956).

Shipley, R. A. et al: „Analysis of the radiocardiogram in heart failure." Circulation Res. **1**, 428 (1953).

Shipley, R. A., Clark, R. E., Liebowitz, D. and *Krohmer, J. S.:* Analysis of the radiocardiogram in heart failure. Circulation Research **1**, 5 428 (1953).

Shipley, R. A., J. P. Storaasli, H. L. Friedell and *A. M. Potts:* Am. J. Roentgenol. Radium Therapy **64**, 576 (1950).

Shoemaker, W. C. and *Wase, A. W.:* Surg. Gynec. & Obst. **105**, 153 (1957).

Shoemaker, W. C., Wase, A. W. and *Christensen, J.:* Gastroenterology **32**, 899 (1957).

Shorr, R., Richardson, H. B. and *Wolff, H. G.:* The Nature of the Muscular Weakness in Graves'disease. J. Clin. Investigation **12**, 966 (1933).

Silver, S., Fieber, M. H. and *Yohalem, S. B.:* „Blood levels after tracer doses of radioactive iodine in diagnosis of thyroid disorders." Amer. J. Med. **13**, 725 (1952).

Silver, S., Newburger, R. A. et al: „Method for Determination of Radioiodine Levels in Blood Plasma." J. Mt. Sinai Hosp. **21**, 296 bis 298 (1955).

Simkin, B., Petit, D. W. and *Starr, P.:* Exophthalmos, Certain Endocrinological Aspects. Cal. Med. **80**, 72 (1954).

Simon, H.: „The use of radioactive gold in the treatment of effusions due to cancer." J. Mt. Sinai Hosp. **20**, 237 (1953).

Simon, Norman, Julian Abrams, Mansho Khilnani, Harold N. Margolin, Stuart I. Gurman, Joan Eliasoph and *Josephine Mayer:* „The Use of radioactive Gold in the Treatment of Effusions due to Cancer." Journal of the Mount Sinai Hospital, **20**, 4 (1953).

Simon, Norman: Radioactive Gold Treatment: Results in 85 Effusions due to cancer." Journal of the Mount Sinai Hospital **22**, 2 (1955).

Simons, Hirschmann: Nervenarzt **1**, 73 (1928).

Simon, Norman and *Jack Melamed:* „Radioactive Colloidal Gold: A Simple and Safe Technique for its Administration." Journal of the Mount Sinai Hospital **22**, 2 (1955).

Simpson, C. L., L. H. Hempelmann and *L. M. Fuller:* Radiology **64**, 840 (1955).

Sinclair, W. K.: Brit. J. Radiol., **25**, 417 (1952). Artificial radioactive sources for interstitial therapy.

Sinclair, W. K. and *S. P. Newbery:* J. Sci. Instruments, **28**, 234 (1951).

Sinclair, W. K., N. G. Trott and *E. H. Belcher:* Brit. J. Radiol. **27**, 565 (1954).

Singer, K., Robin, S., King, J. C. and *Jefferson, R. N.:* „The life span of the sickle cell and the pathogenesis of sickle cell anemia." J. Lab. & Clin. Med. **33**, 975 (1948).

Siri, W. E.: „Isotopic Tracers and Nuclear Radiations with Applications to Biology and Medicine." New York: McGraw-Hill 1949.

Siurala, M., B. A. Lamberg, K. Turula and *A. Harjanne:* Calculation of the total amount of radioactivity absorbed. Ann. Med. Fenn. **37**, 4 (1959).

Siurala, M., B. A. Lamberg, K. Turula and *P. Harkönen:* The estimation of intestinal fat absorption using J-131-labelled olive oil. Dep. Med. University of Helsinki 4, (1959).

Skanse, B. N.: The Biologic Effect of Irradiation by Radioactive Iodine. J. Clin. Endo **8**, 707 (1948). Radioactive iodine in diagnosis of thyroid disease. Acta med. scandinav. (supp. 235) **136**, 186 (1949).

Skanse, B. N. and *Riggs, D. S.:* Thyrotoxicosis factitia (alimentary thyrotoxicosis). Its differentiation from spontaneous thyrotoxicosis with the aid of radioactive iodine. J. Clin. Endocrinol. **8**, 532 (1948).

Smith, B. C. and *Qumiby, E. H.:* Use of radioactive sodium as tracer in study of perpheral vascular disease, Radiology **45**: 335 (1945). — The use of radioactive sodium in studies of circulation in patients with perpheral vascular disease, Surg. Gynec. u. Obst. **79**: 142 (1944). — The use of radioactive sodium in the study of peripheral vascular disease, Ann. Surg. **125**: 360 (1947).

Smith, G. G.: Pen. Med. J. **44**, 1391 (1941).

Smith, H. W., Goldring, W. u. *Chasis, J.:* J. clin. Invest. **17**, 263 (1938).

Smithers, D. W.: Acta Radiol., **35**, 49 (1951).

Snell, A. M., Thomas, S. F., Reimer, G. W. and *McCormic, M.:* „Uptake and Excretion of Radioiodinated Rose Bengal in Liver Disease, Gastroenterologia." **86**: 430—436, (1956).

Soberman, R., B. B. Brodie, B. B. Levy, J. Axelrod, V. Hollander and *J. M. Steele:* J. of Biol. Chem. **179**, 31 (1949).

Soffer, L. J., Dantes, D. A., Grossman, E. B. and *Sobotka, H. H.:* Ultrafiltrate Magnesium Studies in Hyperthyroidism. Abstract. J. Clin. Investignation **18**, 491 (1939).

Soley, M. H. and *Miller, E. R.:* Treatment of Graves'disease with Radioactive Iodine. Med. Clinics No. Amer. **32**, 3 (1948).

Soley, M. H., E. R. Miller and *N. Foreman:* J. Clin. Endocrinol. **9**, 29 (1949). Graves' disease: Treatment with Radioiodine.

Solomon, A. K.: „Tracer Doses of Radioactive Isotopes in Man. (Statement of policy by Sub-committee on Human Applications of Harvard Medical School Committee on Medical Research in Biophysics) May 7 (1949).

Sorrentino, J., B. Roswit, and *R. Yalow:* Radiology **57**, 729 (1951).

Spalding, C. K., DeAmicis, E. and *Cowing, R.:* Radiation Exposure Survey of X-Ray and Isotope Personnel. Nucleonics **1**, 46 (1953).

Sparrow, A. H.: Proc. Nat. Acad. Sci. USA **30**, 147 (1944).

Specht, N. W., F. K. Bauer and *R. M. Adams:* Am. J. Med. **14**, 766 (1953). Thyroid Carcinoma. Visualizytion of a Distant Osseus Metastases by Scintiscanner: Observations during J-131 Therapy. Am. J. Med. **14**, 766 (1953).

Spencer, R. P., and *Mitschell, T. G.:* Am. J. Digest. Dis. **2**, 691 (1957).

Sprunt, W. H.: The Usefulness of Radioactive Gold 198 and Phosphorus 32 in Malignant Disease. North Carolina M. J. **18**, 463 (1957).

Suit, H. D., L. G. Lajtha, R. Oliver and *F. Ellis:* Brit. J. Haematol. **3**, 165 (1957).

Suit, H. D., R. S. Lloyd, J. R. Andrews u. *St. E. Sneider:* „Technik zur intrakavitären Bestrahlung des Nasopharynx." Amer. J. Roentgenol. **84**, 629—631 (1960).

Sunderman, F. W. and *Sunderman, F. W. jr.:* Clinical Significance of PBI Measurements. Am. J. Clin. Pathol. **24**, 885 (1954).

Susen, A. F., Small, W. T. and *Moore, F. D.:* Surgical Forum-Clinical Congress of the American College of Surgeons, pp. 362—368 (1950).

Sutherland, D. A., et al: „The survival of human erythrocytes estimated by means of cells tagged with radioactive chromium." J. Lab. Clin. Med. **43**, 717 (1954).

Sutton, G. C., J. Karnell und *G. Nylin:* „Studies von rapidity of complete blood circulation in man." Amer. Heart J. **39**, 741 (1950).

Svedberg, T., and *Brohult, S.:* Nature **142**, 830 (1938). ibid. **143**, 938 (1939).

Svien, H. J. and *Johnson, A. B.:* Proc. Staff Meet. Mayo Clinic **26**, 142 (1951).

Sweeney, B. J., H. Daughaday, L. Gottlieb, W. J. Scott, and *C. M. Macbryde:* Southern Med. J. **44**, 649 (1951).

Sweet, W. H. and *Brownell, G. L.:* The Use of Radioactive Isotopes in the Detection and Localization of Brain Tumors. Radioisotopes in Medicine. USAEC, ORO **125**, 211 (1953). J. Amer. Med. Ass. **157**, 1183 (1955). Localisation of intracranial lesions by scanning with positron-emitting arsenic.

Swenson, R. E. and *Curtis, G. M.:* The Protein-Bound Blood Iodine in Nontoxic Nodular Goiter. Tr. Am. A. Study of Goiter, p. 145 (1947).

Sch

Scheer, K. E., Gudden, F. and *Bekerus, M.:* Nuclear. Med. **1**, 91 (1959).

Scheer, Klar: 3. Internat. Sympos. über radioaktive Isotope. Gastein 1958. Buch: Radioaktive Isotope in Klinik und Forschung, Band III, 262—269, Urban u. Schwarzenberg 1958. Die radiologische Hypophysenausschaltung durch Implantation von Au-198.

Scheer, E. K., W. Schwab und *W. Ey:* Kritische Bemerkungen zur Kontaktbestrahlung mit Co-60 in der Oto-Rhino-Laryngologie. Strahlenther. **104**, 3 (1957).

Scheitlin, W. u. *P. Frick:* „Erythrocytenüberlebenszeit-Bestimmungen mit der Cr-51-Methode bei hämolytischen Anämien unter Therapie." Schw. Med. Wschr. **51**, 1328 (1959).

Schick, A. and *Bloor, R. J.:* The Control of Malignant Effusions with Radioactive Gold. New York J. Med. **54**, 2979 (1954).

Schiff, L., Stevens, C. D., Molle, W. E., Steinberg, H., Kimpe, C. W. and *Stewart, P.:* Gastric (and Salivary) Excretion of Radioiodine in Man (Preliminary Report). J. National Cancer Inst. **7**, 349 (1947).

Schilling, J. A., J. W. Karr, and *J. B. Hursh:* Surgery, **27**, 130 (1950). Treatment of lingual thyroid with radioactive iodine.

Schilling, R. F.: „A new test for intrinsic factor activity." J. Lab. & Clin. Med. **42**, 946 (1953). Instrinsic factor studies. II. Effect of gastric juice on urinary excretion of radioactivity after oral administration of radioactive vitamin B-12. J. Lab & Clin.

Med. **42**, 860 (1953). Studies on Intrinsic Factor and Utilization of Vitamin B-12. Federation Proc. **13**, 769 (1954).

Schilling, R. F., Clatanoff, D. V., and *Korst, D. R.*: Intrinsic factor studies: III. Further observations utilizing the urinary radioactivity test in subjects with achlorhydria, pernicious anemia, or a total gastrectomy." J. Lab & Clin. Med. **45**, 926 (1955).

Schlungbaum, W. and *Billion, H.*: Die Bestimmung der effektiven Plasma-Nierendurchströmung mit radioakt. J^{131} Perabrodil M Strahlentherapie **36**, 145 (1956).

Schmidt, C. E. and *Nadelhaft, J.*: Effective half life of radioactive iodine (J-131) in the hyperthyroid gland. Its significance in treatment of thyrotoxicosis. Lab. Invest. **2**, 133 (1953).

Schmidt, G. and *Thannhauser, S. J.*: J. biol. Chem. **161**, 83 (1945).

Schneeberg, N. G., Perloff, W. H., and *Levy, L. M.*: Diagnosis of equivocal hypothyroidism, using thyrotropic hormone (TSH). J. Clin. Endocrinol. **14**, 223 (1954).

Schneider, H. (Freiburg), and *Polano, H.*: „Untersuchungen über das Verhalten der zirkulierenden Blutmenge." Klin. Wschr. **12**, 1086 (1933).

Schneider, R. C., Pantek, H., Freeman, D. G. and *Farris, R. G.*: Radioactive phosphorus in the localization of the brain tumors. J. Mich. St. med. Soc. **54**, 434 (1955).

Schoen, H. und *E. Ochs*: „Die Behandlung des Tonsillenkarzinoms mit radioaktivem Kobalt." Zeitschrift für Laryngologie, Rhinologie, Otologie, 33. Jahrg. Juli/Aug. 1954, Heft 7/8.

Schoenwald, G.: Brit. Med. J. **1**, 251 (1948).

Schreiber, S. S., Baumann, A., Yalow, R. S. and *Berson, S. A.*: J. Clin. **33**, 578 (1954).

Schrek, R.: Proc. Soc. Exper. Biol. a. Med., **58**, 285 (1945).

Schröder, J. D. Börner und *R. Qualo*: Zschr. Kreislaufforschung **47**, 717 (1958).

Schubert, G.: „Kernphysik und Medizin." Göttingen: Muster-Schmidt 1947.

Schubert, J., M. P. Finkel, M. R. White and *G. M. Hirsch*: J. Biol. Chem. **182**, 635 (1950).

Schuman, J. jr., Falkenheim, M. and *Gray, S. J.*: Phosphorus turnover of carcinoma of human stomach as measured with radioactive phosphorus. J. Clin. Invest. **28**, 66 (1949).

Schultz, A.: The interpretation of thyroid function tests in the diagnosis of thyroid disease. Minnesota medicine **40**, 246 (1957).

Schultz, A. L., Hammarsten, J. F., Heller, B. I. and *Ebert, R. V.*: „A critical comparison of the T-1824 dye and iodinated albumin methods for plasma volume measurement." J. Clin. Invest. **32**, 107 (1953).

Schumacher, W.: Strahl.-Ther. **89**, 614 (1953). Ergebnisse von Verteilungsuntersuchungen mit Hilfe neuer fotografischer Gammagramme. Strahl.-Ther. **106**, 1 (1958). Die Differentialdiagnostik von Schilddrüsen- und schilddrüsennahen Tumoren mit Hilfe der Scannertechnik. Roentg. Fortschr. **89**, 723 (1958). Diagnose und Therapie der Schilddrüsenerkrankungen mit radioaktivem Jod. Ärztl. Praxis **18**, 647 (1959). Die Darstellung von Hirn- und Nierentumoren durch die positiven oder negativen Kontraste im nicht linearen Photogammagramm. Strahl.-Ther. **113**, 432 (1960). Die Diagnostik der Leber- und Gallenwegserkrankungen einschließlich der Tumoren mit Hilfe radioaktiv markierter chemischer Verbindungen.

Schumacher, W.: Sonderbd. Strahlentherapie **38**, 141 (1958).

Schumacher, W.: Das Photogammagramm der Leber. Röntgendiagnostik der Leber, S. 89—110. Springer Verlag Berlin 1959.

Schumacher, W.: Vortr. 39. Tagg. d. Dtsch. Röntgenges. 1957, Strahlentherapie, in Vorb.

Schumacher, W. u. *D. Frost*: Verteilungsmessung radioaktiver Isotope (2. Mitteilung). Strahl.-Ther. **104**, 110 (1957). Der Radiojodtest mit 0,5μC J-131 als Standardmethode. Zschr. f. d. Atompraxis im Druck. Strahlenschutzprobleme der Bettenstationen nuklearmedizinischer Abteilungen. Strahlenther. im Druck.

Schumacher, W. u. *G. Gewalt*: Unveröffentlicht. Die Radiogoldtherapie der Blase.

Schumacher, W. u. *H. J. Krause*: Vortr. v. d. Berliner Gyn. Ges. (1961).

Schumacher, W. und *H. F. v. Oldershausen*: Die Leberfunktionsprüfung mit J-131-markiertem Bengalrosa. Sonderdruck aus Strahlentherapie **105**, 3430 (1958).

Schumacher, W., E. Schwarz und *H. H. Weise*: „Über den Wert der Tumor-Diagnostik mit Radiophosphor für die Erkennung der Melanocytoblastome." Sonderdruck aus Zeitschrift für Haut- und Geschlechtskrankheiten, 1958, Band XXIV, Heft 8, Seite 217 bis 226. Über den diagnostischen Wert des Radiophosphortestes bei melanomverdächtigen Hauttumoren. Strahl.-Ther. **113**, 443 (1960).

Schumacher, W. u. *R. Tosch*: Die Differentialdiagnostik der Thyreoiditis mit Hilfe des Radiojodtestes. Strahl.-Ther. **113**, 451 (1960). Die Prüfung der peripheren Durchblutung mit J^{131} HSA.

Schumacher, W. u. *Witt*: Die Herabsetzung der Strahlenbelastung durch J^{131} HSA bei der Arteriographie.

Schwiegk, H.: Springer-Verlag Berlin 1953.

St

Stanbury, J. B., G. L. Brownell, J. Barzelatto, J. Correra, J. Maisterrena, J. Cortazar and *J. Rodriguez-Soto:* J. Clin. Endocrinol. **12**, 1480 (1952).

Stanbury, J. B., Brownell, G. L., Riggs, D. S., Perinettie, H., Del Castillo, E. and *Itoiz, J.:* The Iodine-deficient human thyroid gland. J. Clin. Endocrinol. & Metab. **12**, 191 (1952).

Stanley, M. M. and *Astwood, E. B.:* Response of thyroid gland in normal human subjects to administration of thyrotropin as shown by studies with J-131. Endocrinology **44**, 49 (1949).

Stanley, M. and *Fazekas, J.:* Thyrotoxicosis Simulating Hyperparathyroidism. Am. J. Med. **7**, 262 (1949).

Stanley, M. M. and *Thannhauser, S. J.:* The Absorption and Disposition of Orally Administered J-131-Labeled Neutral Fat in Man. J. Lab. & Clin. Med. **34**, 1634 (1949).

Starling, E.: „The Herter Lectures (New York 1908) on the fluid of the body." Chicago, W. T. Keener and Co., 1909.

Star, I., Donal, J. S., Margolies, A., Shaw, R., Collins, L. H. and *Gamble, C. J.:* Studies of the heart and circulation in disease; esti mations of basal cardiac output metabolism, heart size, and blood pressure in 235 subjects. J. Clin. Invest. **13**, 561 (1934).

Starr, P., and *Liebhold-Schueck, R.:* „Theory of thyroid hormone action." A.D.A. Arch. Int. Med. **92**, 880 (1953).

Stead, E. A. and *R. V. Ebert:* Relationship of the plasma volume and the cell plasma ratio to the total red cell volume. Amer. J. Physiol. **132**, 411 (1941).

Stead, E. A., jr., and *Warren, J. V.:* „The protein content of the extracellular fluid in normal subjects after venous congestion and in patients with cardiac failure, anoxemia, and fever." J. Clin. Invest. **23**, 283 (1944).

Stead, E. A. jr., Warren, J. F., Merrill, A. J. and *Brannon, E. S.:* The cardiac output in male subjects as measured by the technique of right atrial catheterization. Normal values with observations on the effect of anxiety and tilting. J. Clin. Invest. **24**, 326 (1945).

Steffen, Herzberg u. *Kimming:* Strahlentherapie **113**, 3 (1960).

Stein, A. H., jr., Morgan, H. C. and *Porras, R. F.:* The Effect of Pressor and Depressor Drugs on Intramedullary Bone-Marrow Pressure. J. Bone and Joint Surg. **40-A**, 1103 (1958).

Stein, A. H., jr., Morgan, H. C. and *Reynolds, F. C.:* Variations in Normal Bone-Marrow-Pressures. J. Bone and Joint Surg. **39-A**, 1129 (1957).

Stein, G. and *Weiß, J.:* J. chem. Soc. p. 3256 (1949).

Stein, H. B.: S. Afr. J. Med. Sci. **6**, 93 (1941).

Steinberg, Daniel, and *B. Selverston:* Radioautography of Cerebral Tumors Employing P-32. Proc. Soc. Exper. Biol. Med. **74**, 304 (1950).

Steinberg, D. and *Selverstone, B.:* Radioautography of cerebral tumors employing P-32. Proc. Soc. exp. Biol. N.Y. **74**, 304 (1950).

Stellar, L. I. and *Olken, H. G.:* On the Question of the Presence of Thyreoglobulin in the Blood. Endocr. **27**, 614 (1940).

Vernie A. Stembridge. M. D., Ralph M. Kniseley, M. D. and *Gould A. Andrews, M. D.:* „Cellular Changes in Effusions Following intracavitary Administration of Colloidal Au-198 in Human Beings." Journal of Laboratory and Clinical Medicine St. Luis. Vol. **41**, 5, 760—766 (1953).

Stembridge, V. A., Kniseley, R. M. and *Gibbs, W.:* Autoradiographic distribution of intravenous colloidal gold (Au-198) in the rat. Lab. Investigation **2**, 349 (1953).

Stenstrom, K. W. and *Marvin, J. F.:* Ionization measurements with bone chambers and their application to radiation therapy. Am. J. Roentgenol. & Rad. Therapy **56**, 759 (1946).

Sterling, K.: „The turnover rate of serum albumin in man as measured by J-131 tagged albumin." J. Clin. Invest. **30**, 1228 (1951).

Sterling, K. und *S. J. Gray:* „Determination of the circulating red cell volume in man by radioactive chromium." J. Clin. Invest. **29**, 1614 (1950).

Stewart, G. N.: „Researches of the circulation time and on the influences which affect it: IV. The output of the heart. J. Physiol. **22**, 159 (1897). The output of the heart in dogs. Am. J. Physiol. **57**, 27 (1921).

Stirrett, L. A. and *Yuhl, E. T.:* Clinical evaluation of hepatic radioactivity survey. Ann. Surg. **138**, 857 (1953).

Stirrett, L. A., Yuhl, E. T. and *Cassen, B.:* Clinical application of hepatic radioactivity surveys. Gastroenterology **21**, 310 (1954).

Stirrett, L. A., Yuhl, F. T. and *Libby, R. L.:* New Technique for diagnosis of carcinoma metastic to the liver Surg. Gynec. & Obst. **96**, 21 (1953).

Stone, R. S.: Amer. J. Roentgenol. **59**, 771 (1948).

Storaasli, J. P., Bonte, F. J., King, D. P. and *Friedell, H. L.:* Surg. Gynec. & Obst. **96**, 707 (1953). The Use of Radioactive Colloidal Gold in the Treatment of Serous Effusions of Neoplastic Origin.

Storaasli, J. P., Krieger, H., Friedell, H. L. and *Holden, W. D.:* „The use of radioactive iodinated plasma protein in the study of blood volume." Surg. Gynec. & Obst. **91**, 458 (1950). „The use of radioactive colloidal gold in the treatment of serous effusion of neoplastic origin." Surg. Gynec. & Obst **96**, 707 (1953).

Standquist, M.: Acta radiol. (Stockh.) Suppl· **55**, 1 (1944).

Strauß, M. B., Solomon, P. Schneider, A. J. and *Patek, A. J., jr.*: Subacute combined degeneration of spinal cord in pernicious anemia: complete arrest of lesion with parenteral liver Therapy. J.A.M.A. **104**, 1587 (1935).

Strumia, M. M.: „Symposium on new trends in sugery; the fate of transfused refrigerated blood and the problem of blood banks." S. Clin. North America, **22**, 1693 (1942).

Strumia, M. M., Colwell, L. S. and *Ellenberger, K.*: The preservation of blood for transfusion. I. The effect of plastic containers in red cells. J. Lab. & Clin. Med. **46**, 225 (1955).

Strumia, M. M., Taylor, L., Sample, A. B., Colwell, L. S. and *Dugan, A.*: Blood **10**, 429 (1955). Uses and limitations of survival studies of erythrocytes tagged with Cr-51.

Sturgeon, C. T., F. E. Davis, B. Catz, D. Petit, and *P. Star:* J. Clin. Endocrinol. **13**, 1391 (1953).

Sturgis, S. H., DeMuylder, E. and *Meigs, J. V.*: Uptake of labeled phosphorus by cancer of cervix; preliminary report. Ann. Surg. **133**, 305 (1951).

T

Tabern, D. L., Gleason, G. I. and *Torbet, N.*: Administration & Uses of Radioactive Colloidal Gold-198. Abbott Laboratories (1953).

Talairach, J., Aboulker, J., Tournoux, P. et *David, M.*: Technique stéréotaxique de la chirurgie hypophysairc par voie nasale: suites opératoires: indications thérapeutiques. Neuro-chirurgie **2**, 3—20 (1956).

Talairach, J., Ruggiero, G., Aboulker, J., David, M.: A new method of treatment of inoperable brain tumours by stereotaxic implantation of radioactive gold A preliminary report. British Journal of Radiology **28**, 62 (1955).

Talbot, T. R., jr., Sax, M. and *Cary, A.*: A forty-eight hour procedure for the determination of posttransfusion survial of erythrocytes from pres served blood, employing radioactive chromium-51 (Cr.-51). J. clin. Invest. **33**, 968 (1954).

Taplin, G. V., Meredith, O. M., jr., and *Kade, H.*: „Radioactive (J-131-tagged) rose bengal uptakeexcretion test for liver function using external gamma-ray scintillation counting techniques." J. Lab. & Clin. Med. **45**, 665—678 (1955). „Development of a Radioisotope Tracer Test for the Differential Diagnosis of Jaundice, the Rose Bengal J-131 hepatogram. Louisianna Staate M. J. **109**: 255 bis 266 (1957). Radioactive Diodrast and Rose Bengal Tests for Kidney and Liver Functions. Indust. Hyg. Quart. **18**, 65 (1957). Industr. Hyg. **3**, 54 (1957).

Taplin, G. V., O. M. Meredith, H. Kade und *C. C. Winter:* UNESCO/NS/RIC 210. Radioisotope renogram; external test for individual kidney function and upper urinary tract patency. J. Lab. & Clin. Med. **48**, 886 (1956).

Taplin, G. V., Meredith, O. M., jr., Kade, H., Westover, J. I., Hansen, R. A., and *Bennett, I. R.*: „Radioactive (J-131-labeled) rose bengal liver uptake, excretion test; its use in evaluation of hepatic function." Proc. Conf. in Geneva **10**, 355—358 (1955). „Radioactive diodrast and rose bengal test for kidney and liver functions." Indust. Hyg. Qusrt. **18**, 65—72 (1957). „Development of radioisotope trancer test for differential diagnosis of jaundice (rose bengal J 131 hepatogram)." J. Louisiana State M. Soc. **109**, 255—266 (1957).

Taplin, G. V., Meredith, O. M., Kade, H., Winter, C. C. and *Johson, D.*: New radiodiagnostic techniques for investigating parenchymal and obstructive liver and kidney disease. Second United Nations International Conference on the Peaceful Uses of Atomic Energy **15**, 870 (1958).

Taurog, A., Briggs, F. N. and *Chaikoff, I. L.*: J-131 labeled L-thyroxine. II. Nature of the Excretio on Product in Bile. J. Biol. Chem. **194**, 665 (1952).

Taurog, A. and *Chaikoff, I. L.*: The Nature of the Circulating Thyroid Hormone. J. Biol. Chem. **176**, 369 (1948). On the Determination of Plasma Iodine. J. Biol. Chem. **163**, 313 (1949).

Taylor, F. H. L., Levenson, S. M. and *Adams, M. A.*: Studies of Phosphorus Metabolism in Man. II. A Study of the Permeability of the Human Erythrocytes to Inorganic Phosphate in Vitro by the Use of Radioactive Phosphorus. Blood **3**, 1472 (1948).

Taylor, H. L., Brozek, J. and *Keys, A.*: Relationship between basal cardiac output and body composition with special reference to obesity. Federation Proc. **10**, 135 (1951).

Taylor, H. L., Winchell, P., and *de la Vega, F.*: Observations on the frequency damped ballistocardiograph. To be published.

Taylor, S., and *F. S. Stewart:* Lancet **1951 II**, 232, 261 (1951).

Thannhauser, S. J. and *Stanley, M. M.*: Tr. A. Am. Physicians **62**, 245 (1949).

Thode, H. G., L. Donato, G. H. Debus, P. F. Nace and *C. H. Jamet:* Ann. Int. Med. **48**, 537 (1958).

Thode, H. G., Jaimet, C. H. and *Kirkwood, S.:* „Studies and diagnostic tests of salivary gland and thyroid gland function with radioiodine," New England J. Med. **251**, 129 (1954).

Thomas, C. I., et al: „Detection of intraocular tumors by the use of radioactive phosphorus." Am. J. Ophth. **38**, 93 (1954).

Thomas, C. I. and *Kromer, J. S.:* „Transilluminator for use with the curved Geiger counter an aid to localisation of posterior intraocular neoplasms." A.M.A. Arch. Ophth. **55**, 413 (1956).

Thomas, C. I., Krohmer, J. S. and *Storaasli, J. P.:* „Detection of intraocular tumors with radioactive phosphorus: A preliminary report." Arch. Ophth. **47**, 276 (1952). „Geiger counter probe for diagnosis and localisation of posterior intraocular tumors." A.M.A. Arch. Ophth. **52**, 413 (1954).

Thompson, G. J.: J. Am. Med. Assoc. **120**, 1105 (1942).

Thomson, G. N.: Self-induced psychosis with hyperthyroidism complicating manic depressive psychosis. Am. J. Psychiat. **102**, 395 (1945).

Thompson, V. P. and *Epstein, H. C.:* Traumatic Dislocation if the Hip. J. Bone and Joint Surg. **33-A**, 746 (1951).

Tierney, N. A. and *Peters, J. P.:* The Mode of Excretion of Creatine and Creatine Metabolism in Thyroid Disease. J. Clin. Investigation **22**, 595 (1943).

Tighe, W. J.: „Temporary hypoparathyroidism following J-131 treatment for thyrotoxicosis." J. Clin. Endocrinol. **12**, 1220 (1952).

Tillotson, F. W., Rose, R. G. and *Warren, S. A.:* Physiopathologic Study of the Effect of Radioactive Iodine in the Ovary. Am. J. Roentgen. **70**, 599 (1953).

Timofeeff-Ressovsky, N. W. und *K. G. Zimmer:* „Biophysik. I. Das Trefferprinzip in der Biologie." Leipzig 1947 Hirzel. Naturwissenschaften **26**, 108 (1938).

Tobias, C. A., Lawrence, J. H., Born, J. L., McKombs, R. K., Roberts, J. E., Anger, H. O., Low Beer, B. V. A. and *Huggins, C. B.:* Cancer Res. **18**, 121 (1958).

DuToit, C. H.: The Effects of Thyroxine on Phosphate Metabolism. Phosphate Metab. 2, Johns Hopkins Press. Baltimore 597 (1952).

Tong, W., Taurog and *Chaikoff, I. L.:* Nature of Plasma Iodine following Destruction of the Rat Thyroid with J-131. J. Biol. Chem. **195**, 407 (1952).

Toporek, M. et al: „Urinary excretion of Co-60-vitamin B-12 as a test for effectiveness of intrinsic factor preparations." J. Lab. & Clin. Med. **46**, 665 (1955).

Tosch, R.: Rekanalisierung mit Kobaltperlen auf flexiblen Draht. Unveröffentlicht.

Trevorrow, V.: Studies on the Nature of the Iodine in Blood. J. Biol. Chem. **127**, 737 (1939).

Trikojus, V. M.: Use of J-131 in Study of Enzyme Reactions in Thyroid. Radioisotope Tech. 1 (1951).

Trippel, O. H., G. E. Sheline, R. H. Moe and *D. E. Clark:* Med. Clin. N. Amer. **35**, 37 (1951).

Trunnell, J. B., B. J. Duffy, J. T. Godwin, W. Peacock, L. Kirschner and *R. Hill:* J.Clin. Endocrinol. **10**, 1007 (1950). The Distribution of Radioactive Iodine in Human Tissues: Necropsy Study in Nine Patients.

Trunnell, J. B., L. D. Marinelli, B. L. Duffy jr., R. Hill, W. Peacock and *R. W. Rawson:* „Treatment of metastatic thyroid cancer with radioactive iodine. Credits and debits." J. Clin. Endocrinol. **9**, 1138 (1949).

Tubiana, M., Bonniot, R., Gelle, X., Dutreix, J. et *Pierquin, B.:* Résultats de 3000 tests d' exploration fonctionelle de la thyroide par l'iode radioactif. La Presse médicale **66**, 64 (1958).

Tubiana, M., J. Dutreix and *M. Grinberg:* Presse med. **61**, 807 (1953).

Tubiana, M. et *Ravaud, G.:* Résultats de 500 tests de fixation intrathyroidienne de l'iode radioactif chez l'enfant. Ann. Endcr. **17**, 175 (1956).

Tubiana, M. et *P. Sue:* Presse méd. 1951, 1027.

Tucker, F. R.: The Use of Radioactive Phosphorus in the Diagnosis of Avascular Necrosis of the Femoral Head. J. Bone and Joint Surg. **32**-B, 100 (1950).

Tullis, J.: „Newer technics for separation and fractionation of whole blood. New York State J. Med. **53**, 525 (1953).

Turner, D. A.: The absorption, transport and deposition of Fat. Am. J. Dig. Dis. **3**, 594 et 682 (1958). — Ph. D. Thesis. University of Ontario, London, Ontario (1956).

Tysoe, F. W. and *Lowenstein, L.:* Blood volume and hematologic studies in pregnancy and the puerperium. Am. J. Obst. Gyn. **60**, 1187 (1950).

U

Underhill, B. M. L.: Brit. Med. J. **2**, 1243 (1955).

Ungley, C. C. and *Suzman, M. M.:* Subacute combined degeneration of cord: symptomatology and effects of liver therapy. Brain **52**, 271 (1929).

United States Atomic Energy Commission, Isotopes: A Five-Year Summary of U. S. Distribution, August 1951.

V

Valerio, V. et *D'Alessandro, B.:* Colesterolemia e tireopatia. Riforma medica **69/5**, 121 (1955).

Vanderlaan, W. P. and *O. Swenson:* New Engl. J. Med. **236**, 236 (1947).

Vazquez, O. N., K. Newerly, R. S. Yalow and *S. A. Berson:* „Determination of trapped plasma in the centrifuged erythrocyte volume of normal human blood with radioiodinated (J-131) human serum albumin and radiosodium (Na-24)." J. Lab. Clin. Med. **39**, 595 (1952).

Veall, N.: „Diagnostic and therapeutic uses of radioactive isotopes: Symposium; some general problems in connection with measurement of radioactivity in patients." Brit. J. Radiol. **23**, 527 (1950).

Veall, N., J. D. Pearson and *T. Hanley:* „The preparation of J-132 and J-131 labeled human serum albumin for clinical tracer studies." Brit. J. Radiol. **28**, 633 (1955).

Veall, N., J. D. Pearson, T. Hanley and *A. E. Lowes:* „A method for the determination of cardiac output. Proceedings of the 2nd radioisotope conference, Oxford, Butterworth. London 1954, 183.

Veall, N. et *Vetter, H.:* An apparatus for the rapid estimation of Tracer quantities of radioactive isotopes in excreta. Brit. J. Rad. **35**, 85 (1952).

Veil, W. H. u. *A. Sturm:* Dtsch. Arch. klin. Med. **147**, 166 (1925).

Venrath, H., W. Bolt, W. Hollmann, H. Valentin und *J. Kesteloot:* „Untersuchungen zur Frage der Blutdepots beim Menschen." Zschr. Kreislaufforsch., im Druck. — „Über die Blutdepots beim Menschen." Sportmedizin, im Druck.

Verel, D.: Observations on the distribution of plasma and red cells in disease. Clin. Sci. **13**, 51 (1954).

Vermooten, V., J. R. Maxfield jr. u. *J. G. S. Maxfield:* The Use of Radioactive Phosphorus in the Management of Advanced Carcinoma of the Prostate. Western J. Surg. Obst. & Gynec. **67**, 245 (1959).

Verneuil, Dr.: Recherches anatomiques pour servir à l'histoire des kystes de la partie supérieure et médiane du cou. Arch. gén. Méd. **1**, 185 (1853).

Vetter, H., Falkner, R. and *Neumayr, A.:* „A disappearance rate of colloidal radiogold from circulation and its application to estimation of liver blood flow in normal and cirrhotic subjects." J. Clin. Invest. **33**: 1594, 1954.

Vetter, H., Grabner, G., Höffer, R., Neumayr, A. and *Parzer, O.:* Comparison of Liver Blood Flow Values Estimated by the Bromsulphalein and by the Radiogold Method. J. Clin. Invest. **35**, 825 (1956).

Vetter, H. und *F. Hawliczek:* „Über die Verwendung von radioaktivem Natrium zur Bestimmung der Zirkulationsgeschwindigkeit des Blutes." Wien. Zschr. inn. Med. **31**, 465 (1950).

Virchow, R.: „Die krankhaften Geschwulste" vol. 2, p. 141 (3 vols); Berlin: A. Hirschwald 1863—67.

Visek, W. J., Whitney, I. B., Kuhn, U. S. G. III and *Comar, C. L.:* Metabolism of Cr. 51 by animals as infuenced by chemical state. Proc. Soc. exp. Biol. N. Y. **84**, 610 (1953).

W

Walder, D. N.: „Local Clearance of Radioactive Sodium from Muscle in Normal Subjects and Those with Peripheral Vascular Disease." Clin. Sc. **12**, 153 (1953). — In Proceedings of the Second (Radioisotope) Conference, Oxford July 1954, Vol. 1, Medical and Physiological Applications, p. 74 Edited by J. E. Johnston (and others), London Butterworth Scientific Publications 1954.

Wahlberg, P.: „Effect of thyrotropic hormone on thyroid function; comparative study on chicks with radioactive indicators. Acta endocrinol. Suppl. **23** (1955).

Wahlberg, J., Lamberg, B. A., Kuhlbäck, B., Hernberg, C. A. et *Stenius, K.:* Acta med. scand. **158**, 55 (1957).

Wallace, D. M.: Proc. Roy. Soc. Med. **44**, 492 (1951). Proc. Roy. Soc. Med. **45**, 191 (1952). Proc. Roy. Soc. Med. **46**, 240 (1953).

Wallace, D. M., J. E. Stapleton and *R. C. Turner:* Radioactive tantalium wire implantation as a method of treatment for early carcinoma of the bladder. Brit. J. Radiol. **25**, 421 (1952).

Wallace, D. M., R. J. Walton and *W. K. Sinclair:* Brit. J. Urol. **21**, 357, 364 (1949).

Walter, C. W. and *W. P. Murphy, jr.:* A closed gravity technic for the preservation of whole blood in ACD solution utilizing plastic equipment. Surg. Gyn. Obst. **94**, 687 (1952).

Walter, J.: „Radioactive gold in malignant effusions." Proc. Roy. Soc. Med. **46**, 466 (1953).

Walton, R. J.: Brit. J. Radiol. **23**, 559 (1950). Proc. Roy. Soc. Med. 45 (1952). The Palliative Treatment of Malignant Pleural and Peritoneal Effusions with Radioactive Colloidal Gold. J. Fac. Radiologists **4**, 130 (1952).

Walton, R. J. and *Sinclair, W. K.:* „Intracavitary irradiation with radioactive colloidal gold in the palliative treatment of effusions malignant pleural and peritoneal." Brit. M. Bull. 8, 165 (1952). Brit. Med. Bull. 8, 158 (1952).

Wang, S. C., E. E. Painter a. *R. R. Overman:* J. of Exper. Med. **84**, 549 (1946).

Warner, G. F., E. L. Dobson, N. Pace, M. E. Johnston and *C. R. Finney:* „Studies of Human Peripheral Blood Flow: The Effect of Injection Volume on the Intramuscular Radiosodium Clearance Rate. Circulation **8**, 1953.

Warren, Shields: Arch. of Path. **34**, 443, 562, 749, 917, 1070 (1942). Arch of Path. **35**, 121, 304 (1943). Paper given at 6th International Congress of Radiology London 1950.

Warren, J. V., Stead, E. A., jr., Merrill, A. J. and *Brannon, E. S.:* „The treatment of shock with concentrated human serum albumin." J. Clin. Invest. **23**, 506 (1944).

Warter, J., Mandel, P. and *Metais, P.:* „Determination of cirrhotic ascitic fluid." Strasbourg méd. **4**, 244 (1950).

Waser, P.: „Künstliche Radioisotope in der Medizin." Berlin 1953. Springer Verlag, Kreislaufdiagnostik mit Hilfe radioaktiver Isotope 544—583. Helvet. physiol. Acta 8, C 80 (1950).

Waser, v. P. und *Hunzinger, W.:* Bestimmung von Kreislaufgrößen mit radioaktivem Kochsalz. Cardiologia **15**, 219 (1950). — Bestimmung von Kreislaufgrößen mit radioaktiven Substanzen (Radiocirculographie). Schweiz. med. Wchnschr. **81**, 216 (1951).

Waser, P. und *W. Hunzinger:* „Methode zur Beurteilung der Koronardurchblutung." Experientia 8, 158 (1952). — „Radiozirkulographische Untersuchungen des Koronarkreislaufes mit Na-24 Cl." Cardiologia **22**, 65 (1953). — „Bestimmung von Kreislaufgrößen mit radioaktiven Substanzen (Radiocirculographie)." Schweiz. med. Wschr. **81**, 216 (1951). Cardiologia (Basel) **15**, 219 (1949). Helvet. physiol. Acta **7**, C 62 (1949). Experientia (Basel) **6**, 109 (1950). Verh. dtsch. Ges. inn. Med. 56. Kongreß 1950, 123. Schweiz. med. Wschr. **81**, 216 (1951). Experientia (Basel) **7**, 226 (1951). Strahlenther. **85**, 143 (1951). Experientia (Basel) 8, 158 (1952). Cardiologia **22**, 65 (1953).

Wassermann v., A., Keysser, F. und *Wassermann, M.:* Beiträge zum Problem: Geschwülste von der Blutbahn aus therapeutisch zu beeinflussen: Auf Grund chemotherapeutischer Versuche an tumorkranken Tieren. Dt. med. Wschr. **37**, 2389 (1911).

Wassermann, K. and *Mayerson, R. S.:* Plasma volume changes compared with hematocrit and plasma protein changes after infusion. Am. J. Physiol. **182**, 419 (1955).

Wassermann, L. R., Rashkoff, I. A., Leavitt, D., Mayer, J. and *Port, S.:* „The Rate of Removal of Radioactive Iron From the Plasma — An Index of Erythropoieses." J. Clin. Invest. **31**, 32 (1952).

Wassermann, L. R., Rashkoff, I. A., Sharney, L., Yoh, T. F. and *Leavitt, D.:* Blood exchange in replacement and transfusion — II, studies with erythrocytes tagged with radioactive phosphorus. Blood **5**, 938 (1950).

Wassermann, L. R., Yoh, T. and *Rashkoff, L. A.:* Blood volume determination: Comparison of T-1824 and P-32 labelled red cell methods. J. Lab. & Clin. Med. **37**, 342 (1951).

Wayne, E. J.: „Diagnosis of thyrotoxocosis." Brit. M. J. **1**, 441 (1954).

Wearn, J. T., Warren, S. and *Ames, O.:* „Length of life of transfused erythrocytes." Arch. Int. Med. **29**, 527 (1922).

Wegelin, C.: „Die Entzündungen der Schilddrüse." Ärztl. Mitt. **5**, **3** (1949).

Weinbren, M. S.: African. J. Clin. Sci. **1**, 213 (1950).

Weinstein, I. M. and *E. Butler:* „The Use of Cr-51 and Fe-59 in a combined Procedure to Study erythrozyte Production and Destruction in normal human Subjects and in Patients with hemolytic or Aplastic Anemia." J. Lab. & Clin. Med. **45**, 616 (1955).

Weinstein, I. M. and *LeRoy, G. V.:* „Radioactive sodium chromate for the study of survival of red blood cells/II. The rate of hemolysis in certain hematological disorders." J. Lab. & Clin. Med. **42**, 368 (1953).

Weinstein, I. M., Spurling, C. L., Klein, H. and *Necheles, T. F.:* „Radioactive Sodium Chromate for the Stufy of Survival of Red Blood Cells. III. The Abnormal Hemoglobin Syndromes." Blood **9**, 1155 (1954).

Weiss, J.: Nature **165**, 728 (1950).

Weissberger, L. H. and *P. L. Harris:* J. of Biol. Chem. **144**, 287 (1942).

Welch, C. S. and *Broders, A. C.:* Golgi Apparatus of the Thyroid Gland. Arch. Path. **29**, 759 (1940).

Wells, M. H., Shingleton, W. W. and *Sanders, A. P.:* Absorption in dogs following exclusion of bile and pancreatic juice using J-131 labeled fat. Proc. Soc. Exper. Biol. & Med. **90**, 717 (1955).

Van der Werft, J. T.: Le bismuth 206, un émetteur gamma pur pour radiothérapie. J. Belge Radiol. **39**, 133 (1956).

Werkö, L. et al: „Comparison of the Fick and Hamilton methods for determination of cardiac output in man." Scandinav. J. Clin. & Lab. Invest. **1**, 109 (1949).

Werner, R.: Verhandl. d. dtsch. Kongr. f. inn. Med. 1914. Strahlth. **30**, 1 (1923).

Werner, R.: Verhandlungen des deutschen Kongresses für innere Medizin 1914. Strahlentherapie 30 (1923).

Werner, R. u. *Caan:* Münch. med. Wschr. **57**, 1384 (1910).

Werner, S. C.: „ACTH and Cortisone therapy of acute nonsuppurative (subacute) thyreoiditis." J. Clin. Endocrin. **13**, 1332 (1953).

Werner, S. C., Coelho, B. and *Quimby, E. H.:* Ten Year Results of J-131 Therapy of Hyperthyroidism. Bull. New York Acad. Med. **33**, 783 (1957).

Werner, S. C., Goodwin, L. D., Quimby, E. H. and *Schmidt, C.:* Amer. J. Roentgenol. **63**, 889 (1950).

Werner, S. C. and *Hamilton, H.:* Hyperthyroidism without Apparent Hypermetabolism. J. A. M. A. **146**, 450 (1951).

Werner, S. C., Hamilton, H. B., Leifer, E. and *Goodwin, L. D.:* J. Clin. Endocrinol. **10**, 1054 (1950).

Werner, S. C., H. Hamilton and *M. R. Nemeth:* J. Clin. Endocrinol. **12**, 1349 (1952). Therapeutic Effects from Repeated Diagnostic Doses of J-131 in Adult and Juvenile Hyperthyroidism. Graves disease: hyperthyroidism of hyperpituitarism. J. Clin. Endocrinol. **12**, 1561 (1952).

Werner, S. C., E. H. Quimby and *C. Schmidt:* Radiology **15**, 564 (1948). Am. J. Med. **7**, 731 (1949). Radioactive Iodine, J-131, in the Treatment of Hyperthyroidism. Am. J. Med. **7**, 731 (1949). — The Use of Tracer Dosis of Radioactive Iodine, J-131, in the Study of Normal and Disordered Thyroid Function in Man. J. Clin. Endocrin. **9**, 342 (1949).

Werner, S. C. and *Spooner, M.:* „New and simple test for hyperthyroidism employing L-triiodothyronine and twenty-four hour J-131 uptake methods.“ Bull. New York Acad. Med. **31**, 137 (1955).

Westminster Hospital: Rep. Brit. Emp. Cancer Campgn. **34**, 173 (1956).

Westover, J. L., Greenfield, M. A. and *Normann, A.:* „A Clinically Useful Liver Function Test Using Rose Bengal.“ J. Lab. & Clin. Med. **54**: 174—177 (1959).

Wheeler, B., Jackson, M. A. and *Hahn, P. F.:* Hematology of the dog following intravenous administration of radioactive colloidal gold. Am. J. Physiol. **166**, 323 (1951).

White, W. E.: „Rate of formation of nondiffusable (organic) fraction of J-131 in plasma correlated with apparent thyroid state.“ J. Lab. & Clin. Med. **41**, 516 (1953).

Wiggers, C. J.: „Physiology of Shock.“ New York: The Commonwealth Fund 1950.

Wilkins, R. W., R. W. Culbertson, J. W. and *Rymut, A. A.:* „The hepatic blood flow in resting hypertensive patients before and after splanchnicectomy.“ J. Clin. Invest., **31**: 529 (1952).

Willenbrink, J. und *K. H. Kimbel, Berlin:* „Über den Ausscheidungsmechanismus von Harnkontrastmitteln.“ Sonderdruck aus „Naunyn Schmiedeberg's Arch. exp. Path. Pharmak.“ **236**, Heft 1 (1959).

Williams, R. G.: Am. J. Anat. **93**, 1 (1953).

Williams, R. H.: J. Am. Med. Assoc. **139**, 1064 (1949).

Williams, R. H.; Jaffe, H. and *Bernstein, B.:* „Comparisons of the distribution of radioactive iodine in serum and urine in different levels of thyroid function.“ J. Clin. Invest. **28**, 1222 (1949).

Williams, R. H., H. Jaffe, B. T. Towery, W. F. Rogers and *R. Tagnon:* Am. J. Med. **7**, 718 (1949).

Williams, R. H., Rogers, W. F. and *Tagnong, R.:* Factors Influencing the Effectiveness of Radioiodotherapeusis. Am. J. Med. **7**, 718 (1949).

Williams, R. H., B. T. Towery, H. Jaffe, W. F. Rogers and *R. Tagnon:* Am. J. Med. **7**, 702 (1949).

Wilson, C. W.: Dosage of High Voltage Radiation within Bone and Its Possible Significance for Radiation Therapy. Brit. J. Radiol. **23**, 92 (1950).

Wilson, D. W.: „Preparation and Measurement of Isotopic Tracers.“ Edwards, Ann. Arbor., Mich., USA 1948.

Winchester, C. F., C. L. Comar and *G. K. Davis:* Science **110**, 302 (1949).

Winkel, zum K., K. E. Scheer u. *J. Becker:* Die Isotopen-Nephrographie als urologische Untersuchungsmethode. Zeitschr. f. Urologie **10**, 535 (1960).

Winkler, C.: Arbeitsschutz **3**, 58 (1956). Klin. Wschr. im Druck.

Winkler, C. u. *Blessing:* Klin. Wschr. in Vorbereitung.

Winkler, C., H. Schreiber u. *K. Dietmann:* „Radio-Gold-Behandlung des inoperablen Bronchialcarcinoms.“ Ärztliche Wochenschrift, 11. Jahrg. Heft 34/35, 1956.

Winter, C. C.: Unilateral renal disease and hypertension: use of radioactive diodrast renogram as screening test. Urol. **78**, 107 (1957). — Clinical study of new renal function test: radioactive diodrast renogram. J. Urol. **76**, 182 (1956). — Detection of renal arterial lesions causing hypertension in dogs. To be published. The excretory urogram as a kidney function test. In press.

Winter, C. C., M. H. Maxwell, R. E. Rockney and *C. R. Kleeman:* Results of the radioisotope renogram and comparison with other kidney tests among hypertensive persons. J. Urol. **82**, 6 (1959).

Winter, C. C. and *George V. Taplin:* „A Clinical Comparison and Analysis of Radioactive Diodrast, Hypaque, Miokon and Urokon Renograms as Tests of Kidney Function.“ The Journal of Urology **79**, 3 (1958). Printed in USA.

Winter de, J. G.: Brit. J. Radiol. **24**, 280 (1951).

Winternitz, M., Deutsch, J. und *Brüll, Z.:* „Ein klinisch brauchbare Bestimmungsmethode der Blutumlaufzeit mittels Decholininjektion.“ Med. Klin. **27**, 986 (1931).

McWhirter, R.: Brit. J. Radiol. **9**, 287 (1936).

Wisham, L. H. and *Yalow, R. S.:* Some factors affecting the clearance of Na-24 from human muscle. Am. Heart. J. **43**, 67 (1952).

Wisham, L. H., Yalow, R. S. and *Freund, A. J.:* „Consistency of clearance of radioactive sodium from human muscle.“ Am. Heart J. **41**, 810 (1951).

Wolf, F., N. Henning und *H. Kinzlmeier:* „Die Untersuchung der Leberdurchblutung mit Radiobengalrot bei Gesunden und Leberkranken.“ Deutsche Medizinische Wochenschrift **17**, 747—750 (1958).

Wolfers: Zbl. Chir. **16**, 678 (1954).

Wollheim, E.: „Die Bestimmung der zirkulierenden Blutmenge.“ Ztschr. f. klin. Med. **108**, 463 (1928), **116**, 269 (1931).

Wollheim, E., G. Becker u. *K. W. Schneider:* „Die Bestimmung der aktiven Blutmenge mittels Evans Blue, radioaktivem P-32 und Cr-51.“ Klin. Wschr., **17**, 800 (1958).

Wollheim u. *Schneider, C. R.:* III. Internat. Hämatol. Kongr. Rom S. 27 (1951). Verh. dtsch. Ges. inn. Med. 333, (1954).

Wood, E. H., Swan, H. J. C. and *Helmholz, H. F., jr.:* Recording and Basic Patterns of Dilution Curves Normal and Abnormal. Proc. Staff. Meet. Mayo Clin. **32**, 464 (1957).

Wood, J. A. and *Korst, D. R.:* „Clinical Studies with Radioiodine Rose Bengal Dye.“ Proc. Staff. Meet. Mayo Clin., **5**: 210 (1957).

Woodward, E. R. and *Harper, P. V. jr.:* The Prevention of Peritoneal Tumor Implants by Radioactive Gold (Au-198). Ann. Surg. **140**, 206 (1954).

Woolsey, R. D. and *Thoma, G. E.:* J. Missouri State Med. Assn. **47**, 885 (1950).

Wrenn, F. R., jr., Good, M. L. and *Handler, P.:* Science **113**, 525 (1951).

Wright, H. P.: „Study of blood circulation with radioisotopes.“ Brit. M. Bull. 8, 187 (1952).

Y

Yalow, A. A.: Dosimetry of therapeutic use of internationally administered radioisotopes. In: Therapeutic use of artifical radioisotopes. Edit. Hahn, Chapman Hall, London 1956.

Yalow, R. S. and *Benjamin B. Cohen:* „Apparatus for Intracavitary Administration of colloidal Gold.“ Nucleonics, **11**, 12, 65—67 (1953).

Yalow, R. S. and *Berson, S. A.:* „Chemical and Biological Alterations Induced by Irradiation of J-131 Labeled Human Serum Albumin.“ J. Clin. Invest. **36**, 44 (1957).

Young, H. H.: J. Am. Med. Assoc. **68**, 1174 (1917). Ann. Surg. **65**, 633 (1917). Surg. Gynecol. Obstet. **34**, 93 (1922). Surg. Gynecol. Obstets. **64**, 472 (1937).

Young, H. H. and *D. M. Davis:* Young's Practice of Urology W. B. Saunders Co., Philadelphia (1926).

Young, L. E., Platzer, R. F. and *Rafferty, J. A.:* Differential agglutination of human erythrocytes. J. Lab. & Clin. Med. **23**, 489 (1947).

Yuhl: „Use of colloidal gold-198 for obtaining scintigrams of the liver.“ Nucleonics **4**, 54 (1953).

Yuhl, E. T., Harper, P. V., Rasmussen, T. B. and *Bergenstal, D. M.:* Amer. Coll. Surg. Forum **6**, 489 (1955).

Yuhl, E. T., Stirret, L. A. u. *Cassen, B.:* Nucleonics **4**, 54 (1953).

Yuhl, E. T., Stirrett, L. A. and *Libby, R. L.:* A comparative study of the use of diiodofluorescein and iodinated human serum albumin for the diagnosis and localization of intracranial neoplasma. Ann. Surg. **137**, 184 (1953).

Yule, G. U.: J. Statist. Soc. **73**, 26 (1910).

Z

Zacks, A.: Experimental and Clinical Studies in Radiocardiography. Am. J. Roentgenol. **77**, 493 (1957).

Zak, B., Willard, H. H., Myers, G. B. and *Boyle, A. J.:* Chloric acid method for determination of proteinbound iodine. Analytical Chem. **24**, 1345 (1952).

Zange, J., Schuchardt, K.: Rhinologische und plastische Operationen auf Grenzgebieten mit der Ophthalmologie und Chirurgie. Verlag Georg Thieme, Leipzig (1950) S. 1293ff.

Zilversmit, D. B., Boyd, G. A. and *Brucer, M.:* The effect particle size on blood clearance and tissue distribution of radioactive gold colloids. J. Lab. & Clin. Med. **40**, 255 (1952).

Zilversmit, D. B., Boyd, G. A. and *Brucer, M.:* The Preparation and Particle Size Measurement of Monodisperse Radioactive Gold Colloids. J. Lab. & Clin. Med. **40**, 261 (1952).

Zingg, W. and *Perry, E. F.:* „Influence of adrenal and gonadal steroids on uptake of iodine by thyroid gland.“ J. Clin. Endocrinol. **13**, 712 (1953).

Zipf, R. E., J. M. Webber and *G. R. Grove:* „A gravimetric technique for the determination of plasma volumes with radioiodinated serum albumin.“ J. Lab. Clin. Med. **45**, 648 (1955).

Autorenregister

Sachregister

Berichtigungen

S. 107	letzte Zeile	statt	Hyperthyreose	lies	Hyp**o**thyreose
S. 107	17. Zeile v. o. Formel	statt	$\ldots = 41\ (14{,}1 + 4{,}7) = \ldots$	lies	$\ldots = 41 - (14{,}1 + 4{,}7) = \ldots$
S. 110	letzte Zeile	statt	Speicherwerte	lies	**Werte**
S. 116	16. Zeile v. u.	statt	Verlängerungstherapie	lies	**Langzeit-Therapie**
S. 131	18. Zeile v. u.	statt	Abbildung 59	lies	Abbildung **60**
S. 139	21. Zeile v. u.	statt	. . . die oberhalb . . .	lies	. . . die **innerhalb**
S. 147	12. Zeile v. o.	statt	. . . auf Grund Entdifferenzierung	lies	. . . auf Grund **einer** Entdifferenzierung
S. 191	letzte Zeile	statt	. . . (Bei Männern etwa 42 bis 43%, bei Frauen etwa 46 bis 47%).	lies	. . . (Bei **Frauen** etwa 42 bis 43%, bei **Männern** etwa 46 bis 47%).
S. 192	17. Zeile v. o.	statt	Gesamtvolumen × Körperhämatokrit = Erythrozytenvolumen	lies	Gesamtvolumen $\times \frac{\textbf{Körperhämatokrit}}{\textbf{100}} =$ Erythrozytenvolumen
S. 193	1. Zeile v. o.	statt	in m cm³	lies	in **cm³**
S. 193	16. Zeile v. u.	statt	$\frac{S \cdot 200}{B}$ = Gesamtblutvolumen	lies	$\frac{S \cdot \mathbf{2000}}{B}$ = Gesamtblutvolumen
	15. Zeile v. u.	statt	Erythrozytenvolumen = Gesamtblutvolumen × Hämatokrit	lies	Erythrozytenvolumen = Gesamtblutvolumen $\times \frac{\textbf{Hämatokrit}}{\textbf{100}}$
	12. Zeile v. u.	statt	4,41 × 43,1 Hämatokrit	lies	$4{,}41 \times \frac{\textbf{43,1 Hämatokrit}}{\textbf{100}}$
S. 196	19. Zeile v. o.	statt	. . des inj. Plasmas · Volumen · 100 . . .	lies	. . inj. **Blutvolumen** · 100 . . .
S. 234	14. Zeile v. o.	statt	eines Homoistasis	lies	einer Homoistasis
S. 210	16. u. 18. Zeile v. u.	statt	Symphatektomie	lies	Sym**path**ektomie

Kolibri 360 GmbH
Ferdinand-Jühlke-Straße 7
99095 Erfurt, Deutschland
produktsicherheit@kolibri360.de